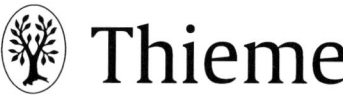

Fachkunde für Kaufleute im Gesundheitswesen

Anja Grethler

121 Abbildungen
46 Tabellen

Georg Thieme Verlag
Stuttgart · New York

Anja Grethler
E-Mail: anja.grethler@web.de

*Bibliografische Information
der Deutschen Bibliothek*

Die Deutsche Bibliothek verzeichnet diese Publikation in der Deutschen Nationalbibliografie; detaillierte bibliografische Daten sind im Internet über http://dnb.ddb.de abrufbar

© 2006 Georg Thieme Verlag KG
Rüdigerstraße 14
D-70469 Stuttgart
Telefon: + 49/07 11/89 31-0
Unsere Homepage: http://www.thieme.de

Printed in Germany

Zeichnungen: Heike Hübner, Berlin
Umschlaggestaltung: Thieme Verlagsgruppe
Satz: primustype Hurler GmbH, 73274 Notzingen
Druck: Grafisches Centrum Cuno GmbH, 39240 Calbe

ISBN 3-13-140711-5
ISBN 978-3-13-140711-5   2 3 4 5 6

Geschützte Warennamen (Warenzeichen) werden **nicht** besonders kenntlich gemacht. Aus dem Fehlen eines solchen Hinweises kann also nicht geschlossen werden, dass es sich um einen freien Warennamen handelt.
Das Werk, einschließlich aller seiner Teile, ist urheberrechtlich geschützt. Jede Verwertung außerhalb der engen Grenzen des Urheberrechtsgesetzes ist ohne Zustimmung des Verlages unzulässig und strafbar. Das gilt insbesondere für Vervielfältigungen, Übersetzungen, Mikroverfilmungen und die Einspeicherung und Verarbeitung in elektronischen Systemen.

Vorwort

Liebe Leserinnen, lieber Leser!
Bereits 2001 wurde das neue Berufsbild „Kauffrau/-mann im Gesundheitswesen" verabschiedet. Der neue Ausbildungsberuf kombiniert allgemeine kaufmännische Grundlagen wie Betriebswirtschafts- und Volkswirtschaftslehre mit fachspezifischen Anforderungen aus dem Gesundheitswesen und dem Sozialmarkt. Er richtet sich primär an Personen, die ihre berufliche Zukunft in der Verwaltung bzw. im kaufmännischen Bereich von Einrichtungen des Gesundheitswesens sehen, u. a. in Krankenhäusern, bei Krankenkassen oder Vorsorge- und Rehabilitationseinrichtungen als auch in Alten- und Pflegeheimen.

Die Idee zu diesem Buch ist durch Gespräche mit Lernenden und Lehrenden geboren. Es soll nicht nur Hilfe für den Unterricht, sondern auch eine wichtige Brücke zwischen Schule und Ausbildungsbetrieb sein.

Die Lerninhalte für den fachspezifischen Bereich dieses Berufsbildes sind methodisch aufbereitet, um

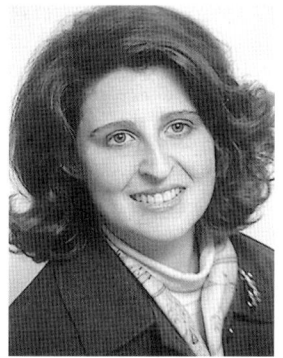

vor allem die derzeit bestehende Unsicherheit bei den Prüfungsvorbereitungen abzubauen. Die Anwendungsaufgaben wurden der Betriebspraxis entnommen oder praxisgerecht gestaltet.

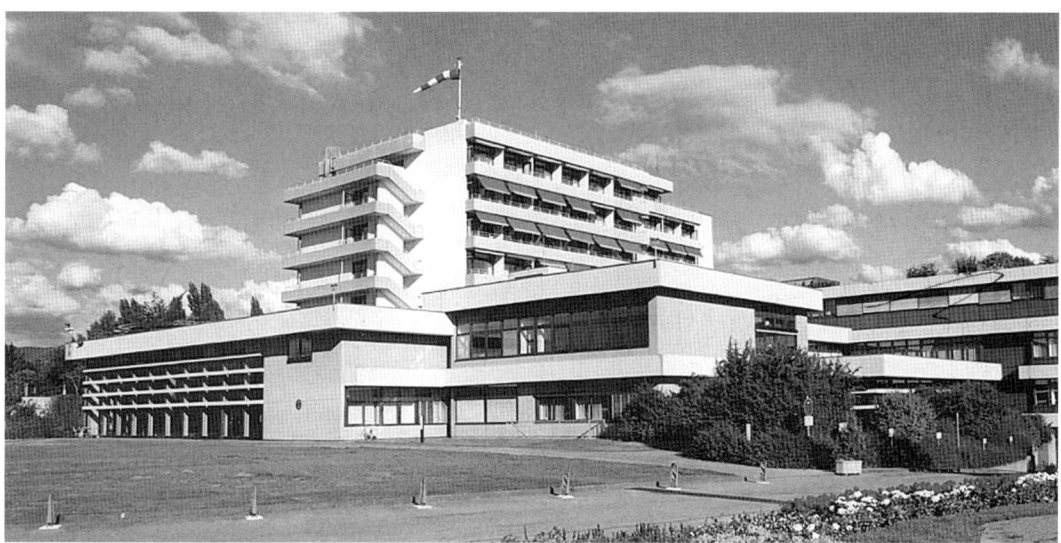

Herz-Zentrum, Bad Krozingen

Vorwort

Grundlage ist einerseits die Verordnung über die Berufsausbildung zum Kaufmann im Gesundheitswesen/zur Kauffrau im Gesundheitswesen vom 25. Juni 2001 nebst Rahmenlehrplan, andererseits integriert das Buch Bestandteile des Bildungsplans für die Berufsschule des Landes Baden-Württemberg. Dies schließt eine anderweitige Verwendung des Buches allerdings nicht aus, sondern richtet sich vielmehr auch an andere Angehörige der Gesundheitsberufe und interessierte Laien. Das Buch soll nicht nur als reines Lehrbuch dienen, sondern den Leser begleiten und zum Nachschlagen anregen.

Aus dem Inhaltsverzeichnis ist die Zuordnung in die Lernfelder zu entnehmen. Zur leichteren Verständlichkeit tragen grafische Darstellungen, Schaubilder und Tabellen sowie vielfältige Beispiele im Textteil bei, die die Thematik veranschaulichen und das Bearbeiten der Lerninhalte erleichtern. Darüber hinaus können sie als Grundlage für weitergehende Fragestellungen und Diskussionen dienen.

Gelegenheit zur Überprüfung, Anwendung und Vertiefung des Gelernten bieten die kurzen Fragen und Aufgaben am Ende einer Themeneinheit des Buches. Die Aufgaben können bei späteren Wiederholungen und zur Vorbereitung auf die Abschlussprüfung eingesetzt werden. Das ausführliche Sachwortverzeichnis am Schluss des Buches soll das Auffinden des jeweiligen Sachverhalts erleichtern.

Mein besonderer Dank gilt meiner Mutter für die wertvolle Hilfe bei den Arbeiten der Manuskripterstellung und -durchsicht. Weiterhin danke ich meinen Kolleginnen und Kollegen des Bildungszentrums Beruf + Gesundheit und des Herz-Zentrums Bad Krozingen, die mich in meinem Vorhaben unterstützt und gefördert haben.

Ich wünsche Ihnen ein erfolgreiches Arbeiten mit diesem Buch und bedanke mich bereits jetzt für Anregungen und dienliche Hinweise.

Bad Krozingen, im Januar 2006   Anja Grethler

Zu meiner Person:
Als Diplom-Volkswirtin mit dem Schwerpunkt Gesundheitsmanagement bin ich seit 2002 am Herz-Zentrum Bad Krozingen angestellt. Hier habe ich die Verantwortung für die praktische und theoretische Ausbildung der Gesundheitskaufleute in der Abteilung Bildungszentrum Beruf + Gesundheit. Meine Tätigkeit ermöglicht mir Einblicke in die Arbeit verschiedener Gesundheitseinrichtungen, wie Kliniken, ambulante Pflegedienste, Altenheime, Rehabilitationseinrichtungen und Arztpraxen. Auf Landesebene bin ich durch die Industrie- und Handelskammer als Beauftragte der Arbeitgeber zum ordentlichen Mitglied in den Fachausschuss „Kaufmann/-frau im Gesundheitswesen" im Ministerium für Kultus, Jugend und Sport Baden-Württemberg berufen. Ebenso bin ich Mitglied im Prüfungsausschuss bei der Industrie- und Handelskammer Südlicher Oberrhein.

Inhaltsverzeichnis

1	Sektoren des Gesundheitssystems			2
1.1	Prävention	2	1.3 Pflege	4
1.2	Behandlung	3	1.4 Rehabilitation	4

2	Einrichtungen			5
2.1	Gesundheitsschutz	6	2.2.3 Stationäre und teilstationäre Pflege	9
2.2	Stationäre und teilstationäre Einrichtungen	6	2.3 Ambulante Einrichtungen	11
2.2.1	Krankenhäuser	6	2.3.1 Haus-, Fachärzte und Zahnärzte	11
2.2.2	Vorsorge- und Rehabilitationseinrichtungen	9	2.3.2 Apotheken	12
			2.4 Versorgungsverträge	13

3	Medizinische und nichtmedizinische Berufe im Gesundheitswesen			16
3.1	Überblick über Berufe im Gesundheitswesen	16	3.2.3 Unterschiedliche Tätigkeitsfelder eines Arztes	17
3.2	Der Beruf des Arztes	17	3.3 Weitere Berufe im Gesundheitswesen (Auszug)	19
3.2.1	Gesetzliche Grundlagen	17		
3.2.2	Ausbildungsaufbau	17		

4	Hygienevorschriften			22
4.1	Grundbereiche der Hygiene	22	4.3 Personelle Organisation der Hygiene am Beispiel eines Krankenhauses	25
4.2	Hygienerelevante Vorschriften	24	4.4 Aufsicht	26

5	Entsorgungsvorschriften			27
5.1	Grundsätze der Kreislaufwirtschaft	28	5.3 Abfallgruppen	29
5.2	Rechtsgrundlagen für die Abfallentsorgung	28		

6 Vorhandenes Leistungsangebot ... 32

- 6.1 Grundleistungen, Wahl- und Zusatzleistungen am Beispiel eines Krankenhauses ... 33
- 6.1.1 Allgemeine Krankenhausleistungen ... 33
- 6.1.2 Wahlleistungen ... 33
- 6.2 IGel-Leistungen (Individuelle Gesundheitsleistungen) im niedergelassenen Bereich ... 36
- 6.2.1 Gesetzliche Grundlagen ... 36
- 6.2.2 Voraussetzungen für die Inanspruchnahme individueller Gesundheitsleistungen ... 37
- 6.2.3 Rechnungsstellung für individuelle Gesundheitsleistungen ... 37

7 Sicherstellungsauftrag von Gesundheitsleistungen ... 39

- 7.1 Sicherstellungsauftrag in der vertragsärztlichen Versorgung ... 39
- 7.2 Sicherstellungsauftrag der Pflegekassen ... 40

8 Konflikt- und Beschwerdemanagement ... 41

- 8.1 Beschwerdebegriff und Beschwerdeführer ... 42
- 8.2 Elemente des Beschwerdemanagements ... 42
- 8.2.1 Beschwerdestimulierung ... 42
- 8.2.2 Beschwerdeannahme ... 43
- 8.2.3 Beschwerdebearbeitung und -reaktion ... 44
- 8.2.4 Beschwerdeauswertung ... 45
- 8.2.5 Beschwerdemanagement-Controlling ... 45

9 Kundenbindungsmanagement ... 47

- 9.1 Gründe des Kundenbindungsmanagements ... 48
- 9.2 Kundenbindung und Kundenbindungsmanagement ... 48
- 9.3 Wirkungskette der Kundenbindung ... 48
- 9.4 Kundenbindungsstrategien ... 49
- 9.5 Instrumente des Kundenbindungsmanagements ... 51

10 Haftung ... 53

- 10.1 Haftungsrecht (Allgemeine Einführung) ... 54
- 10.2 Strafrechtliche Haftung ... 55
- 10.2.1 Merkmale einer Straftat ... 55
- 10.2.2 Täterschaft ... 56
- 10.2.3 Ablauf eines Strafverfahrens ... 56
- 10.2.4 Ausgewählte Strafrechtsvorschriften ... 58
- 10.2.5 Rechtsfolgen ... 59
- 10.2.6 Verjährung von Straftaten ... 59
- 10.3 Zivilrechtliche Haftung ... 61
- 10.3.1 Haftung aus Vertrag ... 61
- 10.3.2 Haftung aus Delikt ... 61
- 10.3.3 Haftungsinhalt ... 62
- 10.3.4 Verjährung ... 62
- 10.4 Träger- und Mitarbeiterhaftung ... 63
- 10.4.1 Haftung für Gehilfen ... 63
- 10.4.2 Adressaten der vertraglichen Haftung ... 64
- 10.4.3 Organisationspflichten des Krankenhausträgers ... 66
- 10.4.4 Gegenüberstellung der vertraglichen Haftung und Haftung aus Delikt ... 66
- 10.5 Beweislast ... 67
- 10.5.1 Beweislastregeln im Zivilprozess ... 67
- 10.5.2 Beweislastregeln im Strafverfahren ... 68
- 10.6 Aufklärungsversäumnis ... 69
- 10.6.1 Grundlagen der Aufklärung ... 69
- 10.6.2 Die 6 großen W-Fragen der Aufklärung ... 69
- 10.6.3 Ausnahmen ... 71

11 Dienstleistungsvertrag ... 73

11.1	Dienstleistungsvertrag und andere Vertragsarten ...	73
11.1.1	Kaufvertrag ...	74
11.1.2	Mietvertrag ...	74
11.1.3	Leihvertrag ...	75
11.1.4	Werkvertrag ...	75
11.1.5	Werklieferungsvertrag (Anwendung des Kaufrechts) ...	75
11.1.6	Dienstvertrag ...	75
11.2	Behandlungsvertrag bzw. Arztvertrag	75
11.2.1	Zustandekommen des Behandlungsvertrages ...	76
11.2.2	Pflichten der Vertragspartner ...	76
11.2.3	Beendigung und Kündigung des Vertragsverhältnisses ...	76

12 Dokumentation ... 80

12.1	Datenarten ...	81
12.2	Dokumentation ...	82
12.2.1	Rechtsgrundlagen für die Dokumentation ...	83
12.2.2	Grundsätze zur Dokumentation ...	83
12.2.3	Auswirkungen der Dokumentationspflicht ...	84
12.2.4	Einsichtsrecht und Herausgabe der Krankenunterlagen ...	84
12.2.5	Sonstige Auswirkungen ...	85

13 Klassifizierungssysteme ... 87

13.1	ICD-10 ...	88
13.1.1	Historie ...	88
13.1.2	Aufbau der ICD ...	88
13.1.3	Merkmale der ICD ...	88
13.1.4	Anwendung der Krankheitsdiagnosen ..	89
13.2	Operations- und Prozedurenschlüssel ..	91
13.2.1	Historie ...	91
13.2.2	Aufbau des OPS ...	92
13.2.3	Merkmale des OPS ...	92
13.2.4	Kritische Bewertung der ICD-10 und des ICPM ...	93
13.2.5	Sonstige gesundheitsrelevante Klassifikationen ...	94
13.3	Pflegediagnosen ...	94
13.3.1	Historische Entwicklung der Pflegediagnosen ...	94
13.3.2	Vor- und Nachteile der Pflegediagnosen ...	94
13.4	Deutsche Kodierrichtlinien ...	95
13.4.1	Aufbau der Kodierrichtlinien ...	96
13.5	DRG (Diagnosis Related Groups) ...	97
13.5.1	Was sind eigentlich DRGs? ...	97
13.5.2	Begriffe rund um die DRGs ...	98
13.5.3	DRG Nomenklatur ...	98
13.5.4	Ablauf der DRG-Gruppierung ...	98
13.5.5	Kostengewichte und Case-Mix ...	100
13.5.6	Kritik am DRG-System ...	102

14 Datenschutz und Datensicherheit ... 105

14.1	Allgemeine und bereichsspezifische Datenschutzvorschriften ...	106
14.2	Begriffbestimmungen ...	106
14.3	Datenschutz im Krankenhausbetrieb ...	107
14.4	Informations- und Folgerecht des Einzelnen ...	107
14.5	Maßnahmen der Datensicherung ...	108
14.6	Datenschutzbeauftragter ...	108
14.7	Ärztliche Schweigepflicht ...	109
14.7.1	Grundlagen ...	109
14.7.2	Kernpunkte des § 203 StGB ...	109

15 Datentransfer mit Kranken-, Pflege-, Renten-, Unfallversicherung ... 113

15.1	Datentransfer mit der Krankenkasse ... 114	15.1.4	Datenübermittlung an den Medizinischen Dienst der Krankenkassen 117
15.1.1	Datenübermittlung aus der ärztlichen Praxis 114	15.2	Datentransfer mit Unfallversicherung .. 117
15.1.2	Datenübermittlung aus dem Krankenhaus 114	15.3	Datentransfer mit Rentenversicherung . 118
		15.4	Datentransfer mit Pflegeversicherung .. 118
15.1.3	Datenübermittlung der Vorsorge- und Rehabilitationseinrichtungen 116		

16 Abrechnungssysteme in der stationären ärztlichen Versorgung 122

16.1	Entgeltsystem nach der Bundespflegesatzverordnung 1995 123	16.3.4	Wiederaufnahme 130
16.1.1	Fallpauschalen (§ 11 Abs. 1 BPflV'95) ... 123	16.3.5	Rückverlegungen 132
16.1.2	Sonderentgelte (§ 11 Abs. 2 BPflV'95) ... 124	16.3.6	Zusatzentgelte 132
16.1.3	Abteilungspflegesätze (§ 13. Abs. 2 BPflV'95) 124	16.3.7	Sonstige Zuschläge (Auswahl) 133
		16.3.8	Zuzahlungen 133
16.1.4	Basispflegesatz (§ 13 Abs. 3 BPflV'95) ... 125	16.4	Integrierte Versorgung 134
16.2	BPflV für Nicht-DRG-Krankenhäuser ... 125	16.4.1	Was ist integrierte Versorgung nach dem Gesetzestext? 134
16.3	Entgelte im G-DRG-System 126		
16.3.1	Zu- und Abschläge 126	16.4.2	Gesetzliche Grundlagen in einer Übersicht 134
16.3.2	Verlegung 129		
16.3.3	Entgelte für vor- und nachstationäre Behandlungen 129	16.4.3	Vorteile der integrierten Versorgung ... 134

17 Bewertungsmaßstäbe und Gebührenordnungen für ambulante ärztliche Versorgung 141

17.1	Die beiden Gebührenordnungen 141	17.3	Privatärztliche Abrechnung nach der Gebührenordnung für Ärzte (GOÄ) 149
17.2	Abrechnung nach EBM 142		
17.2.1	Rechtsgrundlage 142	17.3.1	Rechtsgrundlagen 149
17.2.2	Bedeutung der Gebührennummern 142	17.3.2	Geltungsbereich 149
17.2.3	Systematik und Begriffe des EBM 144	17.3.3	Vergütungsformen 149
17.2.4	Wichtige EBM-Nummern (Auswahl) 146	17.3.4	Rechnungsstellung 155

18 Pflegestufen 159

18.1	Verfahren zur Feststellung von Pflegebedürftigkeit 160	18.3.2	Leistungen bei teil- und vollstationärer Pflege 162
18.2	Pflegestufen 160	18.4	Leistungen der privaten Pflegeversicherung 163
18.3	Leistungen der sozialen Pflegeversicherung 161		
		18.5	Pflegeversicherung im Dreiländer-Vergleich 163
18.3.1	Leistungen bei häuslicher Pflege 161		

19 Grundzüge der Abrechnung in der Rehabilitation und im Kurwesen 165

19.1	Einführung 166	19.1.2	Rehabilitationsleistungen und Träger ... 166
19.1.1	Was bedeutet Rehabilitation? 166	19.1.3	Formen der Rehabilitation 167

19.2	Medizinische Vorsorge- und Rehabilitationsleistungen 169	19.4.1	Stationäre Rehabilitationseinrichtungen 171
19.3	Vergütung von ambulanten Vorsorgeleistungen 169	19.4.2	Stationäre Rehabilitationsleistung 172
		19.4.3	Tagesgleiche Pflegesätze 172
19.4	Vergütung von stationären Rehabilitationsleistungen 171	19.4.4	Zuzahlungen zu stationären Rehabilitationsleistungen 173

20 Selbstverwaltungsorgane 177

20.1	Selbstverwaltung der Krankenkassen ... 178	20.3	Ärztekammer und Bundesärztekammer 187
20.1.1	Selbstverwaltung in der Sozialversicherung 178	20.3.1	Ärztekammer 187
20.1.2	Träger der gesetzlichen Krankenversicherung 178	20.3.2	Bundesärztekammer 188
		20.4	Gemeinsame Selbstverwaltung 190
20.1.3	Verbände der gesetzlichen Krankenkasse 181	20.4.1	Gemeinsamer Bundesausschuss 190
		20.4.2	Mitglieder des Gemeinsamen Bundesausschusses 190
20.2	Kassenärztliche Vereinigungen und KBV 182	20.4.3	Institut für Qualität und Wirtschaftlichkeit (IQWiG) 190
20.2.1	Die Kassenärztliche Vereinigung 182		
20.2.2	Die Kassenärztliche Bundesvereinigung 183	20.4.4	Finanzierung des Gemeinsamen Bundesausschusses 191
20.2.3	Rechtsbeziehung im Vertragsarztrecht . 186		

21 Altersstruktur der Bevölkerung 193

21.1	Bevölkerungspyramide 193	21.2	Multimorbidität 194

22 Wachsende Eigenverantwortung/Eigenleistung der Versicherten 197

22.1	Eigenverantwortlichkeit im Sozialrecht . 197	22.2	Eigenverantwortlichkeit in der Gesellschaft 198

23 Sozialbudget und Sozialleistungsquote 199

23.1	Was ist das Sozialbudget? 199	23.2	Was versteht man unter Sozialleistungsquote? 200

24 Grundzüge des Qualitätsmanagements 202

24.1	Begriff und Dimensionen der Qualität .. 202	24.4.2	EFQM 207
24.2	Gesetzliche Regelungen zur Qualitätssicherung 204	24.4.3	Gemeinsamkeiten und Unterschiede von EFQM und KTQ 210
24.3	Total Quality Management (TQM) 205		
24.4	Zertifizierung 206	24.4.4	Weitere Zertifikate und Auszeichnungen 210
24.4.1	KTQ – Kooperation für Transparenz und Qualität im Krankenhaus 206		

25 Benchmarking ... 213

25.1 Historische Entwicklung des Benchmarking ... 213
25.2 Formen des Benchmarking ... 214
25.3 Das Phasenmodell des Benchmarking-Prozesses ... 216

26 Sozialgesetzbuch ... 219

26.1 SGB I – Allgemeiner Teil ... 220
26.2 SGB II – Grundsicherung für Arbeitssuchende ... 220
26.3 SGB III – Arbeitsförderung ... 221
26.4 SGB IV – Gemeinsame Vorschriften für die Sozialversicherung ... 221
26.5 SGB V – Gesetzliche Krankenversicherung ... 221
26.6 SGB VI – Gesetzliche Rentenversicherung ... 222
26.7 SGB VII – Gesetzliche Unfallversicherung ... 222
26.8 SGB VIII – Kinder- und Jugendhilfe ... 222
26.9 SGB IX – Rehabilitation und Teilhabe behinderter Menschen ... 222
26.10 SGB X – Verwaltungsverfahren ... 223
26.11 SGB XI – Soziale Pflegeversicherung ... 223
26.12 SGB XII – Sozialhilfe ... 223

27 Krankenhausfinanzierung ... 226

27.1 Historische Entwicklung ... 226
27.2 Gesetzliche Grundlagen ... 227
27.3 Grundlage der dualen Finanzierung ... 227
27.4 Abgrenzung der Wirtschaftsgüter ... 228
27.5 Krankenhausplan ... 229
27.6 Wie erfolgt die Förderung? ... 231
27.6.1 Einzelförderung ... 231
27.6.2 Pauschalförderung ... 231
27.7 Finanzierung der Betriebskosten ... 232

Anhang ... 233

Abkürzungsverzeichnis ... 234
Genannte und verwendete Gesetze, Richtlinien und Verordnungen ... 235
Literaturverzeichnis ... 236
Internetadressen ... 243
Sachverzeichnis ... 244

I Den Betrieb erkunden und darstellen

1 Sektoren des Gesundheitssystems

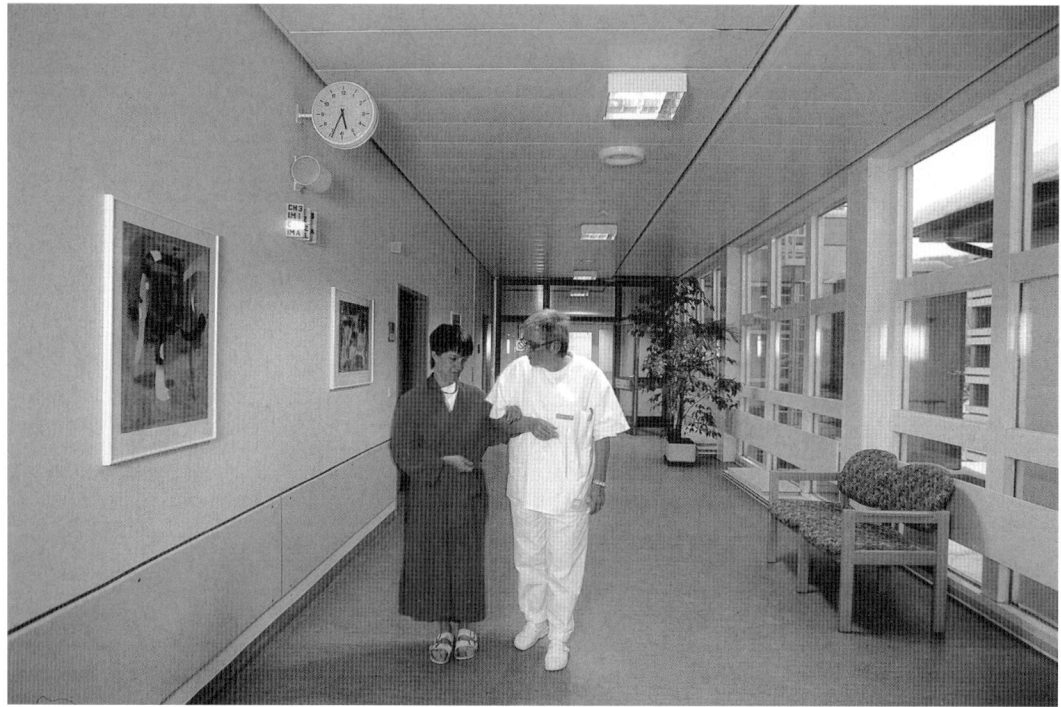

Überblick

- 1.1 Prävention • 2
- 1.2 Behandlung • 3
- 1.3 Pflege • 4
- 1.4 Rehabilitation • 4

Das Gesundheitssystem wird unter dem Aspekt der unterschiedlichen Aufgabenverteilung in folgende Bereiche eingeteilt (**Abb. 1.1**):

- Prävention,
- Behandlung,
- Pflege,
- Rehabilitation.

1.1 Prävention

D *Die Prävention versucht durch vorbeugende Maßnahmen, einen Krankheitseintritt zu verhindern, zu verzögern oder Krankheitsfolgen abzumildern.*

Je nach Zeitpunkt der Maßnahmen unterscheidet man drei Stufen der Prävention:
- Primärprävention (Krankheitsverhütung),
- Sekundärprävention (Krankheitsfrüherkennung),
- Tertiärprävention (Verhütung einer Krankheitsverschlechterung).

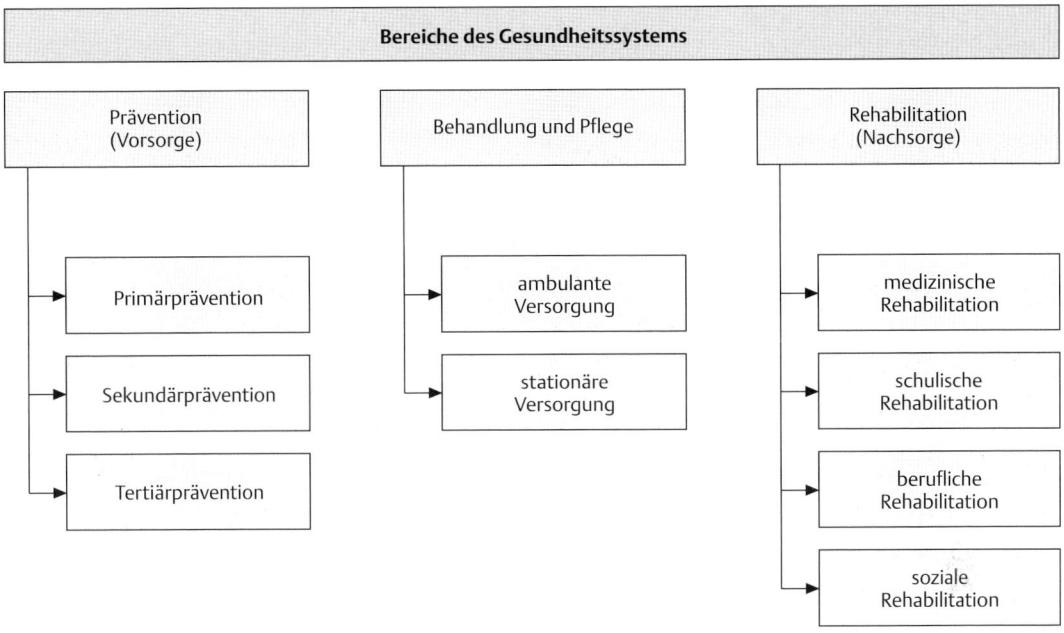

Abb. 1.1 ▪ Bereiche des Gesundheitswesens (nach Haubrock, 2002).

Primärprävention (Krankheitsverhütung). Die Primärprävention setzt beim gesunden Menschen an, weit im Vorfeld der Erkrankung. Sie versucht, die Gefahr einer Gesundheitsschädigung abzuwenden. Primärpräventive Maßnahmen sind z. B. Impfungen zur Verhütung einer Infektionskrankheit oder Maßnahmen zur Gesundheitsförderung (Ernährungsverbesserung, Raucherentwöhnung).

Sekundärprävention (Krankheitsfrüherkennung). Unter Sekundärprävention wird das möglichst frühzeitige Erkennen von Gesundheitsgefährdungen oder Erkrankungen verstanden. Ziel ist die Frühtherapie und Kontrolle von Risikofaktoren. Hierzu gehören Maßnahmen der Früherkennung z. B. Gesundheits-Check-up, Krebsfrüherkennungsuntersuchungen.

Tertiärprävention (Verhütung einer Krankheitsverschlechterung). Die Tertiärprävention soll Krankheitsrückfälle verhüten, das Fortschreiten oder eine Verstärkung von bereits eingetretenen Gesundheitsschädigungen vermeiden und die Folge von Krankheiten bewältigen. Zu Maßnahmen der Tertiärprävention zählt die Nachsorge nach Krebserkrankungen oder eines Herzinfarkts. Auch die Rehabilitation wird häufig dem Bereich der Tertiärprävention zugeordnet.

1.2 Behandlung

D *Krankenbehandlungen (Heilbehandlung) sind Leistungen, die dazu beitragen, eine Krankheit zu erkennen, zu heilen, ihre Verschlimmerung zu verhüten oder Krankheitsbeschwerden zu lindern.*

Im Zentrum des Gesundheitssystems steht die Krankenbehandlung. In der gesetzlichen Krankenversicherung umfasst die Krankenbehandlung im Einzelnen alle ärztlichen, psychotherapeutischen und zahnärztlichen Leistungen einschließlich der Versorgung mit Zahnersatz, die Versorgung mit Arznei-, Verband-, Heil- und Hilfsmitteln, die häusliche Krankenpflege, Haushaltshilfe sowie Leistungen zur medizinischen Vorsorge und Rehabilitation (§ 27 SGB V).

Krankenhausbehandlung

Eine hohe Bedeutung der Krankenbehandlung kommt der Krankenhausbehandlung zu. Der Gesetzgeber schreibt in § 39 SGB V folgende Formen der Krankenhausbehandlung vor:

- vollstationäre Behandlung,
- teilstationäre Behandlung,
- vorstationäre Behandlung,
- nachstationäre Behandlung.

Vollstationäre Behandlung. Im Zentrum der betrieblichen Betätigung eines Krankenhauses steht die vollstationäre Krankenversorgung. Sie umfasst Unterbringung und Versorgung, ärztliche Behandlung (Diagnostik und Therapie) und pflegerische Betreuung.

Teilstationäre Behandlung. Im Rahmen einer so genannten Tagesklinik gibt es die teilstationäre Behandlung. Hier übernachtet der Patient nicht im Krankenhaus. Das umgekehrte Modell ist die Nachtklinik. Tageskliniken gibt es im Bereich der Psychiatrie oder Geriatrie. Diese teilstationären Kliniken verfügen über nahezu alle Behandlungsmöglichkeiten einer vollstationären Einrichtung, haben aber den Vorteil, dass der Patient abends bzw. tagsüber in sein häusliches Umfeld zurückkehren kann. Voraussetzung für die Aufnahme ist, dass sich der Patient in der übrigen Zeit selbst versorgen kann. Die teilstationäre Leistung kann sich über einen bestimmten Zeitraum (mehrere Wochen, Monate) erstrecken.

Vorstationäre Behandlung (§ 115 a SGB V). Ein Krankenhaus kann bei Verordnung von Krankenhausbehandlung Versicherte in medizinisch geeigneten Fällen ohne Unterkunft und Verpflegung vorstationär behandeln, um die Erforderlichkeit einer vollstationären Krankenhausbehandlung zu klären oder die vollstationäre Krankenhausbehandlung vorzubereiten. Die vorstationäre Behandlung ist begrenzt auf längstens drei Behandlungstage, innerhalb von 5 Tagen vor Beginn der stationären Behandlung.

Nachstationäre Behandlung (§ 115 a SGB V). Nachstationäre Behandlung kommt in Betracht, um im Anschluss an eine vollstationäre Behandlung den Behandlungserfolg zu sichern oder zu festigen. Sie darf – von Ausnahmen abgesehen – sieben Behandlungstage nicht überschreiten und soll innerhalb 14 Tage nach Beendigung der vollstationären Behandlung erfolgen.

1.3 Pflege

Pflegebedürftigkeit besteht, wenn Personen wegen einer körperlichen, geistigen oder seelischen Krankheit oder Behinderung für die gewöhnlichen und regelmäßig wiederkehrenden Verrichtungen im Ablauf des täglichen Lebens auf Dauer – voraussichtlich für mindestens sechs Monate – in erheblichem oder höherem Maße der Hilfe bedürfen (§ 14 SGB XI).

Die seit 1995 bestehende Pflegeversicherung unterscheidet drei Pflegestufen (Kap. 18, S. 159):

- erhebliche Pflegebedürftigkeit,
- schwere Pflegebedürftigkeit,
- Schwerstpflegebedürftigkeit.

In diesem Sektor sind Einrichtungen der ambulanten, teilstationären und Kurzzeitpflege sowie Einrichtungen der stationären Pflege wie Altenheime oder Altenpflegeheime tätig.

1.4 Rehabilitation

Rehabilitation umfasst alle Maßnahmen und Hilfen zur Eingliederung bzw. Wiedereingliederung von Kranken in Beruf, soziales Gefüge, Familie und Freizeit.

Rechtliche Grundlage für die Rehabilitation ist das am 1. 7. 2001 in Kraft getretene Sozialgesetzbuch IX „Rehabilitation und Teilhabe behinderter Menschen". Rehabilitation umfasst folgende vier Bereiche:
- medizinische Rehabilitation,
- schulische Rehabilitation,
- berufliche Rehabilitation,
- soziale Rehabilitation.

Fragen und Aufgaben

1. Erklären Sie den Begriff „Prävention" und unterscheiden Sie die drei Stufen je nach Zeitpunkt der Maßnahmen.
2. Welche vier Bereiche umfasst die Rehabilitation?
3. Welche Formen der Krankenhausbehandlung schreibt der Gesetzgeber gemäß § 39 SGB V vor? Führen Sie aus.

2 Einrichtungen

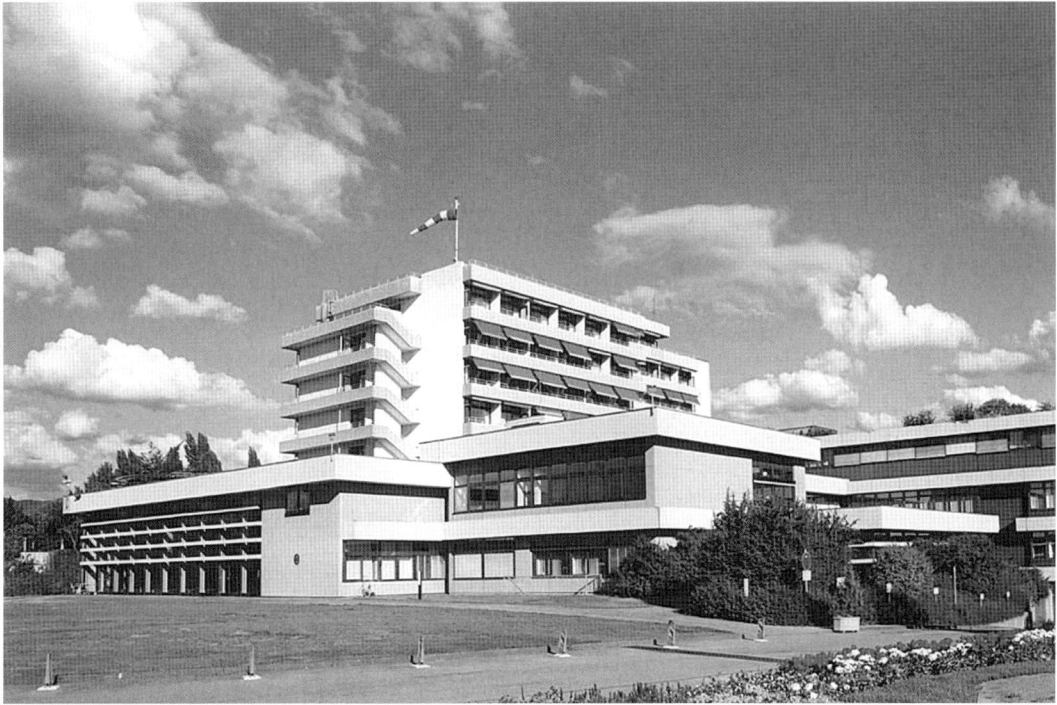

Überblick

- **2.1** Gesundheitsschutz • 6
- **2.2** Stationäre und teilstationäre Einrichtungen • 6
- 2.2.1 Krankenhäuser • 6
- 2.2.2 Vorsorge- und Rehabilitationseinrichtungen • 9
- 2.2.3 Stationäre und teilstationäre Pflege • 9
- **2.3** Ambulante Einrichtungen • 11
- 2.3.1 Haus-, Fachärzte und Zahnärzte • 11
- 2.3.2 Apotheken • 12
- **2.4** Versorgungsverträge • 13

Das Gesundheitswesen gehört aufgrund seiner Betriebs- und Beschäftigtenzahl schon heute zu einem der wichtigsten Wirtschaftszweige in Deutschland. Einen Überblick über Einrichtungen im Gesundheitswesen vermittelt **Tab. 2.1**. Im Folgenden werden einige Einrichtungen exemplarisch herausgegriffen und näher betrachtet.

Tab. 2.1 Gesundheitspersonal 2003 nach Einrichtungen und Art der Beschäftigung in 1000 (Statistisches Bundesamt, 2004)

	insgesamt		insgesamt
Gesundheitsschutz	45	**Stationäre/teilstationäre Einrichtungen**	1773
• öffentlicher Gesundheitsdienst	22	• Krankenhäuser	1104
• sonstige Einrichtungen	24	• Vorsorge- und Rehabilitationseinrichtungen	116
Ambulante Einrichtungen	1737	• berufliche/soziale Rehabilitation	42
• Arztpraxen	653	• stationäre/teilstationäre Pflege	511
• Zahnarztpraxen	326	**Rettungsdienste**	47
• Praxen sonstiger medizinischer Berufe	199	**Verwaltung**	214
• Apotheken	168	**Sonstige Einrichtungen**	98
• Gesundheitshandwerk/-einzelhandel	153	**Vorleistungsindustrien**	296
• ambulante Pflege	201	• pharmazeutische Industrie	117
• sonstige Einrichtungen	37	• medizintechnische/augenoptische Industrie	102
		• medizinische Laboratorien und Großhandel	77
		Einrichtungen insgesamt	4210

2.1 Gesundheitsschutz

Der *Öffentliche Gesundheitsdienst (ÖGD)* ist die Organisation von Dienststellen auf Bundes-, Länder-, Kreis- und Gemeindeebene, die dem Schutz der Gesundheit der Gemeinschaft und des Einzelnen dient. Die Aufgaben des ÖGD liegen in den Bereichen:
- Seuchenhygiene und Gesundheitsschutz,
- Umwelthygiene und Toxikologie,
- Gesundheitsförderung und Gesundheitsvorsorge,
- Jugendgesundheitspflege,
- sozialmedizinischer Dienst,
- amtsärztlicher Dienst und gutachterliche Aufgaben,
- Gesundheitsberichterstattung und Epidemiologie.

Der ÖGD wird hauptsächlich von den Gesundheitsämtern, als auch von anderen Ämtern wie den Umweltschutzämtern, wahrgenommen. Neben den staatlichen und kommunalen Einrichtungen des ÖGD gibt es noch mittelbare Träger der Staatsverwaltung (Körperschaften, Anstalten oder Stiftungen). Hinzu treten weitere Einrichtungen, die von den Trägern der unmittelbaren oder mittelbaren Staatsverwaltung errichtet und getragen werden (z. B. Verbände, Vereine).

2.2 Stationäre und teilstationäre Einrichtungen

Entsprechend der Einteilung des Statistischen Bundesamtes (**Tab. 2.1**) werden im Bereich der stationären und teilstationären Versorgung u. a. folgende Einrichtungen unterschieden:

2.2.1 Krankenhäuser

> Für den Bereich der GKV wird der Begriff „Krankenhaus" im § 107 Abs. 1 SGB V definiert: Ein Krankenhaus ist eine Einrichtung, die der Krankenhausbehandlung oder Geburtenhilfe dient, fachlich-medizinisch unter ständiger ärztlicher Leitung steht, über ausreichend diagnostische und therapeutische Möglichkeiten verfügt und nach wissenschaftlich anerkannten Methoden arbeitet. Ziel dieser Einrichtung ist es, mit Hilfe überwiegend ärztlicher und pflegerischer Leistungen Krankheiten, Leiden oder Körperschäden festzustellen, zu heilen, ihre Verschlimmerung zu verhüten, zu lindern oder Geburtshilfe zu leisten. Zu diesen Leistungen tritt die Verpflichtung hinzu, für Unterbringung und Verpflegung zu sorgen.

Zuordnung des Krankenhauses

Die Einteilung erfolgt grundsätzlich in allen Bundesländern nach den gleichen Kriterien. Gelegentlich ist

die Bezeichnung und Abgrenzung der Gruppen etwas unterschiedlich. Im Allgemeinen werden Krankenhäuser eingruppiert nach:
- Art des Krankenhauses,
- Struktur und Ausstattung,
- Art der Trägerschaft.

Art des Krankenhauses
Man unterscheidet:
- *Hochschulkliniken* im Sinne des Hochschulbauförderungsgesetzes,
- *Plankrankenhäuser*, die in den Krankenhausplan eines Landes aufgenommen sind,
- *Krankenhäuser mit einem Versorgungsvertrag*, die aufgrund eines Versorgungsauftrags mit den Landesverbänden der Krankenkassen und den Verbänden der Ersatzkassen zur Krankenhausbehandlung Versicherter zugelassen sind,
- *sonstige Krankenhäuser*, die nicht in die oben genannten Kategorien und somit nicht zu den zugelassenen Krankenhäusern gemäß § 108 SGB V zählen.

Struktur und Ausstattung
Je nach landesrechtlicher Ausgestaltung werden Krankenhäuser nach Grundversorgung, Regelversorgung, Schwerpunktversorgung und Zentral- bzw. Maximalversorgung sowie Fachkrankenhäuser gegliedert. Die Differenzierung wird auch unter dem Begriff Versorgungsstufe (Anforderungsstufe) zusammengefasst.
- *Krankenhäuser der Grundversorgung* sichern in jeder Region wohnortnah die Versorgung für die am häufigsten auftretenden Krankheitsfälle. Diese Häuser verfügen i. d. R. über Fachabteilungen für Frauenheilkunde, Innere Medizin und Chirurgie.
- *Regelversorgungskrankenhäuser* verfügen über ein größeres Leistungsspektrum als Krankenhäuser der Grundversorgung und dienen der spezialisierten Versorgung für eine Teilregion innerhalb eines Versorgungsgebiets.
- In größeren Städten sind *Krankenhäuser der Schwerpunktversorgung* lokalisiert. Sie nehmen eine überregionale Versorgungsfunktion wahr. Ihr medizinisches Leistungsangebot umfasst gegenüber den Krankenhäusern der Regelversorgung weitere Fachrichtungen, zum Teil mit Subspezialisierungen.
- *Zentralkrankenhäuser und Krankenhäuser der Maximalversorgung* sind häufig Universitätskliniken. In diesen Krankenhäusern sind alle für die Versorgung von Patienten wichtigen Fachgebiete vertreten. Sie weisen ein breites Spektrum an Spezialisierungen auf. Hieraus resultiert eine großräumige Bedeutung, die oft über die Landesgrenzen hinausreichen. Alle Fachgebiete werden hauptamtlich geleitet.
- *Fachkrankenhäuser* schließlich sind auf ein bis drei Fachgebiete spezialisiert. Sie behandeln nur Kranke bestimmter Krankheitsarten, die eine Behandlung durch Spezialisten erforderlich machen z. B. Herzzentren. In der Regel haben sie einen die Versorgungsregionen übergreifenden, teilweise landesweiten Versorgungsauftrag. Fachkrankenhäuser sind keiner bestimmten Versorgungsstufe zugeordnet.

Art der Trägerschaft
Träger eines Krankenhauses ist derjenige, der die Verantwortung für die Leitung, Organisation und Finanzierung des Krankenhauses trägt. Nach der Trägerschaft werden unterschieden:
- *öffentliche Einrichtungen*, die von Gebietskörperschaften (Bund, Land, Kreis, Gemeinden), von Zusammenschlüssen solcher Körperschaften wie Arbeitsgemeinschaften oder Zweckverbänden oder von Sozialversicherungsträgern wie Berufsgenossenschaften betrieben oder unterhalten werden,
- *freigemeinnützige Einrichtungen*, die von freien gemeinnützigen Organisationen wie Trägern der kirchlichen oder freien Wohlfahrtspflege, Kirchengemeinden, Stiftungen oder Vereinen unterhalten werden,
- *private Einrichtungen*, die als gewerbliches Unternehmen einer Konzession nach § 30 der Gewerbeordnung bedürfen.

Bei Krankenhäusern mit unterschiedlicher Trägerschaft wird der Träger angegeben, der überwiegend beteiligt ist oder die Hauptgeldlast trägt.

Exkurs: Das triale Organisationsmodell eines Krankenhauses

Die meisten Krankenhäuser gliedern sich in die Bereiche ärztlicher Dienst, Pflegepersonal sowie Wirtschafts- und Versorgungsdienst. Bei dieser berufsgruppenorientierten Aufteilung spricht man auch von einem trialen Organisationsmodell. Dieser organisatorische Aufbau wird in vielen deutschen Krankenhäusern umgesetzt (**Abb. 2.1**).

In den meisten Krankenhäusern spiegelt sich die Dreiteilung der Organisation im Krankenhausdirektorium (-betriebsleitung) wieder. Das Direktorium besteht in der Regel aus dem ärztlichen Direktor, dem Verwaltungsdirektor und der leitenden Krankenpflegekraft. Sie führen gemeinsam die laufenden Geschäfte. Dabei hängt die Handlungsfähigkeit und Ei-

2 ■ Einrichtungen

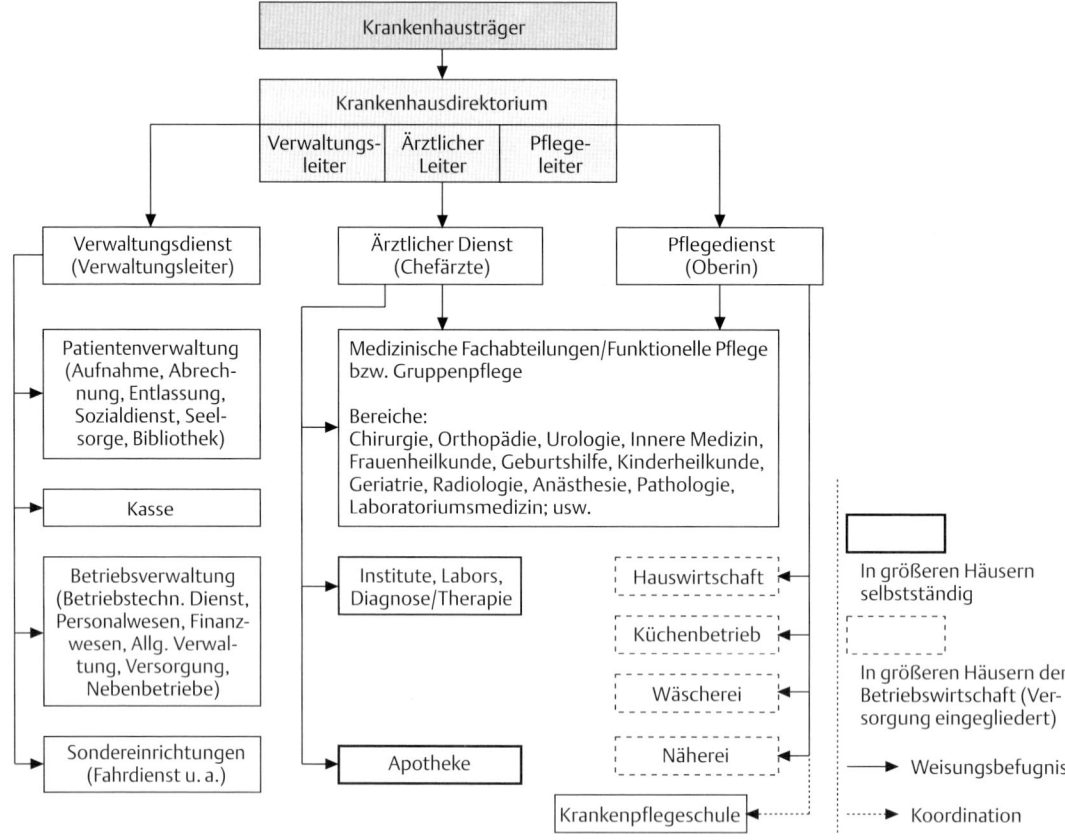

Abb. 2.1 ■ Organisationsstruktur eines Krankenhauses (nach Schell, 1995).

genverantwortung des Direktoriums stark von der Rechtsform des Krankenhauses ab. Nach innen übernimmt jeder die Verantwortung für seinen Wirkungsbereich selbst. So steht der Verwaltungsdirektor unmittelbar den Bereichen Verwaltung und Versorgung vor. Die ärztliche Leitung übernimmt die Verantwortung für die medizinischen Aspekte des Krankenhauses, während die Pflegedienstleitung Entscheidungen hinsichtlich des Pflegedienstes trifft.

Mehr und mehr werden Krankenhäuser von einem Geschäftsführer geleitet, dem das Krankenhausdirektorium untersteht.

Ärztlicher Dienst. Der Ärztliche Dienst ist in den meisten Krankenhäusern hierarchisch geordnet, an dessen Spitze der Ärztliche Direktor steht. Die Krankenhausabteilungen werden von einem Arzt geleitet, der als Chefarzt oder leitender Arzt bezeichnet wird. Der Chefarzt leitet die Fachabteilung in eigener Verantwortung. Als Vorgesetzter ist er gegenüber den nachgeordneten Ärzten und allen in der Abteilung tätigen Mitarbeitern, also auch gegenüber dem medizinisch/technischen und dem Pflegepersonal fachlich weisungsberechtigt. Im Hierarchiegefüge lässt sich der Ärztliche Dienst in folgende Ebenen gliedern:
- Chefarzt,
- Oberarzt,
- Stationsarzt,
- Assistenzarzt.

Pflegedienst. Der Pflegedienst ist die Schnittstelle zwischen den Patienten und den Abteilungen des Krankenhauses. Die Aufgaben des Pflegedienstes sind vielfältig und reichen von der Koordination der Patiententermine, der Sicherstellung der Stationsversorgung (Speiseversorgung, Reinigung) bis über die Verbindung zur Verwaltung (Patientenaufnahme, Einkauf).

An der Spitze steht die Pflegedienstleitung. Sie ist Mitglied des Krankenhausdirektoriums und vertritt dort die Interessen des Pflegedienstes. Dem Pflegepersonal gegenüber übt sie Arbeitgeberfunktion aus.

Untergeordnet ist in der Regel die Stationsleitung, der die Krankenpflegekräfte, Krankenpflegehelferinnen und sonstiges Hilfspersonal unterstellt sind.

Zusätzlich zur hierarchischen Unterstellung innerhalb des Pflegedienstes sind die Pflegekräfte auch an die fachlichen Anordnungen der Ärzte gebunden.

Wirtschafts- und Verwaltungsdienst. Die dritte Säule des Krankenhausbetriebes ist der Wirtschafts- und Verwaltungsdienst. Zu seinen Aufgabengebieten gehören:
- die Patientenverwaltung wie u. a. der Empfang, die Aufnahme sowie Leistungserfassung und -abrechnung,
- das Finanz- und Rechnungswesen,
- das Controlling und die Interne Revision,
- die Personalabteilung,
- das Archiv und der Schreibdienst,
- der technische Dienst (Betriebs- und Medizintechnik),
- das Beschaffungswesen/Materialwirtschaft,
- die Speiseversorgung,
- Wäscheversorgung und der Reinigungsdienst,
- Transportdienst,
- Seelsorge und die Sozialbetreuung usw.

Die enge Verzahnung der Bereiche Patientenverwaltung oder Speiseversorgung mit den ärztlichen und pflegerischen Aufgaben stellt hohe Anforderungen an die Koordination. Der Verwaltungsleiter steht an der Spitze des Wirtschafts- und Verwaltungsdienstes. Je nach Größe des Hauses finden sich unterhalb des Verwaltungsdirektors die Hierarchiestufen Abteilungsleiter, Referatsleiter, Gruppenleiter und Sachbearbeiter.

2.2.2 Vorsorge- und Rehabilitationseinrichtungen

Abhängig von der Krankheit, der Behandlungsart und dem Leistungsträger kann eine Rehabilitation ambulant oder stationär durchgeführt werden. Ambulante Rehabilitationsleistungen finden beispielsweise in Praxen von Krankengymnasten und Masseuren statt; stationäre Rehabilitation in Krankenhäusern, Vorsorge- und Rehabilitationseinrichtungen.

Nach § 107 Abs. 2 Satz 1 SGB V dienen Vorsorgeeinrichtungen der stationären Behandlung der Patienten, um eine Schwächung der Gesundheit, die zu einer Krankheit führen könnte, zu beseitigen.

Rehabilitationseinrichtungen haben neben der Aufgabe, eine Krankheit zu heilen, ihre Verschlimmerung zu verhüten oder Krankheitsbeschwerden zu lindern, primär die Funktion, im Anschluss an die Krankenhausbehandlung den dabei erzielten Behandlungserfolg zu sichern und zu festigen. Ein weiteres Ziel ist einer drohenden Behinderung oder Pflegebedürftigkeit vorzubeugen, sie nach Eintritt zu beseitigen, zu bessern oder eine Verschlimmerung zu verhüten.

Die Behandlungen finden fachlich-medizinisch unter ständiger ärztlicher Verantwortung statt und unter Mitwirkung von besonders geschultem Personal, um den Gesundheitszustand der Patienten nach einem ärztlichen Behandlungsplan zu verbessern. Vorwiegend durch Anwendung von Heilmitteln einschließlich Krankengymnastik, Bewegungstherapie, Sprachtherapie oder Arbeits- und Beschäftigungstherapie, ferner durch andere geeignete Hilfen, auch durch geistige und seelische Einwirkungen. Des Weiteren soll dem Patienten bei der Entwicklung eigener Abwehr- und Heilungskräfte geholfen werden.

Ebenso zählen auch Einrichtungen zur beruflichen Rehabilitation wie Berufsförderungswerke, Berufsbildungswerke und Werkstätten für behinderte Menschen sowie Einrichtungen zur Ausführung von Leistungen zur Teilhabe am Leben in der Gemeinschaft (heilpädagogische Einrichtungen) zu den Rehabilitationseinrichtungen.

2.2.3 Stationäre und teilstationäre Pflege

Es lassen sich folgende Formen der Altenhilfe gemäß § 71 SGB XI unterscheiden (**Abb. 2.2**):
- ambulante Altenpflege,
- teilstationäre Altenpflege,
- stationäre Altenpflege.

Ambulante Altenhilfe. Die ambulante Pflege hat in den vergangenen Jahren an Bedeutung gewonnen. Hauptmerkmal der ambulanten Altenhilfe ist, dass sie unter ständiger Verantwortung einer ausgebildeten Pflegekraft steht. Sie dienen der ambulanten pflegerischen Versorgung von zu Hause lebenden kranken und hilfsbedürftigen Menschen. Dabei werden die ambulanten Dienste von unterschiedlichen Anbietern erbracht. Neben den Sozialstationen, die meist von Wohlfahrtsverbänden, Kirchen oder Kommunen getragen werden, existieren Gemeindekrankenpflegestationen, mobile Hilfs- und Pflegedienste sowie private ambulante Pflegedienste.

Teilstationäre Altenhilfe. Zu den Formen der teilstationären Altenhilfe gehören Einrichtungen, in denen Pflegebedürftige nur tagsüber oder nur nachts untergebracht und verpflegt werden. Tages- und Nachtpflege bildet das Zwischenglied zwischen häuslicher Pflege und der Unterbringung in einem Heim. Dabei wird vorausgesetzt, dass einerseits die häusliche

2 ▪ Einrichtungen

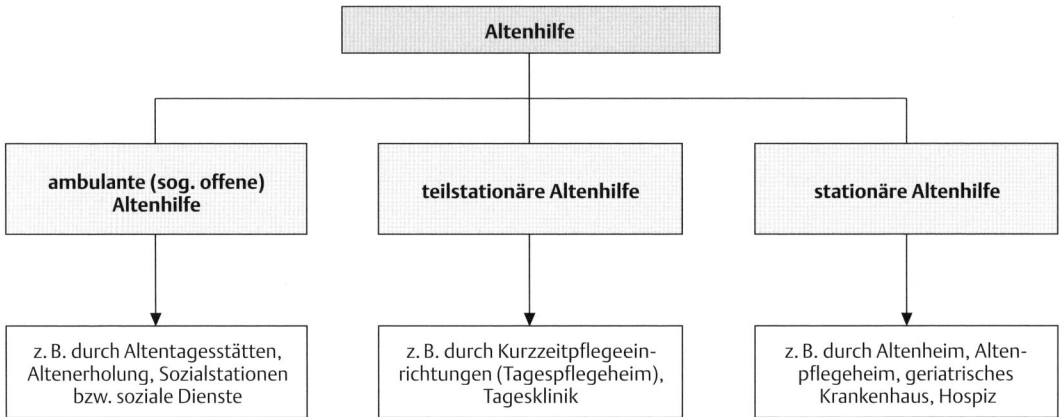

Abb. 2.2 ▪ Altenhilfe (nach Schell, 1995).

Tab. 2.2 ⋮ **Wohnformen**

Wohnform	Kurzbeschreibung
Altenwohnheim	• Sie bestehen aus einem Zusammenschluss in sich abgeschlossener Wohnungen, die in Anlage und in ihrer Ausstattung den Bedürfnissen älterer Menschen Rechnung tragen. • Sie ermöglichen eine selbstständige Haushaltsführung. • Bei Bedarf werden Verpflegung, Versorgung und Betreuung gewährleistet.
Altenheim	• Bewohner erhalten vom Heim neben einem Zimmer oder Kleinappartement, Verpflegung und Betreuung. Bei Erkrankungen werden auch pflegerische Versorgung und Therapie angeboten. • Vielfach verfügen Altenheime über eine Pflegeabteilung.
Altenpflegeheim	• Sie dienen der umfassenden Pflege, Betreuung und Versorgung chronisch Kranker und Pflegebedürftiger meist im Einzel- oder Mehrbettzimmer.

Tab. 2.3 ⋮ **Träger der Altenhilfe (nach Haubrock, 2002)**

Öffentliche Träger	Bund Länder Städte und Gemeinden
Freie Träger	kirchliche Träger wie: • Diakonisches Werk der evangelischen Kirche • Deutscher Caritas Verband Träger, die anderen Wohlfahrtsverbänden angeschlossen sind, wie: • Arbeiterwohlfahrt • Deutsches Rotes Kreuz • Paritätischer Wohlfahrtsverband
Sonstige Träger	Selbsthilfegruppen private Leistungsanbieter

Pflege nicht in ausreichendem Umfang sichergestellt werden kann, andererseits die Betreuung und Versorgung zu Hause während der Nacht bzw. dem Tage sichergestellt ist. Der Vorteil an dieser Art der Altenhilfe liegt darin, dass die gewohnte familiäre Umgebung und die gewachsenen sozialen Beziehungen aufrechterhalten werden, sowohl für den Pflegebedürftigen als auch für die Pflegenden. Tagespflegeeinrichtungen machen es beispielsweise möglich, dass pflegende Angehörige tagsüber ihrem Beruf nachgehen können. Nachts und am Wochenende sorgt die Familie zu Hause für die Pflege. Ziel der Tagespflege und auch der Nachtpflege ist es, die stationäre Unterbringung eines Hilfsbedürftigen hinauszuzögern, abzukürzen oder im besten Fall zu verhindern. Dieses Leistungsangebot ist noch relativ gering ausgebaut und sehr oft an eine stationäre klinische Institution angegliedert. Ebenso ist die Nachtpflege quantitativ noch völlig unbedeutend.

Stationäre oder geschlossene Altenhilfe. Stationäre oder geschlossene Altenhilfe umfasst alle Formen der Betreuung, die mit einem Wechsel des sozialen Lebensraums verbunden ist. Diesem Bereich sind folgende Wohnformen zuzurechnen (**Tab. 2.2**):
- Altenwohnheim,
- Altenheim,
- Altenpflegeheim.

Eine Übersicht über Träger der Altenhilfe gibt **Tab. 2.3**.

2.3 Ambulante Einrichtungen

2.3.1 Haus-, Fachärzte und Zahnärzte

Zahlenmäßig nehmen Haus- und Fachärzte sowie Zahnärzte die führende Rolle in der ambulanten Versorgung ein.

Die ärztliche Versorgung durch den niedergelassenen Arzt umfasst Leistungen, die von der Feststellung und Bestätigung der Gesundheit bis hin zur Veranlassung von Hilfeleistungen durch andere Gesundheitsberufe reichen.

Die Ausübung einer ambulanten ärztlichen Tätigkeit außerhalb von Krankenhäusern ist an die Niederlassung in einer Praxis (Praxissitz) gebunden (§ 17 MBO). Neben der herkömmlichen Einzelpraxis gibt es verschiedene Kooperationsformen (**Tab. 2.4**). Nach § 18 MBO dürfen sich Ärztinnen und Ärzte auch zu Be-

Tab. 2.4 Kooperationsformen

Einzelpraxis	Das ärztliche Leistungsangebot und die Praxisführung richten sich bei der Einzelpraxis an der Person des Praxisinhabers aus. Sie ist die „klassische Form" der Praxisführung. Die Einzelpraxis bietet den Vorteil der hohen Unabhängigkeit und Selbstständigkeit. Insbesondere bei der Bestimmung von: • Praxisort • Art und Umfang der Praxiseinrichtung • Zahl und Qualifikation des Personals • Praxisorganisation • Arbeitszeit und Freizeit • Kostenaufwand für die Praxisführung • Honorargestaltung bei Privatpatienten Somit ist der gesamte Betrieb von einer Person abhängig. Ausfallzeiten durch Krankheit, Urlaub oder Fortbildungen lassen die Betriebskosten weiterlaufen. Die Vertretung des Praxisinhabers durch andere Praxen birgt u. U. die Gefahr, dass Patienten abwandern bzw. deren diagnostische Unterlagen der Vertretung nicht zur Verfügung stehen.
Praxisgemeinschaft Abb. 2.3	Mehrere Ärzte gleicher oder verschiedener Fachgebiete nutzen gemeinsam Räume, Einrichtungen wie Sekretariat, Röntgen, EDV und nichtärztliche Mitarbeiter. Ansonsten hat jeder der beteiligten Ärzte ein eigenes Patientenklientel, eine eigene Dokumentation, ein eigenes Praxisschild und rechnet seine Leistung mit der KV/KZV in eigenem Namen getrennt ab. Die Praxisgemeinschaft ist somit eine Kooperation zur gemeinsamen Nutzung der Einrichtung und des Personals primär aus wirtschaftlichen Gründen (Kostenreduktion). In Bezug auf ihre ärztliche Tätigkeit bleiben die Partner in einer Praxisgemeinschaft völlig selbstständig. Die Gründung muss der KV/KZV angezeigt werden. Den Behandlungsvertrag schließt der Patient nur mit „seinem" Arzt ab, nicht mit den anderen Partnern. Die gesamtschuldnerische Haftung beschränkt sich somit nur auf den gemeinsam genutzten Bereich. Nutzt eine Praxisgemeinschaft Geräte gemeinschaftlich und kauft ein Röntgengerät dazu, so haftet jeder der Ärzte dem Verkäufer für den Kaufpreis. Der Verkäufer kann somit jeden der Ärzte auf Zahlung des Kaufpreises verklagen. Hingegen haftet jeder Arzt nur für seinen Behandlungsfehler, nicht für die der anderen an der Praxisgemeinschaft beteiligten Kollegen.

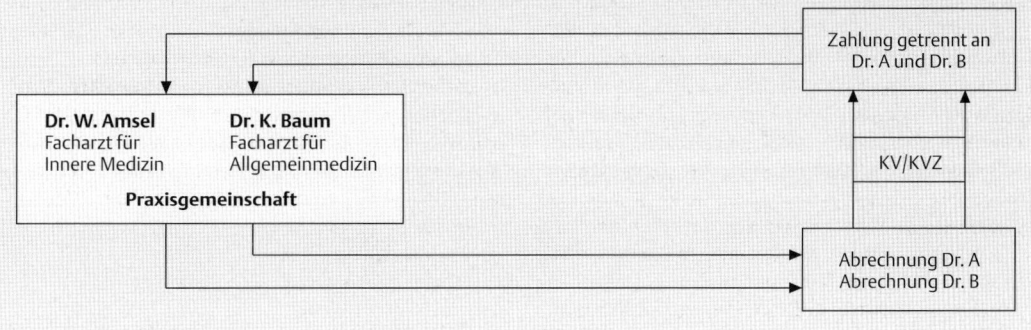

Tab. 2.4 (Fortsetzung)

Gemeinschaftspraxis **Abb. 2.4**	Eine Gemeinschaftspraxis ist der Zusammenschluss von zwei oder mehreren Ärzten. Bei dieser Form der Kooperation wird die Praxis unter einem Namen geführt. Alle Partner nutzen die Praxisräume, die Einrichtung, das Personal gemeinsam und haben eine gemeinsame Dokumentation. Die Mitglieder der ärztlichen Gemeinschaftspraxis treten gegenüber dem Patienten gemeinschaftlich auf und rechnen ihre Leistungen gegenüber dem Patienten oder bei gesetzlich Versicherten gegenüber der KV gemeinschaftlich ab. Grundsätzlich hat der Patient keinen Anspruch, von einem bestimmten Arzt behandelt zu werden. Der Behandlungsvertrag wird nicht mit einem einzelnen Arzt der Praxis abgeschlossen, sondern mit allen Partnern. Entsprechend haften die Partner für die ärztliche Tätigkeit aller in der Gemeinschaft tätigen Kollegen. Die Errichtung einer Gemeinschaftspraxis im Rahmen der gesetzlichen Krankenversicherung muss vom Zulassungsausschuss genehmigt sein.

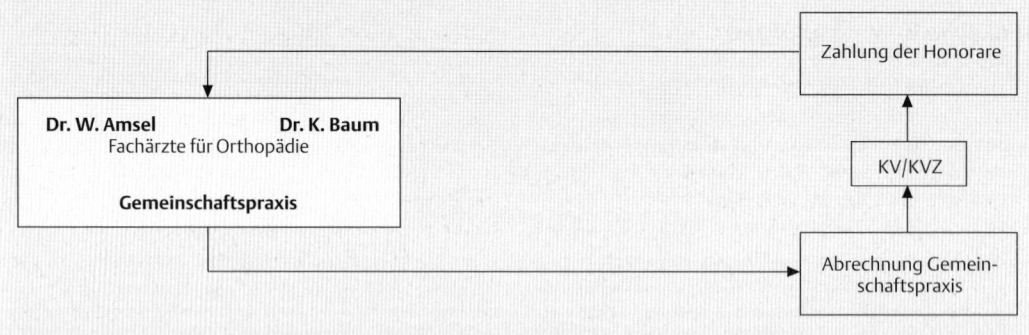

Apparategemeinschaft (partielle Praxisgemeinschaft)	Seltener anzutreffen sind Apparategemeinschaften. Zu denen schließen sich Ärzte zusammen, um kostspielige medizinisch-technische Einrichtungen und Geräte gemeinsam zu nutzen, wie etwa einen Computertomografen. Eine Sonderform der Apparategemeinschaft ist die Laborgemeinschaft. Hier unterhalten mehrere Ärzte ein Laboratorium. Die einzelnen Ärzte rechnen ihre Leistungen getrennt ab, intern erfolgt eine Kostenverrechnung.
Praxisklinik	Besondere Form der Belegklinik. Kooperationsform von Ärzten als Praxisgemeinschaft oder Gemeinschaftspraxis mit angeschlossenen Belegbetten.

rufsausübungsgemeinschaften wie Gemeinschaftspraxen, zu Organisationsgemeinschaften wie Praxisgemeinschaften, zu medizinischen Kooperationsgemeinschaften und Praxisverbünden zusammenschließen.

2.3.2 Apotheken

Die Abgabe von Arzneimitteln an den Endverbraucher erfolgt prinzipiell durch Apotheken und seit der Erlaubnis des Arzneimittel-Versandhandels im GKV-Modernisierungsgesetz (GMG) auch über Internet-Apotheken. Lieferant der Arzneimittel ist der pharmazeutische Großhandel.

In Abhängigkeit der Risiken von Arzneimitteln können vier Arten von Arzneimitteln unterschieden werden:
- **freiverkäufliche Arzneimittel:** dazu gehören z. B. Heilwasser, Heilerde, Pflaster, Tees oder Pflanzenpresssäfte. Diese Arzneimittel sind auch für den Verkauf außerhalb von Apotheken freigegeben und sind in Reformhäusern und Lebensmittelgeschäften erhältlich,
- **apothekenpflichtige Arzneimittel:** Apothekenpflicht besteht für alle Arzneimittel, die dazu bestimmt sind, Krankheiten, Körperschäden oder krankhafte Beschwerden zu heilen oder zu lindern. Sie sind nur in der Apotheke erhältlich, allerdings auch ohne ärztliche Verordnung,
- **verschreibungspflichtige Arzneimittel:** sie sind stets apothekenpflichtig und dürfen nur gegen Vorlage eines ärztlichen Rezepts ausgegeben werden,
- **Betäubungsmittel:** sie werden nur in Apotheken gegen Vorlage eines Betäubungsmittelrezeptes ausgegeben.

Nach dem Gesetz über das Apothekenwesen haben Apotheken den Auftrag, die Arzneimittelversorgung der Bevölkerung sicherzustellen (§ 1 ApoG).

Ebenso ist die Voraussetzung zum Betreiben öffentlicher Apotheken einschließlich des Arzneimittel-Versandhandels sowie von Krankenhaus- und Bundeswehrapotheken im ApoG geregelt. Mit dem GMG wurde der Mehrbesitz von Apotheken zugelassen, d. h., ein approbierter Apotheker kann neben einer Hauptapotheke bis zu drei Filialapotheken betreiben.

Die Apotheken unterliegen der behördlichen Aufsicht der Bundesländer. Die zuständigen Behörden sind u. a. befugt, das Inverkehrbringen von Arzneimitteln zu untersagen und deren Rückruf anzuordnen.

2.4 Versorgungsverträge

Krankenhaus-Versorgungsvertrag

Der Versorgungsvertrag (§ 109 ff. SGB V) ist eine schriftliche Vereinbarung zwischen den Landesverbänden der Krankenkassen und den Verbänden der Ersatzkassen einerseits sowie den Krankenhausträgern andererseits. Durch ihn wird das Krankenhaus zur Behandlung sozialversicherter Patienten zugelassen. Bei Hochschulkliniken gilt die Aufnahme in das Hochschulverzeichnis, bei Plankrankenhäusern die Aufnahme in den Krankenhausplan und die Feststellung der Aufnahme als Abschluss eines Versorgungsvertrages und damit als Zulassung. Zu seiner Wirksamkeit bedarf er der staatlichen Genehmigung. Der Versorgungsvertrag verpflichtet die Krankenkassen, die vertraglich vereinbarten Leistungen zu vergüten. Versorgungsverträge mit Krankenhäusern dürfen nur abgeschlossen werden, sofern sie leistungsfähig sind, wirtschaftlich arbeiten und ein entsprechender Bedarf besteht. Werden diese Voraussetzungen fortwährend nicht erfüllt, können die Landesverbände der Krankenkassen gemeinsam mit den Verbänden der Ersatzkassen den Versorgungsvertrag kündigen und die Zulassung endet. Bei Plankrankenhäusern ist die Kündigung mit einem Antrag an die zuständige Landesbehörde auf Herausnahme des Krankenhauses aus dem Krankenhausplan zu verbinden. Dabei kann die Kündigung durch die Krankenkassenverbände nur im Benehmen mit den als Pflegesatzpartei betroffenen Krankenkassen erfolgen. Die Kündigung bedarf der Genehmigung durch die zuständige Landesbehörde, die ihre Entscheidung in jedem Fall erläutern muss.

Versorgungsverträge mit Vorsorge- oder Rehabilitationseinrichtungen

Gesetzliche Regelungen, die den Abschluss und die Kündigung von Versorgungsverträgen mit Vorsorge- oder Rehabilitationseinrichtungen regeln, sind in § 111 SGB V zu finden.

Zulassung zur Pflege durch Versorgungsvertrag

Zur Erfüllung des Sicherstellungsauftrages werden Versorgungsverträge geschlossen (§ 72 ff. SGB). Leistungen der Pflegeversicherung dürfen nur bei Leistungserbringern in Anspruch genommen werden, mit denen ein Versorgungsvertrag besteht (zugelassene Pflegeeinrichtungen). Der Versorgungsvertrag wird zwischen dem Träger der Pflegeeinrichtung und den Landesverbänden der Pflegekassen im Einvernehmen mit den überörtlichen Sozialhilfeträgern abgeschlossen. Bedingung ist, dass die Pflegeanbieter die Zulassungsvoraussetzungen erfüllen. Dies besagt, dass Pflegeeinrichtungen einen Versorgungsvertrag nur erhalten, wenn sie selbstständig wirtschaften, unter Leitung einer ausgebildeten Pflegefachkraft stehen und die festgelegten Anforderungen zur Qualität, Leistungsfähigkeit und Wirtschaftlichkeit erfüllen. Kommt ein Versorgungsvertrag zustande, ist dieser für alle Pflegekassen im Inland verbindlich.

Der Versorgungsvertrag legt Art, Inhalt und Umfang der allgemeinen Pflegeleistungen fest, die von der Pflegeeinrichtung während der Dauer des Vertrages für die Versicherten zu erbringen sind.

Mit einer Frist von einem Jahr kann der Träger der Pflegeeinrichtung den Versorgungsvertrag schriftlich kündigen. Auch die Landesverbände der Pflegekassen können schriftlich mit Jahresfrist kündigen. Zusätzlich ist allerdings erforderlich, dass die festgelegten Voraussetzungen nach § 72 Abs. 3 SGB XI dauerhaft nicht mehr erfüllt werden und der zuständige Sozialhilfeträger der Kündigung zustimmt. Bei grober Vertragsverletzung muss die Kündigungsfrist nicht eingehalten werden. Das gilt dann, wenn die Einrichtung ihre gesetzlichen oder vertraglichen Pflichten gegenüber den Pflegebedürftigen oder deren Kostenträger gröblich verletzt. Beispielsweise wenn nicht erbrachte Leistungen abgerechnet oder die Betriebserlaubnis nach dem Heimgesetz entzogen wurden.

Fragen und Aufgaben

1. Leiten Sie die Aufgaben eines Krankenhauses aus den gesetzlichen Vorschriften (§ 107 SBG V) ab.
2. Wo liegen die Unterschiede zwischen einem Krankenhaus und einer Vorsorge- bzw. Rehabilitationseinrichtung?
3. Was versteht man unter einem zugelassenen Krankenhaus?
4. Unterscheiden Sie Krankenhäuser nach der Trägerschaft.
5. Stellen Sie das triale Organisationsmodell eines Krankenhauses vereinfacht in einer Abbildung dar.
6. Welche Vorteile bringt die Führung durch einen Geschäftsführer im Gegensatz zu einer dreiteiligen Führung mit sich?
7. Welche Nachteile ergeben sich durch die Dreiteilung in ärztlichen-, Pflege- sowie Wirtschafts- und Versorgungsdienst?
8. Welche Formen der Altenhilfe lassen sich unterscheiden?
9. Nennen Sie drei verschiedene, für einen Vertragsarzt mögliche Praxisformen, und erläutern Sie diese.
10. Ordnen Sie ihren eigenen Ausbildungsbetrieb in das System der sozialen Sicherung ein.
11. Wie lassen sich Krankenhäuser in verschiedene Anforderungs- bzw. Versorgungsstufen einordnen?
12. Unter welchen Bedingungen darf kein Versorgungsvertrag mit einem Krankenhaus abgeschlossen werden?
13. Welche Formvorschrift ist beim Abschluss von Versorgungsverträgen mit Krankenhäusern einzuhalten?
14. Unter welchen Voraussetzungen kann der Versorgungsvertrag mit einer Pflegeeinrichtung gekündigt werden?

II Die Berufsausbildung selbstverantwortlich mitgestalten

3 Medizinische und nichtmedizinische Berufe im Gesundheitswesen

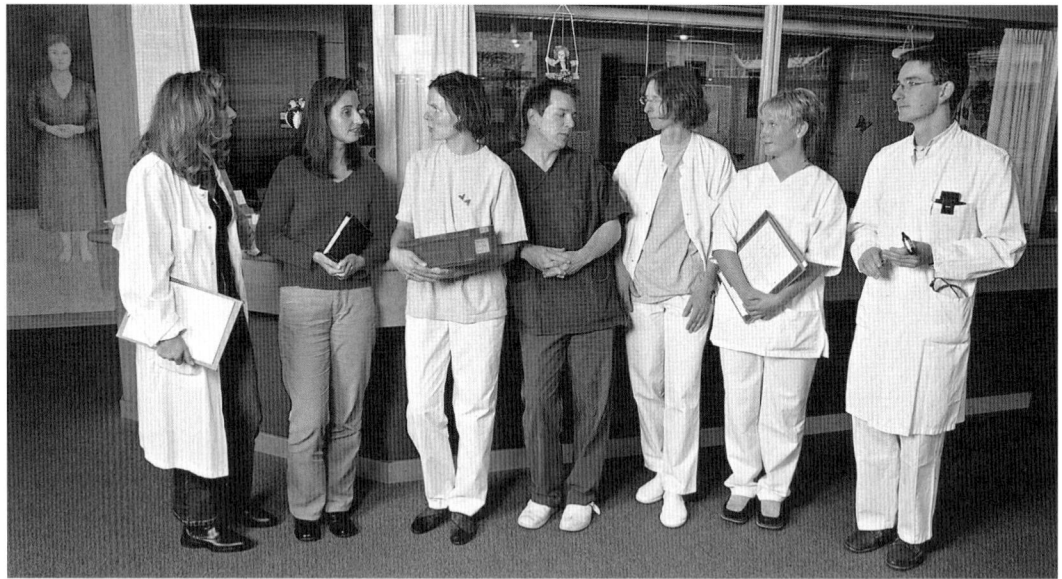

Überblick

3.1 Überblick über Berufe im Gesundheitswesen • 16

3.2 Der Beruf des Arztes • 17
3.2.1 Gesetzliche Grundlagen • 17
3.2.2 Ausbildungsaufbau • 17

3.2.3 Unterschiedliche Tätigkeitsfelder eines Arztes • 17

3.3 Weitere Berufe im Gesundheitswesen (Auszug) • 19

3.1 Überblick über Berufe im Gesundheitswesen

Am Ende des Jahres 2003 zählte das Statistische Bundesamt rund 4,2 Millionen Beschäftigte im Gesundheitswesen. Damit war ca. jeder neunte Beschäftigte in der Gesundheitsbranche tätig.

Zu den bekanntesten und ältesten Berufen im Gesundheitswesen zählt der Beruf des Arztes, Apothekers, der Krankenschwester und der Hebamme. Heute gibt es eine Vielzahl an Gesundheitsberufen. **Tab. 3.1** gibt einen Überblick über Berufe im Gesundheitswesen.

In den folgenden Abschnitten werden einige Berufe in Grundzügen beschrieben. Lediglich der Beruf des Arztes wird exemplarisch herausgegriffen und näher dargestellt.

Tab. 3.1 Gesundheitspersonal (2003) nach Berufen in 1000 (Statistisches Bundesamt, aktualisiert am 8. Dezember 2004)

Berufe	2003	Berufe	2003
Gesundheitsdienstberufe	2243	**soziale Berufe**	307
Ärzte, Zahnärzte, Apotheker	422	• Altenpfleger	286
• Ärzte	304	• Heilerziehungspfleger	8
• Apotheker	54	• Heilpädagogen	13
• Zahnärzte	65	**Gesundheitshandwerker**	137
übrige Gesundheitsdienstberufe	1820	• Augenoptiker	40
• Arzt-/zahnmedizinische Fachangestellte	508	• Orthopädiemechaniker	11
• Diätassistenten	12	• Zahntechniker	69
• Heilpraktiker	20	• sonstige Gesundheitshandwerker	17
• Helfer in der Krankenpflege	225	**sonstige Gesundheitsfachberufe**	80
• Gesundheits- und Krankenpfleger	715	• Gesundheitsingenieure	14
• Physiotherapeuten, Masseure, med. Bademeister	131 97	• gesundheitssichernde Berufe	13
• medizinisch-technische Assistenten	51	• Gesundheitstechniker	9
• pharmazeutisch-technische Assistenten	61	• Pharmakanten	5
• therapeutische Berufe a. n. g		• pharmazeutisch-kaufmännische Angestellte	40
		andere Berufe im Gesundheitswesen	1443
		Berufe insgesamt	4210

3.2 Der Beruf des Arztes

3.2.1 Gesetzliche Grundlagen

Der Beruf des Arztes ist einer der ältesten der Menschheit. Nach § 1 MBO dient der Arzt „der Gesundheit des einzelnen Menschen und der Bevölkerung. Der ärztliche Beruf ist kein Gewerbe. Er ist seiner Natur nach ein freier Beruf."

Der gesetzliche Rahmen zur Ausübung des ärztlichen Berufes ist geregelt durch die:
- (Muster-)Berufsordnung (MBO) für die deutschen Ärzte/innen,
- Approbationsordnung für Ärzte,
- Berufsordnungen (BO) der Landesärztekammern,
- Weiterbildungsordnungen (WBO) der Landesärztekammern.

3.2.2 Ausbildungsaufbau

Voraussetzung für die Aufnahme eines Medizinstudiums ist die allgemeine Hochschulreife oder eine entsprechende Qualifikation. Die Zulassung zum Medizinstudium unterliegt dem „Numerus clausus" (Auswahlverfahren), d. h., es ist pro Semester nur eine begrenzte Anzahl an Studenten zugelassen. Das Studium gliedert sich in einen vorklinischen und klinischen Abschnitt. Im vorklinischen Studium werden naturwissenschaftliche und medizinische Grundlagen vermittelt. Im klinischen Studienabschnitt erlernt der Studierende u. a. Anamnese- und Untersuchungstechniken der klinischen Fächer und wird mit Grundzügen der Diagnose und Therapie vertraut gemacht. Die Mehrheit der Ärzte strebt nach der Vollapprobation eine Weiterbildung an. Die Landesärztekammern legen Durchführung und Inhalte der Weiterbildung in der Weiterbildungsordnung fest. Die Weiterbildung dauert je nach Gebiet zwischen 4 bis 6 Jahre und führt zu der Bezeichnung Facharzt oder Gebietsarzt. Schwerpunkt- oder Zusatzbezeichnungen sind Zusatzqualifikationen, die nach bereits erworbener Gebietsbezeichnung angestrebt werden können. **Tab. 3.2** zeigt Gebiete, Schwerpunkte und Zusatzbezeichnungen der ärztlichen Weiterbildung.

3.2.3 Unterschiedliche Tätigkeitsfelder eines Arztes

Vertragsarzt. Als Vertragsarzt bezeichnet man einen Arzt, der an der ambulanten ärztlichen Versorgung von gesetzlich versicherten Patienten teilnimmt. Er hat dafür eine Zulassung erhalten. Um die Zulassung als Vertragsarzt kann sich mit einigen Einschränkungen jeder Arzt bewerben, der seine Eintragung in das

Tab. 3.2 : Möglichkeiten der ärztlichen Weiterbildung (neue [Muster-]Weiterbildungsordnung von 2005 [(M)WBO])

Gebiete	Schwerpunktbezeichnung	Zusatzbezeichnung
Anästhesiologie		Allergologie
Anatomie		Betriebsmedizin
Arbeitsmedizin		Flugmedizin
Augenheilkunde		Handchirurgie
Biochemie		Homöopathie
Chirurgie		Medizinische Informatik
Frauenheilkunde und Geburtshilfe	• Gynäkologische Endokrinologie und Reproduktionsmedizin • Gynäkologische Onkologie • Spezielle Geburtshilfe und Perinatalmedizin	Naturheilverfahren Plastische Operationen Psychoanalyse Schlafmedizin
Hals-Nasen-Ohrenheilkunde		Sozialmedizin
Haut- und Geschlechtskrankheiten		Spezielle Unfallchirurgie
Humangenetik		Sportmedizin
Hygiene und Umweltmedizin		
Innere Medizin und Allgemeinmedizin	• Angiologie • Endokrinologie und Diabetologie • Gastroenterologie • Hämatologie und Onkologie • Kardiologie • Pneumologie • Nephrologie • Rheumatologie	
Kinder- und Jugendmedizin	• Kinder-Hämatologie und -Onkologie • Kinder-Kardiologie • Neonatologie • Neuropädiatrie	
...	...	...

Arztregister einer Kassenärztlichen Vereinigung und seine Eignung nachweist. Sie befugt ihn die erbrachten Sachleistungen zulasten der gesetzlichen Krankenversicherung (GKV) abzurechnen. Zugleich wird er Mitglied der für seinen Arztsitz zuständigen KV. Die Zulassung erfolgt über gemeinsame Zulassungsausschüsse § 95 SGB V.

Durchgangsarzt (D-Arzt). Wird wegen eines Arbeitsunfalls oder einer Berufskrankheit eine ärztliche Behandlung nötig, muss ein von der zuständigen Berufsgenossenschaft bezeichneter Facharzt (Durchgangsarzt) konsultiert werden. Der D-Arzt entscheidet, ob als Folge des Arbeitsunfalls oder der Berufskrankheit eine berufsgenossenschaftlich getragene Heilbehandlung eingeleitet wird. D-Ärzte sind Chirurgen/Unfallchirurgen oder Internisten mit besonderen Kenntnissen und Erfahrungen in der unfallmedizinischen Versorgung. Für die Bestellung müssen Durchgangsärzte spezielle Anforderungen nachweisen.

Heilbehandlungsarzt (H-Arzt). Der H-Arzt wirkt an der berufsgenossenschaftlichen Heilbehandlung mit. Im Unterschied zum Durchgangsarztverfahren besteht hier kein Zuweisungsmechanismus der Unternehmen und Hausärzte. Der H-Arzt verfügt über besondere unfallmedizinische Kenntnisse sowie eine entsprechende Praxisausstattung. Die Teilnahme an der Durchführung der Heilbehandlung für die Berufsgenossenschaften erfolgt durch formlosen Antrag.

Amtsarzt. Der Amtsarzt ist Leiter eines Gesundheitsamtes. Seine Aufgaben reichen von der Seuchenbekämpfung bis hin zum Schreiben von Gutachten für Gerichte und Behörden.

Belegarzt. Der Belegarzt ist ein niedergelassener Mediziner, der aufgrund eines Vertrages (so genannter Belegarztvertrag) mit dem Krankenhausträger berechtigt ist, „eigene" Patienten (Belegpatienten) in Räumen und Einrichtungen der Anstalt stationär und teilstationär zu behandeln (Belegkrankenhaus). Der Belegarzt greift für die Behandlung auf Personal, Räume und Geräte des Krankenhauses zurück. Er erstattet die Kosten, die dem Krankenhaus durch die Behandlung der Patienten entstehen.

Betriebsarzt. Der Betriebsarzt ist ein auf der Grundlage des Arbeitssicherungsgesetzes (ASiG) vom Arbeitgeber bestellter Arzt. Seine Aufgaben liegen in der Beratung des Arbeitgebers über Arbeitsschutz und die Unfallverhütung. Er untersucht die Arbeitnehmer, beurteilt und berät diese, überwacht die Einhaltung des Arbeitsschutzes und der Unfallverhütungsvorschriften (§ 3 ASiG).

3.3 Weitere Berufe im Gesundheitswesen (Auszug)

In **Tab. 3.3** werden einige Berufe in Grundzügen dargestellt.

Fragen und Aufgaben

1. In einem Zeitungsartikel heißt es: „Nicht jeder Arzt ist ein Doktor – und nicht jeder Doktor ist ein Arzt!" Stimmt diese Aussage? Begründen Sie.
2. Wer hat das Recht die Würde eines Doktors der Medizin (Dr. med.) zu verleihen?
3. Nennen Sie mindestens fünf Einsatzgebiete eines Arztes.
4. Erklären Sie den Unterschied zwischen D-Arzt und H-Arzt.
5. Durch welche Vorschrift wird die Anerkennung von Gebiets-, Schwerpunkt- und Zusatzbezeichnungen geregelt?
6. Wer darf als Arzt eine Gebiets-, Schwerpunkt- oder Zusatzbezeichnung führen?
7. Erklären Sie an Beispielen die Grundbegriffe aus der folgenden **Tab. 3.4**:
8. Welche Fortbildungsmöglichkeiten bestehen in Ihrem Ausbildungsberuf?
9. Gruppenarbeit: Informieren Sie sich mithilfe des Internets über einen Beruf im Gesundheitswesen genauer und stellen Sie diesen vor.

Tab. 3.4 Grundbegriffe

Begriffe	Erklärung	Beispiele
Vertragsarzt		
Gebietsbezeichnung		
Belegarzt		
Schwerpunktbezeichnung		
Approbation		

Tab. 3.3 Weitere Berufe im Gesundheitswesen (Auszug)

Beruf	Rechtsgrundlagen	Ausbildung	Einsatzfelder u. a.
Arzthelfer(in)/ Zahnarzthelfer(in)	u. a. Verordnung über die Berufsausbildung zum (Zahn-)Arzthelfer oder zur (Zahn-)Arzthelferin ergänzt durch einen Rahmenlehrplan	die Ausbildung dauert 3 Jahre im dualen System, d. h. praktische Ausbildung u. a. in Praxen mit theoretischen Lernphasen in der Berufsfachschule.	• Arzt-/Zahnarztpraxen • Krankenhäuser • Gesundheitsbehörden • Krankenkassen • Rehabilitationseinrichtungen
Diätassistent(in)	Gesetz über den Beruf der Diätassistentin und des Diätassistenten	Ausbildungsdauer: 3 Jahre	sie sind tätig in Krankenhäusern, Sanatorien sowie in Kurhotels, Gesundheitszentren, Verbraucherberatungsstellen, der Lebensmittelindustrie und in wissenschaftlichen Instituten
Apotheker(in)	Approbationsordnung für Apotheker	die Regelstudienzeit für ein Studium der Pharmazie beträgt 8 Semester	nach der Approbation sind Apotheker und Apothekerinnen überwiegend in öffentlichen Apotheken tätig. Sie können aber auch im Krankenhaus, in der pharmazeutischen Industrie, in Prüfinstitutionen, bei der Bundeswehr, in der Verwaltung, in Forschung und Lehre und im Umweltschutz arbeiten
Gesundheits- und Krankenpfleger(in)	Gesetz über die Berufe in der Krankenpflege	Ausbildungsdauer: 3 Jahre	Einsatzbereiche sind Krankenhäuser, Einrichtungen der stationären Altenhilfe, ambulante Pflegedienste, Arztpraxen, Gesundheitsämter und Beratungsstellen
Kauffrau/-mann im Gesundheitswesen	Verordnung über die Berufsausbildung für Kaufleute in den Dienstleistungsbereichen Gesundheitswesen, Sport- und Fitnesswirtschaft sowie Veranstaltungswirtschaft	Ausbildungsdauer: 3 Jahre	das Tätigkeitsgebiet erstreckt sich u. a. auf Krankenhäuser, Pflegeeinrichtungen, Krankenkassen, den Vorsorge- und Rehabilitationsbereich, auf Rettungsdienste und Einrichtungen der medizinischen Selbstverwaltung

Tab. 3.3 (Fortsetzung)

Beruf	Rechtsgrundlagen	Ausbildung	Einsatzfelder u. a.
Hebamme/Entbindungspfleger	Gesetz über den Beruf der Hebamme und des Entbindungspflegers	Ausbildungsdauer: 3 Jahre	- Krankenhäuser, insbesondere geburtshilflich-gynäkologische Fachabteilungen, Neugeborenen- oder Kinderstationen - Erziehungs-, Jugend- und Familienberatungsstellen, zum Beispiel Mütterberatung - ambulante soziale Dienste - Heime für werdende Mütter sowie Mütter oder Väter mit Kind
Masseur(in) und medizinische(r) Bademeister(in)	Gesetz über die Berufe in der Physiotherapie	Ausbildungsdauer: 30 Monate	- Krankenhäuser - Rehabilitationseinrichtungen - Arztpraxen - Sportzentren - eigene Praxis
Medizinisch-technische Assistenten z. B. Med.-tech. Laboratoriumsassistent	Gesetz über technische Assistenten in der Medizin	Ausbildungsdauer: 3 Jahre	- Krankenhäuser, einschließlich Universitätskliniken - sonstige Anstalten und Einrichtungen des Gesundheitswesens - Arztpraxen - Forschung und Entwicklung im Bereich Medizin - öffentliche Verwaltung zum Beispiel Medizinalämter, Gesundheitsämter - Versandhandel - Unternehmensberatung
Physiotherapeut	Masseur- und Physiotherapeutengesetz	Ausbildungsdauer: 3 Jahre; bei dem Ausbildungsgang Physiotherapeut/in handelt es sich um eine bundesweit einheitlich geregelte schulische Ausbildung an Berufsfachschulen	- Krankenhäuser - Rehabilitationseinrichtungen - Arztpraxen und physiotherapeutische Praxen - in Einrichtungen für behinderte Menschen und der Altenhilfe und -pflege - bei Sportvereinen - eigene Praxis
Altenpfleger(in)	Altenpflegegesetz	Ausbildungsdauer: 3 Jahre; bei dem Ausbildungsgang Altenpfleger/in handelt es sich um eine bundesweit einheitlich geregelte schulische Ausbildung an Berufsfachschulen bzw. Fachseminaren mit praktischen Ausbildungsabschnitten, z. B. in Einrichtungen der Altenpflege und in ambulanten Diensten	überwiegend arbeiten Altenpfleger/innen in: - Altenheimen - Pflegeheimen - gerontopsychiatrischen Einrichtungen - ambulanten Pflegediensten
Pharmazeutisch-kaufmännischer Angestellter (PKA)	Verordnung über die Berufsausbildung zum Pharmazeutisch-kaufmännischen Angestellten/in	Ausbildungsdauer: 3 Jahre	- öffentliche Apotheken - Krankenhausapotheken - pharmazeutischer Großhandel
Logopäde	Gesetz über den Beruf des Logopäden	Ausbildungsdauer: 3 Jahre	- Krankenhäuser - Rehabilitationseinrichtungen - schulvorbereitende Einrichtungen - Sonderschulen - Arztpraxen - eigene Praxis - Kinderheime und Behindertentagesstätten
Orthopädietechniker	Verordnung über die Berufsausbildung zum Orthopädiemechaniker und Bandagist	Ausbildungsdauer: 3½ Jahre	Orthopädiewerkstätten in: - privaten Betrieben und Sanitätshäusern - Krankenhäusern

# III Dienstleistungen und Güter beschaffen und verwalten

4 Hygienevorschriften

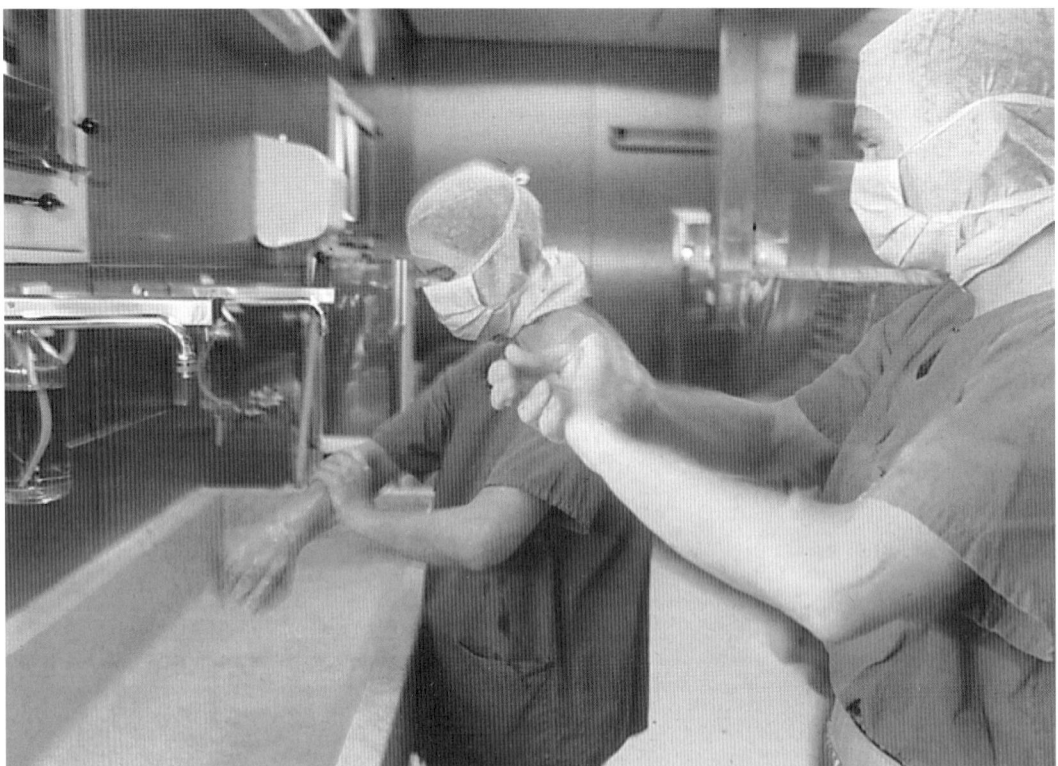

Überblick

4.1 Grundbereiche der Hygiene • 22

4.2 Hygienerelevante Vorschriften • 24

4.3 Personelle Organisation der Hygiene am Beispiel eines Krankenhauses • 25

4.4 Aufsicht • 26

4.1 Grundbereiche der Hygiene

„Hygiene ist teuer, keine Hygiene ist aber noch wesentlich teurer"
(Schell, 1999)

Sauberkeit und Desinfektion in der Medizin wurde bis in die erste Hälfte des 19. Jahrhunderts als wenig notwendig erachtet. In dem Maß, wie man immer mehr Bakterien sowie ihre Schlüsselrolle bei der Entstehung bekannter Infektionen entdeckte, erkannte man auch, dass man sich vor ihnen schützen konnte. So fand der Ungar Ignac Semmelweis 1847 heraus, dass gute hygienische Zustände sowie Sauberkeit der Ärzte, d. h. speziell das Händewaschen nach jeder Untersuchung, eine Infizierung des Patienten verhindert. Insbesondere die Sterblichkeitsrate durch Kindbettfieber wurde dadurch gesenkt. Der Schotte Joseph Lister führte 1867 die Antisepsis in die Chirurgie ein, d. h. die Desinfektion von Wunden mit jodhaltigen Mitteln. Der Franzose Louis Pasteur entdeckte 1879 das Wirkprinzip des Impfstoffes mit Hilfe abgeschwächter Erreger und 1928 entwickelte der Engländer Alexander Fleming das Penicillin.

Im Gegensatz zur kurativen Medizin, die das Wiederherstellen der Gesundheit in den Mittelpunkt stellt, ist Hygiene die Lehre von der Verhütung der Krankheiten und der Erhaltung und Festigung der Gesundheit.

Dabei versucht die Hygiene einerseits die Risikofaktoren zu erkennen. Andererseits entwickelt sie Grundsätze für den Gesundheitsschutz und erarbeitet vorbeugende Maßnahmen.

In der nachfolgenden Abbildung werden einige Risikofaktoren dargestellt, die in schädigender Weise auf die Gesundheit des Einzelnen einwirken (**Abb. 4.1**).

Es lassen sich drei Grundbereiche der Hygiene unterteilen:
- Umwelthygiene,
- Sozialhygiene oder Arbeitshygiene,
- Individualhygiene (Psychohygiene).

Umwelthygiene. Sie untersucht Einflüsse auf die Gesundheit des Einzelnen durch chemische Schadstoffe in Boden, Wasser, Luft und Nahrung sowie Strahlung, Luftverunreinigung oder Müll.

Sozialhygiene. Die Sozialhygiene oder Arbeitshygiene befasst sich mit dem Problem der Gesundheit des Einzelnen in der Wechselbeziehung mit der sozialen Umwelt (Mitmenschen). Zur Sozialhygiene gehören:
- Gesundheitserziehung,
- Gesundheitsvorsorge,
- Krankheitsfrüherkennung,
- Gesundheitsfürsorge bzw. Gesundheitshilfe.

Individualhygiene. Innere Unausgeglichenheit, Lebensangst und Leistungsdruck, Kontaktschwierigkeiten, Reizüberflutung oder psychische Überbelastungen zählen zu den häufigsten Krankheitsverursachern in der heutigen Gesellschaft. Die Individualhygiene (Psychohygiene) beschäftigt sich mit diesen Risikofaktoren.

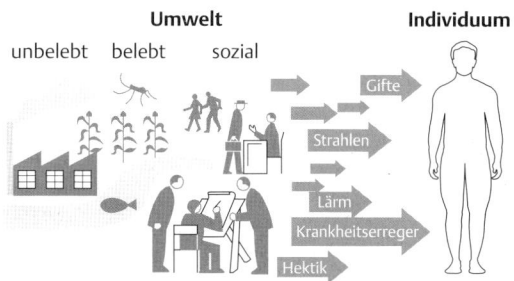

Abb. 4.1 • Risikofaktoren (aus Bergen, 1998).

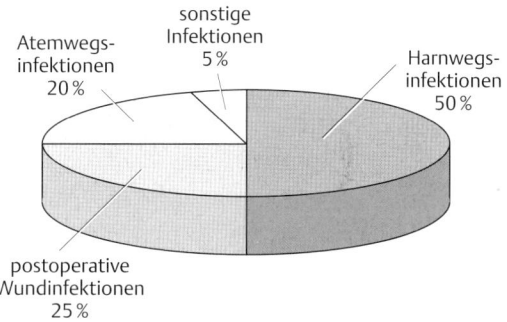

Abb. 4.2 • Krankenhausinfektionen.

Krankenhaushygiene

Ein Teilgebiet der Hygiene ist die Krankenhaushygiene. Die Krankenhaushygiene befasst sich mit der Erkennung, Verhütung und Bekämpfung von Infektionskrankheiten, die sonst zu einer Schädigung der Gesundheit von Patienten und Personal führen könnten.

Abhängig vom jeweiligen Fachgebiet, der Ausstattung und des Hygienestandards treffen Krankenhausinfektionen (=*nosokomiale Infektionen*, jede durch Mikroorganismen hervorgerufene Infektion, die im ursächlichen Zusammenhang mit dem Krankenhausaufenthalt steht) bis zu 8% der Patienten. Nach unterschiedlichen Hochrechnungen werden in der Bundesrepublik Deutschland zwischen 700 000 bis 900 000 Krankenhausinfektionen pro Jahr bekannt. Durchschnittlich wird der Krankenhausaufenthalt durch Krankenhausinfektionen um 10 Tage verlängert. Die häufigsten Infektionen im Krankenhaus sind (**Abb. 4.2**):
- Harnwegsinfektionen,
- postoperative Wundinfektionen,
- Atemwegsinfektionen,
- sonstige Infektionen.

Hygienerelevante Vorschriften

Gesetze und Verordnungen

Infektionsschutzgesetz
Das Infektionsschutzgesetz (IfSG) trat zum 1. Januar 2001 in Kraft. Es ersetzte das Bundesseuchengesetz.
Unter anderem regelt das Infektionsschutzgesetz die Meldepflicht bei übertragbaren Krankheiten wie Tuberkulose, Hirnhautentzündung, Tollwut oder Diphtherie. In diesen Fällen ist eine namentliche Meldung des Erkrankten innerhalb von 24 Stunden an das Gesundheitsamt erforderlich. Ebenso sind Geschlechtskrankheiten wie Syphilis zu melden, allerdings ist i. d. R. die anonyme Mitteilung an das Gesundheitsamt ausreichend.

Medizinproduktegesetz

Landeskrankenhausgesetz (nicht in allen Bundesländern vorhanden)
Hier werden Rahmenbedingungen für die Krankenhaushygiene festgehalten.

Unfallverhütungsvorschriften
Sie werden von den Trägern der gesetzlichen Unfallversicherung erlassen (§ 15 SGB VII) und dienen der Verhütung von Arbeitsunfällen und Berufskrankheiten. In ihnen sind Bestimmungen über Einrichtungen und das Verhalten am Arbeitsplatz enthalten. Sie wenden sich an Arbeitgeber und Arbeitnehmer als Versicherte gleichermaßen. Die Unfallverhütungsvorschriften zeigen typische Gefährdungsmöglichkeiten innerhalb eines Betriebes auf und verlangen vom Unternehmen und vom Arbeitnehmer, diese Gefahren durch die geforderten Sicherheitsmaßnahmen auszuschalten. Zudem werden von der Berufsgenossenschaft für Gesundheitsdienst und Wohlfahrtspflege Sondervorschriften für die in Krankenhaus und Praxis tätigen Personen erarbeitet.
Bspw. beschäftigen sie sich mit Schutzkleidung, Betriebseinrichtungen und Gebrauchsgegenständen, aber auch mit arbeitsmedizinischen Vorsorgeuntersuchungen und Schutzimpfungen.
Besondere Vorschriften bestehen für den Einsatz in der Tuberkulose- und Hepatitispflege.

Richtlinien und Normen

Richtlinie für Krankenhaushygiene und Infektionsprävention
Weitere Vorgaben werden durch die „Richtlinie für Krankenhaushygiene und Infektionsprävention" des Robert-Koch-Instituts geliefert. Sie beschreibt umfassend die wesentlichen Anforderungen an die Krankenhaushygiene. Die in den einzelnen Abschnitten genannten Hygieneanforderungen sind durch eine Reihe von Anlagen für besondere Sachgebiete ergänzt z. B. bezüglich der Anforderungen des Händewaschens und der Händedesinfektion, der Hygiene an Schleusen im Krankenhaus, der Schutzkleidung, bei Injektionen und Punktionen, oder an Wundverband und Verbandwechsel und in der operativen Medizin. Sie hat keinen Gesetzescharakter, muss jedoch als „vorgezogenes Sachverständigengutachten" angesehen werden.

DIN-Vorschriften
Eine Fülle von DIN-Vorschriften regeln diverse hygienisch relevante Bereiche in Gesundheitseinrichtungen. Sie klären vor allem technische Einzelheiten, z. B. im Rahmen der Klimatisierung, Abwasser, Sterilisation und Sterilgutversorgung sowie Dampfdesinfektion.

Abb. 4.3 • Hygienerelevante Vorschriften.

4.2 Hygienerelevante Vorschriften

Obwohl es kein geschlossenes (bundes-)einheitliches Hygienerecht gibt, befassen sich eine Reihe von Gesetzen, Verordnungen, Richtlinien und Empfehlungen mit hygienerelevanten Anforderungen.

Die Darstellung der rechtlichen Rahmenbedingungen der Hygienevorschriften erhebt keinen Anspruch auf Vollständigkeit, sondern soll einen Überblick über die Thematik geben (**Abb. 4.3**).

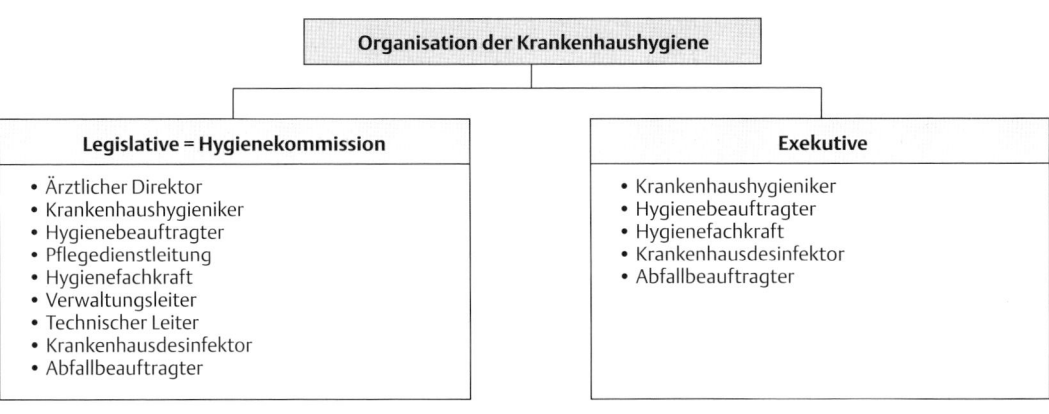

Abb. 4.4 ▪ Organisation der Krankenhaushygiene (nach Bergen, 1998).

4.3 Personelle Organisation der Hygiene am Beispiel eines Krankenhauses

Im Rahmen der Krankenhaushygiene werden den Mitarbeitern des Krankenhauses unterschiedliche Aufgaben zugedacht. Allerdings hängt die Anzahl an Personen, die sich hauptberuflich mit Krankenhaushygiene beschäftigen, von der Größe des Hauses ab. Vor allem in kleineren und mittleren Krankenhäusern befasst sich die Hygienefachkraft meist als einzige Person mit Hygiene und ist somit die wichtigste Ansprechpartnerin in allen Fragen.

Das Robert-Koch-Institut hat in seiner „Richtlinie für Krankenhaushygiene und Infektionsprävention" ein Organisationsschema vorgeschlagen, damit nicht jedes Krankenhaus eine eigene krankenhausinterne Hygieneorganisation entwickeln muss. Es wird dabei zwischen einer Legislativen und einer Exekutiven unterschieden (**Abb. 4.4**).

Legislative

Die Hygienekommission ist die beschlussfassende Institution (Legislative). Abweichungen in der Zusammensetzung ergeben sich nach Art und Größe des Krankenhauses. Die Kommission berät und unterstützt den Leitenden Arzt des Krankenhauses in allen krankenhaushygienischen Angelegenheiten. Sie analysiert die hygienischen Verhältnisse und leitet davon erforderliche Verhütungs- und Bekämpfungsmaßnahmen ab. Im Übrigen berät die Kommission bei Bauplanungen und Beschaffung technischer Einrichtungen, regelt die Kontrolle im Ver- und Entsorgungsbereich, organisiert Aus- und Fortbildungen auf dem Gebiet der Hygiene. Ebenso beschließt die Hygienekommission Hygienepläne. Diese Pläne legen Arbeitsablauf und Hygienemaßnahmen in den einzelnen Arbeitsbereichen fest, bspw. der Umgang mit Krankenhauswäsche. Der Hygieneplan soll auf allen Pflegestationen und Funktionsbereichen ausliegen und hat die Bedeutung einer Dienstanweisung.

Exekutive

Die Exekutive besteht in den meisten Häusern aus folgenden Fachkräften:
- Krankenhaushygieniker,
- Hygienebeauftragte,
- Hygienefachschwester/-pfleger,
- evt. Krankenhausdesinfektoren oder Abfallbeauftragter.

Krankenhaushygieniker. Neben der Beratung der Krankenhausleitung und des im Krankenhaus tätigen Personals haben Krankenhaushygieniker Maßnahmen zur Erkennung, Verhütung und Bekämpfung von Krankenhausinfektionen vorzuschlagen bzw. durchzuführen. Sie übernehmen u. a. die Aufgabe:
- der Erarbeitung von Hygiene- und Desinfektionsplänen und überwachen die in den Plänen aufgeführten Maßnahmen,

Tab. 4.1 Aufgaben der übrigen Mitglieder (nach Schäffler, 1998)

Position	Aufgabe
Ärztlicher Leiter	• Vorsitzender der Hygienekommission • verantwortlich für die Krankenhaushygiene im Gesamtbereich des Krankenhauses • veranlasst die Aus- und Fortbildung der Ärzte und des sonstigen Personals auf den Gebieten der Krankenhaushygiene
Verwaltungsleiter	• verantwortlich für das notwendige Personal sowie die sachlichen Voraussetzungen zur Erfüllung der Hygieneaufgaben • verantwortlich für die finanzielle Grundlage zur Durchführung von Hygienemaßnahmen
Pflegedienstleiter	• unterstützt und kontrolliert krankenhaushygienische Aufgaben in den Tätigkeitsbereichen der Krankenpflege einschließlich der Kinderkrankenpflege
Technischer Leiter	• verantwortlich für die ständige Betriebsbereitschaft aller technischen Einrichtungen • termingerechte Wartung und Kontrolle der hygienisch wichtigen technischen Anlagen

- der Fortbildung des Personals in Fragen der Hygiene wie z. B. Verbandswechsel oder Richten von Infusionslösungen,
- der Aufklärung bei Infektionszwischenfällen,
- hygienisch-mikrobiologische Überwachungsuntersuchungen von Geräten und technischen Prozessen (z. B. Wasser, Endoskope, Spülmaschinen, Sterilisatoren, Werkbänke),
- der Beratung bei der Anschaffung von medizinischen sowie medizintechnischen Materialien und Geräten wie Wunddrainagen, Infusionssysteme oder Narkosegeräte,
- der Beratung bei Baufragen.

Über einen hauptamtlichen Krankenhaushygieniker verfügen allerdings nur größere Krankenhäuser, meist werden ihre Aufgaben vom Hygienebeauftragten oder einer Hygienefachkraft übernommen.

Hygienebeauftragte. Eine Bedingung zur Teilnahme an der Fortbildung zum Hygienebeauftragten ist eine mindestens zweijährige ärztlich/klinische Tätigkeit. Somit handelt es sich um erfahrene Ärzte, deren Hauptaufgabe in der Erfassung und Klärung von Krankenhausinfektionen liegt sowie in der Beratung der Mitarbeiterinnen und Mitarbeiter.

Hygienefachschwester/-pfleger. Sie sind weitergebildete Krankenschwestern/-pfleger. Ihr Aufgabenschwerpunkt liegt u. a. in der:
- Aufdeckung von Krankenhausinfektionen durch regelmäßige Begehungen von Stationen und Funktionsbereichen,
- Aufzeichnung der Daten bzgl. der Krankenhausinfektionen; dabei sollten sie Einsicht in alle klinischen Unterlagen nehmen,
- Unterrichtung der Ärzte und Pflegepersonen über Verdachtsfälle,
- Schulung des Personals mit praktischer Anleitung, auch mit Hinweis auf Gesetze, Verordnungen und Richtlinien,
- Überwachung der Pflegetechniken und der Arbeitsabläufe z. B. bei Desinfektions- und Sterilisationsmaßnahmen.

Die Aufgaben der übrigen Mitglieder sind in **Tab. 4.1** dargestellt.

4.4 Aufsicht

Die Aufsicht übernehmen folgende Institutionen:
- *Wirtschaftskontrolldienst (WKD):* Die Aufsicht für die hygienegerechte Verarbeitung von Lebensmittel übernahm der Wirtschaftskontrolldienst (WKD). Der WKD wurde im Zuge der Verwaltungsreform aufgelöst. Die Aufgaben der Lebensmittelüberwachung ging auf die Städte und Landratsämter über.
- *Gesundheitsamt:* Gesundheitsämter haben u. a. die Aufgabe, Gesundheitseinrichtungen in Belangen der Hygiene zu beraten und zu kontrollieren. Diese Aufgabe wird durch regelmäßige Begehungen mit Mängellisten wahrgenommen.
- *Landesgesundheitsamt:* Als oberste Kontrollbehörde mit vorwiegend beratender Funktion fungiert das Landesgesundheitsamt (in manchen Bundesländern das Medizinische Landesuntersuchungsamt).

Fragen und Aufgaben

1. Welche Vorschriften befassen sich u. a. mit der allgemeinen Hygiene?
2. Was bedeutet Hygiene?
3. Durch welche Risikofaktoren wird der Mensch im Allgemeinen gefährdet?
4. Welche Zweige der Hygiene sind Ihnen bekannt? Erläutern Sie zwei genauer.

5　Entsorgungsvorschriften

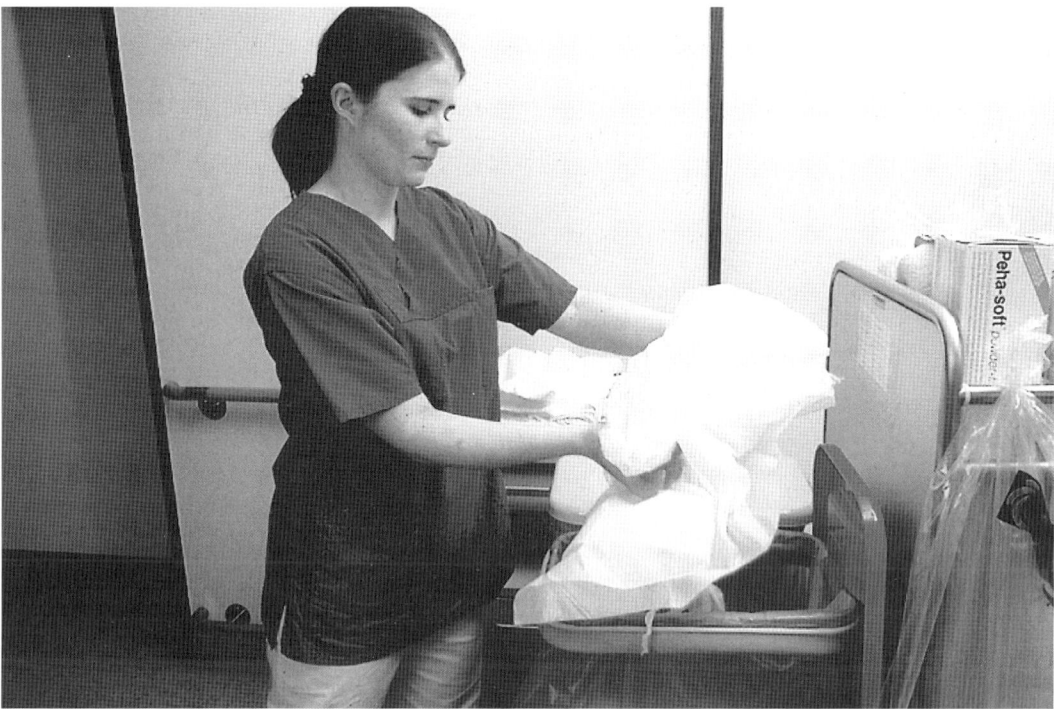

Überblick

- 5.1　Grundsätze der Kreislaufwirtschaft • 28
- 5.2　Rechtsgrundlagen für die Abfallentsorgung • 28
- 5.3　Abfallgruppen • 29

Die Entsorgung von Abfällen aus öffentlichen und privaten Einrichtungen des Gesundheitswesens ist problematisch. Eine Vielzahl von unterschiedlichen Arten von medizinspezifischen Abfällen gilt es, auf dem jeweils vorgeschriebenen Weg zu sammeln, zu lagern und zu transportieren, sodass es auf keinen Fall zu einer Gefahr kommen kann.

D *Nach dem Kreislaufwirtschafts- und Abfallgesetz (KrW-/AbfG) sind Abfälle alle beweglichen Sachen, deren sich ihr Besitzer entledigt, entledigen will oder entledigen muss (§ 3 KrW-/AbfG).*

5.1 Grundsätze der Kreislaufwirtschaft

Bei Abfällen aus dem Gesundheitssektor gelten wie bei allen anfallenden Abfällen die Grundsätze „Vermeiden vor Verwerten" und „Verwerten vor sonstiger Entsorgung".

Abfallvermeidung

Die Abfallvermeidung setzt im Vorfeld der Abfallentstehung an. Viele Stoffe und Medikalartikel z. B. Umverpackungen, Einwegwäsche und Plastiküberschuhe, lassen sich vermeiden.

Fallbeispiele

- In einem Krankenhaus mit 1800 Betten und einem Jahresverbrauch von 131 400 Überschuhen konnten durch deren Verzicht ca. 3000 € und fast eine Tonne Abfall im Jahr eingespart werden.
- Ein weiteres Beispiel für die Müllreduktion liefert die Bayer AG, die Tablettenblister verkleinerte, ohne Nachteil für das Arzneimittel. Damit konnten Folien eingespart und das Verpackungsvolumen reduziert werden.

Abfallverwertung

Im Gegensatz zur Abfallvermeidung setzt die Verwertung bei bereits entstandenen Abfällen an. Die Abfallverwertung umfasst alle Möglichkeiten des Recyclings.

Fallbeispiele

- Ein Beispiel für die stoffliche Verwertung ist der Einsatz von Mehrweg-Medizinprodukten bzw. das Aufbereiten von so genannten „Einwegprodukten". So konnte ein Krankenhaus der Maximalversorgung durch die Wiederaufbereitung von Magensondenspritzen auf seiner Intensivstation 14 317 € pro Jahr einsparen.
- Ein weiteres Beispiel, wie Material eingespart wird, ist der Einsatz von Mehrweginfusionsaufhängern anstelle von Einmal-Aufhängesystemen.

Abfallbeseitigung

Ist auch eine Verwertung nicht möglich oder wirtschaftlich nicht zumutbar, muss der Abfall von der Kreislaufwirtschaft dauerhaft ausgeschlossen und beseitigt werden. Man unterscheidet zwischen:
- Verbrennung,
- Kompostierung,
- Deponierung und
- chemisch-physikalischen Behandlungsverfahren.

5.2 Rechtsgrundlagen für die Abfallentsorgung

Bei der Entsorgung von Abfällen aus Einrichtungen des Gesundheitsdienstes muss eine Fülle rechtlicher Bestimmungen beachtet werden.

Das Gesetz zur Förderung der Kreislaufwirtschaft und Sicherung der umweltverträglichen Beseitigung von Abfällen (KrW-/AbfG) gehört zu den wichtigsten Rechtsvorschriften des Bundes zur Abfallbeseitigung. Es beinhaltet neben der Definition von Abfällen die Grundsätze der Kreislaufwirtschaft.

Aufbauend auf den Regelungen des Kreislaufwirtschafts- und Abfallgesetzes haben die Bundesländer eigene Abfallgesetze erlassen, bspw. das Gesetz über die Vermeidung und Entsorgung von Abfällen in Baden-Württemberg (Landesabfallgesetz – LAbfG). Diese führen zu landesspezifischen Unterschieden in der Abfallentsorgung. Auch die kommunalen Abfallsatzungen nehmen Einfluss auf die Entsorgungsmaßnahmen der Einrichtungen im Gesundheitswesen. Darin werden neben den speziellen Anforderungen durch die Kommunen die Kosten der Entsorgung geregelt.

Das Strafgesetzbuch (StGB) bezieht sich ebenfalls in einigen Paragrafen auf die rechtlichen Folgen unsachgemäßer Entsorgung von Abfällen (§ 326 StGB Unerlaubter Umgang mit gefährlichen Abfällen; § 327 Unerlaubtes Betreiben von Anlagen).

Ebenso beschäftigt sich das Infektionsschutzgesetz mit notwendigen Maßnahmen, die eine Verbreitung übertragbarer Krankheiten verhindern sollen. Dazu zählen auch Regelungen, die bspw. festlegen, dass Abfälle aus der Behandlung von Patienten mit meldepflichtigen, übertragbaren Krankheiten in verbrennbaren Einwegbehältern zu verpacken sind.

Daneben gibt es eine große Zahl weiterer rechtlicher Bestimmungen, angefangen bei der Verpackungsverordnung (VerpackV), über eine Reihe von Richtlinien und Verordnungen vonseiten der Europäischen Gemeinschaft.

5.3 Abfallgruppen

Eine wichtige Grundlage für die Einteilung der Abfälle aus medizinischen Einrichtungen stellt die Richtlinie der Länderarbeitsgemeinschaft Abfall dar. Nach dieser Richtlinie können Abfälle nach infektionspräventiven, umwelthygienischen und ethischen Gesichtspunkten unterteilt werden. Die Richtlinie findet u. a. Anwendung in Einrichtungen wie Krankenhäusern, (Zahn-) Arztpraxen, Rehabilitationseinrichtungen, Pflegeheimen, Gesundheitsämtern und Sozialstationen.

Eine zusammenfassende Darstellung zur Abfallentsorgung zeigt **Tab. 5.1**.

Fragen und Aufgaben

1. Was besagt das KrW-/AbfG?
2. Was sind Abfälle nach dem KrW-/AbfG?
3. Gibt es verbindliche Vorschriften hinsichtlich der an die Hygiene im Krankenhaus zu stellenden Anforderungen?
4. Welche Aufgaben obliegen der Hygienefachschwester bzw. dem Hygienefachpfleger?
5. Bei Abfällen aus dem Gesundheitssektor gelten wie bei allen anfallenden Abfällen die Grundsätze „Vermeiden vor Verwerten" und „Verwerten vor sonstiger Entsorgung". Unterscheiden Sie die folgenden Begriffe und geben Sie Beispiele aus ihrem Berufsalltag an:
   - Abfallvermeidung,
   - Abfallverwertung,
   - Abfallbeseitigung.

Tab. 5.1 Abfallgruppen (nach Amt für Abfallwirtschaft)

Abfallgruppe	Definition der Abfallgruppe	Beispiele	Entsorgung
A-Gruppe	Abfälle, für die keine besonderen Vorkehrungen an die Entsorgung aus infektionspräventiver und umwelthygienischer Sicht zu stellen sind es handelt sich um Hausmüll und hausmüllähnliche Abfälle, die nicht bei der unmittelbaren gesundheitsdienstlichen Tätigkeit anfallen • hausmüllähnliche Gewerbeabfälle • Küchen- und Kantinenabfälle	• Papier, Pappe • Kunststoff- und Glasabfälle • Verpackungsmaterial und Kartonagen • desinfizierte infektiöse Abfälle	• sie werden mit den bereits etablierten Sammelsystemen, also Papier- und Biotonne, Speiseabfalltonne usw. erfasst • Stoffe, die sich nicht verwerten lassen, sind Restmüll und werden in Müllsäcken oder Behältern gesammelt und entsorgt
B-Gruppe	Abfälle, an deren interne Entsorgung besondere Maßnahmen zur Infektionsverhütung zu stellen sind • mit Blut, Sekreten oder Ausscheidungen behaftete Abfälle	• Wund- und Gipsverbände • Einwegartikel, einschließlich Spritzen, Kanülen, Skalpelle • Einwegwäsche und Windeln	• Verbrennung (zusammen mit Restmüll) • Deponie • Gegenstände wie Kanülen oder Skalpelle sind aus Gründen der Arbeitssicherheit in geeigneten Behältern zu sammeln und zu transportieren

Tab. 5.1 (Fortsetzung)

Abfallgruppe	Definition der Abfallgruppe	Beispiele	Entsorgung
C-Gruppe	Abfälle, an deren Entsorgung aus infektionspräventiver Sicht innerhalb und außerhalb der Einrichtungen des Gesundheitsdienstes besondere Anforderungen zu stellen sind (so genannte infektiöse, ansteckungsgefährliche Abfälle) • Abfälle, die aufgrund von § 17 Infektionsschutzgesetz (IfSG) besondere Beachtung erfordern • mikrobiologische Kulturen, die in Instituten für Hygiene, Mikrobiologie und Virologie sowie in der Labormedizin und in Arztpraxen anfallen	• blutgetränkte Abfälle aus Operationen von Patienten mit Infektionskrankheiten	• die Abfälle dieser Gruppe sind unmittelbar am Ort ihres Auftretens in besonderen Behältnissen zu sammeln und ohne Umfüllen oder Sortieren zu einer Verbrennungsanlage für Klinikmüll zu bringen
D-Gruppe	Abfälle, an deren Entsorgung aus umwelthygienischer Sicht inner- und außerhalb der Einrichtungen des Gesundheitssektors besondere Anforderungen zu stellen sind (Sonderabfälle)	• Laborabfälle und Chemikalienreste • schwermetallhaltige Abfälle wie Batterien und Leuchtstoffröhren • Zytostatika • Abfälle aus Röntgenlaboren z. B. Fotochemikalien • Abfälle aus der Produktion pharmazeutischer Substanzen • Hydrauliköle	• in besonderen Fällen kann diese Abfallart gereinigt und wiederverwertet werden • Zytostatika werden in speziellen Behältern gesammelt und müssen verbrannt werden
E-Gruppe	medizinische Abfälle, an deren Entsorgung aus ethischer Sicht zusätzliche Anforderungen zu stellen sind	• Gewebeabfälle • Organteile • Gliedmaßen • gefüllte Blutbeutel	• diese Abfälle müssen zu einer Verbrennungsanlage für Klinikmüll gebracht werden

IV Dienstleistungen anbieten

6 Vorhandenes Leistungsangebot

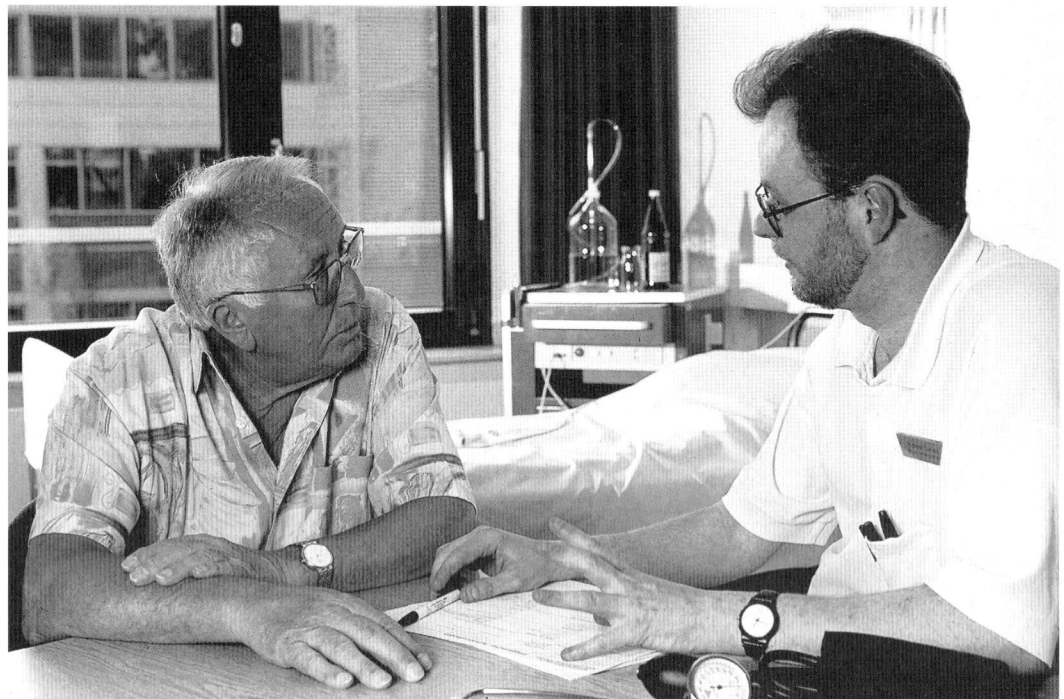

Überblick

6.1 Grundleistungen, Wahl- und Zusatzleistungen am Beispiel eines Krankenhauses · 33
6.1.1 Allgemeine Krankenhausleistungen · 33
6.1.2 Wahlleistungen · 33

6.2 IGel-Leistungen (Individuelle Gesundheitsleistungen) im niedergelassenen Bereich · 36
6.2.1 Gesetzliche Grundlagen · 36
6.2.2 Voraussetzungen für die Inanspruchnahme individueller Gesundheitsleistungen · 37
6.2.3 Rechnungsstellung für individuelle Gesundheitsleistungen · 37

6.1 Grundleistungen, Wahl- und Zusatzleistungen am Beispiel eines Krankenhauses

Zur Verdeutlichung der Begrifflichkeiten soll das Beispiel eines Krankenhauses gewählt werden.

6.1.1 Allgemeine Krankenhausleistungen

Bei der Krankenhausaufnahme wird zwischen Patient und Krankenhaus ein Vertrag, ein so genannter „Totaler Krankenhaus(aufnahme)vertrag" über die Inanspruchnahme allgemeiner Krankenhausleistungen geschlossen. Der totale Krankenhausvertrag ist gewissermaßen der Regeltyp. Er kommt stets zustande, wenn die Parteien keine Zusatzvereinbarungen bei der Aufnahme treffen. Bei dieser Vertragsform verpflichtet sich der Krankenhausträger sämtliche für die stationäre Behandlung erforderlichen allgemeinen Krankenhausleistungen, einschließlich der ärztlichen Versorgung zu erbringen. Somit schuldet der Krankenhausträger dem Patienten – zumindest bei vollstationärer Aufnahme – die Versorgung mit Arznei-, Heil- und Hilfsmitteln, die ärztliche Behandlung, pflegerische Betreuung sowie die Unterbringung und Verpflegung, die unter Berücksichtigung der Leistungsfähigkeit des Krankenhauses im Einzelfall nach Art und Schwere der Krankheit für die medizinisch zweckmäßige und ausreichende Versorgung des Patienten notwendig sind.

Demnach kann ein Zweibettzimmer in einem Krankenhaus eine Wahlleistung sein, während es in einem anderen als Regelleistung gilt. Überdies wird, je nach Zustand des Patienten, die Versorgung durch den leitenden Arzt der Fachabteilung auch im Rahmen der allgemeinen Krankenhausleistung dem Patienten geschuldet. Etwa bei einer schwierigen Operation, die die besondere Erfahrung und Fähigkeit des Chefarztes erfordert. So hat das Krankenhaus die aus medizinischen Gründen notwendige Unterbringung im Einbettzimmer im Rahmen der allgemeinen Krankenhausleistungen anzubieten. Ebenso gehören die vom Krankenhaus veranlassten Leistungen Dritter und die notwendige Mitaufnahme einer Begleitperson aus medizinischen Gründen zu den allgemeinen Krankenhausleistungen.

6.1.2 Wahlleistungen

Daneben bieten Krankenhäuser in der Regel Wahlleistungen an. Verlangt der Patient Leistungen, die über den Rahmen des totalen Krankenhausaufnahmevertrages hinausgehen, muss er mit dem Krankenhausträger ausdrückliche Vereinbarungen über Wahlleistungen treffen.

D *Wahlleistungen sind Leistungen des Krankenhauses, die im Rahmen einer Heilbehandlung oder Geburtshilfe erbracht werden und über das zulässige Leistungsspektrum der gesetzlichen Krankenversicherung hinausgehen (Sonderleistungen).*

Sie dürfen nur abgerechnet werden, wenn die allgemeinen Krankenhausleistungen durch die Wahlleistungen nicht beeinträchtigt werden. Sowohl der Kassenpatient (der dann insoweit zum Selbstzahler wird) als auch der Privatpatient können Wahlleistungen in Anspruch nehmen.

Hierfür gelten folgende Grundsätze:
- *Schriftform der Wahlleistungsvereinbarung:* Die Wahlleistungsvereinbarung zwischen Patient (oder seinem Vertreter) und Krankenhausträger hat schriftlich zu erfolgen. Dies besagt, dass sowohl ein Bevollmächtigter des Krankenhauses als auch der Patient die Wahlleistungsvereinbarung unterschreiben müssen.
- *Zeitpunkt der Wahlleistungsvereinbarung:* Die Wahlleistungsvereinbarung muss der Leistungserbringung vorausgehen.
- *Unterrichtung des Patienten über die Entgelte:* Jeder Patient ist vor Abschluss der Wahlleistungsvereinbarung schriftlich über die Entgelte der Wahlleistungen und deren Inhalt im Einzelnen zu unterrichten.
- *Widerrufsrecht:* Der Patient kann eine bereits gegebene Einwilligung zur Übermittlung seiner Daten an eine externe Abrechnungsstelle jederzeit widerrufen.

Wahlleistungen können unterschieden werden in:
- nichtärztliche Wahlleistungen,
- ärztliche Wahlleistungen,
- medizinische Wahlleistungen.

Nichtärztliche Wahlleistungen

Bei nichtärztlichen Wahlleistungen handelt es sich bspw. um die Bereitstellung eines Telefons sowie eines Fernsehgerätes, Ein- oder Zweibettzimmer, Sanitärzelle, Auswahlmenü etc.

Ein- und Zweibettzimmer können vom Krankenhaus nur dann als Wahlleistung angeboten werden, wenn sie nicht Bestandteil der allgemeinen Krankenhausleistungen sind. Ist also ein Krankenhaus ausschließlich oder überwiegend mit Zweibettzimmern ausgestattet, dann kann das Zweibettzimmer nicht als Wahlleistung abgerechnet werden. Ebenso gehört eine medizinisch notwendige Unterbringung im Einbettzimmer zur allgemeinen Krankenhausleistung und ist somit keine Wahlleistung. Die Zuschläge für Ein- und Zweibettzimmer müssen in einem angemessenen Verhältnis zu den dort gebotenen Leistungen stehen. Je höher der Zuschlag, desto mehr Komfortleistungen müssen erbracht werden. Zu den Komfortelementen gehören z. B. separate Dusche, zusätzliche Sanitärartikel wie Bademantel, Frotteetücher oder Fön, Radio, Farbfernsehen, bessere Verpflegung, wohnliche Möblierung oder besondere Serviceleistungen wie täglicher Hand- und Badetuchwechsel unabhängig von der medizinischen Notwendigkeit. Zur Bemessung der Entgelte für die nichtärztliche Wahlleistung werden Empfehlungen von der Deutschen Krankenhausgesellschaft und dem Verband der privaten Krankenversicherung abgegeben.

Ärztliche Wahlleistungen

Persönliche Leistungserbringung

Grundsätzlich wird die ärztliche Behandlung im Rahmen der allgemeinen Krankenhausleistung vom Krankenhaus vertraglich geschuldet. Der Patient wird vom jeweils diensthabenden Arzt behandelt, der Chefarzt muss nur hinzugezogen werden, wenn dies medizinisch erforderlich ist.

Der Abschluss einer *wahlärztlichen Leistung* bedeutet, dass der Patient sich die persönliche Zuwendung und besondere fachliche Qualifikation und Erfahrung der leitenden Ärzte des Krankenhauses (i. d. R. Chefärzte oder besonders erfahrene bzw. spezialisierte Oberärzte) „hinzukauft".

In der Regel kann der Arzt Gebühren für wahlärztliche Leistungen nur berechnen, die er persönlich erbringt oder die unter seiner Aufsicht nach fachlicher Weisung erbracht werden (eigene Leistungen). Grundsätzlich ist also auch die delegierte Leistung abrechnungsfähig. Allerdings ist bei einer Delegation wahlärztlicher Leistungen an den ärztlichen Dienst bzw. an das Pflege- und Assistenzpersonal eine Rechnungsstellung nur bis zur jeweiligen Begründungsschwelle möglich (2,3; 1,8; 1,15). Soll die jeweilige Begründungsschwelle überschritten werden, ist dies nur bei persönlicher Leistungserbringung durch den leitenden Krankenhausarzt bzw. seines ständigen persönlichen Vertreters möglich.

Eine Reihe von Leistungen dürfen hingegen nur liquidiert werden, wenn sie vom Wahlarzt selbst oder von seinem ständigen Vertreter erbracht werden. Der „ständige ärztliche Vertreter" des Wahlarztes muss Facharzt desselben Gebietes sein und dem Patienten vor Abschluss des Wahlarztvertrages benannt werden. Dessen Leistungen gelten gebührenrechtlich ebenso, als wenn der Chefarzt tätig geworden wäre.

Einschaltung einer Abrechnungsstelle

Der Arzt seinerseits erhält das Recht, für diese Behandlung im eigenen Namen abzurechnen, sofern nicht die Verwaltung des Klinikums oder eine externe Abrechnungsstelle für den liquidationsberechtigten Arzt tätig wird.

Die Honorare für wahlärztliche Leistungen erfolgen nach der Gebührenordnung für Ärzte (GOÄ). Jedoch sind bei stationären, teilstationären sowie vor- und nachstationären privatärztlichen Leistungen die Gebühren einschließlich der Zuschläge um 25 % zu mindern. Werden Leistungen von Belegärzten oder niedergelassenen Ärzten erbracht, besteht eine Minderungspflicht von 15 %.

Liquidationskette

Vertragspartner sind alle liquidationsberechtigten Ärzte. Auch die beauftragten Ärzte (einschließlich die Konsiliarärzte des Krankenhauses) oder ärztlich geleitete Einrichtungen außerhalb des Krankenhauses dürfen für ihre Leistungen liquidieren. Darauf ist in der Vereinbarung explizit hinzuweisen. Wer chirurgische Privatbehandlung durch den Chefarzt der Chirurgie wählt, nimmt damit alle ergänzenden Leistungen anderer liquidationsberechtigter Ärzte ebenfalls in Anspruch. Diese, z. B. Anästhesist und Laborarzt, die an dieser speziellen Behandlung teilnehmen, werden dann ebenfalls Vertragspartner des Patienten.

Eine Beschränkung der Wahlleistungsvereinbarung auf bestimmte Ärzte ist somit nicht möglich.

Kostenerstattung der Ärzte

Werden wahlärztliche Leistungen vom Arzt gesondert in Rechnung gestellt, muss er die Kosten entsprechend seines tatsächlich wahlärztlichen Leistungsvolumens an den Krankenhausträger erstatten.

Grundleistungen, Wahl- und Zusatzleistungen am Beispiel eines Krankenhauses ■ 6.1 ■

```
                    Medizinische Leistungen des Krankenhauses
                    ┌──────────────────────┬──────────────────────────────────────────┐
              medizinisch nicht                      medizinisch notwendig
                  notwendig
                      │              ┌──────────────────┬──────────────────┐
                 Wahlleistung    qualitative      keine qualitativen    Leistung ist zur
                                 Alternativen     Alternativen;         Behandlung der
                                 möglich          haftungsrechtlicher   Erkrankung nicht
                                 (Alternativ-     Standard              notwendig
                                 leistung)
                                      │                   │                    │
                            grundsätzlich wahl-    allgemeine Kranken-     Wahlleistung
                            leistungsfähig, aber   hausleistung
                            keine einheitliche Stan-
                            dardisierung möglich
                            Einzelfallentscheidung
                                 │            │
                          allgemeine Kranken-  Wahlleistung
                          hausleistung
```

Abb. 6.1 ■ Medizinische Wahlleistungen (nach Deutsche Krankenhausgesellschaft, 2003 b).

Der Arzt kann die Berechnung der wahlärztlichen Leistungen durch eine Abrechnungsstelle oder den Krankenhausträger bearbeiten lassen.

Wird die Abrechnung durch eine Abrechnungsstelle durchgeführt, ist der Arzt verpflichtet, die erforderlichen Unterlagen zur Verfügung zu stellen, damit die zu erstattenden Kosten ermittelt werden können. Zudem ist der Arzt verpflichtet, dem Krankenhaus die Möglichkeit einzuräumen, die Rechnungslegung zu überprüfen.

Wird die Abrechnung vom Krankenhaus durchgeführt, leitet dieses die Vergütung nach Abzug der anteiligen Verwaltungskosten und der zu erstattenden Kosten an den berechtigten Arzt weiter.

Privatliquidation unter DRGs

Im bisherigen System galt der Grundsatz, dass die Entgelte für die Wahlleistungen mindestens die hierfür nach § 7 Abs. 2 S. 2 Nr. 4, 5 und 7 BPflV abzuziehenden Kosten decken müssen. Diese Regelung entfiel ab 2005.

Letztmalig wurde im Jahr 2004 der Abzug der nicht pflegesatzfähigen Kosten nach § 7 Abs. 2 BPflV in sämtlichen DRG-Fachbereichen durchgeführt. In den Folgejahren der DRG-Konvergenzphase wird das Erlösbudget lediglich auf Basis des im Jahr 2004 um die nicht pflegesatzfähigen Kosten geminderten Budgets abgeleitet. Krankenhäuser, deren Umsätze aus nicht pflegesatzfähigen Kosten ab 2004 weiter steigen, profitieren, weil die hier zusätzlich entstehenden Erlöse dann „abzugsfrei" bleiben. Krankenhäuser, deren nicht-pflegesatzfähigen Umsatzanteile ab 2004 rückläufig sind, werden dagegen budget-technisch auf dem dann für die Folgejahre zu hohen Kostenabzug 2004 festgenagelt.

Medizinische Wahlleistungen

Neben den herkömmlichen Arten von Wahlleistungen im Bereich der Unterkunft und der wahlärztlichen Leistungen kommen auch „medizinische Wahlleistungen" in Betracht. Zu den medizinischen Wahlleistungen können kosmetische Operationen (Nasenkorrekturen, Brustvergrößerungen etc.), hochwertige Medizinprodukte und Arzneimittel sowie neuere Behandlungsmethoden zählen. Einen grafischen Überblick über die „medizinischen Wahlleistungen" gibt **Abb. 6.1**.

Exkurs. Medizinische Wunsch- bzw. Zusatz- oder Alternativleistungen im Krankenhausbereich zeigt **Abb. 6.2**.

> **Medizinische Wunsch- bzw. Zusatz- oder Alternativleistungen im Krankenhausbereich**
>
> Im Bereich „medizinische Wahlleistungen" sind u. a. folgende Fallgruppen zu unterscheiden:
>
> - *Fehlende medizinische Indikation*
>   Fehlt es an einer medizinischen Indikation, d. h. an einer Erkrankung, die eine Behandlung notwendig macht, handelt es sich eindeutig um eine medizinische Wahlleistung. Dies betrifft beispielsweise Leistungen, die dem Bereich der Kosmetik zuzuordnen sind (Nasenkorrekturen, Brustvergrößerungen etc.). Bei Wahlleistungen dieser Gruppe ergeben sich Besonderheiten bei der Vergütung. Sie unterliegen nicht den Vorschriften des KHEntgG/der BPflV und können frei vereinbart werden.
>
> - *Leistungen anlässlich einer medizinisch indizierten Krankenhausbehandlung*
>   Wünscht der Patient anlässlich der stationären Behandlung einer Krankheit eine Leistung, die zur Behandlung der Erkrankung nicht notwendig ist, handelt es sich auch um „medizinische Wahlleistungen". Das ist z. B. dann der Fall, wenn der Patient eine erweiterte Labordiagnostik (z. B. Cholesterin), Massagen oder alternative Behandlungsmethoden oder naturheilkundliche Verfahren wünscht. Auch hier gilt die Möglichkeit einer freien Preisvereinbarung. Diese Entgelte müssen in einem angemessenen Verhältnis zur Leistung stehen und schriftlich vereinbart werden.
>
> - *Alternativleistungen*
>   In dieser Fallgruppe ist die Leistung medizinisch notwendig. Im Rahmen der Leistungserbringung stehen aber Alternativen zur Verfügung. Dies betrifft z. B. unterschiedliche Qualitäten bzw. Eigenschaften von Arzneimitteln oder Implantaten (z. B. Paukenröhrchen aus Kunststoff bzw. Edelmetall). Grundsätzlich besteht die Möglichkeit, derart bessere Produkte oder Alternativen als medizinische Wahlleistungen gesondert in Rechnung zu stellen, sofern dies zuvor schriftlich vereinbart wurde. Dies ist allerdings nur insoweit möglich, soweit die Alternativleistung nicht den allgemeinen Krankenhausleistungen zugeordnet werden kann. Die Abgrenzung, ob und unter welchen Voraussetzungen eine alternativ angesetzte Behandlungsmethode bzw. ein alternativ verwendetes Medizinprodukt als ein Wahlleistungsangebot gesondert berechenbar ist, kann allerdings Schwierigkeiten bereiten.

Abb. 6.2 ▪ Medizinische Wunsch- bzw. Zusatz- oder Alternativleistungen im Krankenhausbereich (nach BWKG-Mitteilung Nr. 59, 2005).

6.2 IGel-Leistungen (Individuelle Gesundheitsleistungen) im niedergelassenen Bereich

6.2.1 Gesetzliche Grundlagen

Angesichts der Budgetierung und der wirtschaftlichen Gesamtsituation im GKV-Bereich nehmen individuelle medizinische Wunsch- bzw. Zusatz- oder Alternativleistungen eine gesteigerte Bedeutung ein. Mittlerweile gibt es kaum ein medizinisches Fachgebiet im niedergelassenen Bereich, das keinen Katalog von so genannten IGel-Angeboten vorhält. **IGel** steht als Abkürzung für „**I**ndividuelle **Ge**sundheits**l**eistung". Der Begriff wurde 1998 von der Kassenärztlichen Bundesvereinigung eingeführt und umfasst diejenigen ärztlichen Leistungen, die:

- nicht Bestandteile des Leistungskatalogs der gesetzlichen Krankenversicherung (GKV) sind,
- dennoch von Patienten gewünscht werden,
- ärztlich empfehlenswert oder – je nach Intensität des Patientenwunsches – zumindest vertretbar sind.

IGeL-Leistungen gehen also über das hinaus, was vom Gemeinsamen Bundesausschuss als medizinisch notwendige Behandlungsmaßnahme und als regelmäßige Vorsorge klassifiziert wird. Die anfallenden Kosten für die Behandlung dürfen privat liquidiert werden, d. h. sie sind vom Patienten privat zu vergüten. Der Kassenpatient wird bezogen auf die spezielle Leistung zum Privatpatienten.

Der *IGeL-Katalog* lässt sich grob in die folgenden Bereiche gliedern:

- Vorsorgeuntersuchungen bei fehlenden Beschwerden und fehlender Symptomatik (zusätzliche jähr-

liche Gesundheitsuntersuchungen ["Intervall-Check"], umfassende ambulante Vorsorgeuntersuchung ["General-Check"] etc.).
- Freizeit, Urlaub, Sport, Beruf (reisemedizinische Beratungen, einschl. Impfberatung, sportmedizinische Beratungen, Eignungsuntersuchungen z. B. für Reisen, Flugtauglichkeit, Tauchsport etc.),
- medizinisch-kosmetische Leistungen (ästhetische Operationen, wie z. B. Fettabsaugungen, Nasen- oder Brustkorrekturen etc.),
- alternative Heilverfahren (Akupunktur, z. B. zur Schmerzbehandlung, Allergiebehandlung),
- labordiagnostische Wunschleistungen (Blutgruppenbestimmung auf Wunsch, Zusatzdiagnostik in der Schwangerschaft auf Wunsch der Schwangeren [z. B. Triple-Test], anlassgezogener Labor-Teiltest auf Patientenwunsch [z. B. Leberwerte, Blutfette] etc.),
- psychotherapeutische Angebote (Stressbewältigungstraining, Selbstbehauptungstraining, Entspannungsverfahren als Präventionsleistung etc.).

6.2.2 Voraussetzungen für die Inanspruchnahme individueller Gesundheitsleistungen

Werden individuelle Gesundheitsleistungen in Anspruch genommen, muss mit dem Patienten vor Beginn der Behandlung ein schriftlicher Behandlungsvertrag abgeschlossen werden. Eine Vergütung darf nur vom Arzt gefordert werden, wenn für diese Leistungen vorher die schriftliche Zustimmung des Patienten eingeholt und dieser auf die Pflicht zur Übernahme der Kosten hingewiesen wurde. Gebührenrechtlich können individuelle Gesundheitsleistungen nur dann vergütet werden, wenn sie auf Verlangen des Zahlungspflichtigen erbracht wurden. Das heißt, die individuelle Gesundheitsleistung ist eine *„Leistung auf Verlangen"* (§1 Abs. 2 S. 2 GOÄ), die der Versicherte nachfragen muss.

Ein Vertragsarzt darf seine Verpflichtung, den Patienten mit dem zu versorgen, was nach den Regeln der ärztlichen Kunst ausreichend und zweckmäßig ist, nicht zugunsten einer alternativ angebotenen, privatärztlichen Behandlung vernachlässigen. Er darf grundsätzlich über das Spektrum seiner IGel-Angebote informieren. Er darf jedoch keinesfalls den Patienten derart beeinflussen, dass ihm nicht mehr die freie Wahlmöglichkeit bleibt zwischen einer vertragsärztlichen und privatärztlichen Behandlung.

6.2.3 Rechnungsstellung für individuelle Gesundheitsleistungen

Die Vergütung der IGel-Leistung darf nicht willkürlich festgesetzt werden, sondern regelt sich nach der amtlichen Gebührenordnung für Ärzte (GOÄ). Viele individuelle Gesundheitsleistungen sind Methoden der Komplementärmedizin oder neuere Untersuchungs- und Behandlungsverfahren, die in der GOÄ nicht enthalten sind. In diesen Fällen kann der Arzt eine (ggf. mehrere in Kombination!) nach Art, Kosten- und Zeitaufwand vergleichbare Leistung der GOÄ ansetzen (so genannte „analoge Bewertung"). Zudem sind an die Rechnungslegung besondere Anforderungen zu stellen (§ 12 GOÄ), d. h., sie muss insbesondere enthalten:
- Datum der Leistungserbringung,
- die Nummer und die Bezeichnung der einzelnen berechneten Leistung – im Falle einer Analogbewertung die abgegriffene Position – einschließlich einer in der Leistungsbeschreibung gegebenenfalls genannten Mindestdauer sowie den jeweiligen Euro-Betrag und den Steigerungssatz,
- bei Überschreiten des Gebührensatzes eine verständliche und nachvollziehbare Begründung hierfür,
- Bezeichnung als individuelle Gesundheitsleistung („Leistung auf Verlangen").

Fragen und Aufgaben

1. Neben den allgemeinen Krankenhausleistungen können auch Wahlleistungen in Anspruch genommen werden. Grenzen Sie Wahlleistungen von allgemeinen Krankenhausleistungen ab.
2. Welche Voraussetzungen müssen erfüllt werden, damit Wahlleistungen angeboten werden dürfen?
3. Welche Grundsätze gelten für die Berechnung von Wahlleistungen?
4. Welche Rechte ergeben sich für den liquidationsberechtigten Arzt aus der Wahlleistungsvereinbarung mit dem Patienten?
5. Inwieweit sind selbst abrechnende Ärzte dem Krankenhausträger zur Kostenerstattung verpflichtet?
6. Welche Fallgruppen sind im Bereich „medizinische Wahlleistungen" zu nennen? Nehmen Sie die Unterscheidung mithilfe einer Grafik vor.
7. Was sind individuelle Gesundheitsleistungen?
8. Was versteht man unter „Leistungen auf Verlangen"?
9. Welche Voraussetzungen müssen vor der Inanspruchnahme individueller Gesundheitsleistungen beachtet werden?

7 Sicherstellungsauftrag von Gesundheitsleistungen

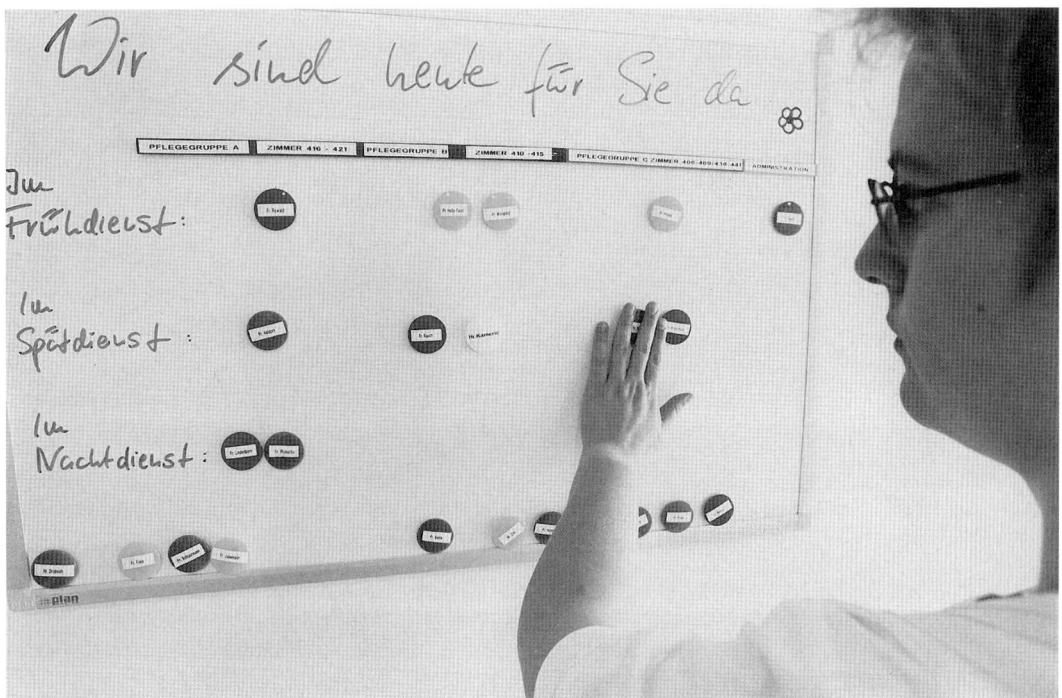

Überblick

7.1 Sicherstellungsauftrag in der vertragsärztlichen Versorgung • 39

7.2 Sicherstellungsauftrag der Pflegekassen • 40

7.1 Sicherstellungsauftrag in der vertragsärztlichen Versorgung

In der gesetzlichen Krankenversicherung ist den Kassenärztlichen Vereinigungen und der Kassenärztlichen Bundesvereinigung die Sicherstellung der ambulanten vertragsärztlichen Versorgung der Versicherten übertragen worden. Rechtsgrundlage für die Sicherstellung der vertragsärztlichen und vertragszahnärztlichen Versorgung ist der § 72 SGB V. Der Sicherstellungsauftrag bietet eine Gewähr dafür, dass die Ärzteschaft bundesweit und flächendeckend die vertragsärztliche Versorgung so regelt, dass eine ausreichende, zweckmäßige und wirtschaftliche Versorgung der Versicherten erfolgt. Dabei ist der allgemein anerkannte Stand der Medizin zu berücksichtigen. Der Sicherstellungsauftrag umfasst auch die ärztliche Versorgung von Personen mit dienstrechtlichen Ansprüchen auf freie Heilfürsorge (Bundeswehr, Zivildienst, Grenzschutz) und die ärztliche Behandlung von Strafgefangenen in Notfällen (§ 75 Abs. 3 und 4 SGB V).

Die Kassenärztlichen Vereinigungen kommen ihrem Sicherstellungsauftrag dadurch nach, dass sie für genügend zugelassene Ärzte (Vertragsärzte) verschiedener Fachgruppen sorgen. Besteht ein Bedarf, können sie auch Krankenhausärzte und ärztlich geleitete Einrichtungen zu der vertragsärztlichen Versorgung ermächtigen und heranziehen. Regelungen zur Zulassung als Vertragsarzt finden sich u. a. im SGB V, in der Zulassungsverordnung für Vertragsärzte (Ärzte-ZV) sowie im Bundesmantelvertrag-Ärzte. Die Zulassung erfolgt für den Ort der Niederlassung als Arzt (Vertragsarztsitz). Um die Zulassung als Vertragsarzt kann sich jeder Arzt bewerben, der seine Eintragung in das Arztregister nachweist. Diese Arztregister werden von den KVen für jeden Zulassungsbezirk geführt. Die Eintragung in das Arztregister setzt die Approbation als Arzt und den erfolgreichen Abschluss einer fachärztlichen Weiterbildung voraus. Ferner besteht eine Alterszugangsgrenze, d. h. die Zulassung eines Arztes, der das 55. Lebensjahr vollendet hat, ist ausgeschlossen. Gegenüber interessierten Ärzten haben die KVen die Verpflichtung zur Niederlassungsberatung.

Liegen die Voraussetzungen für eine Zulassung vor, können sich dennoch Grenzen aus Planungsgesichtspunkten ergeben. Denn der Sicherstellungsauftrag umfasst auch die gemeinsam mit den Krankenkassen durchzuführende Bedarfsplanung (§ 99 SGB V).

Bestandteil des Sicherstellungsauftrages ist ebenso die Organisation des Notdienstes zu den sprechstundenfreien Zeiten, abends und nachts, am Wochenende oder an Feiertagen. Jeder niedergelassene Arzt oder Zahnarzt ist verpflichtet, am Notdienst teilzunehmen. Für die Einrichtung und Durchführung eines solchen Dienstes sind die Ärzte- und Zahnärztekammern sowie die KV/KZV zuständig.

Mit dem Gesundheitsreformgesetz 2000 ist das Sicherstellungsmonopol der KVen deutlich geschwächt worden. Es wird Krankenkassen und deren Verbänden der direkte Vertragsabschluss mit einzelnen Arztgruppen gestattet, auch ohne zwingende Einbeziehung der KVen (Stichwort: Integrierte Versorgung; § 140 a SGB V).

7.2 Sicherstellungsauftrag der Pflegekassen

Die Pflegekassen haben im Rahmen ihrer Leistungsverpflichtung zu gewährleisten, dass die Versicherten bedarfsgerecht, dem allgemein anerkannten Stand medizinisch-pflegerischer Erkenntnisse entsprechend versorgt werden (Sicherstellungsauftrag, § 69 SGB XI).

Der Sicherstellungsauftrag betrifft die Leistungen, die die Pflegekassen ihren Versicherten in Form der Sachleistung zu gewähren haben. Die Pflegekassen müssen die Leistung nicht selbst ausführen, sondern haben eine Verschaffungspflicht. Sie schließen hierzu Versorgungsverträge (Kap. 2.4, S. 13), Leistungs- und Qualitätsvereinbarungen sowie Vergütungsvereinbarungen mit den Trägern von Pflegeeinrichtungen und sonstigen Leistungserbringern ab.

Fragen und Aufgaben

1. In welchen Paragrafen des SGB ist der Sicherstellungsauftrag geregelt?
2. Nennen Sie zwei Aufgaben, die die Kassenärztliche Vereinigung im Rahmen ihres Sicherstellungsauftrages zu erfüllen hat.
3. „Der Sicherstellungsauftrag soll von den Kassenärztlichen Vereinigungen (KV) auf die Krankenkassen übergehen, weil diese schließlich auch die Kosten tragen." Nehmen Sie Stellung zu dieser These.
4. Was versteht man unter vertragsärztlicher Versorgung?
5. Wer nimmt an der vertragsärztlichen Versorgung teil?
6. Unter welcher Voraussetzung geht der Sicherstellungsauftrag auf die Krankenkassen über (§ 72 a Abs. 1 SGB V)?
7. Was versteht man unter einer „Ermächtigung"?
8. Was ist das Arztregister?
9. Welchen Zweck hat die Bedarfsplanung?

8 Konflikt- und Beschwerdemanagement

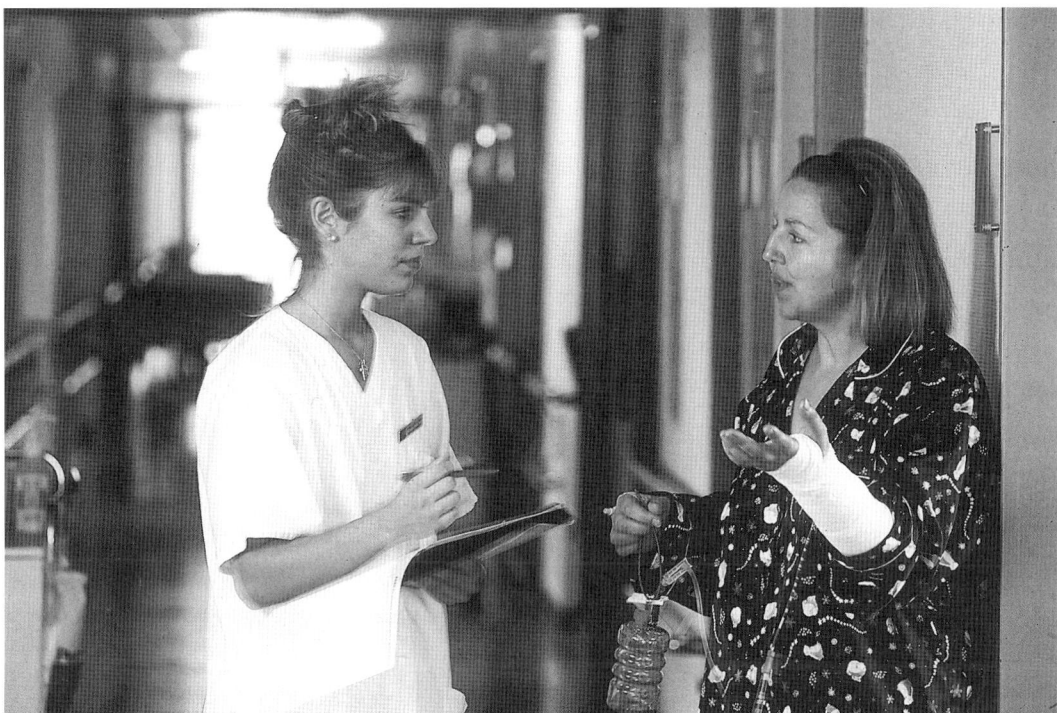

Überblick

8.1 Beschwerdebegriff und Beschwerdeführer • 42

8.2 Elemente des Beschwerdemanagements • 42
8.2.1 Beschwerdestimulierung • 42
8.2.2 Beschwerdeannahme • 43
8.2.3 Beschwerdebearbeitung und -reaktion • 44
8.2.4 Beschwerdeauswertung • 45
8.2.5 Beschwerdemanagement-Controlling • 45

> „Wer mir schmeichelt, ist mein Feind; wird mich tadelt, mein Lehrer."
> (Chinesisches Sprichwort)

Eine wichtige Aufgabe für jedes Unternehmen ist eine Beschwerde zu erkennen, sie qualifiziert zu bearbeiten und aus ihr zu lernen. Hinsichtlich des Umgangs mit Beschwerden bestehen bei zahlreichen Branchen noch immer deutliche Verbesserungspotenziale (**Abb. 8.1**).

Ein gutes Beschwerdemanagement, also die Planung, Durchführung und Kontrolle aller Maßnahmen, die ein Unternehmen im Zusammenhang mit Kundenbeschwerden ergreift, heißt nicht, in Zukunft keine Reklamationen mehr zu haben. Vielmehr legt es fest, wie man unzufriedenen Kunden begegnet und wie Unternehmen und Mitarbeiter letztendlich den Kunden zufrieden stellen können.

8 ■ Konflikt- und Beschwerdemanagement

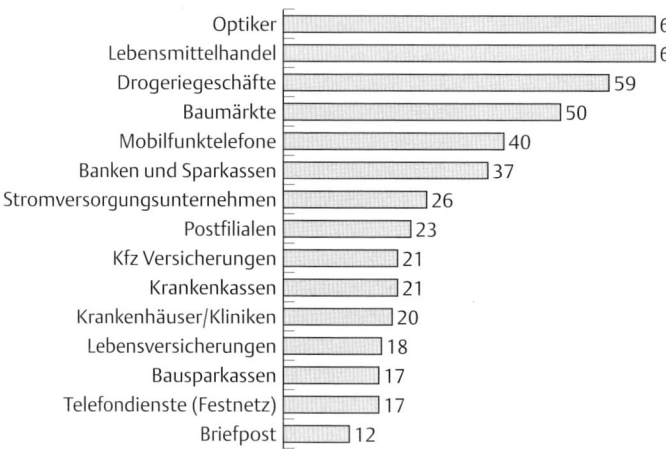

Abb. 8.1 ■ Beschwerdezufriedenheit – Branchenvergleich (imug Beratungsgesellschaft mbH, 2001).

8.1 Beschwerdebegriff und Beschwerdeführer

Was sind Beschwerden? Diese Frage klingt banal. Aber in der Praxis ist es häufig nicht einfach, zu einer einheitlichen Beschwerdedefinition zu kommen. Äußerungen werden von einem Mitarbeiter als Beschwerde wahrgenommen, hingegen erkennt ein anderer darin keine Beschwerdeäußerung.

> **D** *Allgemein versteht man unter einer Beschwerde den Ausdruck von Unzufriedenheit, die gegenüber dem Unternehmen oder Drittinstitutionen vorgetragen wird. Sie wird geäußert, um auf ein als schädigend empfundenes Verhalten eines Leistungserbringers aufmerksam zu machen, eine Wiedergutmachung für erlittene Beeinträchtigungen zu erreichen und eine Änderung des kritisierten Verhaltens zu bewirken (nach Strauss, 1995).*

Beschwerden werden nicht nur von Kunden bzw. Patienten vorgetragen, sondern auch von nicht unmittelbar Betroffenen. Auch Angehörige, Freunde, Betreuer, Personal und externe Dienstleister wie Ärzte, Therapeuten und Seelsorger, Lieferanten schließlich auch Kostenträger müssen in den Personenkreis des Beschwerdemanagements einbezogen werden.

8.2 Elemente des Beschwerdemanagements

Der Umgang mit Kunden, die sich beschweren, leicht zugängliche Beschwerdekanäle, sach- und problemgerechte Beschwerdereaktion und -bearbeitung sowie eine systematische Beschwerdeanalyse sind zentrale Aufgaben des Beschwerdemanagements. Zusätzlich sollte im Rahmen eines Beschwerdemanagement-Controllings der Zielerreichungsgrad der Aufgabenerfüllung überprüft werden. Einen Überblick über die Einordnung der einzelnen Teilaufgaben in den Beschwerdemanagementprozess liefert **Abb. 8.2**.

Einige Aufgaben werden unmittelbar gegenüber dem beschwerenden Kunden erfüllt, andere sind interner Natur. Dementsprechend ist zwischen einem direkten und einem indirekten Beschwerdemanagementprozess zu unterscheiden.

8.2.1 Beschwerdestimulierung

Patienten neigen im Allgemeinen nicht dazu, sich zu beschweren. Zum einen sind Beschwerden risikoreich, weil sie immer mit dem Vorwurf des „Selbstverschuldens" zurückgewiesen werden können. Sie unterbleiben aber auch, weil sich eine Beschwerde nicht lohnt oder ein kompetenter Ansprechpartner fehlt.

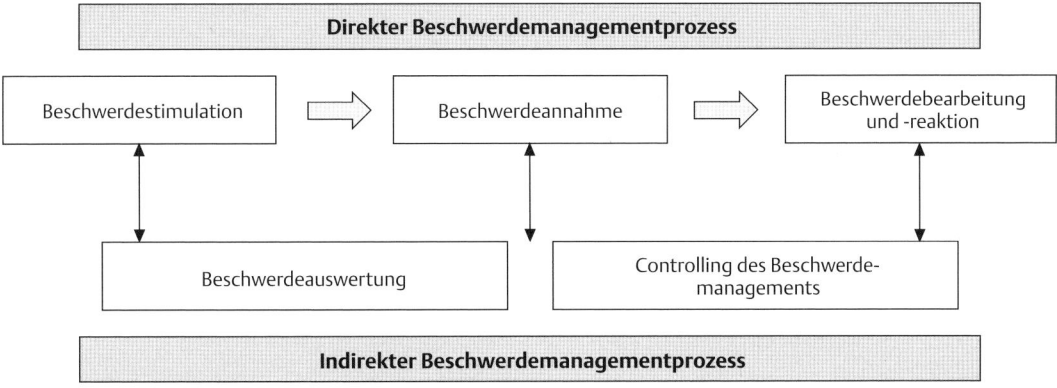

Abb. 8.2 ▪ Der Beschwerdemanagementprozess im Überblick (Strauss, 1998).

Zum anderen ist die Tendenz zu angepasstem Verhalten im Gesundheits- und Sozialwesen wegen der subjektiv empfundenen Abhängigkeit sehr hoch. Um das Klima nicht zu belasten, bringen Patienten oder Heimbewohner ihre Reklamationen kaum vor. Insofern ist eine geringe Zahl eingehender Beschwerden kein aussagefähiger Indikator für Zufriedenheit. Sie kann auch ein Indiz sein für hohe Beschwerdebarrieren oder hohes resigniertes Kundenverhalten. In der Regel beschwert sich nur ein kleiner Teil der unzufriedenen Kunden direkt bei der Einrichtung.

Patienten, Angehörige oder Zuweiser müssen dazu bewegt werden, ihre Unzufriedenheit mit der Leistung oder Betreuung zu äußern. Ansonsten wählen sie andere Reaktionsformen. Möglicherweise bringen sie ihre negativen Erfahrungen im Bekanntenkreis, bei Verwandten, Kostenträgern oder Patientenvertretungen zum Ausdruck („Voice"). Der Schaden (Image, finanzielle Auswirkungen), der dem Krankenhaus oder Heim durch negative Mundpropaganda entsteht, kann erheblich sein. Eine zweite Reaktionsmöglichkeit besteht darin, eine Dienstleistung nicht mehr abzunehmen („Exit"). Für den Bereich des Gesundheits- und Sozialwesens könnte dies beispielsweise bedeuten, dass Zuweiser ihr Zuweisungsverhalten ändern oder Patienten, soweit Ausweichmöglichkeiten bestehen, zu anderen Einrichtungen wechseln („Exit-Voice-Theorie" nach Hirschmann).

Der erste Schritt in das Beschwerdemanagement ist Kunden anzuregen, ihre Beschwerden loszuwerden. Es müssen geeignete Beschwerdewege eingerichtet und diese gegenüber dem Kunden bekannt gemacht werden, z. B. durch:

- Hinweise in Informations- und Serviceblättern und im Schriftverkehr nach der Leistungsinanspruchnahme;
- Aufstellen von Hinweisschildern an zentralen Punkten im Gebäude, Aushänge an Infotafeln, die zeigen, dass Kritik und Anregungen jederzeit willkommen sind, z. B. „Ihre Meinung ist uns wichtig";
- Auslegen von „Meinungskarten", auf denen um Kritik und Anregung gebeten wird (die Meinungskarten können in einen „Kummerkasten" gesteckt werden, der an einer auffälligen Stelle in der Einrichtung aufgestellt werden muss; gut sichtbares Schreibgerät sollte selbstverständlich sein);
- einen Button auf der Homepage zur Meinungsäußerung;
- Namensnennung eines Ansprechpartners in der Einrichtung, um die Anonymität aufzuheben;
- einen einladenden Zusatz auf Handzetteln, Faltblättern, Plakaten, wie z. B. „Wenden Sie sich an uns, wenn Sie Fragen oder Probleme haben";
- Formulare zum Festhalten von Beschwerden. Werden diese eingesetzt, sollten sie grafisch ansprechend gestaltet sein, möglichst an den Klinikdirektor, Ärztlichen Direktor oder Heimleiter adressiert und wenig kategoriale Fragen enthalten. Jeder Patient oder Heimbewohner sollte ein derartiges Formular beispielsweise bei der Aufnahme als Teil seiner Informationsmaterialien erhalten.

Häufiger wird es aber so ein, dass Beschwerden gegenüber Mitarbeitern der Einrichtung in einem persönlichen Gespräch geäußert werden.

8.2.2 Beschwerdeannahme

Auf die Stimulierung der Beschwerdebereitschaft folgt die Beschwerdeannahme. Diese Teilaufgabe betrifft die Organisation des Beschwerdeeingangs sowie die Beschwerdeerfassung.

> **Bei einem Beschwerdegespräch sollten folgende Regeln beachtet werden:**
> - Gestehen Sie dem Kunden ein gewisses Maß an Emotionen/Aggressionen zu.
> - Beschwerdeführer haben häufig die Erfahrung gemacht, dass ihre Beschwerde mit Nachdruck vorgebracht werden muss, bevor sie jemand ernst nimmt. Lassen Sie den Kunden ruhig „HB-Männchen" spielen und betrachten Sie das als Theaterdonner.
> - In dem Augenblick, in dem der Kunde sich beschwert, sind Sie der Repräsentant der Einrichtung, mit dem der Patient „ein Hühnchen zu rupfen" hat. Ganz gleich, wie wütend er ist, er meint i. d. R. nicht Sie persönlich, sondern die Einrichtung.
> - Der emotionale Beschwerdeführer muss erst einmal „Dampf ablassen". Danach wird er ruhiger, vielleicht ist ihm anschließend sein Auftritt sogar peinlich.
> - Je eher der Kunde auf die sachliche Ebene zurückkehrt, umso schneller können Sie sich um das eigentliche Problem kümmern. Lassen Sie ihn also ausreden, unterbrechen Sie ihn nicht, widersprechen Sie ihm nicht.
> - Lassen Sie sich auf keinen Fall provozieren. Übergehen Sie Unverschämtheiten und geben Sie dem Kunden die Chance sich zu beruhigen.
> - Demonstrieren Sie in der Phase des Abreagierens Ihr Interesse, indem Sie kurze Rückmeldungen geben, „Ja, ich verstehe", „Das ist richtig", „Das begreife ich".

Abb. 8.3 · Sieben goldene Regeln für den Umgang mit Kunden (Trill, 2000).

Bei der Organisation des Beschwerdeeingangs kommt es zum einen auf klare Verantwortungsstrukturen an. Zum anderen müssen Mitarbeiter, die Beschwerden entgegennehmen, auf derartige Situationen vorbereitet sein. Nicht selten sind Beschwerdeäußerungen sehr emotional und aggressiv. Es ist Aufgabe des Mitarbeiters, Emotionen abzubauen und dem Kunden ein Gefühl des „ernst genommen Werdens" zu vermitteln. Persönliche Empfindlichkeiten sind zurückzustellen und die Grundregeln effektiver Kommunikation zu beachten (zuhören, ausreden lassen und nicht unterbrechen, wenn nötig, weitere Informationen erfragen). Verbale Abwehrreaktionen, z. B. „Wir haben auch noch andere Patienten", gilt es zu vermeiden. In der **Abb. 8.3** sind einige Hinweise zum Umgang mit Kunden im Beschwerdegespräch zusammengestellt.

Gleichzeitig sind Beschwerden und Kritik schriftlich festzuhalten, damit sie für den weiteren Bearbeitungsprozess zur Verfügung stehen und sinnvoll ausgewertet werden können. Da es außerdem in der Praxis häufig vorkommt, dass die Beschwerde nicht von dem Mitarbeiter aufgenommen wird, der den Fall auch später bearbeitet, muss sichergestellt sein, dass alle wichtigen und relevanten Informationen standardisiert erfasst werden. Zu den wichtigsten Informationskategorien gehören im Wesentlichen (Bäuerle, 2003):

- Informationen zum konkreten Problem (Woher):
  - Art des Problems,
  - genaue Umstände des Vorfalls,
  - Erst- oder Folgebeschwerde,
  - vom Beschwerdeführer erwartete Reaktion (z. B. gewünschte Beschwerdelösung, Reaktionsdringlichkeit).
- Informationen über den Beschwerdeführer:
  - Stammdaten,
  - Bezug des Beschwerdeführers zum Problem (Beschwerde über eigenes Problem oder Beschwerdeäußerung für andere),
  - Ausmaß der Verärgerung,
  - Handlungsabsicht (v. a. bei juristisch relevanten Sachverhalten).
- Informationen über die Beschwerdeannahme:
  - Zeitpunkt der Beschwerdeannahme,
  - genutzter Beschwerdekanal,
  - Adressat der Beschwerde,
  - entgegennehmender Mitarbeiter.
- Informationen über die Beschwerdebearbeitung:
  - Beschwerdeverantwortlichkeit,
  - Beschwerdebearbeitungsprozess (z. B. Standard- oder Sonderfall).
- Informationen über die Beschwerdelösung:
  - Zusagen gegenüber Beschwerdeführer während der Annahme,
  - tatsächlich realisierte Beschwerdelösung.

Für die Erfassung von Beschwerden ist es wichtig, geeignete Hilfsmittel bereitzustellen, die den Mitarbeitern eine schnelle und einfache Datendokumentation ermöglichen. In der Praxis setzen sich standardisierte Formulare durch. Der Umfang und Aufbau des Beschwerdebogens richtet sich nach den Lesegewohnheiten und organisatorischen Abläufen der jeweiligen Einrichtung. Andere setzen auf eine EDV-gestützte Beschwerdeerfassung. Die wesentlichen Kriterien für die Erfassung der Beschwerden sind Vollständigkeit, Schnelligkeit und Strukturiertheit.

8.2.3 Beschwerdebearbeitung und -reaktion

Die Beschwerdezufriedenheit wird wesentlich beeinflusst, wie schnell die Beschwerde bearbeitet wird. Niemand wird die Geduld aufbringen, „ewig" auf eine Beschwerdeantwort zu warten, ihr ständig hinterher zu laufen und dann ein Standardschreiben zu erhalten. Die Reaktionsschnelligkeit bei der Bearbeitung seiner Beschwerde signalisiert dem Kunden bzw. Patienten, wie wichtig er und seine Beschwerde genommen werden.

Wer verantwortlich für eine Beschwerde und für deren Bearbeitung ist, muss festgelegt sein. Ebenso ist eine Entscheidung über Umfang und zeitliche Gestaltung der Kommunikation nach Beschwerdeeingang zu treffen. Hier ist zum einen festzusetzen:
- welche Rückmeldungen auf eine Beschwerde folgen sollen (z. B. Bestätigung des Eingangs einer Beschwerde, Zwischenbescheid, Endbescheid, nachträgliche Ermittlung der Beschwerdezufriedenheit) und
- in welcher Form auf die Beschwerde reagiert wird (mündlich, schriftlich, telefonisch).

Zum anderen sind Terminvorgaben für die Erledigung von Beschwerden festzusetzen. Viele Unternehmen entwickeln dazu konkrete Zeitstandards. Weiterhin sind grundsätzlich Entschädigungsformen festzulegen. Diese können in die Kategorien:
- finanziell (z. B. Honorarermäßigung, v. a. bei Privatpatienten),
- materiell (z. B. Gutschein für Kantine, Geschenke, therapeutische Angebote wie Massage oder Gymnastik) und
- immateriell (Entschuldigung, Besuche durch Mitarbeiter, Information und Erklärung, Einladung zu Events) unterschieden werden.

Bei der Entscheidung über eine Entschädigung ist zu berücksichtigen, welche am stärksten zur Wiederherstellung der Zufriedenheit beiträgt. Auch die ökonomische Bedeutung für die Einrichtung bei Abwanderung des Kunden hat Einfluss auf die Art der Beschwerdelösung. Welche Lösung gewählt wird, hängt von der Art der Beschwerde und den finanziellen Möglichkeiten der Einrichtung ab. Es wird sich immer lohnen, für den Augenblick finanzielle Einbußen zu ertragen und dafür einen treuen Kunden zu gewinnen.

8.2.4 Beschwerdeauswertung

Ein gut funktionierendes Beschwerdemanagement ist mit der abschließenden Klärung der Beschwerde zwar für den Kunden beendet, aber nicht für die Einrichtung.

Die dokumentierten Beschwerden gehen ein in die Beschwerdeauswertung. Bei der Beschwerdeauswertung geht es um die quantitative und qualitative Auswertung der erhaltenen Beschwerdeinformationen.

Quantitative Beschwerdeanalysen liefern einen mengenmäßigen Überblick über das gesamte Beschwerdeaufkommen und geben Auskunft über häufig genannte Probleme. Mögliche Fragestellungen sind:
- Wie viele Beschwerden fielen im Auswertungszeitraum insgesamt an?
- Welche Beschwerdegründe (Baumängel, hygienische Zustände, usw.) wurden von Kunden wie oft geäußert?
- Über welche Wege (persönliche Gespräche, Telefon, Brief usw.) kamen jeweils wie viele Beschwerden?
- In welchen Bereichen werden Beschwerden am häufigsten geäußert?
- Welche Problemlösungen wurden angeboten?
- Welche Kunden bzw. Patienten haben sich beschwert?
- Wie viele Beschwerden konnten im Erstkontakt gelöst werden?
- Wie viele Folgebeschwerden traten auf?
- Wie viele Kunden bzw. Patienten sind nach der Beschwerde nicht wiedergekommen?

Methode im Rahmen der qualitativen Beschwerdeanalyse ist bspw. die Häufigkeitsanalyse. Während mit quantitativen Verfahren erkannt wird, wo dringender Handlungsbedarf besteht, sollen mit qualitativen Verfahren Problemursachen und Ansatzpunkte für Verbesserungen identifiziert werden. Zentrale Fragestellungen sind z. B.:
- Wo liegen die Stärken und Schwächen der Institution?
- Welche Ursachen liegen den erkannten Schwächen zugrunde?
- Welche konkreten Ansatzpunkte gibt es, um Schwachstellen zu beseitigen und auf diese Weise zukünftige Beschwerden zu vermeiden?

8.2.5 Beschwerdemanagement-Controlling

Mit diesem letzten Element – dem Beschwerdemanagement-Controlling – schließt sich der Regelkreis „Beschwerdemanagement". Das Beschwerdemanagement-Controlling beschäftigt sich mit der Frage: Wie gut läuft das Beschwerdemanagement, z. B. die Beschwerdestimulierung oder die Beschwerdebearbeitung? Außerdem gibt es Aufschluss über die Rentabilität der einzelnen Tätigkeiten; Kosten und Nutzen des Beschwerdemanagementsystems werden gegenübergestellt.

Fragen und Aufgaben

1. Stellen Sie eine Liste möglicher Beschwerdethemen am Beispiel einer Klinik auf.
2. Welcher Personenkreis muss in das Beschwerdemanagement einbezogen werden?
3. Unterscheiden Sie zwischen „direktem" und „indirektem" Beschwerdemanagement.
4. Welche Reaktionsweisen stehen einem „Kunden" offen?
5. Nennen Sie Gründe für das Unterbleiben einer Beschwerde bei Patienten.
6. Erläutern Sie die „Exit-Voice-Theorie" nach Hirschmann.
7. Welche Beschwerdekanäle kommen in Frage?
8. Ein wütender Kunde/Patient beschwert sich bei ihrem Kollegen „über kaltes Essen". Seine Reaktion: „Da kann ich auch nichts machen." Wie hätten Sie sich verhalten?
9. Für die spätere Beschwerdeauswertung ist es erforderlich, wichtige Daten zu erfassen. Welche Daten würden Sie erfassen?
10. Welche Vor- und Nachteile sehen Sie durch den Einsatz von standardisierten Formblättern bei der Beschwerdeerfassung?
11. Aussagen eines Heimleiters/Klinikleiters: „Generell wird bei uns relativ offen mit Beschwerden umgegangen. Als Möglichkeit für Äußerungen von Kritik, Beschwerden, Reklamationen oder Anregungen gibt es in unserer Einrichtung einen „Kummerkasten". Eine systematische Behandlung und Auswertung gibt es nicht. Allerdings beweist die geringe Zahl eingehender Beschwerden die Zufriedenheit mit unserer Einrichtung."
    - Nehmen Sie Stellung zu der Aussage: „Die geringe Zahl eingehender Beschwerden beweist die Zufriedenheit mit unserer Einrichtung".
    - Sie haben nun die Chance, ein Beschwerdemanagementsystem in dieser Einrichtung zu initiieren. Wie gehen Sie vor?

9 Kundenbindungsmanagement

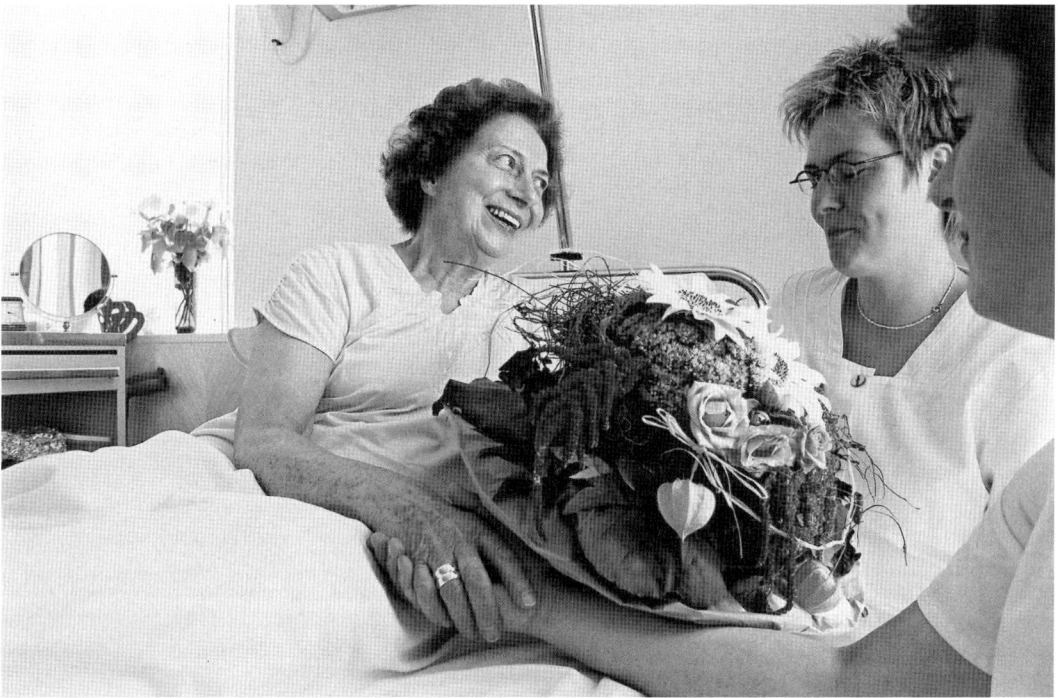

Überblick

- 9.1 Gründe des Kundenbindungsmanagements • 48
- 9.2 Kundenbindung und Kundenbindungsmanagement • 48
- 9.3 Wirkungskette der Kundenbindung • 48
- 9.4 Kundenbindungsstrategien • 49
- 9.5 Instrumente des Kundenbindungsmanagements • 51

Studie: Krankenversicherungen wollen zukünftig viel stärker in Kundenbindung investieren

Nachdem die gesetzlichen Krankenkassen (GKV) allein 2003 rund 300 000 Mitglieder an private Versicherungen (PKV) verloren haben, wollen sie in Zukunft stärker um ihre Kunden kämpfen. Das Problem: Die gesetzlich Versicherten sind häufig unzufriedener und fühlen sich kaum an ihre Krankenkasse gebunden. Daher hält fast jeder Topmanager deutscher Krankenversicherungen Investitionen in Kundenbindung und Kundenwertentwicklung für wichtig. Das sind die Ergebnisse der Studie „Branchenkompass 2004 Gesundheitswesen" von Mummert Consulting und dem F.A.Z.-Institut (Quelle ots, 01.02.2005).
(www.zahn-forum.de, 2005)

9 Kundenbindungsmanagement

9.1 Gründe des Kundenbindungsmanagements

Warum erscheint es für ein Unternehmen überhaupt attraktiv, Anstrengungen zu unternehmen, um einen Kunden zu binden? Wesentliche Vorteile einer dauerhaften und intensiven Beziehung liegen in:

- einem höheren Maß an Planungssicherheit,
- Neukundengewinnungen durch Mund-zu-Mund-Kommunikation: ein zufriedener Stammkunde wird seine positiven Erfahrungen mit der Einrichtung an potenzielle Kunden weitergeben sowie deren Leistungen empfehlen,
- Rentabilitätseffekten: die Pflege bereits bestehender Beziehungen ist weit weniger kostspielig für den Dienstleistungsanbieter als das Gewinnen einer neuen Klientel,
- Cross-Buying-Effekten: Kunden greifen auch zu anderen Angeboten aus der Leistungs- bzw. Dienstleistungspalette,
- sinkenden Kundenbetreuungskosten: denn der Anbieter lernt mit den Jahren die Bedürfnisse und Anforderungen des Kunden kennen,
- größerer Toleranz: auch gegenüber Fehlern.

9.2 Kundenbindung und Kundenbindungsmanagement

Beziehungen zwischen den einzelnen Marktteilnehmern standen schon immer im Mittelpunkt der Marketingforschung. Das Ziel, Kunden an das Unternehmen zu binden und Folgekäufe zu erzielen, ist auch nicht neu.

Auch in Einrichtungen des Gesundheits- und Sozialwesens wird dem Thema „Kundenbindung", bedingt durch Reformen, Strukturveränderungen, Deckelungen und Budgetierung, mehr Aufmerksamkeit geschenkt.

Allein die konträr geführte Debatte über den „Kundenstatus" von Patienten verdeutlicht den Unterschied der Kundenorientierung bei vielen Einrichtungen. Mit dem Kundenbegriff wird ein bestimmtes Rollenverhalten beschrieben. Der Kunde ist der Autonome, der wissen will, was er für sein Geld bekommt. Er kann sich seinen Partner aus der Vielfalt der Leistungsanbieter frei wählen, hat nur eine mäßig ausgeprägte Bindung, ist reklamierungsfreudiger, wünscht eine individuelle Behandlung und Pflege und informiert sich umfassend und selbstständig.

Wer sind Kunden im Gesundheitssektor?

> „Kunden sind potenzielle und aktuelle Abnehmer einer Leistung. Sie umfassen alle Personen, die eine Leistung direkt in Anspruch nehmen, sowie alle anderen an Auswahl, Nutzung und Finanzierung der Leistung Beteiligen" (Bäuerle, 2003).

Nach dieser Definition sind nicht nur die eigentlichen Dienstleistungsempfänger (z. B. Patient) Kunden, sondern auch Angehörige, Besucher und Gäste, Krankenkassen und andere Kostenträger, Unternehmen, Lieferanten, Behörden und Medien. Eine weitere Kundengruppe stellen zuweisende bzw. weiterbehandelnde Stellen dar, also niedergelassene Ärzte oder sonstige Einrichtungen des Gesundheits- und Sozialwesens.

> Der Begriff **Kundenbindung** umfasst somit: „sämtliche Maßnahmen eines Dienstleistungsunternehmens, die darauf abzielen, sowohl die tatsächlichen Verhaltensweisen als auch die zukünftigen Verhaltensabsichten eines Kunden gegenüber dem Anbieter positiv zu gestalten, um die Beziehung zu diesem Kunden in Zukunft zu stabilisieren bzw. auszuweiten" (Homburg, 2005).

> **Kundenbindungsmanagement** ist folglich: „die systematische Analyse, Planung, Durchführung sowie Kontrolle sämtlicher auf den aktuellen Kundenstamm gerichteten Maßnahmen mit dem Ziel, dass diese Kunden auch in Zukunft die Geschäftsbeziehungen aufrechterhalten oder intensiver pflegen" (Homburg, 2005).

9.3 Wirkungskette der Kundenbindung

Bis Kundenbindung eintritt, müssen unabhängig von der Branche fünf Phasen durchlaufen werden (**Abb. 9.1**).

Wirkungskette der Kundenbindung

Erstkontakt
- Kauf
- Inanspruchnahme einer Leistung

Phase 1
Die erste Phase der Wirkungskette, der Erstkontakt des Kunden mit dem Anbieter, umfasst lediglich den Kauf eines Produkts oder die Inanspruchnahme einer Dienstleistung.

Kundenzufriedenheit
- Bewertung durch Soll-Ist-Vergleich

Phase 2
In Phase 2 bewertet der Kunde die Situation bzw. Interaktion und bildet sein Zufriedenheitsurteil. Zufriedenheit oder Unzufriedenheit entsteht durch den Vergleich erlebter Leistung (Ist-Leistung) und erwarteter Leistung (Soll-Leistung). Bestätigung oder positive Abweichung führen in der Regel zu Kundenzufriedenheit, während negative Erfahrungen den Kunden unzufrieden machen.

Kundenloyalität
- Akzeptanz
- Vertrauen
- Positive Einstellung

Phase 3
Fällt das Urteil positiv aus, baut der Kunde eine allgemein positive Einstellung auf. Kundenloyalität entsteht. In dieser Situation zeigt der Kunde bereits eine geringere Wechselbereitschaft. Er wird bei der nächsten Leistungsinanspruchnahme wieder das entsprechende Produkt bzw. das Dienstleistungsangebot auswählen. Kundenloyalität ist von einem grundsätzlichen Vertrauensverhältnis geprägt.

Kundenbindung
- Wiederinanspruchnahme
- Cross-Buying
- Weiterempfehlung

Phase 4
Sobald sich diese Faktoren in Wiederinanspruchnahme, Cross-Buying-Verhalten bzw. in Weiterempfehlung an potenzielle Kunden niederschlägt, kann von Kundenbindung gesprochen werden.

ökonomischer Erfolg

Phase 5
Mit Steigerung des ökonomischen Erfolgs schließt sich die Wirkungskette.

Abb. 9.1 ▪ Wirkungskette der Kundenbindung (nach Homburg, 2005).

9.4 Kundenbindungsstrategien

Unter Kundenbindungsstrategie ist ein langfristiger und globaler Verhaltensplan zu verstehen. Grundsätzlich lassen sich auch für Einrichtungen des Gesundheitssektors fünf Kundenbindungsdimensionen unterscheiden (**Abb. 9.2**).

Ausgangspunkt der Strategieplanung ist die Festlegung des Objekts (Produkt, Dienstleistung, Hersteller), an das der Kunde gebunden werden soll (Worauf bezieht sich die Kundenbindungsstrategie?). Darauf aufbauend folgt die Definierung der Zielgruppe z. B. Patienten, Zuweiser, eigene Mitarbeiter, Krankenkassen und andere Kostenträger. Die Zielgruppenbestimmung ist entscheidend, um den Erwartungen der Gruppe gerecht zu werden und eine gezielte individuelle Ansprache zu erreichen.

Der nächste Schritt der Strategiefestlegung konkretisiert die Art der Kundenbindung. Es wird die Frage nach dem „Wie soll der Kunde gebunden werden?"

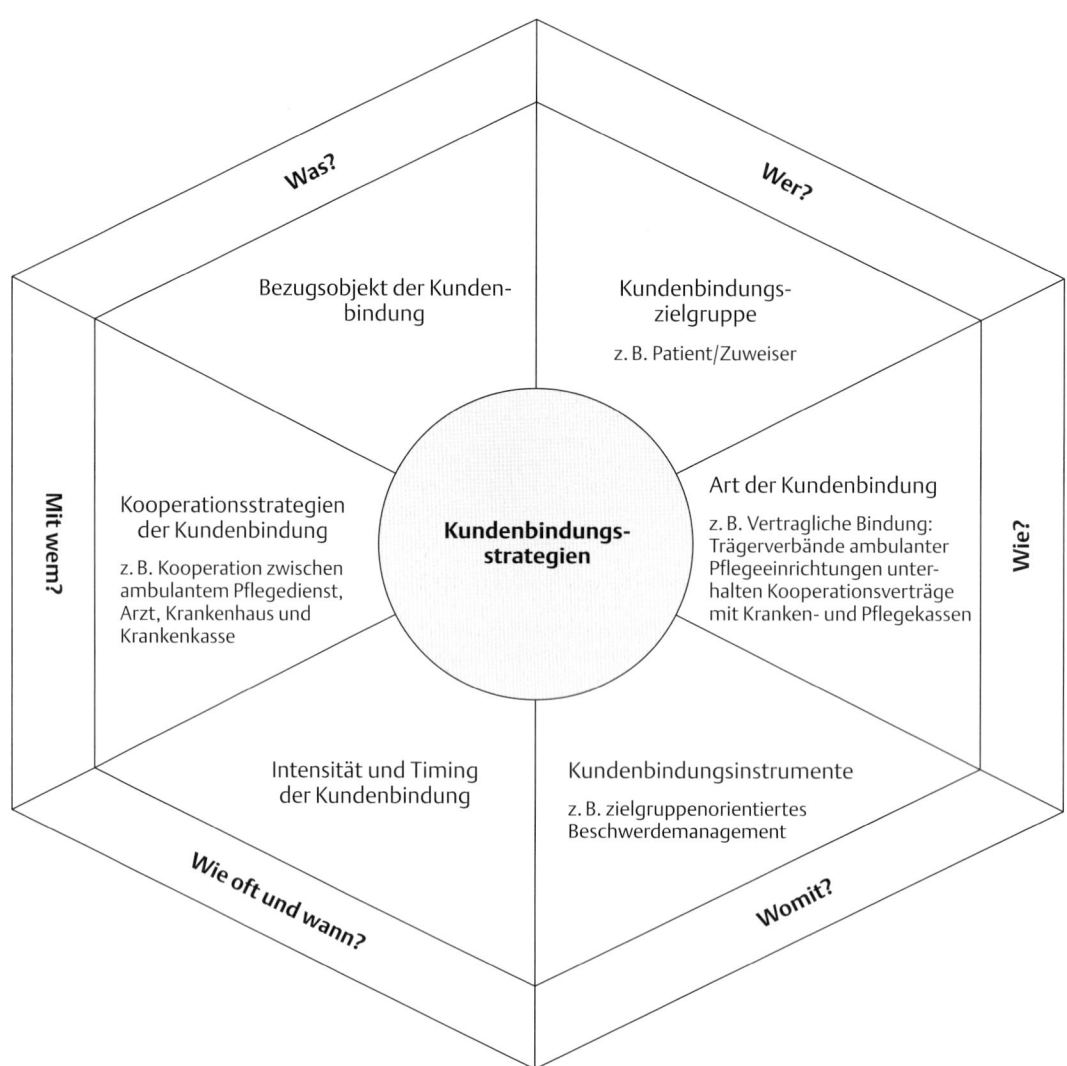

Abb. 9.2 ▪ Dimensionen einer Kundenbindungsstrategie (nach Homburg, 2005).

gestellt. Es sind unterschiedliche Ursachen und Gründe denkbar, die zu einer Bindung an eine Institution bzw. Einrichtung führen (**Abb. 9.3**).

Die psychologische Verbundenheit spielt für die Gesundheitsbranche die wesentlichste Rolle. Bei der Verbundenheitsstrategie bleibt der Kunde nicht aufgrund rein finanzieller Überlegung, sondern er ist durch eine emotionale positive Grundeinstellung gebunden. Der Kunde bleibt in der Beziehung, weil „er" das will („freiwillige Kundenbindung"). Anlass der Verbundenheit ist Vertrauen, z. B. zu seinem Hausarzt, das Image und der Bekanntheitsgrad einer Einrichtung im Vergleich zum Mitbewerber, aber auch Gewohnheiten des Kunden.

Auch äußere Faktoren, wie bspw. der günstigere Standort, können die Bindung zu einem Anbieter beeinflussen (situative Bindungsursache). Diese Faktoren bewirken, dass ein Kunde den Anbieter primär aus Gründen der besseren Erreichbarkeit (bessere Verkehrsanbindung), Bequemlichkeit (wohnortsnaher Standort eines Krankenhauses) oder aus Fehlen vergleichbarer Alternativen nutzt.

Aus der Kenntnis der Zielgruppe und der Art der Kundenbindung heraus ergibt sich der Handlungsrah-

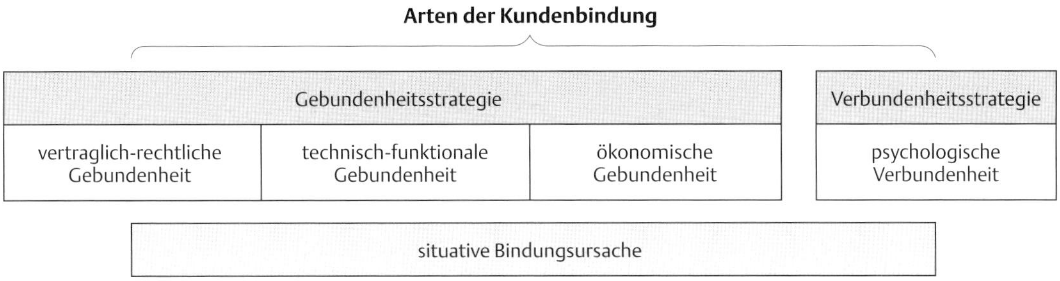

Arten der Kundenbindung

Gebundenheitsstrategie			Verbundenheitsstrategie
vertraglich-rechtliche Gebundenheit	technisch-funktionale Gebundenheit	ökonomische Gebundenheit	psychologische Verbundenheit

situative Bindungsursache

Abb. 9.3 ▪ Arten der Kundenbindung (nach Meffert, 2005).

men für das Kundenbindungsinstrumentarium. Es folgt die Festlegung der Intensität und der Einsatzzeitpunkte der Kundenbindungsinstrumente (z. B. regelmäßige Informationsveranstaltung oder zu bestimmten Anlässen). Letztlich bedarf es der Abstimmung und Koordination der eigenen Kundenbindungsmaßnahmen mit Kooperationspartnern.

9.5 Instrumente des Kundenbindungsmanagements

Zur Bindung attraktiver Kunden bzw. Kundengruppen bieten sich analog zu den klassischen Marketinginstrumenten Maßnahmen der Dienstleistungs-, Preis-, Kommunikations- und Distributionspolitik an. Die einzelnen Instrumente sind dabei nicht isoliert anzuwenden, sondern werden i. d. R. aufeinander abgestimmt und auf die jeweiligen Kundensegmente zugeschnitten. Einen Überblick über die Instrumente des Kundenbindungsmanagements zeigt **Abb. 9.4**.

Fragen und Aufgaben

1. Welche Chancen und Gefahren birgt Kundenbindung im Allgemeinen für ein Unternehmen?
2. Skizzieren Sie die Wirkungskette der Kundenbindung.
3. Nennen Sie die fünf Ursachen der Kundenbindung.
4. Die Stärke der Kundenbindung ist abhängig von verschiedenen Faktoren. Erläutern Sie die Konstrukte „Verbundenheit" und „Gebundenheit" als wesentliche Bindungsursachen.
5. Geben Sie Beispiele für Instrumente des Kundenbindungsmanagements.

9 Kundenbindungsmanagement

Instrumente des Kundenbindungsmanagements			
Leistungsprogrammbezogene Maßnahmen zur Kundenbindung	Preispolitische Maßnahmen zur Kundenbindung	Kommunikationspolitische Maßnahmen zur Kundenbindung	Distributionspolitische Maßnahmen zur Kundenbindung
Im Rahmen der Produktpolitik liegt der Fokus zum einen auf der Verbesserung des Leistungsprogramms sowie zum anderen auf der Servicekomponente. Diese sollte direkt aus den Kundenerwartungen abgeleitet werden. Bsp.: • individualisierte Dienstleistungsangebote, z. B. persönliche Beratungen (Individualberatungen, Ernährung, Pflege) • individuelle Maßnahmen nach der Entlassung aus dem Krankenhaus • ergänzende Zusatzleistungen für den eigentlichen Dienstleistungsempfänger wie Wahlleistungen, ergänzende therapeutische Angebote, Wochenendseminare und Workshops, Rehabilitationssportangebote • ergänzende Angebote für „Zuweiser", wie Informations- und Schulungsmaßnahmen oder Nutzung der Einrichtung für diagnostische oder therapeutische Zwecke • verbesserte Dienstleistungen durch QM • räumliche Gestaltung der Zimmer	Als preispolitische Instrumente können im Rahmen von Kundenbindungsstrategien Rabatt- und Bonussysteme, finanzielle Anreize (Prämien) sowie segmentspezifische Preisdifferenzierungsstrategien eingesetzt werden. Allerdings steht das Instrument der Preispolitik für Einrichtungen des Gesundheits- und Sozialwesens durch die gesetzliche Preisnormierung nur in sehr einschränktem Ausmaß zur Verfügung. Eine wichtige Rolle spielt die Preisgestaltung allerdings im Wahlleistungsbereich; auch Bonuslösungen werden seit Inkrafttreten des GKV-Modernisierungsgesetzes im Krankenkassenbereich etabliert. Bonuslösungen sind an die regelmäßige Teilnahme von Früherkennungsmaßnahmen bzw. qualitätsgesicherten Leistungen der Primärprävention geknüpft. Bei der Gestaltung der Bonuslösungen ist jede Krankenkasse frei. Auch die Befreiungen von gesetzlichen Zuzahlungen kann vorgesehen werden. Darüber hinaus haben die Krankenkassen die Möglichkeit, die Teilnahme ihrer Versicherten an besonderen Versorgungsformen (hausarztzentrierte Versorgung, Disease-Management-Programme und Integrierte Versorgung) durch Bonuslösungen zu fördern.	Um in einen kontinuierlichen Dialog mit den Kunden zu treten werden Maßnahmen der Kommunikationspolitik eingesetzt. Bsp.: • zielgruppengerechte Broschüren (z. B. für Patienten, Presse, Kostenträger, Bevölkerung, Zuweiser) • attraktiver Internet-Auftritt z. B. mit detailliertem Leistungsangebot des Hauses, Checklisten für Patienten zur Vorbereitung des Aufenthalts, Informationen für Angehörige (Besuchszeiten etc.), Adressen von Selbsthilfegruppen, Anfahrtsbeschreibung inkl. öffentlicher Verkehrsmittel und Parkplatzsituation u.v.m. • regelmäßige Newsletter • regelmäßige Marktforschung (Patientenbefragungen) • aktive Pressearbeit • regelmäßige Foren zum Informationsaustausch (z. B. Patientendialog, Selbsthilfegruppen, Zuweiserforen, Foren in Schulen, Behörden und Vereinen) • persönliche Einladung zu besonderen Ereignissen (Tag der offenen Tür) • kundenorientiertes Beschwerdemanagement • Direct-Mail-Aktionen zu bestimmten Anlässen z. B. Geburtstagsmailing • Einrichtung eines Freundeskreises • kostenfreie Informations- und Vortragsveranstaltungen • Persönliches Gespräch (Arzt, Pflege)	Aufgrund der besonderen Eigenschaften von Dienstleistungen muss nicht das Produkt (Behandlungsleistung) zum Nutzer (Patient), sondern vielmehr der Nutzer (Patient) zum Ort der Leistungserstellung (Krankenhaus, Arztpraxis) gebracht werden. Damit erhält die Standortwahl im Rahmen distributionspolitischer Maßnahmen zur Kundenbindung für die meisten Einrichtungen des Gesundheits- und Sozialwesens eine besondere Bedeutung. Allerdings ist die Frage des Standorts bei den meisten Einrichtungen bereits beantwortet und stellt sich nur im Rahmen von Neubauabsichten. Aus Kundensicht sollte eine Einrichtung möglichst einfach erreichbar sein (z. B. gute Anbindung an öffentliche Verkehrsmittel; Erleichterung der An- und Abtransporte von Patienten für Krankenwagen), Parkmöglichkeiten sollten vorhanden sein und die Ausschilderung entlang möglicher Zufahrtswege und die Gestaltung eines internen Leitsystems sollten kundengerecht geplant und gestaltet werden.

Abb. 9.4 • Überblick über die Instrumente des Kundenbindungsmanagements.

10 Haftung

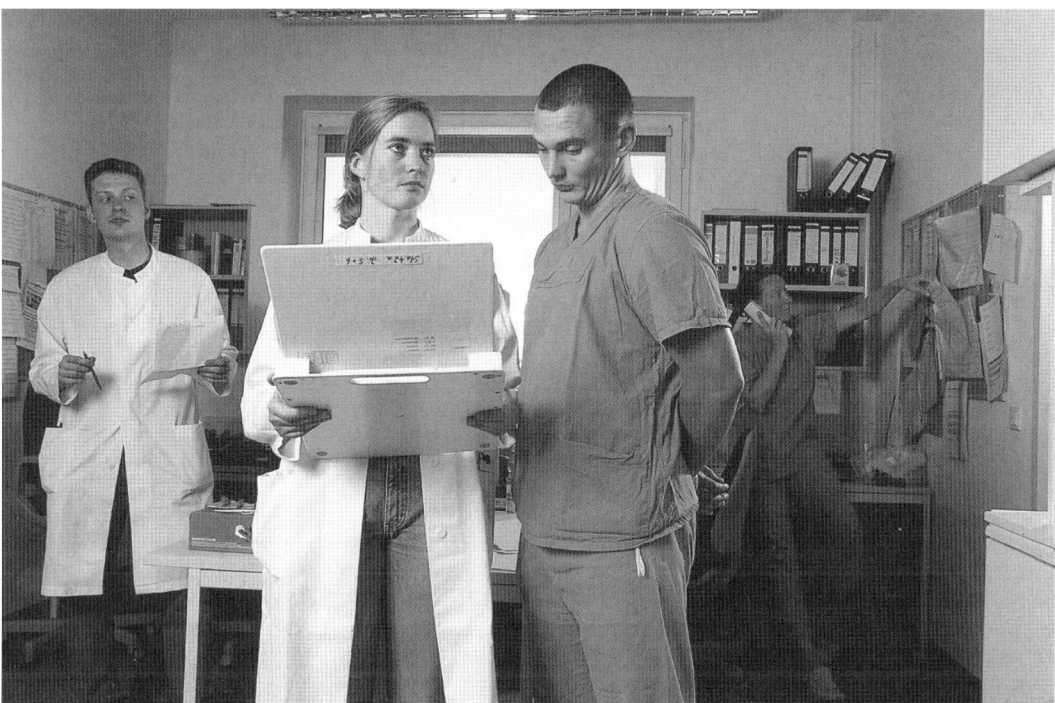

Überblick

- **10.1 Haftungsrecht (Allgemeine Einführung) ▪ 54**

- **10.2 Strafrechtliche Haftung ▪ 55**
  - 10.2.1 Merkmale einer Straftat ▪ 55
  - 10.2.2 Täterschaft ▪ 56
  - 10.2.3 Ablauf eines Strafverfahrens ▪ 56
  - 10.2.4 Ausgewählte Strafrechtsvorschriften ▪ 58
  - 10.2.5 Rechtsfolgen ▪ 59
  - 10.2.6 Verjährung von Straftaten ▪ 59

- **10.3 Zivilrechtliche Haftung ▪ 61**
  - 10.3.1 Haftung aus Vertrag ▪ 61
  - 10.3.2 Haftung aus Delikt ▪ 61
  - 10.3.3 Haftungsinhalt ▪ 62
  - 10.3.4 Verjährung ▪ 62

- **10.4 Träger- und Mitarbeiterhaftung ▪ 63**
  - 10.4.1 Haftung für Gehilfen ▪ 63
  - 10.4.2 Adressaten der vertraglichen Haftung ▪ 64
  - 10.4.3 Organisationspflichten des Krankenhausträgers ▪ 66
  - 10.4.4 Gegenüberstellung der vertraglichen Haftung und Haftung aus Delikt ▪ 66

- **10.5 Beweislast ▪ 67**
  - 10.5.1 Beweislastregeln im Zivilprozess ▪ 67
  - 10.5.2 Beweislastregeln im Strafverfahren ▪ 68

- **10.6 Aufklärungsversäumnis ▪ 69**
  - 10.6.1 Grundlagen der Aufklärung ▪ 69
  - 10.6.2 Die 6 großen W-Fragen der Aufklärung ▪ 69
  - 10.6.3 Ausnahmen ▪ 71

Schmerzensgeld
Patientin stürzt – Arzt zahlt
Der Sturz einer Patientin von der Behandlungsliege ist einem Mediziner teuer zu stehen gekommen. Das Oberlandesgericht Hamm verurteilte den Arzt zur Zahlung von 10000 Mark Schmerzensgeld. Während der Behandlung war das Kopfteil der Liege plötzlich nach unten weggeklappt. Die Patientin fiel dadurch so unglücklich, dass sie sich das Brustbein brach sowie Hals- und Brustwirbelsäule verrenkte. Für einen solchen Unfall muss der Arzt haften, befand das Gericht, denn mit der gebotenen Sorgfalt wäre es nicht zu dem Sturz gekommen. Neben dem Schmerzensgeld muss der Arzt die Kosten für eine Haushaltshilfe sowie für sämtliche Folgeschäden übernehmen. AZ 3 U 59/2000
(bild der wissenschaft, Medizin 1/2002)

10.1 Haftungsrecht (Allgemeine Einführung)

Haftung bedeutet das Einstehenmüssen für die Konsequenzen seines Handelns. Ein Fehlverhalten kann zivilrechtliche als auch strafrechtliche Folgen nach sich ziehen (**Abb. 10.1**).

Die zivilrechtliche Haftung behandelt die Frage, ob jemand für einen von ihm oder einem Dritten verursachten Schaden ersatzpflichtig ist. Im Strafprozess wird gefragt: Hat der Arzt eine Straftat begangen?

Durchführung und Ausgang von Strafverfahren und Zivilverfahren sind voneinander unabhängig. Ein Arzt kann vom Strafgericht frei gesprochen, jedoch vom Zivilgericht zu Schadenersatz und Schmerzensgeld verurteilt werden.

Zivilrecht. Das Zivilrecht gehört dem bürgerlichen Recht an und regelt die Frage nach der Haftung. Maßgeblich ist das Bürgerliche Gesetzbuch (BGB). Ein Zivilprozess wird eingeleitet, wenn der Patient Klage bei Gericht einreicht. Rechtsfolge einer Haftung sind die Schadenersatzpflicht (z. B. Verdienstausfall usw.) und das Schmerzensgeld. Im Zivilprozess werden die Beweise nicht von Amts wegen ermittelt. Der Patient muss beweisen, dass er durch einen Behandlungs- bzw. Pflegefehler geschädigt wurde. Er muss das Verschulden und den Umfang des Schadens nachweisen. Ein solcher Beweis ist häufig sehr schwierig. Abweichend von dieser Grundregel billigt die Rechtsprechung dem Patienten in Ausnahmefällen bestimmte Beweiserleichterungen zu, die bis zur Beweislastumkehr führen können (Kap. 10.5, S. 67).

Strafrecht. Hingegen gehört das Strafrecht dem öffentlichen Recht an. Zuständig für das Strafrecht ist das Strafgesetzbuch (StGB). Die Einleitung eines Strafverfahrens kommt in der Regel dadurch in Gang, dass die Staatsanwaltschaft ein Ermittlungsverfahren einleitet und Anklage vor dem Strafgericht erhebt. In dessen Verlauf wird der betroffene Arzt als Angeklagter und der Patient als Zeuge gehört (Kap. 10.2.3., S. 56). Nicht der Patient ist Ankläger des Arztes, sondern der Staat. Im Strafprozess gilt der Amtsermittlungsgrundsatz. Die Staatsanwaltschaft muss Straftaten nachgehen. Sie ermittelt den Sachverhalt, wobei belastende als auch entlastende Aspekte geprüft werden. Ein Schuldspruch erfolgt, wenn das Gericht nach Aufnahme der Beweise zur Überzeugung gelangt, dass die Tat begangen wurde. Andernfalls gilt der Grundsatz: in dubio pro reo, d. h. im Zweifel für den Ange-

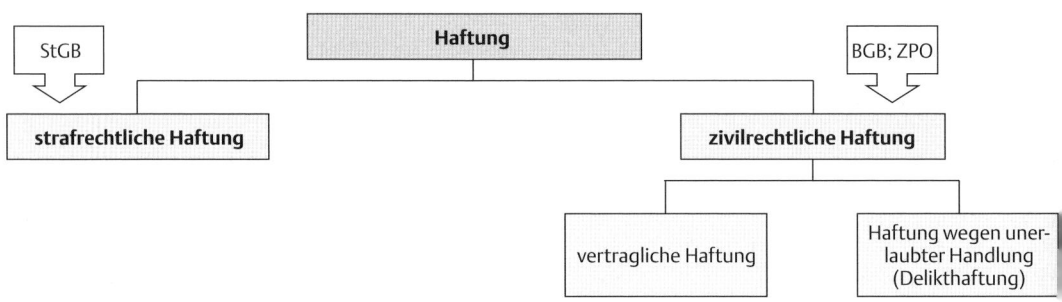

Abb. 10.1 • Strafrechtliche Haftung vs. zivilrechtliche Haftung.

klagten. Ein Schuldspruch hat entweder eine Freiheitsstrafe oder eine Geldstrafe zur Folge. Im Gegensatz zur zivilrechtlichen Haftung geht es im Strafrecht damit nicht um den Ausgleich des entstandenen Schadens. Bei geringem Verschulden haben Staatsanwaltschaft und Gericht die Option, das Strafverfahren gegebenenfalls nach Erfüllen von Auflagen einzustellen (§ 153 StPO).

Die zivilrechtliche Haftung ist im Unterschied zur strafrechtlichen Haftung mit einer Haftpflichtversicherung regulierbar. Eine strafrechtliche Verurteilung lässt sich nicht versichern und trifft den Arzt persönlich. Allerdings können durch eine Rechtsschutzversicherung die Kosten eines Strafverfahrens abgedeckt werden.

10.2 Strafrechtliche Haftung

10.2.1 Merkmale einer Straftat

Folgende **Abb. 10.2** soll einen Überblick darüber geben, welche Voraussetzungen vorliegen müssen, damit eine Straftat vorliegt. Im Strafrecht muss neben dem Tatbestand und der Rechtswidrigkeit noch die Schuld (Schuldfähigkeit, Unrechtsbewusstsein, das Nichtbestehen von Schuldausschließungsgründen) treten, damit die Straftat bestraft werden kann.

Frage nach der so genannten „Tatbestandsmäßigkeit"

Der Täter muss einen Tatbestand erfüllt haben, d. h., die im Strafgesetz genannten objektiven Merkmale müssen tatsächlich durch sein Handeln erfüllt sein. Die Handlung kann in einem aktiven Tun bestehen, aber auch in einem Unterlassen. Beispielsweise muss für die Körperverletzung eine körperliche Misshandlung eines anderen oder eine Gesundheitsbeschädigung bei einem anderen vorliegen. Die Handlung ist aber nur dann strafrechtlich von Bedeutung, wenn sie für die Schädigung ursächlich (kausal) verantwortlich ist. Besteht kein Ursachenzusammenhang, so ist der Täter freizusprechen.

Frage nach der so genannten „Rechtswidrigkeit"

Jede Handlung, die einen Straftatbestand erfüllt, indiziert die Rechtswidrigkeit. Der Täter hat zu seinem Handeln kein Recht. Das Handeln ist nur dann nicht strafbar, wenn ein Rechtfertigungsgrund vorliegt (**Abb. 10.3**). Beispiele dafür sind die Notwehr (§ 32 StGB), der rechtfertigende Notstand (§ 34 StGB) oder die rechtfertigende Einwilligung (z. B. § 228 StGB).

Frage nach der „Schuld"

Beim Schuldbegriff sind **vier** Elemente zu unterscheiden.
1. die Schuldfähigkeit (Zurechnungsfähigkeit),
2. die Schuldformen (Vorsatz und Fahrlässigkeit),
3. Schuldausschließungsgründe,
4. das Unrechtsbewusstsein.

1. Schuldfähigkeit (Zurechnungsfähigkeit). Die strafrechtliche Schuld setzt die Schuldfähigkeit des Täters voraus. Im Strafrecht handelt der Täter nur dann voll verantwortlich, wenn er auch schuldfähig ist. Die strafrechtliche Verantwortlichkeit kann aufgrund des Alters des Täters (§ 19 StGB) oder einer geistig-seelischen Störung ausgeschlossen sein (§ 20 StGB) (**Abb. 10.4**).

2. Schuldformen (Vorsatz und Fahrlässigkeit). Ein Täter macht sich nur strafbar, wenn er vorsätzlich oder fahrlässig gehandelt hat (Schuldform). *Vorsätz-*

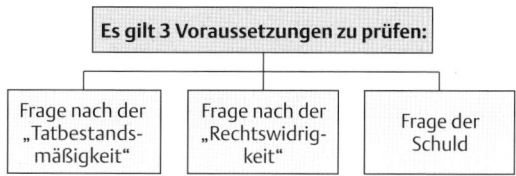

Abb. 10.2 ▪ Merkmale einer Straftat.

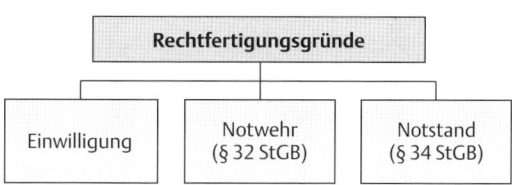

Abb. 10.3 ▪ Rechtfertigungsgründe.

> **Exkurs: Schuldfähigkeit**
>
> - **Schuldunfähigkeit aufgrund des Alters, § 19 StGB**
>   Kinder bis zum vollendeten 14. Lebensjahr sind schuldunfähig im Sinne des Strafrechts. Bei Jugendlichen zwischen 14 und 18 Jahren gilt eine Besonderheit. Sie sind nur bedingt schuldfähig. Für Heranwachsende zwischen 18 und 21 Jahren gelten einige Sonderregeln des Jugendstrafrechts.
>
> - **Schuldunfähigkeit aufgrund seelischer Störung, § 20 StGB**
>   Ein erwachsener Täter ist grundsätzlich schuldfähig. Ohne Schuld handelt dagegen derjenige, der bei Begehung der Tat unfähig war, das Unrecht der Tat einzusehen oder nach dieser Einsicht zu handeln, z. B. wegen einer krankhaft seelischen Störung, wegen einer tief greifenden Bewusstseinsstörung, bei Schwachsinn oder einer schweren anderen seelischen Abartigkeit wie Neurosen oder Triebstörungen.
>
> - **Verminderte Schuldfähigkeit, § 21 StGB**
>   Vermindert schuldfähig ist ein Täter, der aus einem der in § 20 bezeichneten Gründe nur eingeschränkt fähig ist, das Unrecht seiner Tat einzusehen. Bei „verminderter Schuldfähigkeit" kann die Strafe gemildert werden.

Abb. 10.4 • Exkurs Schuldfähigkeit.

lich handelt, wer mit Wissen und Wollen die Tat (absichtlich) ausführt. *Fahrlässig* im Sinne des Strafrechts handelt, wer die nötige Sorgfalt bei der Behandlung außer Acht lässt, zu der er nach den Umständen und nach seinen persönlichen Verhältnissen verpflichtet und imstande ist. Fahrlässigkeit bedeutet, dass der Täter an die möglichen Folgen seines Handelns nicht gedacht oder nicht geglaubt hat, dass sie eintreten würden (unabsichtlich). Fahrlässigkeit kann bewusst sein (z. B. zu schnelles Fahren bei schlechter Sicht) oder unbewusst (z. B. Unachtsamkeit im Straßenverkehr).

Eine Bestrafung wegen vorsätzlichen oder fahrlässigen Handelns setzt voraus, dass das Gesetz dies anordnet (§ 15 StGB). So ist die unterlassene Hilfeleistung (§ 323c StGB) nur in der vorsätzlichen Begehungsweise strafbar.

3. Schuldausschließungsgründe. Des Weiteren dürfen keine Schuldausschließungsgründe (z. B. entschuldigender Notstand, § 35 StGB) zugunsten des Täters greifen.

4. Unrechtsbewusstsein. Der Täter muss das Verbotensein der Tat erkennen können.

10.2.2 Täterschaft

Unser Rechtssystem kennt unterschiedliche Formen der Täterschaft und Tatteilnahme. Das Strafrecht bestraft als Täter:

- wer eine Tat selbst begeht (*unmittelbare Täterschaft*),
- wenn mehrere eine Straftat gemeinsam begehen (*Mittäterschaft*) oder
- wenn jemand eine Tat durch einen anderen ausführen lässt, wobei er diesen als Werkzeug zur Ausführung seiner Tat benutzt (*mittelbare Täterschaft*).

Der mittelbare Täter wird – auch wenn er die Tat nicht selbst verwirklicht – als Täter bestraft. Auch die *Anstiftung* eines anderen zu einer Tat oder die Unterstützung (*Beihilfe*) ist strafbar.

10.2.3 Ablauf eines Strafverfahrens

Das Strafverfahren kann in folgende drei Teile getrennt werden (**Abb. 10.5**):
- Ermittlungsverfahren,
- Hauptverfahren,
- Vollstreckungsverfahren.

Die Einleitung eines Strafverfahrens beginnt durch eine Strafanzeige oder einen Strafantrag gegen den behandelnden Arzt oder seltener gegen das nicht ärztliche Personal. Ausreichend ist auch, wenn die Staatsanwaltschaft auf andere Weise Kenntnis vom Vorliegen einer möglichen Straftat erlangt (z. B. der Staatsanwalt liest über einen Behandlungsfehler in der Zeitung).

Die Staatsanwaltschaft ist verpflichtet allen verfolgbaren Straftaten nachzugehen, soweit sie der Meinung ist, es liegen hinreichende tatsächliche Anhaltspunkte für die Straftat vor (Legalitätsprinzip; § 152 Abs. 2 StPO).

Das Ermittlungsverfahren wird eingeleitet, sobald die Staatsanwaltschaft Maßnahmen zur Aufklärung eines Sachverhalts trifft. In der Regel beauftragt die Staatsanwaltschaft die Polizei, die Ermittlungen aufzunehmen. Die Staatsanwaltschaft ist dabei verpflichtet, nicht nur belastende, sondern auch entlastende Aspekte zu prüfen. Die Staatsanwaltschaft und die Polizei sind die Ermittlungsbehörden. Reichen die vorläufigen Ergebnisse der Ermittlungen nicht aus, ist das Verfahren einzustellen.

Andernfalls wird öffentlich Klage („Anklage") erhoben. Dazu wird beim zuständigen Gericht eine Anklageschrift eingereicht. Nach Eingang der Klageschrift beginnt das Zwischenverfahren. Die Anklageschrift wird dem Angeschuldigten (bis dahin: „Beschuldigter") mitgeteilt. Es wird ihm Gelegenheit gegeben,

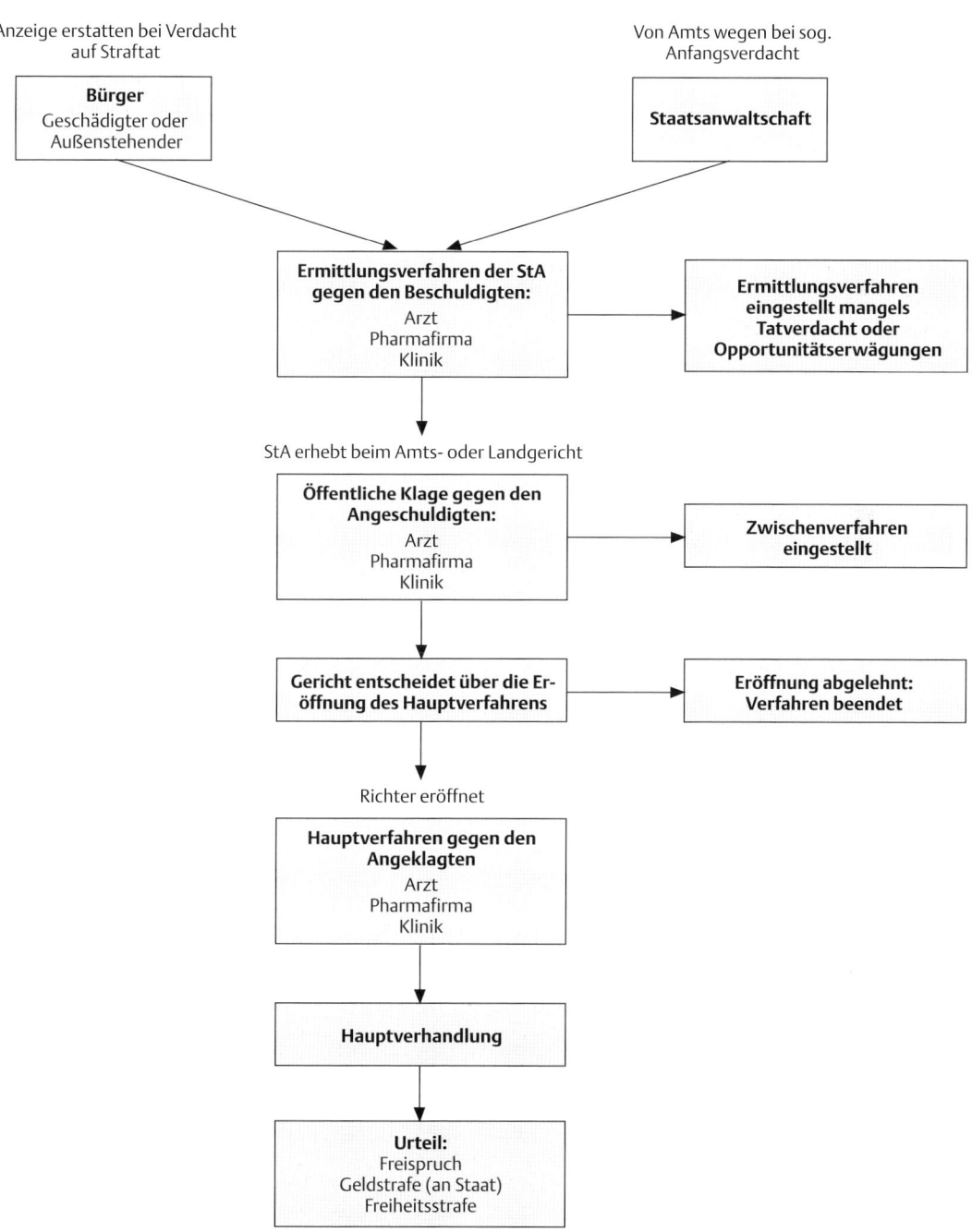

Abb. 10.5 ▪ Ablauf eines Strafverfahrens (nach Stengl, 2003).

entweder selbst oder durch seinen Verteidiger zur Anklage Stellung zu nehmen. Außerdem werden Beweisanträge geprüft und Beweiserhebungen vorgenommen. Das Gericht entscheidet am Ende, ob das gerichtliche Hauptverfahren zu eröffnen oder die Klage abzulehnen und das Verfahren einzustellen ist. Mit dem Eröffnungsbeschluss beginnt das so genannte gerichtliche Hauptverfahren gegen den nun Angeklagten. In ihr soll festgestellt werden, ob der Angeklagte die ihm in der Anklageschrift zur Last gelegte Straftat begangen hat und wie er zu bestrafen ist. Mit dem Aufruf der Sache beginnt das Hauptverfahren. Die Anwesenheit der notwendigen Personen wird festgestellt. Die Zeugen nehmen außerhalb des Gerichtssaales Platz. Nach der Vernehmung des Angeklagten über seine persönlichen Verhältnisse wird der Anklagesatz durch den Staatsanwalt verlesen. Der Angeklagte hat Gelegenheit, sich zur Sache zu äußern, sofern er dies möchte. Anschließend erfolgt die Beweisaufnahme. Der Richter vernimmt Zeugen, hört Sachverständige an oder lässt sich Beweismittel vorlegen. Nach Schließung des Beweisverfahrens erhalten die Parteien noch einmal Gelegenheit, sich in den Schlussvorträgen (Plädoyers) zur Sache und zum Beweisverfahren zu äußern. Bevor das Gericht über das Urteil berät, bleibt dem Angeklagten das Schlusswort (im Jugendstrafverfahren auch dem Erziehungsberechtigten oder gesetzlichen Vertreter) (§ 258 Abs. 2, 3 StPO). Danach zieht sich das Gericht zur Beratung zurück. Nach erneutem Aufruf verkündet das Gericht das Urteil und begründet es mündlich. Hieran schließt sich die Rechtsmittelbelehrung. Der Angeklagte kann das Urteil annehmen, dann wird es rechtskräftig. Er hat auch die Möglichkeit Rechtsmittel einzulegen. Als zulässige Rechtsmittel gegen Urteile sieht die StPO die Berufung und Revision (selten Beschwerde) vor. Wird innerhalb einer Woche nicht vonseiten der Staatsanwaltschaft oder des Angeklagten ein Rechtsmittel eingelegt, ist das Urteil rechtskräftig.

Sofern es sich nicht um einen Freispruch handelt, beginnt das Vollstreckungsverfahren.

10.2.4 Ausgewählte Strafrechtsvorschriften

Das Strafgesetzbuch kennt folgende Straftatbestände, die im Zusammenhang mit der Arzthaftung von Bedeutung sind:

- Körperverletzung (§ 223 StGB) und fahrlässige Körperverletzung (§ 229 StGB),
- fahrlässige Tötung (§ 222 StGB),
- Verletzung der Schweigepflicht (§ 203 StGB),
- unterlassene Hilfeleistung (§ 323 c StGB),
- Abrechnungsbetrug (§ 263 StGB).

Körperverletzung (§ 223 StGB) und fahrlässige Körperverletzung (§ 229 StGB)

> *Körperverletzung begeht, wer einen anderen körperlich misshandelt oder an dessen Gesundheit schädigt.*

Prinzipiell erfüllt jede ärztliche oder sonstige Behandlungsmaßnahme, auch wenn sie zu Heilzwecken erfolgte und kunstfehlerfrei durchgeführt wurde, den Tatbestand einer Körperverletzung. Verabreicht eine Pflegekraft z. B. eine Injektion, dann stellt dies tatbestandsmäßig eine Körperverletzung dar. Gleichwohl bedeutet das Erfüllen des Tatbestandes der Körperverletzung nicht zwangsläufig die Verurteilung und Bestrafung, da in der Regel die tatsächliche oder mutmaßliche Einwilligung des Patienten vorliegt (§ 228 StGB).

Strafbar ist sowohl die vorsätzliche als auch die fahrlässige Körperverletzung. In der Regel setzt die Verfolgung und Verurteilung wegen fahrlässiger oder vorsätzlicher Körperverletzung einen Strafantrag der verletzten Person voraus (§ 230 StGB). Die Körperverletzung kann auch durch Unterlassen begangen werden (§ 13 StGB). Bedingung hierfür ist, dass die Person verpflichtet war, tätig zu werden (Garantenstellung). Wird bspw. der diensthabende Arzt bei erheblichen Schmerzen des Patienten nicht herbeigerufen oder werden Hygienestandards nicht berücksichtigt, kann Körperverletzung durch Unterlassen vorliegen. Im Unterschied dazu ist die unterlassene Hilfeleistung immer strafbar, selbst wenn keine Garantenstellung vorliegt.

Fahrlässige Tötung (§ 222 StGB)

> *Der Tatbestand des § 222 StGB lautet: „Wer durch Fahrlässigkeit den Tod eines Menschen verursacht, wird mit Freiheitsstrafe bis zu fünf Jahren oder mit Geldstrafe bestraft."*

Dem Beschuldigten ist kein Vorsatz anzulasten, sondern nur Fahrlässigkeit. Die fahrlässige Tötung beinhaltet dabei zwei Komponenten. Zum einen muss die Handlung des Täters zum Tod des Menschen geführt haben. Zum anderen wurde der Tod durch Fahrlässigkeit verursacht. Problematisch bei sämtlichen Fahrlässigkeitsdelikten und explizit für die fahrlässige Tötung ist die Feststellung des Ursachenzusammenhangs zwischen der Sorgfaltspflichtverletzung und dem Eintritt des Todes. So verletzt ein Arzt seine Sorgfaltspflicht und handelt fahrlässig, wenn er anerkannte Regeln der ärztlichen Heilkunde missachtet

Fahrlässig handelt auch, wer einen Eingriff ohne eigene Diagnose vornimmt oder hinzugezogene Hilfskräfte ungenügend überwacht.

Verletzung der Schweigepflicht (§ 203 StGB)

Der Paragraf § 203 StGB stellt den Geheimnisbruch unter Strafe. Wer als Arzt ein fremdes Geheimnis, das ihm ein Patient anvertraut hat, unbefugt offenbart, macht sich nach § 203 StGB strafbar. In Kapitel 14.7 zur ärztlichen Schweigepflicht (S. 109) wird darauf hingewiesen, dass bei Verletzung der Schweigepflicht eine Freiheitsstrafe bis zu einem Jahr oder Geldstrafe drohen.

Unterlassene Hilfeleistung (§ 323 c StGB)

D *Wegen unterlassener Hilfeleistung nach § 323 c StGB wird bestraft, wer bei Unglücksfällen, gemeiner Gefahr oder Not keine Hilfe leistet, obwohl es möglich und zumutbar wäre.*

Nicht nur aktives Handeln kann eine Straftat sein, sondern auch Unterlassung. Typisches Beispiel dafür ist die unterlassene Hilfeleistung (**Abb. 10.6**).

Eine Hilfeleistung ist nicht zumutbar, wenn sich der Helfer selbst in erhebliche Gefahr begibt. Strafbar ist nur der „Vorsatz". Ein Arzt muss also wissen, dass er tätig werden muss, tut es aber dennoch nicht.

Jeder kann wegen unterlassener Hilfeleistung zur Rechenschaft gezogen werden. Sie begründet keine Sonder- oder erweiterte Berufspflicht für Ärzte und Angehörige anderer Gesundheitsberufe, sondern richtet sich an jedermann („Jedermannsdelikt"). Je nach der zu erwartenden Sachkunde werden verschieden hohe Anforderungen an die Helfer gestellt. So werden für Angehörige von Gesundheitsberufen strengere Maßstäbe angelegt als bei medizinischen Laien.

Abrechnungsbetrug (§ 263 StGB)

Unter dem Begriff des „Abrechnungsbetrugs" ist die ärztliche Abrechnungsmanipulation zu verstehen, die den gesetzlichen Straftatbestand des Betrugs erfüllt. Ein Arzt, der nicht oder nicht vollständig erbrachte Leistungen abrechnet (fingierte Leistungen), oder bewusst falsche gebührenrechtliche Bewertungen vornimmt, um sich auf diese Weise zu bereichern, riskiert die Bestrafung wegen Betruges.

Im Wesentlichen können fünf Fallbeispiele unterschieden werden:
- Abrechnung nicht erbrachter Leistungen,
- bewusst falsche Bewertung erbrachter Leistungen nach dem Gebührenverzeichnis,

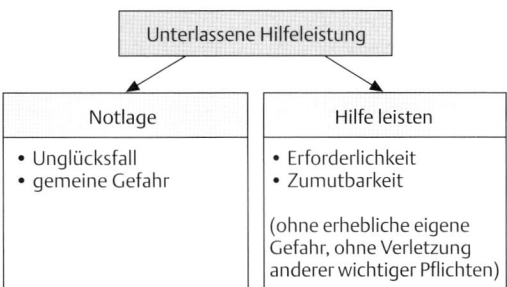

Abb. 10.6 • Tatbestandsmerkmale der unterlassenen Hilfeleistung (Hell, 2003).

- „Splitting" nicht gesondert anrechenbarer Behandlungsleistungen,
- Manipulation der Prüfstatistik durch Abrechnung anderer Leistungen mit dem gleichen Gebührensatz wie die der erbrachten Leistung,
- Abrechnung unwirtschaftlicher Leistungen zur Erhöhung des Honorars.

10.2.5 Rechtsfolgen

Das Gericht setzt das konkrete Strafmaß abhängig vom Einzelfall fest. Der Strafrahmen ist sowohl im Strafgesetzbuch als auch in anderen Strafvorschriften wie dem Jugendstrafrecht bestimmt (**Abb. 10.7**).

Außerhalb des Strafrechts kann ärztliches Fehlverhalten auch dazu führen, dass sich der Arzt gegenüber der Ärztekammer, der Kassenärztlichen Vereinigung oder der Zulassungsbehörde verantworten muss. Es drohen:
- berufsgerichtliche Verfahren,
- Entziehung bzw. Ruhen der Zulassung,
- Widerruf bzw. Ruhen der Approbation.

10.2.6 Verjährung von Straftaten

Auch Straftaten verjähren. Verjährung im Strafrecht bedeutet den Ausschluss der Ahndung der Tat (§ 78 StGB). Das Strafrecht unterscheidet zwei Arten der Verjährung:
- die Strafverfolgungsverjährung und
- die Strafvollstreckungsverjährung.

Strafverfolgungsverjährung. Die Strafverfolgungsverjährung beginnt, sobald die Tat beendet ist. Ab diesem Zeitpunkt läuft eine Frist an, die dem Staat das Ahnden der Tat ermöglicht. Beispielsweise beginnt die Verjährung bei fahrlässiger Tötung oder fahrlässi-

10 ■ Haftung

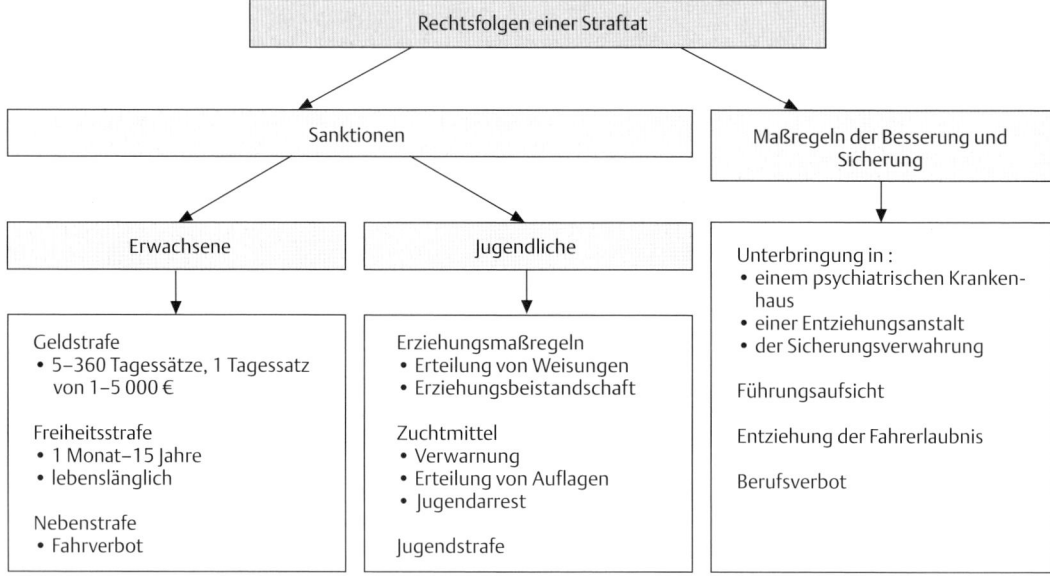

Abb. 10.7 • Rechtsfolgen einer Straftat (nach Hell, 2003).

ger Körperverletzung erst mit dem Eintritt des Todes oder der Gesundheitsschädigung. Mord und Völkermord verjähren hingegen nicht. Je nach Höhe der angedrohten Strafen für die einzelnen Straftaten unterscheiden sich die Verjährungsfristen.

Strafvollstreckungsverjährung. Die Vollstreckungsverjährung ist eingetreten, wenn das Urteil aus Gründen des Zeitablaufs nicht mehr vollstreckt werden darf. Verjährungsbeginn ist der Tag, an dem das Urteil rechtskräftig wurde. Hier bestimmen sich die Verjährungsfristen nach der verhängten Strafe.

Fragen und Aufgaben

1. Welche Unterschiede zwischen zivilrechtlicher und strafrechtlicher Haftung können Sie nennen?
2. Nennen Sie drei der wichtigsten Rechtfertigungsgründe.
3. Stellt die vom Patienten gebilligte Heilbehandlung eines Arztes eine Körperverletzung gem. § 223 StGB dar?
4. Welche Voraussetzungen müssen zur Bestrafung einer Straftat vorliegen?
5. Die Beurteilung, ob eine strafrechtliche Haftung gegeben ist, hängt vom Vorliegen dreier Merkmale ab.
   a. Welche Bedingungen müssen gegeben sein, damit man von der „strafrechtlichen Haftung" sprechen kann?
   b. Gehen Sie in diesem Zusammenhang auf die Elemente des Schuldbegriffs ein.
6. Wer ist strafrechtlich schuldunfähig?
7. Welche Strafarten können unterschieden werden?
8. Ein psychotischer Patient greift einen Arzt von hinten mit einem Messer an. Ein Pfleger schlägt den Patienten nieder, um den Arzt vor dem Angriff zu schützen. Macht sich der Pfleger strafbar? Begründen Sie Ihre Meinung.
9. Wer kann im Strafrecht als Täter bestraft werden?
10. Wer kann als Teilnehmer bestraft werden?
11. Was ist ein „mittelbarer Täter"? Erläutern Sie den Begriff und geben Sie ein Beispiel.
12. Skizzieren Sie kurz den Ablauf eines Strafverfahrens von der Straftat bis zur Verbüßung der Strafe.
13. Geben Sie Beispiele, unter welchen Bedingungen man sich darauf berufen kann, dass die Hilfeleistung „nach den Umständen nicht zumutbar" war.
14. Welcher Straftatbestand ist verwirklicht?
    a. Der angerufene niedergelassene Arzt lehnt bei einer durch Herzinfarkt vorgeschädigten Patientin trotz eindeutiger Symptomatik einen Hausbesuch ab und veranlasst auch nicht ihre sofortige Einlieferung ins Krankenhaus.
    b. Frau G. ruft auf der Herzchirurgie der Klinik Musterhausen an und fragt nach dem Befinden von Frau K. Pfleger W. erklärt, dass die Patientin nicht mehr lange zu leben hat.

c. Eine Schwester verabreicht eigenmächtig ein Medikament, von dem sie glaubt, dass es geeignet ist. Der Patient kommt zu Schaden.
d. Der Patient will nicht, dass die Pflegekraft ihm eine Injektion setzt. Die Pflegekraft gibt ihm trotzdem die Injektion.
e. Eine Therapeutin führt eine Übung mit dem Patienten durch. Dieser klagt über Schmerzen und will die Übung nicht fortführen. Die Therapeutin besteht auf der Fortführung. Der Patient kommt dadurch zu Schaden.
f. Auf Anordnung der Pflegedienstleitung werden in einem Altenheim einer Bewohnerin die Haare kurz geschnitten, obwohl sie damit nicht einverstanden ist.
g. Ein Arzt entfernt nach der Aufklärung und Absprache mit dem Patienten dessen entzündlichen Blinddarm.
h. Ein Arzt überträgt gespeicherte Daten einiger Patienten, die vor Jahren das letzte Mal seine Praxis aufgesucht hatten, und stellt eine Leistung in Rechnung.

10.3 Zivilrechtliche Haftung

Das Zivilrecht regelt die Frage, *ob* und *wer* (Anspruchsgegner) für den Eintritt eines Schadens eine Wiedergutmachung zu leisten hat und *in welchem Umfang*. Entsteht der Schaden innerhalb einer vertraglichen Beziehung, kommt in erster Linie der Vertragspartner als Anspruchsgegner in Frage (vertragliche Haftung). Daneben kommt als Anspruchgegner auch derjenige in Betracht, der den Schaden verursacht hat (deliktische Haftung). Beide Anspruchsgrundlagen bestehen grundsätzlich nebeneinander (**Abb. 10.8**).

10.3.1 Haftung aus Vertrag

Die vertragliche Haftungsverantwortung richtet sich an denjenigen, der die Behandlungsaufgabe vertraglich übernommen hat. Verletzt nun der Anspruchsgegner (Arzt) eine Pflicht aus diesem Vertrag schuldhaft, so stehen dem Patienten vertragliche Ansprüche zu. Schuldhaft bedeutet, dass der Vertragspartner gegen eine Pflicht vorsätzlich oder fahrlässig verstoßen hat. Um den Vertrag zu erfüllen, bedienen sich die Vertragspartner oft der Hilfe von anderen Personen, so genannten Erfüllungsgehilfen. Für diese Personen haftet der Vertragspartner, wie für eigenes Verschulden. Der Vertragspartner kann sich für die Pflichtverletzung dieser Personen nicht entlasten, wohl aber unter bestimmten Voraussetzungen im Innenverhältnis Regress nehmen.

10.3.2 Haftung aus Delikt

Zusätzlich und unabhängig von der vertraglichen Haftung besteht daneben die persönliche, deliktrechtliche Haftung für jeden an der Heilbehandlung Beteiligten, dem ein Verschuldensvorwurf zu machen ist (zivilrechtliche Schadenhaftung aus so genannter unerlaubter Handlung; §§ 823 ff. BGB). Darunter ist die Verpflichtung zu verstehen, demjenigen den entstandenen Schaden zu ersetzen, dem vorsätzlich oder fahrlässig das Leben, der Körper oder die Gesundheit widerrechtlich verletzt wurde (§ 823 Abs. 1 BGB). Die Haftung wird „deliktische Haftung" genannt. Grundsätzlich haftet allerdings nur, wer schuldhaft, also vorsätzlich oder fahrlässig (§ 276), handelt. Nach § 823 Abs. 2 Satz 1 BGB trifft die gleiche Verpflichtung denjenigen, der gegen ein Gesetz verstößt, das den Schutz eines anderen bezweckt. Ein solches „Schutzgesetz" ist beispielsweise die Körperverletzung gemäß § 223 StGB.

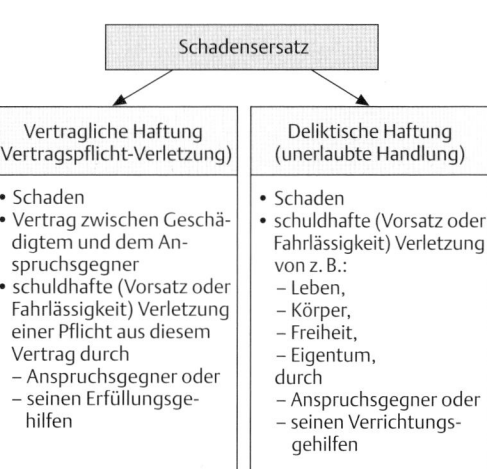

Abb. 10.8 • Voraussetzungen des Schadenersatzanspruches (nach Hell, 2003).

Die Delikthaftung kommt sowohl gleichzeitig bei bestehender vertraglicher Haftung, aber auch ohne wirksamen Behandlungsvertrag in Betracht. Im Vergleich zur vertraglichen Haftung richtet sich bei der deliktischen Haftung der Anspruch unmittelbar gegen den Schädiger.

Es muss nicht notwendigerweise der Vertragspartner sein. Auch die deliktische Haftung beschäftigt sich mit der Frage, ob das Verschulden eines Gehilfen („Verrichtungsgehilfe") einem anderen zugerechnet werden kann. Im Unterschied zur vertraglichen Haftung besteht hier allerdings eine Entlastungsmöglichkeit. Nach früherer Rechtslage sah die Vertragshaftung keine Schmerzensgeldzahlung vor. Inzwischen kann der geschädigte Patient sowohl bei der Vertragshaftung als auch bei der deliktischen Haftung nicht nur Schadenersatz, sondern auch Schmerzensgeld verlangen.

10.3.3 Haftungsinhalt

Steht fest, dass ein Schaden vorliegt, stellt sich die Frage, wie er zu ersetzen ist. In aller Regel kann Schadenersatz geltend gemacht und Schmerzensgeld gefordert werden.

Durch die Zahlung von Schadenersatz soll in der Regel der Zustand wiederhergestellt werden, wie er vor dem Schadenereignis bestand (§ 249 BGB); wobei Entschädigung in Geld gemäß § 249 Abs. 2 BGB für Körperverletzungen in der Praxis die größte Bedeutung zukommt.

Schadenersatz ist der Ersatz der so genannten materiellen Schäden. Die Regelung des Umfangs der Schadenersatzpflicht findet sich in den §§ 249–253 BGB. Der Schaden kann insbesondere bestehen aus:
- Behandlungskosten, die erforderlich sind, um die Folgen des Schadens zu beheben,
- zusätzliche Fahrtkosten zum Arzt,
- Arzneimittelkosten,
- Verdienstentgang (§ 252 BGB),
- Gutachterkosten,
- Ersatz des durch eine Behinderung bedingten Mehraufwands.

Schmerzensgeld ist die Entschädigung in Geld, die wegen einer Verletzung des Körpers, der Gesundheit, der Freiheit u. a. verlangt werden kann (§ 253 Abs. 2). Es wird ein Schaden abgegolten, der kein Vermögensschaden ist (auch immaterieller Schaden genannt). Wie beispielsweise Schmerzen, Ängste, Unwohlbefinden, Depressionen u. ä. Das Schmerzensgeld soll einen Ausgleich für die erlittene Einbuße an Lebensqualität und Lebensfreude gewährleisten. Die Höhe des Schmerzensgeldes wird in gerichtlichen Verfahren allein nach dem Ermessen des Gerichtes festgesetzt.

10.3.4 Verjährung

Ansprüche können nur innerhalb einer bestimmten Frist geltend gemacht werden. Im Zivilrecht beträgt die Verjährungsfrist in der Regel drei Jahre (§ 195 BGB). Der Schaden kann dabei durch eine Vertragspflichtverletzung oder deliktisch verursacht worden sein. Unter Verjährung versteht man allgemein das Recht des Schuldners, nach Ablauf einer gesetzlich festgelegten Frist keine Leistung mehr an den Gläubiger zahlen zu müssen. Man sagt dann, es wird von der „Einrede der Verjährung" Gebrauch gemacht.

Im Normalfall beginnt die Dreijahresfrist mit Ende des Kalenderjahres, in dem der Anspruch entstanden ist. Der Gläubiger muss zugleich auch den Anspruch und die Person des Schädigers kennen (§ 199 Abs. 1 BGB). Zur Vermeidung „ewiger Verjährungsfristen" gibt es Verjährungshöchstgrenzen. Diese laufen, je nach Art des entstandenen Schadens (z. B. Verletzung der Schweigepflicht), zwischen zehn und dreißig Jahren (§ 199 Abs. 3 BGB).

Von der regelmäßigen Verjährungsfrist sind Schadenersatzansprüche ausgenommen, die auf der Verletzung des Lebens, des Körpers, der Gesundheit (…) beruhen. Sie verjähren ohne Rücksicht auf ihre Entstehung und die Kenntnis oder grob fahrlässige Unkenntnis in 30 Jahren von der Begehung der Handlung, der Pflichtverletzung oder dem sonstigen, den Schaden auslösenden Ereignis an (§ 199 Abs. 2 BGB).

Verjährungsfristen können durch bestimmte Ereignisse gehemmt (§ 203 ff. BGB) oder neu beginnen. Hemmung bedeutet Anhalten der Verjährungsfrist, bis ein bestimmtes Hindernis beseitigt ist. Beispielsweise wenn zwischen dem geschädigten Patienten und der Haftpflichtversicherung des Schädigers Schadenersatzverhandlungen (im Sinne von Vergleichsverhandlungen) geführt werden. Auch das Anrufen einer Schlichtungsstelle oder Gutachterkommission hemmt die Verjährungsfrist. Von der Hemmung der Verjährungsfrist ist der Neubeginn zu unterscheiden. In diesem Fall beginnt die Verjährungsfrist nach Wegfall des Unterbrechungsgrundes neu zu laufen.

10.4 Träger- und Mitarbeiterhaftung

10.4.1 Haftung für Gehilfen

Die Haftung für Gehilfen zeigt **Tab. 10.1**.

Verrichtungsgehilfe

Im Zivilrecht besteht ein Unterschied in der Verantwortlichkeit für Dritte.

Der § 831 Abs. 1 begründet eine deliktische Haftung des Geschäftsherrn für das Verhalten seiner Verrichtungsgehilfen. Danach ist der *Geschäftsherr* (z. B. Krankenhausträger), der einen anderen (z. B. Pflegekraft, Hebamme, MTA etc.) *zu einer Verrichtung bestellt*, zum Ersatz des Schadens verpflichtet, den der andere *in Ausführung der Verrichtung* einem Dritten (z. B. Patient) *widerrechtlich* zufügt. Zwischen dem Verrichtungsgehilfen und dem Geschäftsherrn muss ein enges *Abhängigkeitsverhältnis* bestehen.

Nach § 831 Abs. 1 S. 1 haftet der Geschäftsherr zwar grundsätzlich, wenn sein Verrichtungsgehilfe einem Dritten widerrechtlich einen Schaden zufügt. Allerdings eröffnet das Gesetz dem Geschäftsherrn die Möglichkeit einer Befreiung von der Haftung (so genannte *Exkulpationsmöglichkeit* nach § 831 Abs. 1 Satz 2 BGB). Erforderlich ist, dass der Geschäftsherr seinen Verrichtungsgehilfen gewissenhaft auswählt, sorgfältig anleitet und laufend überwacht. Ein Arzt kann sich demnach nicht entlasten, wenn ihn ein Verschulden bei der Auswahl seiner Gehilfen trifft oder er seine Kontroll- und Überwachungspflichten nicht ordnungsgemäß erfüllt hat. Der Umfang der Überwachungspflicht hängt vom jeweiligen Können und der Erfahrung des Gehilfen ab. Je anspruchsvoller die Tätigkeit ist, desto größer fällt die Überwachungspflicht aus, z. B. intramuskuläre Injektionen bei Kindern durch eine Krankenschwester. Zu betonen ist allerdings, dass die Beweislast dem Geschäftsherrn obliegt. Kann nicht geklärt werden, ob die Anforderungen des § 831 Abs. 1 S. 2 BGB erfüllt wurden, bleibt es bei der Haftung aus § 831 Abs. 1 S. 1 BGB.

Kann sich der Geschäftsherr jedoch entlasten, so bleibt dem Patienten in aller Regel der Schadenersatzanspruch gegenüber dem Verrichtungsgehilfen.

Bei § 831 wird also jedes Mal geprüft:
- Unerlaubte Handlung gemäß §§ 823 ff. („widerrechtlich")?
- Verrichtungsgehilfe („zu einer Verrichtung bestellt")?
- "In Ausführung der Verrichtung"?
- Entlastungsbeweis (§ 831 Abs. 1 S. 2)?

Erfüllungsgehilfe

Die Haftung für den Verrichtungsgehilfen nach § 831 Abs. 1 darf nicht mit der des Erfüllungsgehilfen i. S. v. § 278 verwechselt werden.

Als Erfüllungsgehilfen werden Personen bezeichnet, die dem Arzt oder Krankenhausträger bei der Erfüllung seiner Aufgaben gegenüber dem Patienten aus dem Vertrag behilflich sind.

Tab. 10.1 Haftung für Gehilfen (nach Schwind, 2002)

	Erfüllungsgehilfe § 278 BGB	Verrichtungsgehilfe § 831 BGB
Gehilfe	jeder, der mit Wissen und Wollen für den Schuldner als Hilfsperson tätig wird	jeder, der vom Geschäftsherrn in dessen Interesse zu einer Tätigkeit/Verrichtung bestellt worden ist und in dessen Geschäftsbereich weisungsabhängig tätig wird
Anwendungsgebiet	nur im Rahmen von vertraglichen oder vertragsähnlichen Schuldverhältnissen anwendbar	ohne Vorliegen eines Vertrages anwendbar, d. h., es muss vor der schädigenden Handlung kein Schuldverhältnis bestehen zwischen Geschäftsherrn und geschädigtem Dritten (Schädigung durch Delikt)
Wesen	Haftung für fremdes Verschulden, daher § 278 nicht selbstständige Anspruchsgrundlage	Haftung für eigenes Verschulden bei der Überwachung usw., daher § 831 selbstständiger Anspruch
Exkulpation	Entlastungsbeweis nicht möglich	Entlastungsbeweis möglich Beweislast: Geschäftsherr muss Nachweis führen

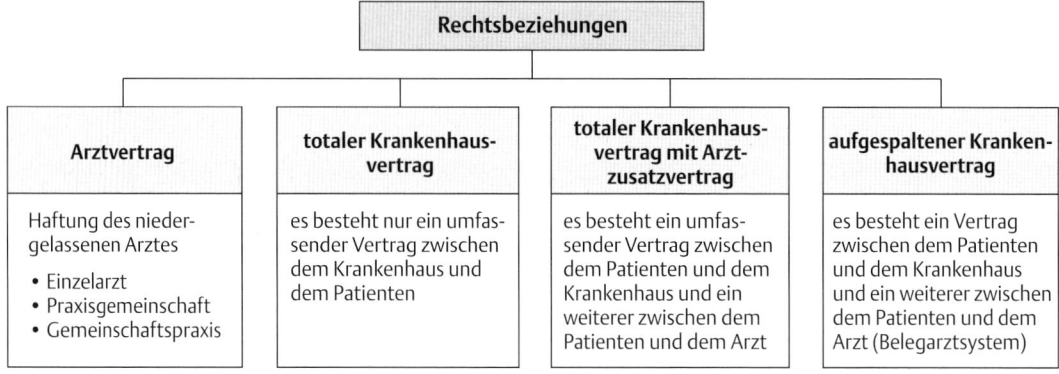

Abb. 10.9 ▪ Adressaten bei der vertraglichen Haftung (nach Hell, 2003).

Der Krankenhausträger bedient sich zur Erfüllung seiner Leistungspflicht u. a. der angestellten Ärzte oder Pflegepersonen. Dieser Personenkreis hilft, den Vertrag zu erfüllen. Allerdings muss der Erfüllungsgehilfe kein Angestellter des Schuldners sein oder dessen Weisungen unterliegen. Entscheidend ist nur, dass sie dem anderen bei der Erfüllung des Vertrages helfen.

Wesentlich dabei ist, dass der Schuldner für das Verschulden der von ihm zur Vertragserfüllung eingesetzten Person im gleichen Umfang haftet wie eigenes Verschulden § 278. Der Arzt haftet damit für Fehlleistungen des Hilfspersonals dem Patienten gegenüber wie für ein eigenes Verschulden. Für ein Verschulden dieser Erfüllungsgehilfen kann sich der Vertragspartner *nicht entlasten*. Selbst nicht mit dem Argument, man habe die Person sorgfältig ausgewählt und überwacht bzw. der Schaden wäre selbst bei sorgfältiger Auswahl und Überwachung des Erfüllungsgehilfen entstanden. Die Vertragshaftung geht demnach bezüglich der Haftung für Gehilfen weiter als die deliktische Haftung.

Die Stellung als Erfüllungsgehilfe und als Verrichtungsgehilfe schließt sich gegenseitig nicht aus. Dieselbe Person kann gleichzeitig im Rahmen von § 831 Verrichtungsgehilfe sein und Erfüllungsgehilfe im Rahmen von § 278.

10.4.2 Adressaten der vertraglichen Haftung

Die Adressaten der vertraglichen Haftung sind in **Abb. 10.9** dargestellt.

Haftung des niedergelassenen Arztes

Haftung des niedergelassenen Einzelarztes

Besteht zwischen dem niedergelassenen Einzelarzt und dem Patienten ein Vertrag (Arztvertrag bzw. Behandlungsvertrag), kann dies Ersatzansprüche auslösen, wenn der Arzt seine vertraglichen Pflichten nicht oder nicht ordnungsgemäß erbracht hat. Die Ansprüche aus dem Vertrag richten sich an den Vertragspartner. Mit anderen Worten: Begeht der Arzt einen Diagnose- oder Aufklärungsfehler oder führt er einen Heileingriff nicht nach den Regeln der ärztlichen Kunst durch, haftet der Arzt als Vertragspartner selbst. Nach § 278 BGB haftet er für alle Personen, die er im Rahmen des Vertrages zur Erfüllung seiner Verbindlichkeit heranzieht. Seine vertragliche Haftung erstreckt sich somit auch auf Fehler seines Praxispersonals.

Zusätzlich und unabhängig von dieser vertraglichen Haftung kommt auch eine Haftung aus unerlaubter Handlung in Betracht.

Haftung der Praxisgemeinschaft

In der Praxisgemeinschaft nutzen die Vertragsärzte gemeinsam die Praxisräume, Praxiseinrichtungen und die nichtärztlichen Mitarbeiter. Ansonsten bleibt jeder Arzt völlig selbstständig. Jeder hat einen eigenen Patientenstamm, eine eigene Karteiführung, ein eigenes Praxisschild und rechnet getrennt ab. Jeder handelt im eigenen Namen und für eigene Rechnung. Es handelt sich um eine reine Zweckgemeinschaft. Den Behandlungsvertrag schließt der Patient nur mit „seinem" Arzt ab, nicht mit den anderen Partnern. Die gesamtschuldnerische Haftung beschränkt sich somit nur auf den gemeinsam genutzten Bereich. Bezüglich der Haftung gilt daher das Vorstehende.

Haftung der Gemeinschaftspraxis

Betreiben Ärzte eine Gemeinschaftspraxis, trifft der Anspruch aus unerlaubter Handlung nur den Arzt, der den Schaden verursacht hat (deliktisch), während alle Ärzte der Gemeinschaftspraxis dem Patienten vertraglich als Gesamtschuldner haften können. Die Gemeinschaftspraxis ist folglich eine rechtliche und wirtschaftliche Einheit, eine Handlungs-, aber auch Haftungsgemeinschaft. Bei der Gemeinschaftspraxis handelt es sich um eine einheitliche Praxis, in der alle Ärzte die Praxisräume, die Praxiseinrichtung, das Personal gemeinsam nutzen und nur eine gemeinsame Dokumentation haben. Sie werden im Abrechnungsverhältnis zur KV/KZV als Einheit behandelt. Der Arztvertrag wird zwischen dem Patienten und sämtlichen Partnern der Gemeinschaftspraxis geschlossen. Entsprechend haften die Partner für die ärztliche Tätigkeit aller in der Gemeinschaft tätigen Kollegen. Dadurch trifft der vertragliche Anspruch wegen eines Versäumnisses alle Ärzte.

Haftung im Krankenhaus

Totaler Krankenhausvertrag

Hinsichtlich der stationären Aufnahme in ein Krankenhaus wird der bereits geschilderte Behandlungsvertrag über die bloße Behandlung hinaus etwa um pflegerische Leistungen erweitert. Man spricht vom so genannten Krankenhaus-(aufnahme-)vertrag (auch „totaler Krankenhausvertrag").

Der Krankenhausträger schuldet dem Patienten daraus eine sachgemäße Heilbehandlung, Unterbringung, Verköstigung und pflegerische Betreuung.

Damit wird der Krankenhausträger alleiniger Vertragspartner des Patienten. Die einzelnen behandelnden Krankenhausärzte, Pflegekräfte usw. treten in diesem Fall in keine persönliche Vertragsbeziehung mit dem Patienten. Sie zählen zu den Erfüllungsgehilfen des Anstaltsträgers. Da sie selbst nicht Vertragspartner des Patienten sind, richten sich vertragliche Ersatzansprüche wegen Vertragsverletzung auch nicht gegen sie. Daneben besteht wiederum die Haftung des Krankenhauses für unerlaubte Handlungen seiner Beschäftigen (Verrichtungsgehilfe), allerdings ist eine Exkulpation möglich.

Arztzusatzvertrag

Die vertragliche Haftung gegenüber dem stationären Wahlleistungspatienten hängt von der Vertragsgestaltung am jeweiligen Krankenhaus ab. Im Regelfall kann der Patient zusätzliche ärztliche Leistungen durch einen liquidationsberechtigten Arzt wählen. Der Patient schließt zusätzlich zum gewöhnlichen Krankenhausaufnahmevertrag noch einen Arztzusatzvertrag ab. Mit dem Abschluss eines solchen Zusatzvertrages will sich ein Patient die Behandlung durch einen bestimmten Spezialisten, etwa durch einen besonders guten Internisten oder Chirurgen, sichern.

Im Ausgangspunkt gelten hier die gleichen Haftungsgrundsätze wie beim totalen Krankenhausaufnahmevertrag. Das Krankenhaus verpflichtet sich ebenfalls zur umfassenden Leistungserbringung einschließlich des ärztlichen Bereichs.

Jedoch bringt der Arztzusatzvertrag eine doppelte Verpflichtung hinsichtlich der ärztlichen Leistung. In diesen Fällen haftet der liquidationsberechtigte Arzt zusammen mit dem Krankenhausträger gesamtschuldnerisch aus Vertrag und unerlaubter Handlung für Fehlleistungen bei der medizinischen Behandlung. Ebenso haben sowohl Arzt als auch Krankenhausträger in diesen Fällen für Fehlleistungen des Hilfspersonals einzustehen, die in die Behandlung der Wahlleistungspatienten einbezogen wurden.

Wird ein gespaltener Wahlbehandlungsvertrag geschlossen, wird der liquidationsberechtigte Krankenhausarzt alleiniger Schuldner der ärztlichen Behandlung, die über die allgemeinen Krankenhausleistungen hinausgeht. Liegen fehlerhafte Behandlungsleistungen des nachgeordneten, hier insbesondere ärztlichen Personals des Krankenhauses vor, ist zu differenzieren, ob das Fehlverhalten gemäß § 278 BGB dem Wahlarzt oder dem Krankenhausträger zugerechnet werden kann.

Aufgespalteter Krankenhausaufnahmevertrag

Wurde ein Belegarzt, d. h. ein freiberuflich tätiger Arzt mit Belegbetten in einer Klinik im Rahmen einer stationären Behandlung tätig, liegt ein so genannter *gespaltener Krankenhausvertrag* vor. Aus Sicht des Patienten bestehen zwei Verträge. Zum einen mit dem behandelnden Arzt und zum anderen mit dem Krankenhausträger. Aufgrund der vorliegenden zwei Verträge gilt auch eine getrennte Haftung. Der Krankenhausträger haftet für Pflichtverletzungen im Bereich der Krankenhausleistung (Unterkunft, Verpflegung, pflegerische Betreuung). Während der Belegarzt für Fehler bei der Durchführung der ärztlichen Leistung einzustehen hat. Soweit er sich zur Erfüllung seines Vertrages einer Hilfsperson bedient, wird dem Arzt dessen Verhalten zugerechnet. Hingegen ist das Krankenhaus gemäß § 278 BGB verantwortlich für nachgeordnete Ärzte, die bei der Behandlung des Patienten außerhalb des belegärztlichen Fachgebiets – etwa der Anästhesist bei der Operation des Belegchirurgen – teilnehmen.

Tab. 10.2 Gegenüberstellung der vertraglichen Haftung und der Haftung aus Delikt

	Vertragliche Haftung	Haftung aus Delikt (Deliktshaftung)
Anspruchsgrundlage	• Vertrag (vertragliche Haftung)	• unerlaubte Handlung (deliktische Haftung)
Haftungsinhalte	• die Verletzung vertraglicher Pflichten kann zu einem Schmerzensgeldanspruch und Schadenersatzanspruch führen	• im Rahmen der deliktischen Haftung werden Schadenersatz und Schmerzensgeld gewährt
Adressat der Haftung	• richtet sich gegen den Vertragspartner (z. B. Arzt/Krankenhaus)	• Anspruch unmittelbar gegen den Schädiger
Entlastungsmöglichkeit	• keine Entlastungsmöglichkeit für Erfüllungsgehilfen	• Entlastungsmöglichkeit des Geschäftsherrn für Verrichtungsgehilfen
Verjährung	• die Verjährungsfrist aus vertraglichen Haftungsansprüchen beträgt drei Jahre	• grundsätzlich verjähren deliktische Ansprüche nach drei Jahren

10.4.3 Organisationspflichten des Krankenhausträgers

An den organisatorischen Bereich eines Krankenhauses werden sehr hohe Anforderungen gestellt. Keine Rücksicht wird von der Rechtssprechung bisher auf sachliche oder personelle Engpässe genommen. So dürfen z. B. fehlende Ausbildung oder Erfahrung sowie Eil- und Notfälle nicht zu Fehlern führen. Defizite in der Organisation dürfen keine Schädigung eines Patienten begründen. Ansonsten muss der Krankenhausträger für den Mangel einstehen.

Allerdings erkennt die Rechtsprechung unterschiedliche Standards für den Allgemeinmediziner und den Facharzt, ebenso wie die personellen, räumlichen und apparativen Behandlungsbedienungen der einzelnen Krankenhäuser, sei es Landes- oder Stadtkrankenhaus, Spezialklinik oder Universitätsklinik an. Ein Mindeststandard darf jedoch nicht unterschritten werden. So liegt ein Organisationsverschulden vor, wenn das Krankenhaus personell unterbesetzt ist und die übernommenen Aufgaben nicht erfüllen kann. Weiterhin darf kein Arzt zur Operation nach einem anstrengenden Nachtdienst eingeteilt oder eine nicht hinreichend qualifizierte Pflegekraft allein zur Überwachung einer Aufwachphase eingesetzt werden.

Grundsätzlich hat der Krankenhausträger Sorge zu tragen, dass sowohl das ärztliche als auch nichtärztliche Personal in der Lage ist, mit der im Einzelfall erforderlichen Konzentration und Sorgfalt zu arbeiten. Ansonsten muss das Krankenhaus auf die Erbringung bestimmter Leistungen verzichten und die Patienten an andere Krankenhäuser verweisen.

Der Krankenhausträger haftet auch für seine leitenden Organe, also etwa den Chefärzten. So bleibt der Krankenhausträger für die Überwachung der Chefärzte letztendlich verantwortlich und hat zu überprüfen, ob sie die ihnen übertragene Organisation fachgerecht wahrnehmen. Diesen wiederum obliegt die Fachaufsicht über die Oberärzte und Assistenzärzte.

Ähnlich hohe Ansprüche stellt die Rechtsprechung hinsichtlich der Wartung der Krankenhausgeräte. Der Krankenhausträger hat dafür zu sorgen, dass die für Diagnose, Therapie und Operation benötigten medizinischen Geräte bereitstehen und funktionstüchtig bleiben. Zudem ist die ordnungsgemäße Handhabung der Geräte durch regelmäßige Schulungen des Personals sicherzustellen.

Zu den Organisationspflichten zählt auch die Sicherung des Eigentums der Patienten. So haftet ein Krankenhaus für abhanden gekommene Wertsachen von bewusstlosen Patienten.

Fallbeispiel

Ein Mann, der einen wertvollen Ring trug, war bewusstlos in ein Krankenhaus eingeliefert und nach der Behandlung in ein Patientenzimmer gebracht worden. Als er später in ein anderes Krankenhaus verlegt wurde, war der Ring verschwunden. Das Landgericht Hannover sprach dem Mann Schadenersatz zu, da beim Verlegen in das Zimmer nicht mehr die medizinische Behandlung im Vordergrund stand, sondern vielmehr die Obhutspflicht des Krankenhauses (LG Hannover, 15. 2. 1999; 20 O 2/98).

10.4.4 Gegenüberstellung der vertraglichen Haftung und Haftung aus Delikt

Tab. 10.2 zeigt eine Gegenüberstellung der vertraglichen Haftung und der Haftung aus Delikt.

Fragen und Aufgaben

1. Welche grundsätzlichen Merkmale unterscheiden den Erfüllungsgehilfen vom Verrichtungsgehilfen?
2. Stellen Sie die wesentlichen Unterschiede der vertraglichen Haftung der Delikthaftung gegenüber.
3. Haftet der Vertragspartner des Patienten (z. B. Krankenhaus) auch für das Verschulden seiner Gehilfen (z. B. Arzt; Krankenschwester)?
4. Kann auch dann, wenn ein Behandlungsvertrag nicht besteht, eine Haftung für Hilfspersonen in Betracht kommen?
5. Wem gegenüber kann u. U. ein Krankenhauspatient einen Schadenersatzanspruch haben?
6. Was versteht man unter einer „unerlaubten Handlung"?
7. Was sind die Voraussetzungen einer vertraglichen Haftung?
8. Binnen welcher Fristen verjähren Arzthaftungsansprüche?
9. Wann liegt ein Organisationsverschulden des Krankenhausträgers vor? – Nennen Sie Beispiele!

10.5 Beweislast

Die Beweislast beschäftigt sich mit der Frage, welche Partei die Beweisführung zu tragen hat und damit auch das Risiko des Unterliegens im Prozess trägt.

10.5.1 Beweislastregeln im Zivilprozess

Die Regeln der Beweislast und der Beweislastumkehr im Zivilprozess zeigt **Abb. 10.10**.

Beweislastumkehr bei Vorliegen eines groben Behandlungsfehlers

Zur Umkehr der Beweispflicht führt das Vorliegen eines groben Behandlungsfehlers. Ein grober Behandlungsfehler liegt vor, wenn ein Arzt eindeutig gegen bewährte ärztliche Behandlungsregeln oder gegen gesicherte medizinische Erkenntnisse verstoßen hat. Der Behandlungsfehler war ursächlich für den späteren Schaden und der Fehler hätte vermieden werden können. Gleiches gilt in diesem Zusammenhang auch für so genannte Diagnosefehler. So wurde es beispielsweise als grober Behandlungsfehler angesehen, an der Arbeitsdiagnose Mandelentzündung festzuhalten trotz Symptome für eine Meningitis (OL Stuttgart, Urteil vom 21. 1. 1993 – 14 U34/91 – VersR 1994, 313).

Ist zulasten eines Arztes ein „grober" Fehler festgestellt worden, steht der Arzt in der Beweispflicht. Weitere Fälle, die als grober Behandlungsfehler gewertet wurden, sind:

- das Nichtvornehmen eines notwendigen Heileingriffs,
- eine gegen die Grundregeln der Medizin verstoßende Therapie,
- eine mangelnde Qualifikation des behandelnden Arztes.

Beweislastumkehr bei Dokumentationsmängeln

Grundsätzlich dient die Dokumentation des Arztes neben medizinischen Zwecken auch der Beweissicherung (Kap. 12, S. 82). Verletzt ein Arzt seine ihm obliegende Dokumentationspflicht, d. h., hat er nicht alle Befunde sowie die Behandlung und ihren Verlauf ordnungsgemäß aufgeschrieben, so kann dies zu Beweiserleichterungen für den Patienten bis hin zu einer Umkehr der Beweislast führen. Unterlassene oder lückenhafte Dokumentation führt zur Vermutung, dass eine Maßnahme unterblieben ist. Dies gilt für nicht dokumentierte Befunderhebungen, ärztliche Anordnungen, Medikationen ebenso wie für alle Besonderheiten des Behandlungsgeschehens. Um die Vermutung zu widerlegen, muss der Arzt beweisen, dass die nicht aufgezeichneten Maßnahmen dennoch durchgeführt wurden. Beispielsweise muss von einem Dokumentationsmangel ausgegangen werden, wenn der Arzt einen bedeutsamen Operationsschritt nicht im OP-Bericht aufzeichnet. Behauptet der Arzt dennoch den Operationsschritt durchgeführt zu haben, hat er dies durch andere Beweismittel bspw. Zeugenaussagen eines Assistenten zu belegen (BGH NJW 1989, 2330). Kann der Mediziner den Beweis erbringen, wird der Dokumentationsmangel für den Arzt ohne negative Folgen bleiben.

Beweislast und Beweislastumkehr	
Beweislast liegt grundsätzlich beim Patienten ⇩	Grundsätzlich muss im Zivilprozess der Anspruchsteller (meist Patient) die Tatsache beweisen, die seinen Anspruch begründet. Dazu gehört sowohl der Verstoß als solcher als auch die Ursächlichkeit zwischen Behandlungsfehler und dem beim Patienten eingetretenen Gesundheitsschaden. Gelingt dem Anspruchsteller die Beweisführung nicht, verliert er in der Regel den Prozess. Seine Klage wird abgewiesen.
Gebot der Waffengleichheit ⇩	Üblicherweise sieht sich der Patient erheblichen Schwierigkeiten in seiner Beweisführung gegenüber. Zum einen ist er in der Regel medizinischer Laie, zum anderen ist er häufig beim Behandlungsgeschehen nicht bei vollem Bewusstsein. Der Patient befindet sich im Vergleich zum Arzt in einer deutlich unterlegenen Stellung. Dieses Ungleichgewicht hat die Rechtsprechung erkannt und die „**Waffengleichheit**"[1] der Prozessparteien als gefährdet angesehen. Vor diesem Hintergrund wurden im Laufe der Jahre Regeln der Beweiserleichterung bzw. Beweislastumkehr für den Patienten geschaffen.
Beweislasterleichterung bis hin zur Beweislastumkehr	Im Einzelfall kann der Grundsatz der Waffengleichheit bis zu einer Beweislastumkehr führen. Das heißt, dass die Beweislast dem Patienten genommen wird und auf den Arzt übergeht. In diesen Fällen muss der Patient nicht mehr Verursachung und Verschulden durch den Arzt nachweisen, sondern den Arzt trifft die Beweislast. Der Arzt muss die fehlende Schadensursächlichkeit beweisen. Er muss das Gericht überzeugen, dass die Schädigung auch ohne das vorgeworfene Verhalten eingetreten wäre.

[1] Das Gebot der Waffengleichheit ist die verfassungsrechtlich gewährleistete Gleichwertigkeit der prozessualen Stellung der Parteien vor dem Richter.

Abb. 10.10 ▪ Beweislast und Beweislastumkehr.

Organisationsmängel

Auch bei groben Organisationsmängeln gewährt die Rechtsprechung Beweiserleichterungen bis hin zur Beweislastumkehr. So muss die Behandlungsseite bei Organisationsmängeln beweisen, dass der eingetretene Schaden sich nicht auf das Organisationsdefizit zurückführen lässt.

10.5.2 Beweislastregeln im Strafverfahren

Ein Angeklagter darf wegen einer ihm vorgeworfenen Straftat nur verurteilt werden, wenn ihm die Tat nachgewiesen werden kann. Die Beweisaufnahme ist auf alle Tatsachen und Beweismittel zu erstrecken, die für die Entscheidung von Bedeutung sind. Die „Beweislast" tragen im Strafverfahren die staatlichen Strafverfolgungsbehörden. Eine Beweislastumkehr zulasten eines Arztes wie im Zivilprozess kennt das Strafverfahren nicht. So rechtfertigt ein „grober" Behandlungsfehler im Strafverfahren noch keine Verurteilung. Hier muss die Feststellung der Ursächlichkeit des Behandlungsfehlers für den Schaden des Patienten von der Staatsanwaltschaft bewiesen werden. Kann diese Ursächlichkeit dem Arzt nicht nachgewiesen werden, ist er freizusprechen.

Fragen und Aufgaben

1. Was versteht man unter dem Begriff der „Beweislast"?
2. Was versteht man unter dem Begriff der „Beweislastumkehr"?
3. Unter welchen Fallkonstellationen kann es zur „Beweislastumkehr" im Zivilprozess kommen?

10.6 Aufklärungsversäumnis

Ärzte müssen Patienten frühzeitig aufklären

Karlsruhe (AFP). Patienten müssen über die Risiken einer Operation so frühzeitig aufgeklärt werden, dass sie in Ruhe die für und gegen den Eingriff sprechenden Gründe abwägen können. Eine Aufklärung erst am Tag der Operation kommt zu spät und kann Ärzte zu Schadenersatz und Schmerzensgeld verpflichten. Das entschied der Bundesgerichtshof. Danach muss selbst bei größeren ambulanten Eingriffen am Tag vor der Operation aufgeklärt werden, wenn mit dem Eingriff erhebliche Risiken verbunden sind (Az. VI ZR 131/02). Im aktuellen Fall war ein Patient erst am Operationstag über die Risiken einer Bandscheibenoperation informiert worden. Er leidet unter einer Blasenlähmung.
(Badische Zeitung, 15.05 2003)

10.6.1 Grundlagen der Aufklärung

Nach geltender Rechtsprechung stellt jeder ärztliche Eingriff eine Körperverletzung dar, die nur durch eine *rechtswirksame Einwilligung* des Patienten gerechtfertigt ist. Eine wirksame Einwilligung in die ärztliche Behandlung ist nur dann gegeben, wenn ihr eine *sachgerechte* und *individuelle Aufklärung* zugrunde liegt. Der Patient muss über den Sinn und Zweck des Eingriffs im Wesentlichen aufgeklärt sein. Erfolgt die Aufklärung nicht ordnungsgemäß, so ist dies von straf- und zivilrechtlicher Bedeutung.

Damit eine wirksame Einwilligung vorliegt, sind folgende Grundsätze zu beachten:
- Eine wirksame Einwilligung setzt keine Schriftform voraus. Eine Einwilligung kann auch mündlich oder durch schlüssiges Verhalten erfolgen, wenn der Patient zur angesetzten Behandlung erscheint. Man spricht von einer konkludenten Zustimmung.
- Die Einwilligung muss grundsätzlich vor dem Heileingriff erklärt werden. Kann keine Einwilligung eingeholt werden, z. B. bei bewusstlosen Unfallopfern, so ist der mutmaßliche Wille des Patienten entscheidend.
- Als Voraussetzung, um wirksam einwilligen zu können, muss der Patient die Reife und Fähigkeit besitzen, die Tragweite des ärztlichen Eingriffs beurteilen zu können.
- Bei willensunfähigen Patienten ist durch das Vormundschaftsgericht ein Betreuer zu bestellen, der die Einwilligung erteilen kann.
- Eine wirksame Einwilligung kann jederzeit zurückgenommen werden.

10.6.2 Die 6 großen W-Fragen der Aufklärung

Von einigen Spezialgesetzen abgesehen hat der Gesetzgeber die Aufklärungspflicht nicht geregelt. Allerdings lassen sich Anforderungen an ein sachgerechtes Aufklärungsgespräch aus der höchstrichterlichen Rechtssprechung ableiten und in den 6 großen W-Fragen der Aufklärung zusammenfassen.

Wer muss aufklären?

Aufklärungspflichtiger. Grundsätzlich ist das Aufklärungsgespräch *Sache des Arztes*, der die Behandlung durchführt. Nichtärztliches Personal darf keine ärztlichen Aufklärungsaufgaben übernehmen. Die Delegation der Aufklärung an einen anderen sachkundigen Arzt ist hingegen möglich. Der den Eingriff vornehmende Arzt muss allerdings sicherstellen, dass eine vollständige Aufklärung durch seinen Kollegen stattgefunden hat und gegebenenfalls nachweisen, dass er sich über die Eignung und Zuverlässigkeit des Aufklärenden vergewissert hat.

Wen muss der Arzt aufklären?

Aufklärungsadressat. Adressat der Aufklärung ist der Patient selbst, der nach der Aufklärung die Einwilligung geben muss. Ausnahmen sind:
- *minderjährige Patienten:* Ist der Patient noch minderjährig, so erfolgt grundsätzlich die Aufklärung gegenüber beiden Elternteilen. Lediglich bei kleineren Routineeingriffen ist die Aufklärung eines Elternteils ausreichend. In solchen Fällen kann der Arzt davon ausgehen, dass der erschienene Elternteil zur Entgegennahme der Aufklärung und Einwilligung ermächtigt ist. Hingegen ist prinzipiell die Aufklärung und Zustimmung beider Elternteile einzuholen bei schwierigen und weitreichenden Entscheidungen, die mit erheblichen Risiken verbunden sind. Bei geschiedenen Eltern ist das Sorgerecht entscheidend.
- *einwilligungsunfähige Personen:* Soweit ein Vertreter (z. B. Betreuer, Gesundheitsbevollmächtigter) bei einer einwilligungsunfähigen Person (z. B. aufgrund einer Bewusstlosigkeit, Unzurechnungsfähigkeit

etc.) vorhanden ist, wird dieser aufgeklärt. Ferner besteht für den Patienten die Möglichkeit, eine Vorab-Erklärung niederzulegen, in der er für die Ärzte und Krankenhäuser verbindlich seinen Willen festsetzt (Patiententestament). Kann keine Einwilligung eingeholt werden, z. B. bei bewusstlosen Unfallopfern, so ist der Eingriff ohne Aufklärung, unter dem Gesichtspunkt der mutmaßlichen Einwilligung gerechtfertigt. Unter Umständen muss der mutmaßliche Wille des Patienten durch Gespräche mit nahe stehenden Personen ermittelt werden.

- *fremdsprachige Patienten*: Bei Aufklärung fremdsprachiger Patienten ist Sorge zu tragen, dass der betreffende Patient die Erläuterungen des Arztes versteht. Der Patient muss trotz Verständigungsschwierigkeiten ein allgemeines Bild von der Schwere und Richtung des konkreten Risikospektrums erhalten. Im Zweifel muss der Arzt, mit Billigung des Patienten, eine sprachkundige Person hinzuziehen. Dies können Angehörige des Patienten oder sprachkundige Angestellte sein.

Wann ist aufzuklären?

Zeitpunkt der Aufklärung. Die Aufklärung hat rechtzeitig zu erfolgen, sodass der Patient in Ruhe und ohne Zeitdruck das Für und Wider einer medizinischen Maßnahme abwägen kann. Der Patient darf nicht den Eindruck haben, sich nicht mehr aus dem Behandlungsprozess lösen zu können. Das kann bspw. dann der Fall sein, wenn sich der Eingriff unmittelbar an die Aufklärung anschließt.

Die Überlegungsfrist muss der Bedeutung des Eingriffs angemessen sein. Prinzipiell gilt, dass bei stationären Eingriffen die Aufklärung spätestens am Vortag erfolgen muss. Eine Aufklärung am Vorabend ist nicht ausreichend. Bei ambulanten Eingriffen kann dagegen eine Aufklärung erst am Tag des Eingriffs noch rechtzeitig sein, wenn es sich um kleinere und risikoarme Eingriffe handelt. Allerdings muss die Aufklärung vom Eingriff selbst deutlich abgesetzt sein. Bei geplanten Operationen sollte die Aufklärung zum Zeitpunkt der Terminvereinbarung erfolgen.

Nicht nur der Zeitpunkt der Aufklärung, sondern auch die rechzeitige Einwilligung ist rechtserheblich. So ist eine Einwilligungserklärung von vornherein unwirksam, wenn sie der Patient auf dem Weg zum Operationssaal unterschreibt oder wenn er bereits medikamentös auf die Operation vorbereitet wurde.

Wie ist aufzuklären?

Form der Aufklärung. Gesetzliche Bestimmungen über das „Wie" der Aufklärung existieren nicht. Die Aufklärung muss individuell in einem Arzt-Patienten-Gespräch erfolgen. Im Regelfall findet das Aufklärungsgespräch unter vier Augen statt bzw. im Beisein von Angehörigen oder anderen Ärzten. Aus Gründen der Beweissicherung werden heute üblicherweise Aufklärungsformulare verwendet. Sie können lediglich Grundlage für das Arzt-Patienten-Gespräch sein, dieses jedoch nicht ersetzen. Bei Verwendung eines Formulars darf auf den individuellen Einsatz nicht verzichtet werden. Aus Beweisgründen sollten die wesentlichen Gesprächsinhalte festgehalten werden. Gegebenenfalls sind zusätzliche Zeichnungen anzufertigen und Zusätze vorzunehmen. Der Aufklärungsbogen sollte von Arzt und Patienten, möglichst unter Angabe von Datum und Uhrzeit, unterschrieben werden. Darüber hinaus muss dem Patienten die Möglichkeit offen stehen, individuelle Fragen stellen zu können.

Worüber ist aufzuklären?

Umfang des Aufklärungsgespräches. Verlangt wird keine exakte medizinische Beschreibung. Im Allgemeinen genügt die Aufklärung „im Großen und Ganzen" über Chancen und Risiken der Behandlung. Der Patient soll über die Behandlung und ihre Alternativen, die Risiken der Therapie und gegebenenfalls über die Diagnose sowie den Verlauf aufgeklärt werden. Die Rechtssprechung verlangt eine Grundaufklärung. Die Aufklärung hat sich im Wesentlichen an den Erfordernissen des jeweiligen Einzelfalls zu orientieren. Der Umfang der Aufklärung ist abhängig von der Dringlichkeit und Schwere einer ärztlichen Maßnahme und dessen Folgen sowie vom Bildungs- und Wissensstand des Patienten. Je weniger dringlich und geboten der Eingriff erscheint, desto umfangreicher hat die Aufklärung zu sein. So sind bspw. bei einer Schönheitsoperation strengste Aufklärungsmaßstäbe anzulegen.

Wieweit ist aufzuklären?

Aufklärungsverzicht. Patienten haben das Recht, auf die Aufklärung ganz oder teilweise zu verzichten. Der Arzt muss davon überzeugt sein, dass sich der Patient der Bedeutung seiner Verzichtserklärung bewusst ist. Da der Arzt Verzicht beweisen muss, sollte sorgfältig dokumentiert werden. Aus Gründen der Beweisführung empfiehlt es sich, eine vom Patienten unterschriebene schriftliche Verzichtserklärung zu den Krankenakten zu legen.

10.6.3 Ausnahmen

Eine Reduzierung oder Unterlassung der Aufklärungspflicht ist nur dann rechtmäßig, wenn:
- der Patient ausdrücklich auf die Aufklärung verzichtet,
- sich das Risiko des Eingriffs durch die Aufklärung erhöhen würde, bspw. durch zusätzliche Aufregung des Patienten,
- dadurch eine Gefährdung Dritter abgewendet werden kann, insbesondere bei psychiatrischen Fällen (der Patient würde erfahren, dass der Arzt sich bei seiner Diagnose auf Informationen Dritter, etwa Familienangehöriger, stützt),
- die Gefahr besteht, dass eine labile Person ihre Zustimmung zu einer dringlich indizierten medizinischen Behandlung verweigert und dadurch eine höhere Lebensgefahr besteht, als wenn der risikoreiche Eingriff vorgenommen wird,
- wenn der Patient bereits durch einen anderen Arzt aufgeklärt wurde.

Fragen und Aufgaben

1. Auf dem Weg zum Operationssaal unterzeichnet eine bereits mit Medikamenten beruhigte Patientin die ihr schon mehrere Tage zuvor überlassene Einwilligungserklärung. Der Arzt hatte sie darin deutlich darauf hingewiesen, dass man die Operation auch unterlassen könne. Beurteilen Sie die Rechtslage.
2. Unter welchen Voraussetzungen kommt eine Reduktion der Aufklärung in Betracht? Beschreiben Sie und begründen Sie Ihre Meinung.
3. Der Arzt händigt einer Patientin ein Aufklärungsformular zu der diagnostizierten Krankheit aus. In diesem Vordruck werden die Krankheit, die vorgeschlagene Therapie sowie Gefahren und mögliche Folgen, insbesondere Komplikationen, beschrieben. Hat der Arzt damit seine Aufklärungspflicht erfüllt? Begründen Sie Ihre Entscheidung.
4. Wovon hängt der Umfang der Aufklärungspflicht ab?
5. Kreuzen Sie die richtigen Aussagen an:
    - ☐ In manchen Fällen kann die Aufklärung unterbleiben.
    - ☐ Nach geltender Rechtsprechung erfüllt jeder medizinische Eingriff (diagnostischer oder therapeutischer Art) den Tatbestand der Körperverletzung.
    - ☐ Ein Aufklärungsformular reicht zur korrekten Aufklärung des Patienten aus.
    - ☐ Die Einwilligung kann erst von volljährigen, geschäftsfähigen Patienten gegeben werden. Bei Patienten unter 18 Jahren müssen beide gesetzliche Vertreter einwilligen.
    - ☐ Der Patient kann sein Einverständnis jederzeit vor dem Eingriff widerrufen.
6. Ein minderjähriges Kind leidet an einem Down-Syndrom und einem angeborenen Herzfehler. Der Arzt hält eine Korrekturoperation „totaler AV-Kanal" medizinisch für notwendig und bestellt die Familie ein. Es kommt die Mutter des Kindes. Der Arzt bespricht die angesetzte Operation. Die Mutter unterzeichnet die Einwilligungserklärung. Die dann vorgenommene Operation am Herzen des Kindes verläuft erfolgreich. Dennoch wird Klage erhoben und Schmerzensgeld sowie Ersatzpflicht für etwaige Zukunftsschäden aus der Operation gefordert. Der Anspruch wird mit der fehlenden Einwilligung des Vaters begründet, wodurch die Einwilligung in die Operation insgesamt unwirksam ist. Beurteilen Sie den vorliegenden Fall.
7. Einer Patientin sollen zwei Knoten an der Schilddrüse entfernt werden. Bei der ambulanten Vorstellung wird ein fester Termin zur stationären Aufnahme vereinbart. Bei der stationären Aufnahme wird der Patientin ein Merkblatt ausgehändigt. Am Vortag der Operation wird sie auf die gesundheitlichen Risiken des Eingriffs aufmerksam gemacht. Sie wird auf das Risiko der verbleibenden Heiserkeit durch eine mögliche Schädigung des Stimmbandnervs hingewiesen. Bei der OP wird der Stimmbandnerv verletzt. Beurteilen Sie den Fall im Hinblick auf den Zeitpunkt der Aufklärung.
8. Ein Patient muss sich einer Blinddarmoperation unterziehen. Nach sachrechter Aufklärung willigt der Patient in die OP ein. Als er am nächsten Tag in den Operationssaal geschoben wird, bekommt er Bedenken und will nicht mehr operiert werden. Das Ärzteteam steht schon bereit und der OP-Plan kann nicht mehr umgeworfen werden. Die Operation wird durchgeführt. Beurteilen Sie die Sachlage.
9. Welche Konsequenzen ergeben sich für den Fall, dass die Erziehungsberechtigten zum Nachteil ihres Kindes die Einwilligung zu einer ärztlichen Behandlung ablehnen?
10. Ohne die Aufklärung und das Einverständnis des Patienten würde sich der Arzt einer Körperverletzung schuldig machen. Welche grundsätzlichen Anforderungen sind an eine formale Aufklärung zu stellen?

11 Dienstleistungsvertrag

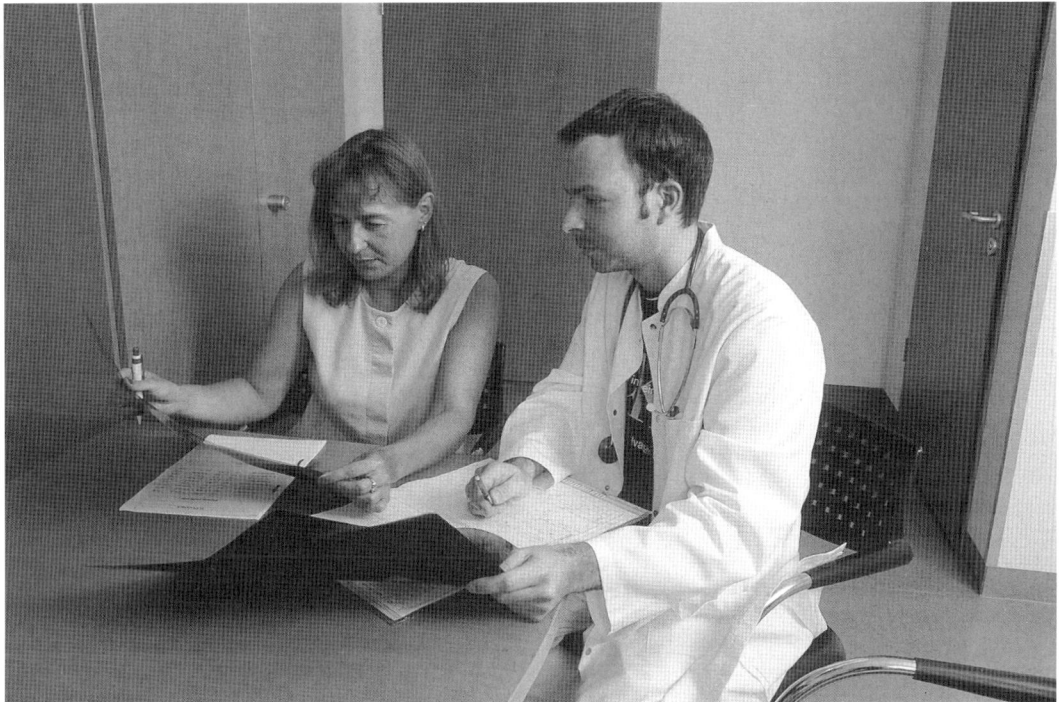

Überblick

11.1 Dienstleistungsvertrag und andere Vertragsarten • 73
11.1.1 Kaufvertrag • 74
11.1.2 Mietvertrag • 74
11.1.3 Leihvertrag • 75
11.1.4 Werkvertrag • 75
11.1.5 Werklieferungsvertrag (Anwendung des Kaufrechts) • 75
11.1.6 Dienstvertrag • 75

11.2 Behandlungsvertrag bzw. Arztvertrag • 75
11.2.1 Zustandekommen des Behandlungsvertrages • 76
11.2.2 Pflichten der Vertragspartner • 76
11.2.3 Beendigung und Kündigung des Vertragsverhältnisses • 76

11.1 Dienstleistungsvertrag und andere Vertragsarten

Verträge sind Rechtsgeschäfte, bei denen mindestens zwei Personen ihren Willen inhaltlich übereinstimmend erklären. Diese beiden Willenserklärungen werden als Antrag und Annahme abgegeben. Mit jedem Rechtsgeschäft werden andere Rechtfolgen herbeigeführt und bestimmte Voraussetzungen (z. B. Formvorschriften) verbunden. Die wichtigsten Vertragsarten sollen kurz im Überblick dargestellt werden (**Tab. 11.1**).

Tab. 11.1 Vertragsarten im Überblick

Vertragsart	Vertragspartner	Erläuterung	Gesetzliche Regelung	Kennzeichen
Kaufvertrag	Käufer/ Verkäufer	• entgeltliche Veräußerung von Sachen und Rechten	§ 433 BGB	• dauerhafte Rechtsänderung durch Eigentumsübertragung
Mietvertrag	Mieter/ Vermieter	• entgeltliche Überlassung der vermieteten Sache zum Gebrauch	§ 535 BGB	• befristetes Vertragsverhältnis • Rückgabe derselben Sache • Empfänger wird vorübergehend Besitzer
Leihvertrag	Verleiher/ Entleiher	• unentgeltliche Überlassung von Sachen zum Gebrauch und Rückgabe derselben Sache	§ 598 BGB	• befristetes Vertragsverhältnis • Rückgabe derselben Sache • Empfänger wird vorübergehend Besitzer
Werkvertrag	Unternehmer/ Besteller	• Herstellung eines versprochenen Werks gegen Entgelt mit Zusage des Erfolgs • das Material wird vom Besteller beschafft	§ 631 BGB	• befristetes Vertragsverhältnis • bestimmtes Arbeitsergebnis wird mit Erfolgsgarantie geschuldet
Werklieferungsvertrag (wie Kaufvertrag)	Unternehmer/ Besteller	• Herstellung eines Werks gegen Entgelt mit Zusage des Erfolgs • das Werk wird vom Hersteller beschafft	§ 651 BGB	
Dienstvertrag	Arbeitnehmer/ Arbeitgeber Arzt/Patient	• Leistung von Diensten gegen Entgelt	§ 611 BGB	• befristet oder unbefristet • Arbeitsleistung wird ohne Erfolgsgarantie geschuldet

11.1.1 Kaufvertrag

In einem Kaufvertrag verpflichtet sich eine Vertragspartei (Verkäufer) zur Übereignung und Übergabe der Kaufsache einschl. etwaigen Zubehörs oder zur Übertragung eines Rechts an die andere Vertragspartei (Käufer). Durch die Übergabe allein wird der Käufer nur Besitzer und hat lediglich die tatsächliche Herrschaft über die Sache. Erst mit der Eigentumsübertragung wird der Käufer zum Eigentümer und erlangt damit die rechtliche Herrschaft. Der Käufer verpflichtet sich im Gegenzug zur Bezahlung des Kaufpreises und Abnahme der gekauften Sache. Diese Pflichten ergeben sich aus § 433 BGB. Kaufgegenstand können bewegliche und unbewegliche Sachen und Rechte sein.

Der Kaufvertrag ist in der Regel formfrei, er kann also auch mündlich, schriftlich oder durch Handeln abgeschlossen werden. In einigen Fällen schreibt das Gesetz jedoch eine bestimmte Form vor, z. B. für den Grundstückskauf, der rechtswirksam nur in notariell beurkundeter Form geschlossen werden kann.

Der Kaufvertrag verpflichtet den Verkäufer, die Kaufsache frei von Sach- und Rechtsmängeln zu übergeben. Ist die Kaufsache mangelhaft, hat sie also nicht die von den Vertragsparteien vereinbarten Eigenschaften, oder liefert der Verkäufer eine andere Sache oder eine zu geringe Menge, so hat der Käufer dem Verkäufer Gelegenheit zu geben, den Mangel der Kaufsache durch Reparatur (Nachbesserung) oder Ersatzlieferung zu beheben. Die Entscheidung zwischen beiden Rechten trifft der Käufer. Ist der Versuch der Nacherfüllung fehlgeschlagen, so kann der Käufer entweder vom Vertrag zurücktreten oder Minderung des Kaufpreises verlangen. Hat der Verkäufer eine vertragliche Pflicht schuldhaft verletzt und der Käufer erleidet einen Schaden, dann kann der Käufer Schadenersatz verlangen.

11.1.2 Mietvertrag

Die Miete ist allgemein die Überlassung von Sachen, Grundstücken, Wohnungen usw. gegen Mietzins an Dritte zum Gebrauch (Benutzung). Beim Mietvertrag verpflichtet sich der Vermieter, dem Mieter die vermietete Sache während der Mietdauer zum Gebrauch zu überlassen. Als Gegenleistung hat der Mieter dafür den vereinbarten Mietpreis zu entrichten.

Im Alltagsleben spielt die Vermietung einer Wohnung eine bedeutende Rolle. Vermietet werden z. B. auch Rufanlagen, eher selten Rollatoren oder Rollstühle.

11.1.3 Leihvertrag

Durch einen Leihvertrag verpflichtet sich eine Partei (Verleiher), der anderen (Entleiher) den Gebrauch der Sache unentgeltlich zu gestatten (§ 598 BGB). Der Entleiher ist verpflichtet, die geliehene Sache pfleglich zu behandeln und nach Ablauf der vereinbarten Zeit wieder zurückzugeben. Einige Sozialstationen entleihen Rollstühle, Toilettenstühle, Krankenbetten mit Aufrichter und Seitengittern, Gehhilfen, Gehwagen, Kopfwaschwannen fürs Bett, usw. ohne Nutzungsgebühr.

11.1.4 Werkvertrag

Mit dem Abschluss eines Werkvertrages verspricht der Auftragnehmer (Unternehmer) nicht nur eine bestimmte Arbeit zu verrichten oder ein Werk herzustellen, sondern auch die erfolgreiche Ausführung. Der Auftraggeber beschafft dazu das benötigte Material. Der Auftraggeber (Besteller) ist hingegen zur Zahlung der Vergütung verpflichtet (§ 631 BGB).

Gegenstand typischer Werkverträge sind Reparaturarbeiten z. B. die Reparatur von Körper- und Zahnprothesen, handwerkliche Tätigkeiten, Transportleistungen (z. B. Taxifahrt) oder die Erstellung von Gutachten.

11.1.5 Werklieferungsvertrag (Anwendung des Kaufrechts)

Im Unterschied zum Werkvertrag verpflichtet sich beim Werklieferungsvertrag der Unternehmer zusätzlich das Material zur Herstellung einer Sache zu beschaffen (§ 651 BGB). Die hergestellte Sache wird dem Besteller gegen Entgelt übergeben und das Eigentum an der Sache verschafft. Auch hier wird der Erfolg der Leistung geschuldet.

Beispiele sind der Kauf einer neuen Brille, die Herstellung von Prothesen, Korsetts oder Schuheinlagen durch den Orthopäden.

11.1.6 Dienstvertrag

Im Gegensatz zu den oben genannten Verträgen Werk- und Werklieferungsvertrag steht beim Dienstvertrag nicht der Erfolg im Mittelpunkt, sondern nur die Dienste (menschliche Arbeitskraft). Hier steht das Bemühen zur sorgfältigen Ausführung des Auftrages im Vordergrund. Die Parteien des Vertrages heißen Anbieter der Dienstleistung und Nachfrager der Dienstleistung, z. B. Arzt – Patient, Rechtsanwalt – Klient. Durch den Abschuss eines Dienstvertrages verpflichtet sich ein Partner, die vereinbarten Tätigkeiten (Dienste) zu leisten, der andere zur Zahlung einer Vergütung (§ 611 BGB). Typische Dienstverträge sind – vom Arbeitsvertrag abgesehen – der Arzt- oder Krankenhausvertrag, der Mandatsvertrag mit einem Rechtsanwalt. Beim Arzt- oder Behandlungsvertrag verspricht der Mediziner nur seine Dienste, ohne den Erfolg seiner Arbeit garantieren zu können. Tritt der Erfolg nicht ein, bleibt der Anspruch auf ein Honorar erhalten.

Eine ausführliche Darstellung des Arzt- bzw. Behandlungsvertrages folgt im nachstehenden Kapitel.

11.2 Behandlungsvertrag bzw. Arztvertrag

In der Rechtsprechung besteht weitgehend Einigkeit darüber, dass es sich beim Behandlungsvertrag um einen Dienstvertrag handelt. Die rechtliche Grundlage für die Beziehung zwischen Arzt und Patient begründet sich durch die Vorschriften des Bürgerlichen Gesetzbuches (§ 611 BGB).

Entsprechend dem Wesen des Dienstvertrages schuldet der Arzt dem Patienten die ärztliche Behandlung (Arbeitsleistung). Dagegen muss er keinen Heilerfolg gewährleisten, sondern garantiert lediglich, dass er die anerkannten Grundsätze der ärztlichen Wissenschaft beachtet und geeignetes Material verwendet. Der Arzt verspricht nur die fachgerechte Behandlung. Eine zutreffende Diagnose kann ebenfalls nicht garantiert werden. So schuldet ein Chirurg dem Patienten bei der Entfernung des Blinddarms (Appendektomie) oder der Amputation eines Körperteils nicht den Erfolg, sondern er verpflichtet sich vertraglich nur für den geschuldeten Eingriff nach dem medizinischen Standard.

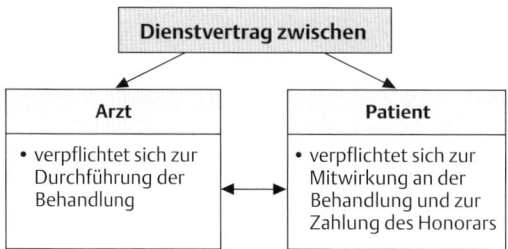

Abb. 11.1 • Rechtsbeziehung zwischen Arzt und Patienten (Hell, 2003).

Den Patienten trifft die Pflicht, die Maßnahmen der Behandlung zu unterstützen bzw. ist zur Zahlung der vereinbarten Vergütung verpflichtet **(Abb. 11.1)**.

11.2.1 Zustandekommen des Behandlungsvertrages

Grundsätzlich kommt ein Vertrag zustande, indem eine Vertragspartei einen Antrag macht, der von der anderen Seite angenommen wird.

Auch der Behandlungsvertrag kommt durch übereinstimmende Willenserklärungen von Patient und Arzt zustande. Die vertragliche Erklärung braucht allerdings nicht ausdrücklich abgegeben werden. Es genügt ein schlüssiges Verhalten der Beteiligten (konkludentes Handeln). So kommt ein Behandlungsvertrag bereits zustande, durch **(Abb. 11.2)**:
- konkludentes Handeln,
- Vergabe eines Bestelltermins,
- Zusage eines Hausbesuches,
- telefonische Beratung,
- Geschäftsführung ohne Auftrag.

Oftmals ist der Patient nicht in der Lage, mit dem Arzt einen Behandlungsvertrag abzuschließen (z. B. bei Bewusstlosigkeit). Erfolgt die Behandlung allerdings in seinem Interesse und entspricht sie seinem mutmaßlichen Willen, besteht ein Rechtsverhältnis nach den Vorschriften über die Geschäftsführung ohne Auftrag (§ 677 BGB). Hierbei muss der Arzt den mutmaßlichen Willen seines Patienten zum Maßstab für sein Tun nehmen.

11.2.2 Pflichten der Vertragspartner

Der Behandlungsvertrag bildet die rechtliche Basis für die Ansprüche, Pflichten und Obliegenheiten des Arztes ebenso wie die des Patienten. Die Pflichten der Vertragspartner sind in **Tab. 11.2** dargestellt.

11.2.3 Beendigung und Kündigung des Vertragsverhältnisses

Grundsätzlich ist das Vertragsverhältnis beendet mit Abschluss der Behandlung. Allerdings können die Vertragsparteien diesen Vertrag jederzeit ohne Einhaltung einer Frist kündigen (§ 627 BGB), auch ohne Vorliegen eines wichtigen Grundes. Hier ist zwischen der Kündigung durch den Arzt und der des Patienten zu unterscheiden.

Der Patient kann den Arztvertrag jederzeit kündigen, da das Kündigungsrecht dem Selbstbestimmungsrecht des Patienten entspricht. Dies gilt sowohl für den Privatpatienten als auch für den Kassenpatienten.

Der Arzt darf von seiner Kündigungsmöglichkeit nur Gebrauch machen, wenn der Patient dadurch

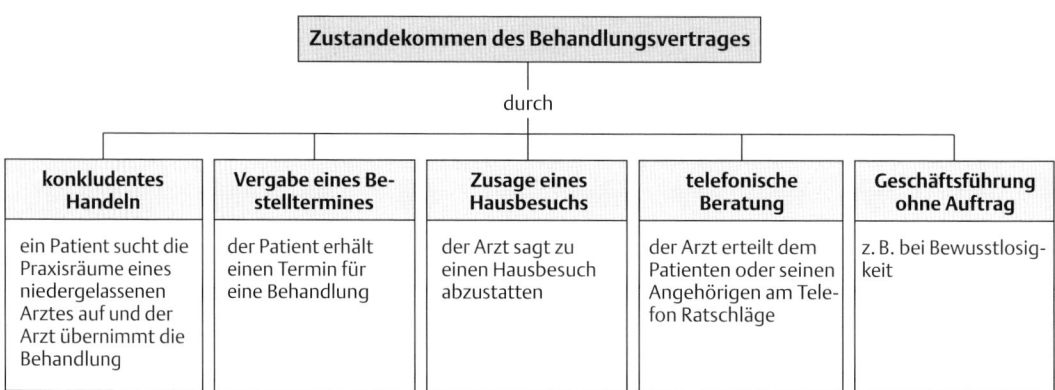

Abb. 11.2 • Zustandekommen des Behandlungsvertrages (nach Hofmann, 2002 b)

Tab. 11.2 Pflichten der Vertragspartner

Pflichten des Arztes	Pflichten des Patienten
• die Hauptpflicht des Arztes besteht in der Behandlung des Patienten. Er ist verpflichtet, den Patienten eingehend zu untersuchen, die Diagnose zu stellen und ihn zu therapieren mit dem Ziel der Heilung bzw. Linderung unter Berücksichtigung des jeweiligen Standes der medizinischen Wissenschaft • der Arzt hat seine Leistungen grundsätzlich persönlich zu erbringen (§ 613 BGB), allerdings ist das Zuziehen von ärztlichen und nichtärztlichen Hilfskräften im üblichen Umfang zulässig • außer der Behandlungspflicht ergeben sich aus dem Arztvertrag für diesen noch eine Reihe von Nebenpflichten wie die Erfüllung der ärztlichen Aufklärungspflicht, Schweigepflicht, die Sorgfaltspflicht oder Meldepflicht	• der Patient verpflichtet sich durch den Abschluss des Arztvertrages zur Honorarzahlung auf der Grundlage der Gebührenordnung für Ärzte (Privatpatient) oder zur Vorlage der Versichertenkarte zu Anfang des Quartals bzw. bei Behandlungsbeginn • der Patient ist verpflichtet, bei der Anamnese mitzuwirken und die ärztlichen Maßnahmen zu befolgen

nicht in eine Notsituation gerät und rechtzeitig einen anderen Arzt aufsuchen kann (§ 627 Abs. 2 BGB). Dies gilt auch, wenn ein wichtiger Grund i. S. v. § 626 BGB vorliegt und die Fortsetzung der Behandlung für den Arzt unzumutbar ist. Ein wichtiger Grund liegt vor, wenn das Vertrauensverhältnis zwischen Arzt und Patient beeinträchtigt ist, z. B. bei Verleumdung durch den Patienten. Der Arzt kann den Behandlungsvertrag auch fristlos kündigen, wenn der Patient die ärztlichen Anweisungen nicht befolgt, verschriebene Medikamente nicht einnimmt, trotz strikten Rauchverbots weiterraucht oder wenn der Patient ihn beschimpft oder gar bedroht.

Fragen und Aufgaben

1. Worin unterscheidet sich der Dienst-, Werk- und Werklieferungsvertrag?
2. Welcher Unterschied besteht zwischen Leih- und Mietvertrag?
3. Ein Behandlungsvertrag kommt häufig durch „konkludentes Handeln" zustande.
   - Was versteht man unter dem Begriff „konkludentes Handeln"?
   - Geben Sie zwei Beispiele einer solchen Handlungsweise.
4. Was versteht man unter einer „Geschäftsführung ohne Auftrag"?
5. Durch das Zustandekommen eines Behandlungsvertrages ergeben sich für beide Vertragsparteien Pflichten und Rechte.
   - Wie kommt ein Behandlungsvertrag zustande?
   - Welche Pflichten ergeben sich daraus?
6. Darf ein Arzt die Behandlung eines Patienten einstellen? Begründen Sie Ihre Antwort.
7. Wodurch unterscheidet sich der Behandlungsvertrag als Sonderform des Dienstvertrages von einem Werkvertrag?
8. Nennen Sie die fünf Pflichten des Arztes, die sich als Nebenpflicht durch den Behandlungsvertrag ergeben.

V Dienstleistungen dokumentieren

12 Dokumentation

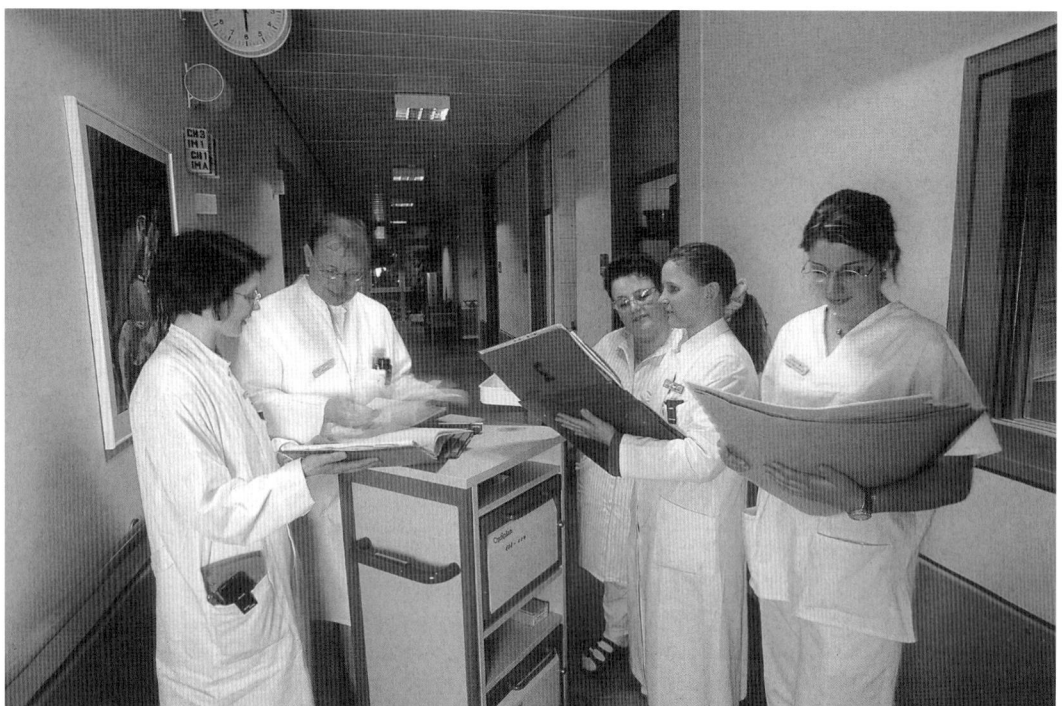

Überblick

12.1 Datenarten • 81

12.2 Dokumentation • 82
12.2.1 Rechtsgrundlagen für die Dokumentation • 83
12.2.2 Grundsätze zur Dokumentation • 83

12.2.3 Auswirkungen der Dokumentationspflicht • 84
12.2.4 Einsichtsrecht und Herausgabe der Krankenunterlagen • 84
12.2.5 Sonstige Auswirkungen • 85

„Denn was man schwarz auf weiß besitzt, kann man getrost nach Hause tragen."
(Johann Wolfgang von Goethe, Faust)

12.1 Datenarten

Was sind eigentlich Daten?

Fallbeispiel

Herr Carl W. hat Schmerzen im rechten Oberbauch, die Schmerzen strahlen in den Rücken und rechte Schulter aus. Die geringste Berührung der Haut im rechten Oberbauch bereitet ihm Schmerzen. Er ist müde und hat keinen Appetit.
Als die Ehefrau von Carl W. vom Einkauf zurückkommt und sieht, wie schlecht es ihrem Mann geht, ruft sie gleich den Hausarzt an und vereinbart einen Termin. Dieser überweist Herrn W. notfallmäßig zur weiteren Diagnostik in das zuständige Krankenhaus. Dort wird Herr W. stationär aufgenommen, da der Verdacht auf eine akute Gallenblasenentzündung besteht.

Herr W. muss schriftlich und mündlich viele Fragen beantworten:
- in der Verwaltung des Krankenhauses muss er einen Aufnahmebogen ausfüllen,
- der zuständige Arzt erhebt eine Arztanamnese,
- die zuständige Gruppenschwester führt mit Herrn W. ein Aufnahmegespräch.

Durch die gestellten Fragen werden über Herrn W. Daten erhoben oder erfasst, und zwar direkt durch das Gespräch mit ihm. Indirekt erhält der Arzt Daten aus dem Brief des Hausarztes, den er gelesen hat.

Daten sind Fakten, die objektiv nachweisbar sein müssen, damit sie ausgewertet werden können, z. B. für diagnostische Zwecke und in der Forschung. Man unterscheidet zwischen (**Abb. 12.1**):

- objektiven Daten und
- subjektiven Daten.

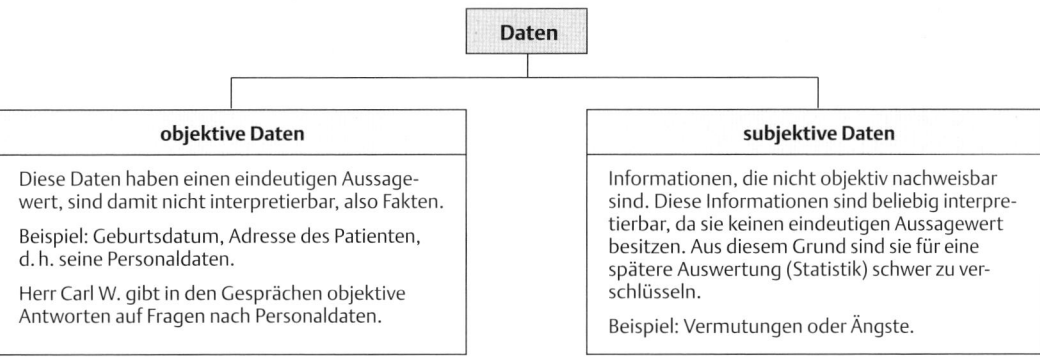

Abb. 12.1 • Daten.

12.2 Dokumentation

Arzt kann Richter durch einen Nachweis in der Patientenakte überzeugen

Kostenaufklärung: Patient beweispflichtig
13.02.04 – Gelingt es einem Patienten nicht, die Versäumnisse des behandelnden Arztes glaubhaft zu begründen, hat er keinen Anspruch darauf, wegen Verstoßes gegen die Aufklärungspflicht Kosten erstattet zu bekommen. So hat das Amtsgericht Braunschweig entschieden (AZ.: 116 C 4337/03).
Das Gericht wies damit die Klage einer Privatpatientin gegen einen Arzt ab, der bei ihr ein videomikroskopisches Tumorscreening vorgenommen hatte. Nach den Angaben der Klägerin hatte der Mediziner sie nicht darüber aufgeklärt, dass die Beihilfestelle nicht für die Kosten aufkommt, weil es eine preiswertere Art der Untersuchung gibt.

Das Gericht verwies auf der einen Seite darauf, dass ein Arzt grundsätzlich dazu verpflichtet ist, Patienten über Risiken hinsichtlich der Rückerstattung der ärztlichen Vergütung aufzuklären. Im konkreten Fall habe die Klägerin zwar plausibel dargelegt, überrascht gewesen zu sein, als die Beihilfestelle ihr die bereits verauslagten Honorarkosten für die Untersuchung nicht erstattete.
Mehr Gewicht gaben die Richter jedoch einem Eintrag in der Patientenakte, aus der hervorging, dass die Patientin aufgeklärt worden war. Auch glaubten sie dem Arzt, an verschiedenen Stellen seiner Praxis Info-Hinweise ausgelegt zu haben. Dem hatte die Klägerin nichts mehr entgegen zu setzen. Das Urteil ist rechtskräftig.
(Ärztliche Praxis, 13.2.04))

D Unter Dokumentation versteht man die Sammlung, Ordnung, Speicherung, Wiederzugänglichmachung und Auswertung von Dokumenten.

Die verschiedenen Formen der Dokumentation beschreibt **Abb. 12.2**.

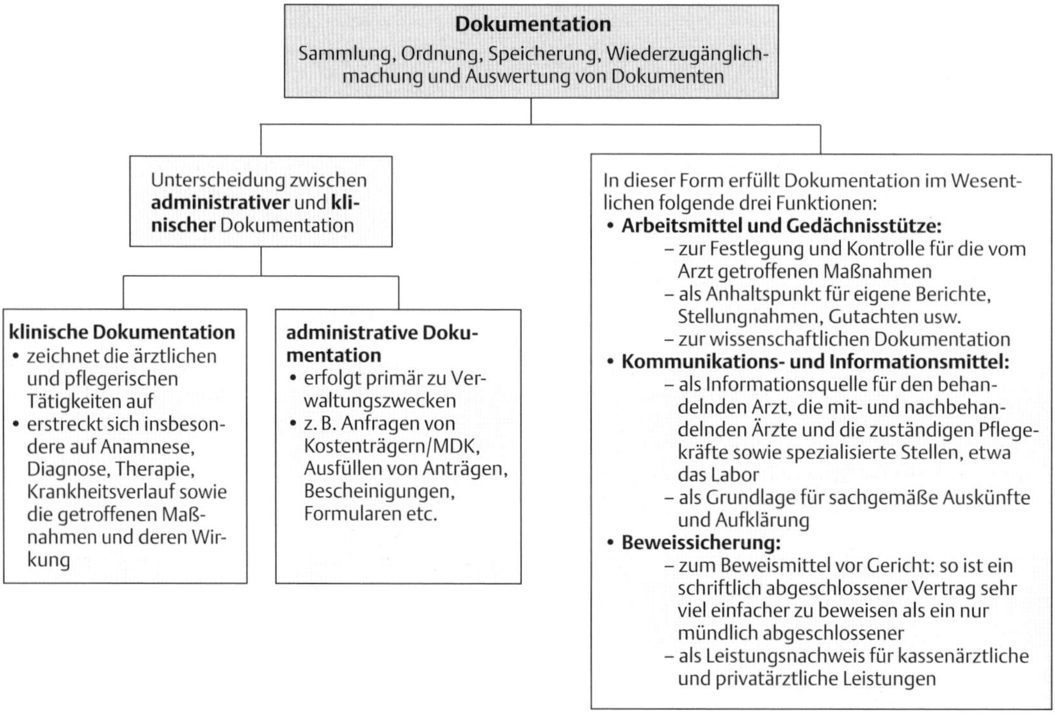

Dokumentation
Sammlung, Ordnung, Speicherung, Wiederzugänglichmachung und Auswertung von Dokumenten

Unterscheidung zwischen **administrativer** und **klinischer** Dokumentation

klinische Dokumentation
- zeichnet die ärztlichen und pflegerischen Tätigkeiten auf
- erstreckt sich insbesondere auf Anamnese, Diagnose, Therapie, Krankheitsverlauf sowie die getroffenen Maßnahmen und deren Wirkung

administrative Dokumentation
- erfolgt primär zu Verwaltungszwecken
- z. B. Anfragen von Kostenträgern/MDK, Ausfüllen von Anträgen, Bescheinigungen, Formularen etc.

In dieser Form erfüllt Dokumentation im Wesentlichen folgende drei Funktionen:
- **Arbeitsmittel und Gedächnisstütze:**
  – zur Festlegung und Kontrolle für die vom Arzt getroffenen Maßnahmen
  – als Anhaltspunkt für eigene Berichte, Stellungnahmen, Gutachten usw.
  – zur wissenschaftlichen Dokumentation
- **Kommunikations- und Informationsmittel:**
  – als Informationsquelle für den behandelnden Arzt, die mit- und nachbehandelnden Ärzte und die zuständigen Pflegekräfte sowie spezialisierte Stellen, etwa das Labor
  – als Grundlage für sachgemäße Auskünfte und Aufklärung
- **Beweissicherung:**
  – zum Beweismittel vor Gericht: so ist ein schriftlich abgeschlossener Vertrag sehr viel einfacher zu beweisen als ein nur mündlich abgeschlossener
  – als Leistungsnachweis für kassenärztliche und privatärztliche Leistungen

Abb. 12.2 • Dokumentation.

```
┌─────────────────────────────────┐
│   Ärztliche und pflegerische    │
│          Dokumentation          │
└─────────────────────────────────┘
          ┌──────────┴──────────┐
```

Die ärztliche Dokumentation besteht im Wesentlichen aus drei Bestandteilen:
- das Krankenblatt beinhaltet z. B. die Anamnese, ärztliche Diagnosen und wird durch den Arztbrief abgeschlossen
- die chronologisch geordnete Sammlung umfasst Untersuchungsergebnisse wie Laborbefunde oder Berichte über Röntgen-, EKG-Untersuchungen
- Verlaufskurven (Fieberkurve)

Die pflegerische Dokumentation umfasst u. a.:
- bestehende und auftretende Pflegebedürfnisse; sowie Angaben zur subjektiven Befindlichkeit des Patienten
- bei Verlegung des Patienten innerhalb des KH ist jeder Pflegeabschnitt mit einem kurzen Resümee abzuschließen und abzuzeichnen

Abb. 12.3 ▪ Ärztliche und pflegerische Dokumentation.

12.2.1 Rechtsgrundlagen für die Dokumentation

Grundlage der Dokumentationspflicht: Die Dokumentationspflicht ergibt sich gegenüber dem Patienten als vertragliche Nebenpflicht aus dem Behandlungsvertrag (juristische Wurzel).

Darüber hinaus basiert die Dokumentationspflicht auf folgenden Rechtsgrundlagen:
- Die Dokumentationspflicht des Arztes ergibt sich aus der berufsrechtlichen Pflicht zur Führung von Behandlungsunterlagen. In der Musterberufsordnung für Ärzte heißt es, dass der Arzt über die gemachten Feststellungen und getroffenen Maßnahmen die erforderlichen Aufzeichnungen zu machen hat (§ 10 MBO).
- Im gleichen Sinne werden die Kassenärzte in den Bundesmantelverträgen verpflichtet, Befunde, Behandlungsmaßnahmen, veranlasste Leistungen und den Behandlungstag zu dokumentieren.
- Von einer Dokumentationspflicht für Pflegepersonal geht ebenso das Krankenpflegegesetz in der Fassung von 1985 aus.
- Darüber hinaus ergeben sich Dokumentationspflichten aus spezialgesetzlichen Regelungen, z. B.
  - durch die Röntgenverordnung,
  - durch die Strahlenschutzverordnung,
  - bei Jugendarbeitsschutzuntersuchungen,
  - durch das Geschlechtskrankheitengesetz.

12.2.2 Grundsätze zur Dokumentation

Inhalt und Umfang

Zu dokumentieren sind *alle* für die Behandlung der Krankheit wesentlichen medizinischen und tatsächlichen Feststellungen sowie die getroffenen diagnostischen und therapeutischen Maßnahmen, die für die Behandlung des Patienten von Bedeutung sind. Dokumentiert wird:
- die Patientenidentifikation wie Name, Geburtsdatum usw.,
- ärztliche und pflegerische Befunde,
- ärztliche Anordnungen,
- für den Krankheitsverlauf wesentliche Beobachtungen,
- die Aufklärung des Patienten, ggf. einen Aufklärungsverzicht des Patienten,
- vom Patienten im Rahmen der Behandlung getroffene Entscheidungen.

Dabei ist zwischen der ärztlichen und pflegerischen Dokumentation zu unterscheiden (**Abb. 12.3**).

Beweislast

Die Dokumentation muss *vollständig* sein, denn eine unvollständige oder sonst nachlässig geführte Dokumentation führt im Zivilrechtsstreit zu einer Umkehr der Beweislast; d. h. nicht der Patient muss beweisen, dass der Arzt oder im Krankenhaus fehlerhaft gehandelt wurde, sondern der Arzt oder das Krankenhaus muss darlegen, dass sie keine Schuld trifft (Beweislastumkehr).

Tab. 12.1 Aufbewahrungsfristen (nach Heck, 2002)

Aufbewahrungsfrist in Jahren	Art der Unterlagen
1 Jahr	• Durchschriften der Arbeitsunfähigkeitsbescheinigungen • Überweisungsscheine
3 Jahre	• Durchschriften der Betäubungsmittelrezepte
5 Jahre	• Berichtsvordrucke für Gesundheitsfrüherkennung und Krebsfrüherkennung • Geschlechtskrankheiten, Stammblatt gemäß Formblatt, Anlage 2
6 Jahre	• Abrechnungsunterlagen (keine Regelungen nach Kassenarztrecht, sondern aus Steuergründen, z. B. von KV übermittelte EDV-Abrechnung)
10 Jahre	• Bilanzen • Buchungsunterlagen • EEG-Streifen • EKG-Streifen; auch Langzeit-EKG • Arztakten • Gutachten über Patienten • Krankenhausberichte • Karteikarten und sonstige ärztliche Aufzeichnungen, einschließlich gesonderte Untersuchungsbefunde • Laborbuch, Laborbefunde • Röntgenuntersuchungen, -aufnahmen • sonografische Untersuchungen • Arztbriefe (eigene und fremde)
15 Jahre	• Unterlagen aus einem D-Arzt-Verfahren einschließlich der Röntgenbilder
30 Jahre	• Röntgenbehandlung – Aufzeichnungen, Berechnungen

Fallbeispiel

Nach erfolgloser Sterilisation ging es in einem Fall darum, ob der Arzt die Patientin auf die Versagerquote zuvor auch hingewiesen hatte. Da keine schriftliche Bestätigung vorlag, ging man davon aus, dass dieser Hinweis nicht erfolgt war. Der Patientin wurde Beweislasterleichterung zugestanden.

Zeitpunkt

Die Dokumentation sollte *unverzüglich* erfolgen, also in einem zeitlich nahen Bezug mit der Behandlung oder dem Eingriff stehen. Wird die Dokumentation ärztlicher Behandlungen oder Eingriffe nicht rechtzeitig vorgenommen, kann dies in einem Rechtsstreit auch zu einer Beweislastumkehr führen. Beurteilt wird jedoch der Einzelfall.

12.2.3 Auswirkungen der Dokumentationspflicht

Aufbewahrungsfristen in der Praxis

Nach der (Muster-)Berufsordnung und den Bundesmantelverträgen müssen ärztliche Aufzeichnungen (z. B. Patientenkartei) zehn Jahre nach Abschluss der Behandlung aufbewahrt werden; soweit nicht nach anderen gesetzlichen Vorschriften eine längere Aufbewahrungspflicht verfügt wurde. Bestehen kürzere Fristen, so ist zu prüfen, ob das jeweilige Dokument den Patientenunterlagen zuzurechnen ist. Dann gilt die 10-Jahres-Frist, sonst die kürzere Frist. Im Zweifel sollte die 10-Jahres-Frist eingehalten werden.

Nach Ablauf der Aufbewahrungsfrist erfolgt eine Vernichtung der archivierten Dokumente unter Beachtung der datenschutzrechtlichen Bestimmungen. **Tab. 12.1** gibt einen Überblick über die verschiedenen Aufbewahrungsfristen.

Aufbewahrungsfristen im Krankenhaus

Schadensersatzansprüche eines Patienten verjähren wegen fehlerhafter Behandlung grundsätzlich nach 30 Jahren. Es bietet sich daher an, die Aufbewahrungsfrist im Krankenhaus an diesen Verjährungsfristen zu orientieren. Für Patientenakten im Krankenhaus lautet die Empfehlung der Deutschen Krankenhausgesellschaft z. B., die Krankenunterlagen 30 Jahre aufzubewahren.

12.2.4 Einsichtsrecht und Herausgabe der Krankenunterlagen

Fallbeispiel

Oliver S. wird wegen eines chronischen Hustens schon lange behandelt. Leider konnte trotz der Verordnung immer neuer Medikamente, der Er-

mittlung zahlreicher Laborwerte und der Erstellung von Röntgenbildern kein Behandlungserfolg erzielt werden. Oliver S. hat nun kein Vertrauen mehr zu seinem Hausarzt und möchte nun einen anderen Arzt konsultieren. Da er Doppeluntersuchungen und zusätzliche Kosten für seine Krankenversicherung vermeiden möchte, bittet er seinen Hausarzt um eine Kopie der Aufschriebe und um Herausgabe der Laborergebnisse und der Röntgenaufnahmen. Der Arzt gibt ihm zwar eine Kopie der Laborwerte, will aber Röntgenbilder und seine persönlichen Auszeichnungen über den Krankheitsverlauf nicht aushändigen.
Was ist denn nun rechtens?

Der Patient hat zunächst das Recht auf Einsicht in die Originalunterlagen und auf Auskunft über sie. Dies gilt soweit die Aufzeichnungen Angaben über objektive physische Befunde und Berichte über Behandlungsmaßnahmen enthalten (Angaben über Medikation, Operationsberichte usw.).
Der Anspruch auf Einsicht steht dem Patienten zu:
- als vertragliche Nebenpflicht aus dem Behandlungsvertrag;
- soweit keine vertragliche Beziehungen bestehen, gilt die Vorschrift des § 810 BGB. Danach kann derjenige, der ein rechtliches Interesse daran hat, eine im fremden Besitz befindliche Urkunde einzusehen, von dem Besitzer die Gestattung der Einsicht verlangen, wenn die Urkunde in seinem Interesse errichtet worden ist;
- aufgrund § 19, § 34 BDSG, wonach der Betroffene Auskunft über die zu seiner Person gespeicherten Daten verlangen kann.

Persönliche Eindrücke über den Patienten und dessen Angehörige, die in der Anamnese aufgenommen wurden, Bemerkungen zu querulatorischem Verhalten des Patienten, subjektive Wertungen des Arztes usw. unterliegen nicht dem Einsichtsrecht. Der Arzt kann diese persönlichen Notizen schwärzen.
Auf Verlangen des Patienten muss der Arzt oder das Krankenhaus eine Kopie sämtlicher Krankenunterlagen fertigen. Kopierkosten sind dabei vom Patienten zu erstatten.
In Ausnahmefällen ist eine Verweigerung der Einsichtnahme möglich, zum Schutz des Patienten, des Arztes oder Dritter. Grundsätzlich ist zwischen Selbstbestimmungsrecht und dem therapeutischen Interesse abzuwägen. Entgegenstehende therapeutische Gründe sind vom Arzt nach Art und Richtung näher zu kennzeichnen, allerdings ohne Verpflichtung, dabei ins Detail zu gehen.

Röntgenbilder gehören – obwohl sie von den Krankenkassen bezahlt werden – dem Arzt, der sie erstellt. Der Patient kann sich Röntgenbilder oder ähnliche Untersuchungsergebnisse ausleihen und sie einem anderen Arzt zur Einholung einer Zweitmeinung vorlegen. Damit werden Doppeluntersuchungen und Doppelbelastungen vermieden.
Die Auskunftspflicht besteht über den Tod des Patienten hinaus. Folglich können z. B. Erben im Fall einer Verfolgung von Schadenersatzansprüchen oder nahe Angehörige, sofern dies dem mutmaßlichen Willen des Verstorbenen entsprochen hätte, Einsicht in die Patientenakte nehmen.

Zum Fallbeispiel

Oliver S. kann seinen Hausarzt also auffordern, ihm seine Akte in Kopie zu überlassen und ihm die Röntgenbilder auszuleihen. Kommt der Arzt dem auch nach Terminsetzung – schriftlich mit Einschreiben – nicht nach, kann er dieses Recht einklagen.

12.2.5 Sonstige Auswirkungen

Die Dokumentationspflicht betrifft auch folgende Regelungen:
- die Schweigepflicht nach § 203 StGB,
- das Datenschutzrecht.

Unter Beachtung der Schweigepflicht nach § 203 StGB sind Dokumentationsunterlagen vertraulich zu behandeln, d. h., nur solchen Personen darf Einsicht gewährt werden, die mit der Patientenbehandlung befasst sind.
Auf das Datenschutzrecht wird in Kap. 14 (S. 107) näher eingegangen.

Fragen und Aufgaben

1. Warum unterliegt der Arzt einer strengen Dokumentationspflicht?
2. Was verstehen Sie unter Stammdaten?
3. Der Arzt unterliegt einer Aufbewahrungspflicht für seine ärztlichen Aufzeichnungen. Nennen Sie:
   a. die Aufbewahrungspflicht für allgemeine ärztliche Aufzeichnungen,
   b. vier besondere Fristen mit je einem Beispiel.
4. Welche Bedeutung hat die Dokumentationspflicht?
5. Welche fünf großen Gruppen von Daten sind in einer Krankenakte enthalten?

6. In einem Arzthaftungsprozess fordert der Richter den Arzt auf, die Unterlagen über eine drei Jahre zurückliegende Operation vorzulegen. Beim letzten Aussortieren wurden gerade diese Unterlagen vernichtet. Erläutern Sie die möglichen Rechtsfolgen.

7. Medizinische Unterlagen, die bereits länger als 10 Jahre aufbewahrt wurden, werden in der Papiermülltonne entsorgt. Beurteilen Sie den Vorgang.

8. Hat ein Patient Anspruch auf Einsichtnahme und Herausgabe aller ihn betreffenden Aufzeichnungen? Begründen Sie Ihre Antwort.

13 Klassifizierungssysteme

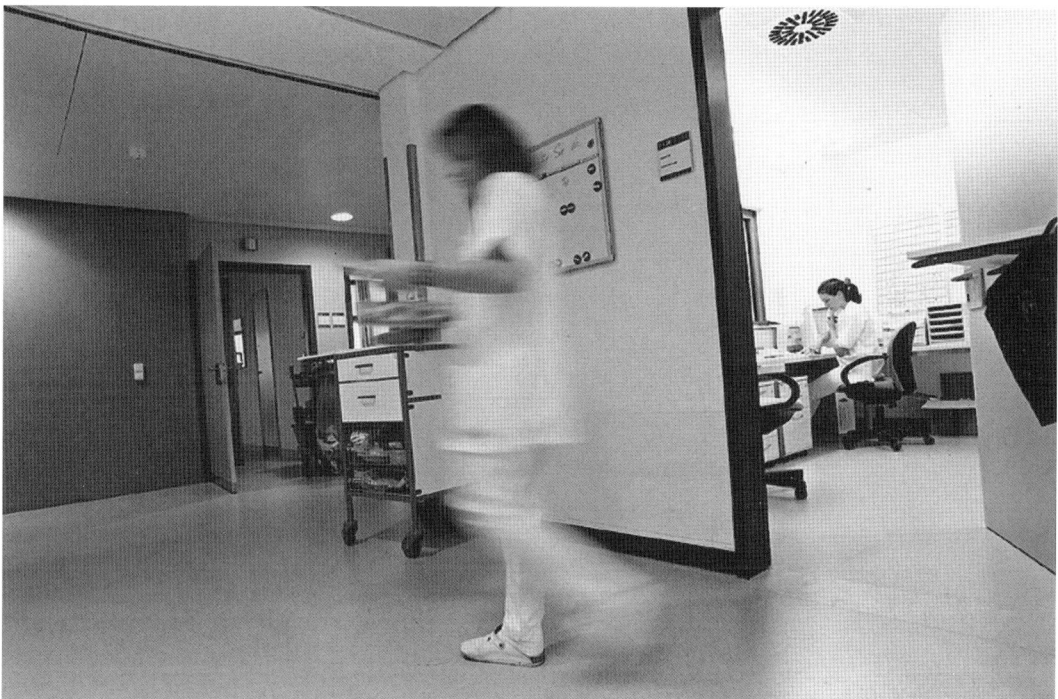

Überblick

13.1 ICD-10 · 88
13.1.1 Historie · 88
13.1.2 Aufbau der ICD · 88
13.1.3 Merkmale der ICD · 88
13.1.4 Anwendung der Krankheitsdiagnosen · 89

13.2 Operations- und Prozedurenschlüssel · 91
13.2.1 Historie · 91
13.2.2 Aufbau des OPS · 92
13.2.3 Merkmale des OPS · 92
13.2.4 Kritische Bewertung der ICD-10 und des ICPM · 93
13.2.5 Sonstige gesundheitsrelevante Klassifikationen · 94

13.3 Pflegediagnosen · 94
13.3.1 Historische Entwicklung der Pflegediagnosen · 94
13.3.2 Vor- und Nachteile der Pflegediagnosen · 94

13.4 Deutsche Kodierrichtlinien · 95
13.4.1 Aufbau der Kodierrichtlinien · 96

13.5 DRG (Diagnosis Related Groups) · 97
13.5.1 Was sind eigentlich DRGs? · 97
13.5.2 Begriffe rund um die DRGs · 98
13.5.3 DRG Nomenklatur · 98
13.5.4 Ablauf der DRG-Gruppierung · 98
13.5.5 Kostengewichte und Case-Mix · 100
13.5.6 Kritik am DRG-System · 102

13.1 ICD-10

Die Verschlüsselung von Diagnosen und Prozeduren und die dafür geltenden Klassifikationen haben mit der Einführung der DRGs als Entgeltsystem für stationäre Krankenhausleistungen eine neue Bedeutung erhalten.

13.1.1 Historie

Die wichtigste, weltweit anerkannteste Diagnosenklassifikation ist die *Internationale Statistische Klassifikation der Krankheiten und verwandter Gesundheitsprobleme, 10. Revision* (= International Statistical Classification of Diseases and Related Health Problems, 10th Revision). International auch kurz als „ICD-10" bezeichnet. Diese Klassifikation wurde von der Weltgesundheitsorganisation (World Health Organisation, WHO) in der englischsprachigen Version herausgegeben und vom deutschen Institut für Medizinische Dokumentation und Information (DIMDI) ins Deutsche übersetzt.

Den Grundstein zur ICD legte 1855 William Farr. Darauf aufbauend stellte Jacques Bertillon 1893 auf der Tagung des Internationalen Statistischen Instituts in Chicago das „Verzeichnis der Todesursachen" vor. Diese Klassifikation fand allgemeine Anerkennung und wurde zur internationalen Anwendung empfohlen. Gleichzeitig wurde beschlossen, die Klassifikation alle 10 Jahre zu überprüfen.

1946 wurde die WHO mit der Revision des Internationalen Todesursachenverzeichnisses und der Schaffung eines internationalen Verzeichnisses der Krankheiten beauftragt. Neben Mortalitätsstatistiken sollte die ICD auch für die Erstellung von Morbiditätsstatistiken Anwendung finden.

Seit diesem Zeitpunkt wurde sie auch in „*Internationale Klassifikation der Krankheiten, Verletzungen und Todesursachen*" umbenannt.

Bis zur ICD-9 (1976) wurde alle zehn Jahre eine Revision vorgenommen, um dem Fortschritt in der Medizin Rechnung zu tragen. Die Arbeit an der letzten, zehnten Revision begann 1983.

Seit dem 1. 1. 2006 ist die ICD-10-GM-2006 („GM" steht für German Modification; Version 2006) in Deutschland gültig und sowohl für den ambulanten als auch stationären Bereich verbindlich.

Die ICD-10-GM besteht aus zwei Bänden:
- *Band 1* enthält das systematische Verzeichnis,
- *Band 2* das alphabetische Verzeichnis zur ICD-10-GM. Es umfasst eine Sammlung verschlüsselter Diagnosen aus dem Sprachgebrauch der ambulanten und stationären Versorgung. Bis zur Version 2004 hieß das Verzeichnis ICD-10-Diagnosenthesaurus.

13.1.2 Aufbau der ICD

Den Aufbau der ICD verdeutlicht (**Abb. 13.1**).
Die ICD-10 gliedert sich hierarchisch in (**Tab. 13.1**):
- Krankheitskapitel,
- Krankheitsgruppen,
- Krankheitskategorien (dreistellige Schlüsselnummern),
- Subkategorien (vierstellige Schlüsselnummern).

13.1.3 Merkmale der ICD

Die Notation ist alphanumerisch aufgebaut (**Tab. 13.2**):
Alle dreistelligen Schlüsselnummern, die durch vierstellige Nummern unterteilt sind, werden durch ein „-" erweitert (vgl. A01.-); Gleiches gilt bei vierstelligen

Tab. 13.1: Hierarchische Gliederung der ICD-10

Krankheitskapitel	**Kapitel IX:** Krankheiten des Kreislaufsystems (I00-I99) **Kapitel VI:** Krankheiten des Nervensystems (G00-G99)
Krankheitsgruppen	**Gruppe I05-I09:** chronische rheumatische Herzkrankheiten
Krankheitskategorien (dreistellige Schlüsselnummern) und Subkategorien (vierstellige Schlüsselnummern)	• **K36:** sonstige Appendizitis • **I20.0:** instabile Angina pectoris • **M15.9:** Polyarthrose, nicht näher bezeichnet • **I05.2:** Mitralklappenstenose mit Insuffizienz

Tab. 13.2: Notation

1. Stelle	Buchstabe
2. bis 5. Stelle	Ziffer
4. Stelle	ist durch einen Punkt abgetrennt

> **Kapitel IX: Krankheiten des Kreislaufsystems**
> **(I00–I99)**
>
> **Chronische rheumatische Herzkrankheiten**
> **(I05–I09)**
>
> **I05.- Rheumatische Mitralklappenkrankheiten**
>
>   *Inkl.:* Zustände, die unter I05.0 und I05.2-I05.9 klassifizierbar sind, unabhängig davon, ob als rheumatisch bezeichnet oder nicht
>   *Exkl.:* Als nichtrheumatisch bezeichnet (I34.-)
>
> **I05.0 Mitralklappenstenose**
>   Mitralklappenobstruktion (rheumatisch)
> **I05.1 Rheumatische Mitralklappeninsuffizienz**
> **I05.2 Mitralklappenstenose mit Insuffizienz**
>   Mitralstenose mit Insuffizienz oder Regurgitation
> **I05.8 Sonstige Mitralklappenkrankheiten**
>   Mitralklappenfehler
>   Mitralvitium
> **I05.9 Mitralklappenkrankheit, nicht näher bezeichnet**
>   Mitralklappenkrankheit (chronisch) o.n.A.

Abb. 13.1 • Krankheiten des Kreislaufsystems (DIMDI, 2006 a).

Nummern mit untergeordneten fünfstelligen Schlüsselnummern, vgl. A41.5-.

Erläuterungen und Hinweise. In der ICD-10 sind darüber hinaus Erläuterungen zu finden, beispielsweise unter **F01.0; F01.1**. Daneben sind bei vielen Klassen Hinweise ergänzt. Ein Beispiel zeigt **Abb. 13.2**.

Weitere Vermerke und Querverweise. Zusätzlich sind an vielen Stellen der ICD-10 Einschlussvermerke und Ausschlussvermerke, die mit „Inkl." und „Exkl." abgekürzt werden, sowie Aufzählungen von synonymen Benennungen oder Querverweise auf andere Stellen der Klassifikation (z. B. bei den Kreuz-Stern-Schlüsselnummern) zu finden.

Mehrfachverschlüsselung. Zukünftig wird die Mehrfachverschlüsselung einzelner Diagnosen durch primäre und sekundäre Schlüsselnummern (Schlüsselnummern, die mit „*" oder „!" gekennzeichnet sind) an Bedeutung gewinnen. Die sekundären Schlüsselnummern dienen der Ergänzung bzw. zur Spezifizierung einer Diagnose. Solche Schlüssel dürfen nur zusätzlich eine nicht derart markierte Schlüsselnummer begleiten.

Beispielsweise wird eine „Retinopathie bei Typ-1-Diabetes" primär mit E10.3 verschlüsselt. Allerdings wird nur durch die zusätzliche Verschlüsselung mit dem Schlüssel H36.0* die vollständige Information übermittelt.

> **Ischämische Herzkrankheiten**
> **(I20–I25)**
>
> *Hinw.:* Die in den Kategorien I21–I25 angegebene Dauer bezieht sich bei der Morbidität auf das Intervall zwischen Beginn des ischämischen Anfalls und (stationärer) Aufnahme zur Behandlung. Bei der Mortalität bezieht sich die Dauer auf das Intervall zwischen Beginn des ischämischen Anfalls und Eintritt des Todes.

Abb. 13.2 • Ischämische Herzkrankheiten (DIMDI, 2006 b).

13.1.4 Anwendung der Krankheitsdiagnosen

Der Gesetzgeber verpflichtet Ärzte und Krankenhäuser (§§ 295 und 301 SGB V) zur Diagnoseverschlüsselung nach der ICD. In der stationären Versorgung ist grundsätzlich die endständige Schlüsselnummer anzugeben. In der ambulanten vertragsärztlichen Versorgung ist die 4-stellige Verschlüsselung ausreichend.

Wo ist die ICD anzuwenden? Das Gesetz verlangt die Verschlüsselung von Diagnosen auf Abrechnungsunterlagen und Arbeitsunfähigkeitsbescheinigungen (§ 295 SGB V) sowie bei der Krankenhausbehandlung (§ 301 SGB V). Beispielsweise hat in der vertragsärztli-

13 ■ Klassifizierungssysteme

Diagnosen	Diagnosenschlüssel ICD-10-GM					Seitenlokalisation	Diagnosesicherheit
Nichtallergisches Asthma bronchiale, gesichert	J	4	5	.	1		G

Diagnosen	Diagnosenschlüssel ICD-10-GM					Seitenlokalisation	Diagnosesicherheit
Schnittwunde am linken Arm	S	5	1	.	9	L	

Abb. 13.3 ▪ Beispiele Diagnosesicherheit und Seitenlokalisation.

chen Versorgung die Verschlüsselung der Diagnosen auf folgenden Formularen zu erfolgen:
- Arbeitsunfähigkeitsbescheinigung (Muster 1),
- Abrechnungsschein (Muster 5),
- Überweisungs-/Abrechnungsschein (Muster 6),
- Notfall-/Vertretungsschein (Muster 19).

Die Auftragsformulierung bei Überweisung ist allerdings im Langtext einzutragen. Zu verschlüsseln sind nur die aktuell zutreffenden, behandlungsrelevanten Diagnosen.

Wo ist die ICD nicht anzuwenden? Bei Krankenhauseinweisungen, Arztbriefen, Heil- und Hilfsmittelrezepten oder in der eigenen Patientendokumentation soll der Klartext erfolgen, aus Kollegialität kann zusätzlich die ICD-Schlüsselnummer verwendet werden.

Diagnosesicherheit. Kann eine sichere Diagnose nicht gestellt werden oder ist bei bestehenden Erkrankungen eine Seitenlokalisation wichtig, kann die Schlüsselnummer durch Anfügen von Zusatzkennzeichen ergänzt werden. Dabei müssen zur Diagnosesicherheit im ambulanten Sektor die folgenden Zusatzkennzeichen obligatorisch verwendet werden:
- **A** für eine ausgeschlossene Diagnose,
- **V** für eine Verdachtsdiagnose,
- **Z** für einen symptomlosen Zustand nach der betreffenden Diagnose,
- **G** für eine gesicherte Diagnose.

Seitenlokalisation. Zur Kennzeichnung der Seitenlokalisation dürfen sowohl in der ambulanten als auch in der stationären Gesundheitsversorgung folgende Zusatzkennzeichen benutzt werden:
- **R** für rechts,
- **L** für links,
- **B** für beidseitig.

Beispiele für Diagnosesicherheit und Seitenlokalisation zeigt **Abb. 13.3**.

Fragen und Aufgaben

1. Nennen Sie Unterlagen, auf denen die Verschlüsselung von Diagnosen nach dem ICD-10 gesetzlich vorgeschrieben sind.
2. Auf welchen Unterlagen muss eine Verschlüsselung allein durch den ICD-10 unterbleiben?
3. Wofür stehen folgende Abkürzungen:
   – I01.1:
   – N17.2:
   – E61.1:
   – D50.0:
   – M17.0:
   – S83.53:
   – I51.4:
   – I40.9:
4. Sie sollen eine Diagnose, die Ihnen unbekannt ist, verschlüsseln. Wie gehen Sie vor?
5. Verschlüsseln Sie die folgenden Diagnosen (**Abb. 13.4**).
6. Warum kann eine Ergänzung hinsichtlich der Seitenlokalisation für Krankenkassen benötigt werden?
7. Was muss bei der Schlüsselnummer S41.84 ! beachtet werden?
8. Aufgrund gesetzlicher Vorschriften sind ärztliche Diagnosen zu verschlüsseln.
   – Wie hat diese Verschlüsselung zu erfolgen?
   – Welches Klassifikationssystem ist Ihnen darüber hinaus bekannt und warum wird dieses benötigt?

Diagnosen	Diagnosenschlüssel ICD-10-GM	Seitenlokalisation	Diagnosesicherheit
Röteln ohne Komplikation (= aktuelle Erkrankung)			
Zustand nach Röteln ohne Komplikation (= in der Anamnese festgehalten, zurückliegende Rötelnerkrankung)			
Schrumpfniere beidseitig			
entzündliche Polyarthropathie Schulter li., gesichert			
Linksherzinsuffizienz (NYHA-Stadium III)			
Verdacht auf renovaskuläre Hypertonie ohne hypertensive Krise			
Verdacht auf Herzinfarkt			

Abb. 13.4 ▪ Verschlüsseln Sie die Diagnosen (ambulanter Sektor).

13.2 Operations- und Prozedurenschlüssel

13.2.1 Historie

Nicht nur Krankheiten werden in der Medizin dokumentiert (über den ICD-10) und ausgewertet, sondern auch ärztliche Tätigkeiten. Mithilfe einer systematischen Erfassung von Diagnosen und den dazugehörenden medizinischen Prozeduren erhält die ärztliche Berufsausübung eine Grundlage für Qualitätssicherung und Honorargestaltung.

Seit 1994 wird der Operationenschlüssel nach § 301 SGB V – Internationale Klassifikation der Prozeduren in der Medizin (OPS) vom DIMDI herausgegeben.

13 Klassifizierungssysteme

Grundlage des Operations- und Prozedurenschlüssels ist der 1978 von der WHO veröffentlichte „International Classification of Procedures in Medicine" (ICPM). Die ICPM der WHO gab damit nur den Rahmen für nationale Erweiterungen und Aktualisierung vor. Darüber hinaus zog man Vorarbeiten heran, die für eine niederländische Version des ICPM geleistet wurden.

Nach § 301 SGB V wird der OPS zur Verschlüsselung von medizinischen Prozeduren hauptsächlich in der stationären Versorgung eingesetzt. Die Schlüssel sind Bestandteile einer umfassenden, fallgezogenen Dokumentation, die an die Krankenkasse weitergeleitet werden muss. Diese Kodes bilden die Grundlage für die Zuordnung der Entgeltkataloge der Fallpauschalen und Sonderentgelte der Bundespflegesatzverordnung sowie für die Abrechnung von Krankenhausleistungen nach den Diagnosis Related Groups (DRG).

Tab. 13.3 Hierarchieebenen des Operationen- und Prozedurenschlüssels

1. Prozedurenkapitel	5	Operation
2. Bereichüberschriften (Gruppen) topografisch-anatomische Gliederung	5–42 ... 5–54	Operationen am Verdauungstrakt
3. Dreisteller	5–47	Operationen an der Appendix
4. Viersteller	5–470	Appendektomie
5. Fünfsteller	5–470.1	Laparoskopisch
6. Sechssteller		die sechste Stelle der Notation ist an dieser Stelle des Ordnungssystems nicht besetzt

13.2.2 Aufbau des OPS

Auszug aus der sechsstelligen Systematik des OPS **(Abb. 13.5)**:

Die Operationen nehmen in der gedruckten deutschen Ausgabe des OPS knapp 70 % des Gesamtumfangs ein, nichtoperative therapeutische Maßnahmen ca. 15 %, diagnostische Maßnahmen 8 %, bildgebende Diagnostik 4 % und 2 % ergänzende Maßnahmen. Darüber hinaus enthält sie sonstige therapeutische (z. B. Punktionen) und ergänzende Maßnahmen (z. B. psychosomatische Therapie).

Hierarchieebenen. Die Hierarchieebenen des Operationen- und Prozedurenschlüssels zeigt **Tab. 13.3**.

13.2.3 Merkmale des OPS

Die Notation ist überwiegend nummerisch und hauptsächlich 5-stellig differenziert. Die erste Stelle enthält eine 1, 3, 5, 8 oder 9 und bezeichnet die Bereiche, wie in **Tab. 13.4** dargestellt.

Hinzu kommen zur Gliederung ein *Bindestrich* (-) nach der ersten Stelle und ein *Dezimalpunkt* (.) nach der vierten Stelle. An vielen Stellen des Ordnungssystems ist die fünfte oder sechste Stelle der Notation nicht besetzt **(Tab. 13.5)**.

Vereinzelt stehen an der 5ten und 6ten Stelle in einigen Kodebereichen Buchstaben, da die zur Verfügung stehende Untergliederung für die erforderlichen Inhalte nicht ausreiche **(Tab. 13.6)**.

Ebenfalls wurde eine alphanumerische Angabe für die Bezeichnung der Restklassen gewählt. Ein **x** bezeichnet „sonstige Operationen und Prozeduren", ein Beispiel dafür ist **5–095.x**: „Naht des Augenlides, Sonstige". Ein **y** steht für „Nicht näher bezeichnete Operationen und Prozeduren", z. B. unter **5–095.y**: „Naht des Augenlides, N.n.bez." ersichtlich.

Zur korrekten Anwendung der Klassifikation sind Ein- und Ausschlussregeln sowie weitere Hinweise formuliert. Diese sind auf der höchstmöglichen Hierarchieebene angegeben.

Tab. 13.4 Merkmale des OPS (1)

Kapitel	Gliederung	Titel
1	1–10...1–99	Diagnostische Maßnahmen
3	3–00...3–99	Bildgebende Diagnostik
5	5–01...5–99	Operationen
8	8–01...8–99	Nichtoperative therapeutische Maßnahmen
9	9–26...9–99	Ergänzende Maßnahmen

Tab. 13.5 Merkmale des OPS (2)

Beispiel	
5–470.0	Appendektomie, offen chirurgisch
1–242	Untersuchung im HNO-Bereich; Audiometrie

Tab. 13.6 Merkmale des OPS (3)

Beispiel	
5–808.a	Arthrodese, Fußwurzel und Mittelfuß
5–513.c	Endoskopische Operationen an den Gallengängen, Blutstillung

Abb. 13.6 zeigt eine Gegenüberstellung von ICD-10 und OPS.

13.2.4 Kritische Bewertung der ICD-10 und des ICPM

Außerhalb der Literaturdokumentation dürfte es kein Ordnungssystem geben, das international so intensiv angewendet wird wie die ICD. Durch diesen weltweiten Gebrauch der ICD sind Krankheits- und Todesursachenstatistiken einigermaßen vergleichbar. Die ICD-10 bemüht sich sehr um die terminologische Kontrolle, d. h. die Definition und Abgrenzung der Begriffe. Sie kann auf eine über hundertjährige Geschichte zurückschauen.

Die deutsche Fassung der ICPM, die im Jahre 1994 in der Version 1.0 erschien, hat im Vergleich dazu die Reife der ICD-10 noch nicht erreicht.

Beide Systeme zeichnen sich durch eine hohe Indexierungsgenauigkeit aus. Das führt zwangsläufig zu vielen Klassen und macht die Ordnungssysteme unübersichtlich.

Kapitel: 5
OPERATIONEN
(5–01…5–99)

Operationen an Mundhöhle und Gesicht (5–23…5–28)

5–23	**Entfernung und Wiederherstellung von Zähnen**
5–230	Zahnextraktion
5–230.0	Einwurzeliger Zahn
5–230.1	Mehrwurzeliger Zahn
5–230.2	Mehrere Zähne eines Quadranten
	Inkl.: Mit Glättung des Kieferknochens
5–230.3	Mehrere Zähne verschiedener Quadranten
5–230.4	Sämtliche Zähne einer Kieferhälfte
5–230.5	Sämtliche Zähne
5–230.x	Sonstige
5–230.y	N. n. bez.

Abb. 13.5 • Operationen an Mundhöhle und Gesicht (DIMDI, 2006c).

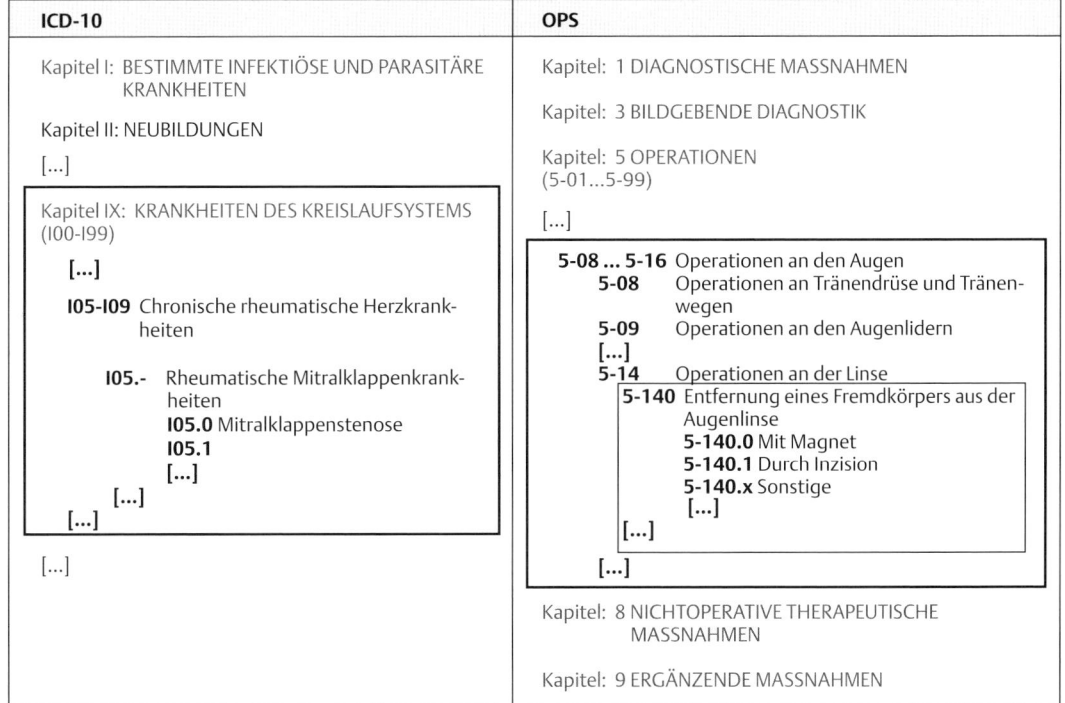

Abb. 13.6 • Gegenüberstellung ICD-10 und OPS (nach Ziegenbein, 2001).

13.2.5 Sonstige gesundheitsrelevante Klassifikationen

Darüber hinaus gibt es noch weitere gesundheitsrelevante Klassifikationen:
- **IND**: zur „Familie" gehört auch, obwohl sie nicht von der ICD abgeleitet ist, die Internationale Nomenklatur der Krankheiten (IND, International Nomenclature of Diseases),
- **ICF**: die Internationale Klassifikation der Funktionsfähigkeit, Behinderungen und Gesundheit (ICF, vormals ICIDH-2),
- **ICD-O**: die Internationale Klassifikation der Krankheiten für die Onkologie.

Fragen und Aufgaben

1. Zählen Sie die wichtigsten Gemeinsamkeiten und Unterschiede zwischen ICD-10 und ICPM auf.
2. Im OPS werden Einschluss- und Ausschlussvermerke verwendet. Was versteht man darunter?
3. Wofür stehen die Abkürzungen?
   - 3–003.1:
   - 5–808.3:
   - 8–121:

13.3 Pflegediagnosen

In Deutschland wird die praktische Arbeit mit Pflegediagnosen seit längerer Zeit diskutiert. Liegen in anderen Ländern schon langjährige Erfahrungen mit Pflegediagnosen vor, ist dieses Instrument in Deutschland bisher nur in wenigen Kliniken erprobt.

13.3.1 Historische Entwicklung der Pflegediagnosen

Die Entstehungsgeschichte von Pflegediagnosen begann in den USA. 1953 nannte und beschrieb Virginia Frey den Begriff „Pflegediagnose" erstmalig in einer amerikanischen Pflegefachzeitschrift. In den darauf folgenden 20 Jahren verlor der Begriff vorübergehend seine Bedeutung. Dies ist damit zu erklären, dass der Begriff Diagnose mit der medizinischen Diagnose verbunden wurde.

Anfang der 70iger Jahre tagte die erste Konferenz der USA zur Klassifikation von Pflegediagnosen. Von da an fand der Begriff Pflegediagnose vermehrt Eingang in die Fachliteratur. 1982 wurde die NANDA – „North American Nursing Diagnosis Association" (Nordamerikanische Gesellschaft für Pflegediagnosen) – gegründet. Sie ist bis dato damit beschäftigt, eine verbindliche Terminologie und eine internationale Klassifikation für Pflegediagnosen zu entwickeln und zu überarbeiten.

> **D** *Per Definition der NANDA stellt eine Pflegediagnose „eine klinische Beurteilung der Reaktion eines Individuums, einer Familie oder Gemeinde auf aktuelle oder potenzielle Gesundheitsprobleme/Lebensprozesse dar. Pflegediagnosen bilden die Grundlage für die Auswahl von pflegerischen Interventionen, um die aufgestellten Ziele und erwünschten Pflegeergebnisse zu erreichen, wofür die Pflegeperson verantwortlich ist."*

Die Pflegediagnosen der NANDA orientieren sich größtenteils an den Defiziten der Patienten und nicht an Organsystemen. Die NANDA ist federführend bei der Weiterentwicklung der Pflegediagnosen.

1989 wurde die International Classification for Nursing Practice (ICNP) – die Internationale Klassifikation für die pflegerische Praxis – von der ICN (International Council of Nurses) initiiert. Ziel der ICNP ist, eine gemeinsame Fachsprache zur Beschreibung und Dokumentation der Pflegepraxis zu schaffen. 1996 legte die ICN eine erste Version der ICPN vor, die so genannte Alpha-Version. Die ICNP beinhaltet folgende drei Bereiche, die als Pyramide bezeichnet werden:
- Pflegediagnosen (Pflegephänomene),
- pflegerische Maßnahmen (Pflegeintervention),
- Pflegeergebnisse.

1999 erschien eine völlig überarbeitete Beta-Version der ICNP.

In Deutschland und im restlichen Europa begann die Diskussion bezüglich Pflegediagnosen in den 90er Jahren. 1995 wurde in Brüssel die ACENDIO (Association for Common European Nursing Diagnoses, Interventions and Outcomes) gegründet mit der Zielsetzung, eine europäische Pflegediagnosenklassifikation zu erarbeiten.

13.3.2 Vor- und Nachteile der Pflegediagnosen

Der Einsatz von Pflegediagnosen wird in der Literatur kontrovers diskutiert. Es wird sowohl der Nutzen als auch Kritik am Konzept der Pflegediagnosen geäußert. **Tab. 13.7** stellt einige Argumente gegenüber.

Tab. 13.7 Vor- und Nachteile der Pflegediagnosen (Auswahl)

Pro	Kontra
• aus den Pflegediagnosen lassen sich die erforderlichen Pflegeleistungen, Pflegeinterventionen ableiten. Pflegepersonen können dadurch auf standardisierte, anerkannte und überprüfte Ziel- und Maßnahmepläne zurückgreifen	• das Verhalten der Pflegenden ist durch die Anwendung der Pflegediagnosen formalisiert. Pflegediagnosen schränken Entscheidungen der Pflegekraft ein, die aus Intuition, der Erfahrung und dem Wissen heraus kommen
• Pflegediagnosen verhelfen durch eine allgemeine Fachsprache, dass Pflegeprobleme einheitlich benannt und beschrieben werden. Dadurch wird sichergestellt, dass in der Ausbildung, beim Kostenträger usw. vom „gleichen" gesprochen wird	• Pflegediagnosen führen zur „Instrumentalisierung" pflegerischen Handelns
• durch die Formalisierbarkeit eignen sich Pflegediagnosen zur computergestützten Pflegeleistungserfassung. Sie geben die Basis zur leistungsgerechten Abrechnung gegenüber den Kostenträgern	• durch die gängige Taxonomie der Pflegediagnosen finden die individuellen Stärken und Ressourcen des Patienten wenig Berücksichtigung
• Pflegediagnosen ermöglichen eine empirische Überprüfung der Erfolge und das Führen von Statistiken	• Pflegediagnosen können den Patienten etikettieren, auch über die Entlassung hinaus

Fragen und Aufgaben

1. Informieren Sie sich über Einrichtungen, die bereits Erfahrungen mit Pflegediagnosen gesammelt haben.
2. Was versteht man unter einer Diagnose?
3. Pflegediagnosen und medizinische Diagnosen gemeinsam beschreiben die gesundheitliche Situation eines Patienten aus verschiedenen Perspektiven. Unterscheiden Sie medizinische von pflegerischen Diagnosen.
4. Der Einsatz von Pflegediagnosen wird in der Literatur kontrovers diskutiert. Nehmen Sie Stellung zu folgenden Aussagen.
   – Pflegediagnosen machen eine einheitliche Pflegedokumentation möglich und führen damit zur Sicherung der Pflegekontinuität.
   – Pflegediagnosen können den Patienten etikettieren, was dazu führt, dass dieses Etikett haftet über die Entlassung hinaus.
   – Pflegediagnosen blenden Entscheidungen einer Pflegekraft aus, die aus Intuition, der Erfahrung und dem Wissen heraus kommen.
5. Warum können pflegebezogene Klassifikationssysteme Ihrer Meinung nach wichtig aufgrund der veränderten Rahmenbedingungen im Gesundheitswesen werden?

13.4 Deutsche Kodierrichtlinien

Seit dem 1. Januar 2002 gelten die „Deutsche(n) Kodierrichtlinien, Allgemeine und Spezielle Kodierrichtlinien für die Verschlüsselung von Krankheiten und Prozeduren (Version 2002)" für alle in § 17 b KHG genannten Einrichtungen oder Abteilungen, die ihre Entgelte über DRGs abrechnen. Als Vorbild dienten der deutschen Krankenhausgesellschaft, den Spitzenverbänden der Krankenkassen und dem Verband der privaten Krankenversicherungen und weiteren Beteiligten die australischen Kodierregeln (ICD-10-AM, „Australian Coding Standards", 1st Edition). Um den Beginn der Gültigkeit bzw. die verbindliche Anwendung auszudrücken, wurde die Bezeichnung „Version 2002" gewählt.

Zwischenzeitlich wurden die Kodierrichtlinien mehrfach überarbeitet, um sich u. a. dem medizinischen Fortschritt, Änderungen der amtlichen Klassifikationen (ICD/OPS) und der Aktualisierung des deutschen DRG-Systems anzupassen. Derzeitig ist die Version 2006 anzuwenden.

Bei den Kodierrichtlinien handelt es sich um ein Gesamtregelwerk, das der einheitlichen Verschlüsselung von Krankenhausfällen mittels der Diagnosen- und Prozedurenklassifikation (ICD/OPS) dient und die Ab-

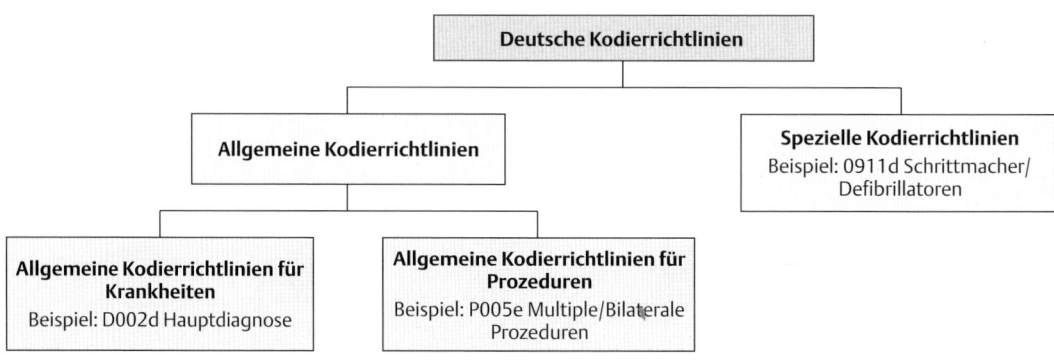

Abb. 13.7 • Deutsche Kodierrichtlinien – Gesamtregelwerk.

rechnung mit DRGs unterstützt. Zielgruppe der Kodierrichtlinien sind Ärzte, aber auch andere Berufsgruppen wie z. B. medizinische Dokumentare. Die Kodierrichtlinien helfen diesen Berufsgruppen bei der sachgerechten Verschlüsselung von Diagnosen und Prozeduren und sichern, dass vergleichbare Fälle auch derselben DRG zugeordnet werden.

Allerdings liegt die eigentliche Verantwortung für die Dokumentation von Diagnosen und Prozeduren weiterhin beim behandelnden Arzt (DKR D001 a).

Zusammenfassend dienen die Deutschen Kodierrichtlinien dazu:
- Diagnose- und Prozedurenklassifikationen in einheitlicher Weise anzuwenden,
- auch bei schwierigen Fällen eine eindeutige Verschlüsselung zu ermöglichen,
- eine faire und gleichmäßige Vergütung der Krankenhausleistungen zu sichern,
- eine Grundlage für internes Management und Qualitätssicherung zu schaffen.

13.4.1 Aufbau der Kodierrichtlinien

Das Gesamtregelwerk besteht aus den „Allgemeinen Kodierrichtlinien" und den „Speziellen Kodierrichtlinien" (**Abb. 13.7**).

Der erste Teil enthält allgemein gültige Regeln zur Verschlüsselung von Diagnosen und Prozeduren. Beispielsweise wird in den Allgemeinen Kodierrichtlinien klargelegt, was eine Haupt- und Nebendiagnose (DKR D002 d; DKR D003 d) ist oder wann Symptome als Hauptdiagnose in Erscheinung treten können (DKR D002 d). Die Speziellen Kodierrichtlinien bestehen aus insgesamt 19 Kapiteln, die sich inhaltlich an den Krankheitskapiteln des ICD-10 anlehnen. Es werden besondere Fallkonstellationen beschrieben und viele Sonderfälle geregelt. Alle Kodierrichtlinien sind gekennzeichnet durch eine 4-stellige Grundnummer, gefolgt von einem kleinen Buchstaben, der die jeweilige Version angibt. Die erste Version 2002 der DKR wurde mit „a" gekennzeichnet. Bei einer inhaltlichen Anpassung der Kodierrichtlinie wird die Versionsgrundnummer um einen Buchstaben erhöht. Beispielsweise weist die Nummer 0909**d** Revisionen oder Reoperationen an Herz und Perikard auf die Version 2005 hin.

Die *Allgemeinen Kodierrichtlinien für Krankheiten* beginnen mit dem Buchstaben „**D**" gefolgt von einer 3-stelligen Zahl, beispielsweise D002 d Hauptdiagnose. *Die Allgemeinen Kodierrichtlinien für Prozeduren* setzten sich aus dem Buchstaben „**P**" und einer 3-stelligen Zahl zusammen z. B. P001 e Allgemeine Kodierrichtlinien für Prozeduren. *Die Speziellen Kodierrichtlinien* sind durch eine 4-stellige Zahlenreihe gekennzeichnet, wobei die ersten beiden Zahlen für die Kapitelnummer stehen. Einen inhaltlichen Überblick über die Deutschen Kodierrichtlinien gibt in Auszügen **Abb. 13.8**.

Fragen und Aufgaben

1. Informieren Sie sich im Internet über den Aufbau der Deutschen Kodierrichtlinien in der derzeit gültigen Fassung.
2. Ein Patient mit Appendizitis ohne Peritonitis wird zur Appendektomie in eine Klinik eingewiesen. Zusätzlich besteht eine arteriosklerotische Herzkrankheit. Verschlüsseln Sie den vorliegenden Fall unter Beachtung der DKR D002 d.
3. Ein Patient wurde mit einer instabilen Angina aufgenommen, die sich drei Jahre nach einer Bypassoperation entwickelt hat. Die Herzkatheter-

Allgemeine Kodierrichtlinien	Spezielle Kodierrichtlinien
Allgemeine Kodierrichtlinien für Krankheiten	
D001a Allgemeine Kodierrichtlinien D002d Hauptdiagnose D003d Nebendiagnosen D004d Syndrome [...] D012e Mehrfachkodierung D013c Im Systematischen Verzeichnis verwendete formale Vereinbarungen D014d Im Alphabetischen Verzeichnis verwendete formale Vereinbarungen	1 Bestimmte infektiöse und parasitäre Krankheiten 2 Neubildungen 3 Krankheiten des Blutes und der blutbildenden Organe sowie bestimmte Störungen mit Beteiligung des Immunsystems 4 Endokrine, Ernährungs- und Stoffwechselkrankheiten 5 Psychische und Verhaltensstörungen 6 Krankheiten des Nervensystems 7 Krankheiten des Auges und der Augenanhangsgebilde 8 Krankheiten des Ohres und des Warzenfortsatzes 9 Krankheiten des Kreislaufsystems
Allgemeine Kodierrichtlinien für Krankheiten	
P001d Allgemeine Kodierrichtlinien für Prozeduren P003d Hinweise und formale Vereinbarungen für die Benutzung des OPS P004a Nicht vollendete oder unterbrochene Prozedur [...] P013d Wiedereröffnung eines Operationsgebietes/Reoperation P014e Prozeduren, die normalerweise nicht verschlüsselt werden P015e Organentnahme und Transplantation	0901e Ischämische Herzkrankheit 0902a Akutes Lungenödem 0903a Herzstillstand 0904d Hypertensive Herzkrankheit 0905d Hypertensive Nierenkrankheit 0906d Hypertensive Herz- und Nierenkrankheit [...] [...] 18 Symptome und abnorme klinische und Laborbefunde, die anderenorts nicht klassifiziert sind 19 Verletzungen, Vergiftungen und bestimmte andere Folgen äußerer Ursachen

Abb. 13.8 • Deutsche Kodierrichtlinien.

untersuchung zeigte eine koronare Herzerkrankung im Bereich des Venenbypasses. Verschlüsseln Sie den vorliegenden Fall unter Beachtung der DKR 0901 e.

4. Ein 45-jähriger Patient wird wegen eines akuten Rausches aufgenommen. Die Alkoholabhängigkeit des Patienten ist bekannt. Verschlüsseln Sie den vorliegenden Fall unter Beachtung der DKR 0501 e.

13.5 DRG (Diagnosis Related Groups)

13.5.1 Was sind eigentlich DRGs?

Mit dem GKV-Gesundheitsreformgesetz 2000 ist ab 1. Januar 2000 ein neuer § 17 b des Krankenhausfinanzierungsgesetzes (KGH) in Kraft getreten. Fast die gesamte Neuordnung der Krankenhausvergütung ist im § 17 b des KHG zu finden. Demzufolge wurde das bestehende deutsche Vergütungssystem ab dem Jahr 2003 durch ein diagnoseorientiertes Fallpauschalensystem (DRG) ersetzt.

Ende der 70er Jahre ursprünglich in den USA entwickelt, begannen DRG-Systeme sich zunehmend in Europa, in Australien und vereinzelt auch in Ländern anderer Kontinente zu verbreiten. „DRG" steht für „Diagnosis Related Groups", zu Deutsch „diagnosebezogene Fallgruppen". Kern des Systems ist die Zusammenfas-

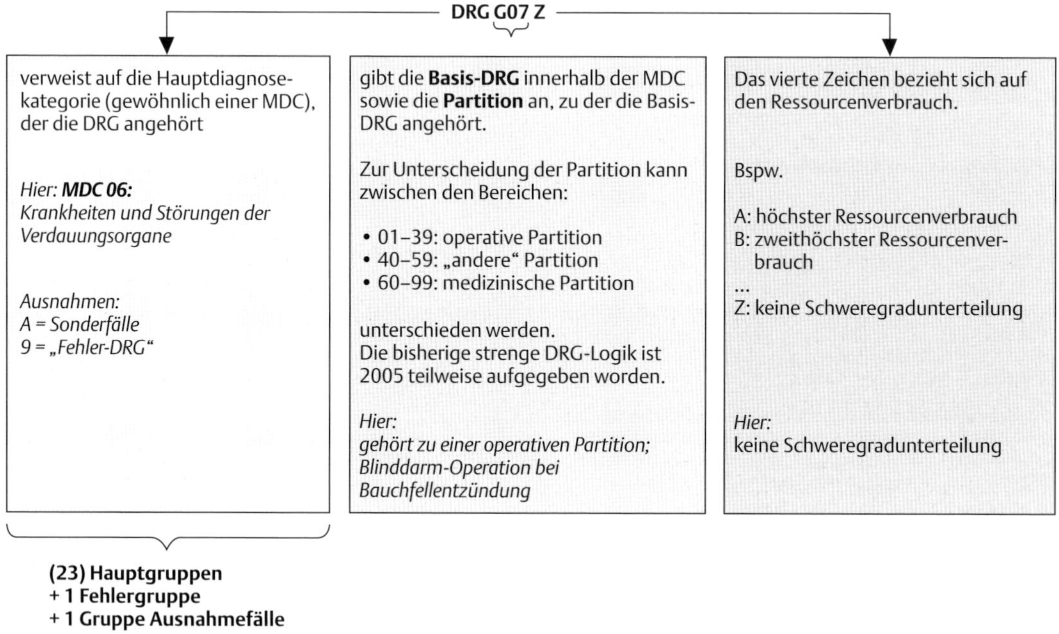

```
┌─────────────────────────── DRG G07 Z ───────────────────────────┐
│                                                                 │
▼                             ▼                                   ▼
```

| verweist auf die Hauptdiagnose-kategorie (gewöhnlich einer MDC), der die DRG angehört

Hier: **MDC 06:** *Krankheiten und Störungen der Verdauungsorgane*

Ausnahmen:
A = Sonderfälle
9 = „Fehler-DRG" | gibt die **Basis-DRG** innerhalb der MDC sowie die **Partition** an, zu der die Basis-DRG angehört.

Zur Unterscheidung der Partition kann zwischen den Bereichen:

• 01–39: operative Partition
• 40–59: „andere" Partition
• 60–99: medizinische Partition

unterschieden werden.
Die bisherige strenge DRG-Logik ist 2005 teilweise aufgegeben worden.

Hier:
gehört zu einer operativen Partition; Blinddarm-Operation bei Bauchfellentzündung | Das vierte Zeichen bezieht sich auf den Ressourcenverbrauch.

Bspw.

A: höchster Ressourcenverbrauch
B: zweithöchster Ressourcenverbrauch
…
Z: keine Schweregradunterteilung

Hier:
keine Schweregradunterteilung |

(23) Hauptgruppen
+ 1 Fehlergruppe
+ 1 Gruppe Ausnahmefälle

Abb. 13.9 ▪ Beispiel aus dem DRG-Katalog 2006. G07 Z = Appendektomie bei Peritonitis mit äußerst schweren oder schweren CC.

sung ähnlicher Diagnosen und damit Krankheiten mit vergleichbarem Aufwand zu „Fallgruppen".

Als Ausgangsgrundlage für die Entwicklung eines deutschen Fallpauschalensystems haben sich die Selbstverwaltungspartner für das australische AR-DRG-System (**A**ustralian **R**efined) entschieden.

13.5.2 Begriffe rund um die DRGs

Das DRG-System verwendet eine eigene Sprache. Die nachfolgende **Tab. 13.8** stellt die englischen Begriffe den bisher verwendeten deutschen Begriffen gegenüber.

13.5.3 DRG Nomenklatur

Die Bezeichnung der DRG baut auf einer vierstelligen alphanumerischen Nomenklatur auf, bestehend aus einem Großbuchstaben, einer zweistelligen Ziffer und einem weiteren Großbuchstaben (**Abb. 13.9**).

13.5.4 Ablauf der DRG-Gruppierung

Den Ablauf der DRG-Gruppierung zeigt **Abb. 13.10**.

1. Schritt: „Major Diagnostic Category (MDC)"

Die Zuweisung zu einer DRG erfolgt über verschiedene Parameter. Wichtigstes Eingruppierungsmerkmal ist die Hauptdiagnose sowie gegebenenfalls durchgeführte Prozeduren (Operationen, aufwendige diagnostische oder therapeutische Leistungen). Alle Patientendiagnosen werden über die ICD-Kodes verschlüsselt, die Prozeduren nach dem OPS. Neben den bisher genannten können auch andere Faktoren wie z. B. das Alter oder die Entlassungsart Auswirkungen auf die Zuweisung einer DRG haben (**Abb. 13.11**).

Der Gruppierungsprozess folgt einer hierarchisch abgestuften Systematik (**Abb. 13.10**). Zunächst wird geprüft, ob Unplausibilitäten oder Fehlkodierungen von Diagnosen oder Prozeduren vorliegen. Ist dies der Fall, werden diese Fälle einer Fehler-DRG (Bezeichnung durch Zahl „9") zugewiesen. Gleichzeitig wird geprüft, ob besonders kostenaufwendige Fälle oder Sondertatbestände wie z. B. eine Langzeitbeatmung

Tab. 13.8 Begriffe rund um die DRGs (UKL Impuls, 2002)

AR-DRG	Australian Refined Diagnosis Related Groups; dienten als Basis für das deutsche G-DRG-System
Baserate	Basisfallpreis = Bewertung der Bezugsleistung des durchschnittlichen Behandlungsfalls
CCL	Complication or Comorbidity Level (Schweregrad von Komplikationen und Begleiterkrankungen): Gewicht einer Nebendiagnose
CM	Case-Mix = Bewertungs- und Vergleichswert entweder bezogen auf einzelne Fälle wie auch auf das in einem Krankenhaus behandelte Patientenspektrum, oftmals wird der Begriff case-mix auch synonym für Patientenklassifizierung angewendet
CMI	Case Mix Index = durchschnittlicher Fallschweregrad des Patientenklientels einer Abteilung/Klinik (Summe der Relativgewichte aller Behandlungsfälle, dividiert durch die Anzahl der Behandlungsfälle)
CW	Cost Weight (Relativgewicht) = relativer „Wert" einer Fallgruppe bezogen auf einen durchschnittlichen, üblicherweise mit 1,0 bewerteten Fall
DRG	Diagnosis Related Group = Zusammenfassung von Diagnosen und Prozeduren zu klinischen- und aufwandshomogenen Behandlungsfallgruppen
Error DRG	Rest- oder Fehler DRG, dient der Zuordnung von fehlerhaft kodierten, unzulässigen oder nicht zuzuordnenden Patientenfällen in eine DRG, um dem Anspruch der vollständigen Zuweisung aller akutstationären Fälle in DRGs zu entsprechen
G-DRG	German-Diagnosis Related Groups
Grouper	Software Programm zur Gruppierung aller Krankenhausfälle in MDCs und DRGs
Hauptdiagnose	„Die Diagnose, die nach… (Evaluation der Befunde am Ende des stationären Aufenthaltes)… als diejenige festgestellt wurde, die hauptsächlich für die Veranlassung des stationären Krankenhausaufenthaltes des Patienten verantwortlich ist"
ICD-10	International Classification of Diseases (10. Revision) = amtlicher Katalog für die Verschlüsselung von Haupt- und Nebendiagnosen
MDC	Major Diagnostic Category = organbezogene Gliederung der DRG zu Hauptdiagnosegruppen
Nebendiagnose	„Eine Krankheit oder Beschwerde, die entweder gleichzeitig mit der Hauptdiagnose besteht oder sich während des Krankenhausaufenthaltes entwickelt." Eine Nebendiagnose muss Einfluss auf das Patientenmanagement haben, das bedeutet, es werden entweder diagnostische oder therapeutische Maßnahmen durchgeführt, es besteht ein erhöhter Betreuungs-, Pflege und/oder Überwachungsaufwand und die Nebendiagnose verlängert üblicherweise die Dauer des stationären Aufenthaltes
OPS	Operationenschlüssel gem. § 301 SGB V = amtlicher Katalog für die Verschlüsselung von abrechenbaren Prozeduren
PCCL	Patient Clinical Complexity Level = mathematisch ermittelter Fallschweregrad. Aus den Gewichten der Nebendiagnosen (siehe CCL) wird unter Einbeziehung weiterer Parameter ein Fallschweregrad errechnet, der Ausgangspunkt für die Zuordnung zu Fallschweregruppen ist
Prä MDC	sind besonders kostenaufwendige und seltene Fälle, z. B. Transplantationen.

oder Transplantation vorliegen, die dann in eine so genannte Prä-MDC (Bezeichnung durch Buchstabe „A") fallen.

Die meisten Behandlungsfälle sind durch diese Merkmale jedoch nicht betroffen und werden zu einer Hauptdiagnosegruppe (MDC = gibt den ersten Buchstaben der DRG an) zugeordnet. Die MDC orientiert sich in der Mehrzahl am Organsystem (B-N), etwa MDC 6: Krankheiten und Störungen der Verdauungsorgane. Einige Gruppen enthalten Spezialfälle wie Verbrennungen (Y). Die Gruppe Z enthält Faktoren, die den Gesundheitszustand beeinflussen oder das Gesundheitswesen in anderer Form in Anspruch nehmen.

2. Schritt: „Basis-DRG"

Auf der Ebene der Hauptdiagnosegruppe werden die Fälle in eine operative, eine andere oder eine medizinische Partition aufgeteilt. Die Zuordnung einer Basis-DRG zu den Partitionen hängt hauptsächlich vom Vorhandensein oder Fehlen von Prozeduren ab.

- **operative Partition:** Fälle, bei denen mindestens ein zur Hauptdiagnose passender und an die Nutzung eines Operationssaales gebundener operativer Eingriff durchgeführt wurde;
- **andere Partition:** Fälle, bei denen bestimmte, nicht an die Nutzung von Operationssälen gebundene

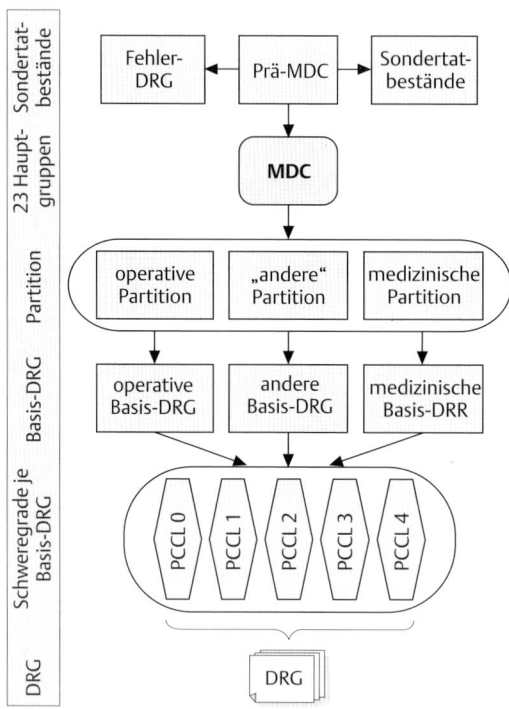

Abb. 13.10 • Ablauf der DRG-Gruppierung (nach Rochell, 2002a).

diagnostische oder therapeutische Eingriffe (z. B. Koloskopie) erbracht wurden;
- **medizinische Partition:** Fälle, die konservativ behandelt wurden bzw. bei denen keine gruppierungsrelevante Prozedur vorliegt.

Seit dem Jahr 2005 ist die bisherige stringente DRG-Logik teilweise aufgegeben worden, so tragen operative DRGs die Partitionsnummer der „anderen" DRGs, z. B. F50–F59.

3. Schritt: „PCCL-Schweregradgruppen"

Das Vorhandensein von Komplikationen und/oder Komorbiditäten (Begleitkrankheiten) (CC) kann die Behandlung erschweren und verteuern. Deshalb wurden Schweregrad-Stufen (CCL), für alle Nebendiagnosen vergeben. Aus den vorhandenen CCL der Nebendiagnosen wird mittels einer Glättungsformel für jeden Behandlungsfall der PCCL berechnet. PCCL (= Patientenbezogener Gesamtschweregrad) ist die Maßzahl für den kumulativen Effekt der CCs je Behandlungsfall. Er trifft eine Aussage darüber, wie viele Ressourcen, d. h. Personal- und Sachkosten, der Patient wahrscheinlich entsprechend dem Schweregrad seiner Erkrankung verbraucht hat.

Aufgrund des PCCL wird für die jeweilige Basis-DRG die Zuordnung zum Schwergrad A–H, je nach Aufteilung der Basis-DRG, vorgenommen. Dabei sind die Basis-DRGs entweder gar nicht weiter unterteilt (Buchstabe Z) oder in zwei DRGs (Buchstabe A und B), drei DRGs (Buchstabe A, B, und C) oder bis zu acht DRGs (Buchstabe A bis H) gesplittet.

Aufwandsentsprechende Erlöse können nur dann realisiert werden, wenn die behandelten Diagnosen und erbrachten Leistungen auch vollständig dokumentiert werden.

13.5.5 Kostengewichte und Case-Mix

Jede DRG ist mit einem entsprechenden Relativgewicht (relative Kostengewichte) bewertet; einer Bewertungsrelation, die über eine Punktezahl die Abweichung vom gedachten Standardfall mit durchschnittlichem Aufwand abbildet. Damit wird sozusagen der Wert einer DRG ausgedrückt. Auf Basis dieses Relativgewichts ergibt sich, multipliziert mit dem Basisfallwert (der so genannten „Baserate") ein pauschaler Preis für die Behandlung des Patienten.

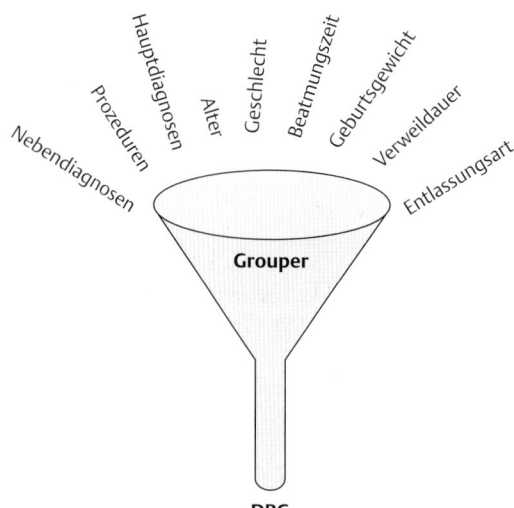

Abb. 13.11 • Ermittlung einer DRG.

Fallbeispiel

Anhand eines Beispiels wird die DRG-Systematik verdeutlicht:
Ein Patient wird mit der Diagnose Angina pectoris zur stationären Behandlung aufgenommen. Es wird eine Koronarangiografie sowie eine Ballondilatation der Herzkranzgefäße durchgeführt. Weiter wird in das aufgedehnte Gefäß ein Stent eingesetzt. Diese Diagnose und die durchgeführte Therapie führen zur Eingruppierung in die DRG F57Z (Perkutane Koronarangioplastie mit komplexer Intervention). Der Fallpauschalenkatalog (2005) weist der DRG ein Relativgewicht von 1,121 zu. Die Vergütung in dem Beispiel beträgt also:

DRG	DRG-Definition	Bewertungs-relation	Basisfallwert (hypothetisch)	Erlös
F57Z	Perkutane Koronarangioplastie mit komplexer Intervention	1, 121	3000 €	3363 €

Eventuell sind noch Zuschläge oder Abschläge zu berücksichtigen. Vergleichen Sie dazu Kapitel 16.3. Entgelte im G-DRG-System, S. 126.

Der Basisfallwert wurde seit der DRG-Einführung von jedem Krankenhaus individuell mit den Krankenkassen ausgehandelt. Dabei hat man sich an dem bisherigen Budget orientiert. Die Basisfallwerte der verschiedenen Krankenhäuser liegen zwischen rund 1000 € und 6200 €. In der Konvergenzphase des Krankenhausentgeltgesetzes erfolgt nun eine schrittweise Annäherung der krankenhausindividuellen Basisfallwerte an landesweite Basisfallwerte. Erstmals wurde 2005 offiziell ein landesweiter Basisfallwert für jedes Bundesland vereinbart. Insgesamt dauert die Konvergenzphase 5 Jahre. Die erste Anpassung erfolgt mit 15 %. Danach folgen 3 Jahre mit jeweils 20 %. Der letzte Schritt im Jahr 2009 ist mit 25 % geplant. Für das einzelne Krankenhaus ist der krankenhausindividuelle Basisfallwert ein Indikator für seine Wirtschaftlichkeit. Ein überdurchschnittlich hoher Basisfallwert deutet darauf hin, dass für die erbrachten Leistungen ein höheres Budget benötigt wird als im Landesdurchschnitt. Es muss jedoch immer beachtet werden, dass die Aussagekraft solcher Vergleiche mit der Qualität des „Messinstrumentes" DRG steht und fällt.

Nach Abschluss der Konvergenzphase ist die Vergütung derselben DRG für alle Krankenhäuser eines Bundeslandes gleich.

Case-Mix. Das Relativgewicht als Kenngröße für die ökonomische Fallschwere lässt sich zum Case-Mix aufsummieren. Dieser Case-Mix ist die Summe der Relativgewichte aller Behandlungsfälle, die innerhalb eines gegebenen Zeitraumes in einem Krankenhaus, einer Region oder in einem Land behandelt wurden.

Case-Mix = Summe der Relativgewichte aller Behandlungsfälle

Case-Mix-Index. Um einen Hinweis auf die durchschnittliche Aufwendigkeit der Fälle zu erhalten, dividiert man den Case-Mix durch die Anzahl der Fälle. Man erhält den so genannten Case-Mix-Index (CMI).

$$\text{Case-Mix-Index} = \frac{\text{Summe der Relativgewichte aller Behandlungsfälle}}{\text{Anzahl der Behandlungsfälle}}$$

Der CMI gibt die durchschnittliche Fallschwere der erbrachten DRG-Fälle in einer bestimmten Zeiteinheit an. Diese Kennzahl:
- ermöglicht den Vergleich zwischen Abteilungen und Krankenhäusern,
- liefert Hinweise auf unterschiedlichen Ressourcenbedarf zur Versorgung durchschnittlich mehr oder weniger aufwendiger Behandlungsfälle,
- liefert, in Zeitreihen betrachtet, Hinweise auf Veränderungen der Patientenstruktur.

Mit diesen Kennziffern kann nun recht einfach ein Basisfallwert errechnet werden. Zur Ermittlung des Basisfallwertes wird immer eine monetäre Komponente (z. B. das Krankenhausbudget) durch den Case-Mix dividiert.

$$\text{Basisfallwert} = \frac{\text{Budget}}{\text{CM}} = \frac{\text{Budget}}{\text{CMI} \cdot \text{Fallzahl}}$$

13.5.6 Kritik am DRG-System

Im Folgenden werden Kritikpunkte am DRG-System aufgezählt:
- In anderen Ländern, die das DRG-System anwenden, kodieren professionelle Dokumentationsassistenten. In Deutschland gilt das Kodieren von Diagnosen und Prozeduren noch in erster Linie als Aufgabe des Arztes. Dadurch wird die administrative Tätigkeit der Krankenhausärzte deutlich erhöht.
- Auch im Verwaltungsbereich der Krankenhäuser und Kostenträger steigt der Aufwand. Medizinisches Wissen zur Überprüfung der Abrechnung ist erforderlich. Unter anderem aus diesem Grund hat sich im Krankenhausbereich ein eigenes Berufsbild, der Medizincontroller entwickelt.
- Die Abrechnung nach DRG-Fallpauschalen gibt Anreiz für frühzeitige Entlassung (Stichwort: „blutige Entlassung"). Allerdings hat sich die behauptete „blutige Entlassung" bisher in keinem Land, dass das DRG-System eingeführt hat, als Problem erwiesen. Der Wettbewerb zwingt vielmehr die Krankenhäuser, weit mehr als bisher die Patientenzufriedenheit als Erfolgskriterium in den Vordergrund der Überlegungen zu stellen. Der damit ausgelöste Wettbewerb wird zu erheblichen Verbesserungen in der Leistungsqualität führen.
- Es kann zu verfrühten Verlegungen kommen. Patienten, die zu früh entlassen werden, kommen schnell wieder zurück in das Krankenhaus (Stichwort: „Drehtüreneffekt"). Der Qualitätssicherungsbedarf steigt.
- Ein häufiger Kritikpunkt bei dem Einsatz eines DRG-Systems ist das Phänomen des UP-Coding („Kreative Diagnostik"). Das Up-Coding kann in drei verschiedenen Ausprägungen vorkommen. Zum einen wird ein Anreiz gegeben, genauer und vollständiger zu dokumentieren als in einem nicht DRG-basierten Vergütungssystem. Zum anderen haben die Ärzte einen Ermessensspielraum bei der Angabe der Haupt- und Nebendiagnose. Dieser Ermessensspielraum kann zugunsten der höher vergüteten DRG genutzt werden. Als dritte Ausprägung sind verzerrende Kodierungen zu nennen, z. B. durch das Vertauschen von Haupt- und Nebendiagnosen oder das Missachten von Kodierungsregeln. Dieses so genannte Up-Coding beeinflusst den Preis einer Fallpauschale erheblich.
- Ein Fallpauschalensystem bietet Anreize, sich innerhalb von Fallgruppen auf möglichst „einfache" oder standardisierte Fälle zu spezialisieren. Die Versorgung komplexerer Fälle wird dadurch eingeschränkt oder auf andere Anbieter verlagert.
- Nicht wirtschaftliche Krankenhäuser werden Betten abbauen oder sogar schließen müssen.

Fragen und Aufgaben

1. Was versteht man unter Prä-MDCs?
2. Was sind Fehler-DRGs?
3. Wie ergibt sich aus der Zuteilung eines Behandlungsfalles zu einer DRG der Preis für den Behandlungsfall?
4. Welche Parameter spielen bei der Zuweisung zu einer DRG eine Rolle?
5. Welchen Aussagewert hat die DRG Nomenklatur für Sie (aus Fallpauschalenkatalog 2006)?

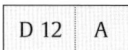

6. Eine 68-jährige Patientin mit Linksherzinsuffizienz, mit den Nebendiagnosen chronischem Nierenversagen und Typ-II-Diabetes mellitus, wurde zur medikamentösen Einstellung stationär aufgenommen. Während des Aufenthalts fiel zusätzlich ein Harnwegsinfekt auf, welcher ebenfalls behandelt wurde. Durch die zahlreichen Nebendiagnosen wird für die Patientin der PCCL 4 ermittelt. Der Grouper (EDV-System) ermittelt dem Sachbearbeiter die DRG F62A: Herzinsuffizienz und Schock mit äußerst schwerer CC. Der Basisfallwert liegt derzeit bei 2800 € (hypothetischer Wert). Der vorliegende Fall wird mit 1,22 gewichtet (hypothetischer Wert).
   a. Beschreiben Sie die Zuordnung des Patienten zur DRG anhand des korrekten Falls.
   b. Der während des Aufenthalts aufgefallene Harnwegsinfekt wurde auf der Station nicht dokumentiert. Welche Auswirkungen könnte das haben?
   c. Erklären Sie die Abkürzungen:
      ICD-10=
      ICPM=
      CCL=
      PCCL=
   d. Diskutieren Sie über die prognostizierten Tendenzen, die mit der Einführung der neuen Abrechnungsmethode erwartet wurden.
7. Eine allgemeinchirurgische Abteilung führt in einem definierten Zeitraum folgende Leistungen durch.
   – 100 Appendektomien, Relativgewicht 0,8
   – 100 Dickdarmresektionen, Relativgewicht 1,6
   Geben Sie den Wert des CMI an.

8. Krankenhausvergleich mit DRGs:
   a. Berechnen Sie den Case-Mix zweier HNO-Abteilungen anhand der innerhalb eines Jahres erbrachten Leistungen der DRG X und DRG Y.

Abteilung A:	Abteilung B:
5 Fälle DRG X; RW = 8,90	25 Fälle DRG X; RW = 8,90
200 DRG Y; RW = 0,58	100 DRG Y; RW = 0,58
Case-Mix =	Case-Mix =

   b. Berechnen Sie den Case-Mix-Index =
   c. Berechnen Sie die Basisfallwerte der Abteilungen aufgrund des historischen Abt.-Fallbudgets von 750 T€ (Abteilung A) und 1100 T€ (Abteilung B).

14 Datenschutz und Datensicherheit

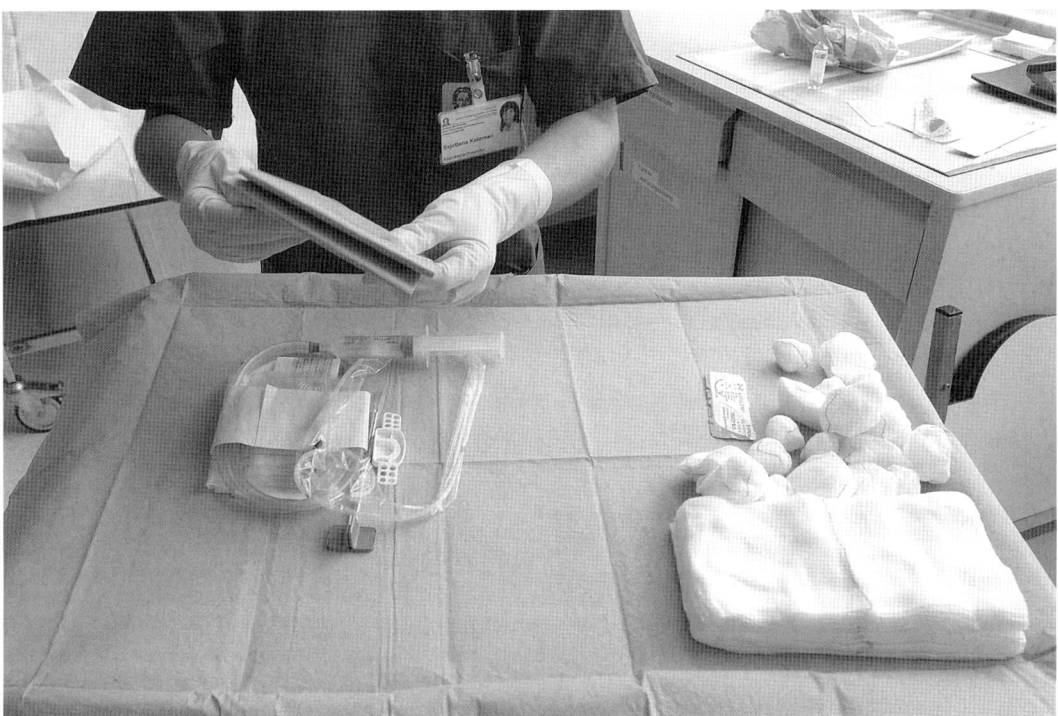

Überblick

14.1 Allgemeine und bereichsspezifische Datenschutzvorschriften • 106

14.2 Begriffbestimmungen • 106

14.3 Datenschutz im Krankenhausbetrieb • 107

14.4 Informations- und Folgerecht des Einzelnen • 107

14.5 Maßnahmen der Datensicherung • 108

14.6 Datenschutzbeauftragter • 108

14.7 Ärztliche Schweigepflicht • 109
14.7.1 Grundlagen • 109
14.7.2 Kernpunkte des § 203 StGB • 109

In einem Behandlungsvertrag eines Krankenhauses, den ein Patient zu unterschreiben hat, heißt es:

14 ■ Datenschutz und Datensicherheit

Datenschutz

Die **Landesdatenschutzgesetze** regeln im Grundsatz die Datenverarbeitung bei Behörden und öffentlichen Stellen der Länder oder Gemeinden. Danach finden die jeweiligen LDSG u. a. Anwendung bei:
- Ärztekammern
- kassenärztlichen Vereinigungen
- Krankenhäusern der Städte/Gemeinden, der Landkreise oder Bezirke
- den meisten Tumorzentren

Für die Behörden und sonstigen öffentlichen Stellen des Bundes sowie für die Privatwirtschaft gilt das **BDSG**. Anwendungsbereiche für das BDSG sind:
- private und freie gemeinnützige Krankenanstalten, -häuser und Kliniken
- für den betriebsärztlichen Dienst in privaten Unternehmen
- überbetriebliche arbeitsmedizinische Dienste mit privater Trägerschaft
- alle Arztpraxen

Abb. 14.1 ■ Landesdatenschutzgesetze und BDSG.

Hinweis auf die Datenverarbeitung!

Bitte beachten Sie, dass im Rahmen des von Ihnen bzw. des zu Ihren Gunsten mit dem Krankenhaus abgeschlossenen Vertrages Daten über Ihre Person, Ihren sozialen Status sowie die für die Behandlung notwendigen medizinischen Daten gespeichert, geändert bzw. gelöscht werden und im Rahmen der Zweckbestimmung unter Beachtung der jeweiligen datenschutzrechtlichen Regelung an Dritte (z. B. Kostenträger) übermittelt werden können.
(Auszug aus einem Behandlungsvertrag)

14.1 Allgemeine und bereichsspezifische Datenschutzvorschriften

1. Allgemeine Rechtsgrundlagen des Datenschutzes sind das Bundesdatenschutzgesetz (BDSG) und die Datenschutzgesetze der Bundesländer (Landesdatenschutzgesetze; LDSG) **(Abb. 14.1)**.
2. Weitere ergänzende allgemeine Datenschutzvorschriften sind:
- die EU-Datenschutzrichtlinie,
- das Sozialgesetzbuch (SGB I, SGB X),
- Strafgesetzbuch.

3. Neben den allgemeinen Datenschutzgesetzen gelten darüber hinaus bereichsspezifische datenschutzrechtliche Vorschriften wie:
- Landeskrankenhausgesetze (z. B. Art. 27 BayKrG),
- eigenständige Krankenhausdatenschutzgesetze (z. B. Verordnungen zum Schutz von Patientendaten in kirchlichen Krankenhäusern, DSVO-KH),
- Krebsregistergesetze.

14.2 Begriffbestimmungen

Mit dem Datenschutz wird das Persönlichkeitsrecht eines jeden einzelnen geschützt. Im Zeitalter der modernen Informationsverarbeitung geht es vor allem um den Schutz der Privatsphäre. Der einzelne Mensch soll mit Hilfe der Datenschutzgesetze vor den Gefahren beim Umgang mit personenbezogenen Daten geschützt werden. Ziel und Zweck des Datenschutzes ist in § 1 Abs. 1 BDSG definiert. Dort heißt es:

D *„Zweck dieses Gesetzes ist es, den Einzelnen davor zu schützen, dass er durch den Umgang mit seinen personenbezogenen Daten in seinem Persönlichkeitsrecht beeinträchtigt wird."*

Auch Anforderungen an die Datensicherheit werden gestellt **(Abb. 14.2)**.

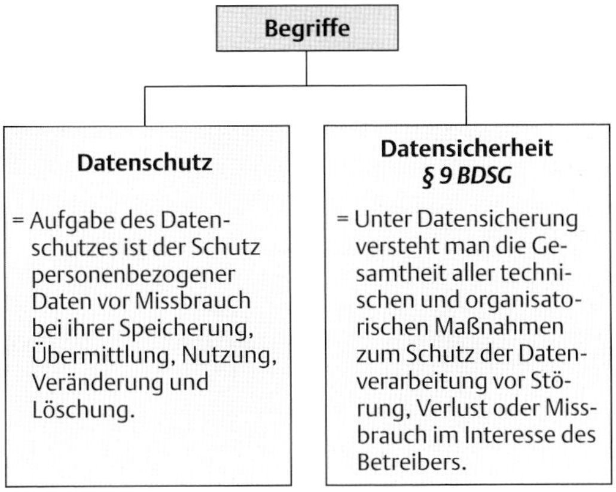

Abb. 14.2 • Begriffsbestimmungen.

Begriffe

Datenschutz
= Aufgabe des Datenschutzes ist der Schutz personenbezogener Daten vor Missbrauch bei ihrer Speicherung, Übermittlung, Nutzung, Veränderung und Löschung.

Datensicherheit § 9 BDSG
= Unter Datensicherung versteht man die Gesamtheit aller technischen und organisatorischen Maßnahmen zum Schutz der Datenverarbeitung vor Störung, Verlust oder Missbrauch im Interesse des Betreibers.

14.3 Datenschutz im Krankenhausbetrieb

Für einige Krankenhausbetriebe greifen – neben dem § 28 und § 4 BDSG – bereichsspezifische Vorschriften. Nach diesen Vorschriften dürfen Patientendaten nur erhoben, verarbeitet, gespeichert oder in sonstiger Weise genutzt werden, soweit dies erforderlich ist:
1. zur Erfüllung der Aufgabe des Krankenhauses (z. B. Art 27 Abs. 2 BayKrG),
2. zur Erfüllung des Behandlungsvertrages (z. B. Art 27 Abs. 2 BayKRG, § 2 DSVO-KH),
3. zur Leistungsabrechnung (§ 2 DSVO-KH; § 29 Abs. 2 SKHG),
4. zur sozialen Betreuung und Beratung des Patienten (§ 29 Abs. 3 SKHG),
5. zur Erfüllung der mit der Behandlung in Zusammenhang stehenden Dokumentationspflicht,
6. zur Aus- und Fortbildung (§ 29 Abs. 3 SKHG),
7. eine Rechtsvorschrift dies erlaubt bzw. vorschreibt,
8. der Patient im Einzelfall einwilligt. (§ 27 Abs. 2 BayKRG; § 29 Abs. 2 SKHG).

Dennoch dürfen Patientendaten innerhalb des Krankenhauses nicht uneingeschränkt ausgetauscht und verwendet werden. Das Krankenhaus mit seinen unterschiedlichen Bereichen wie die Verwaltung und die einzelnen Fachabteilungen stellen datenschutzrechtlich keine Einheit dar. Zugriff sollten die Beschäftigten nur auf Daten erhalten, die für die Erfüllung der jeweiligen Aufgaben tatsächlich notwendig sind. Beispielsweise darf die Krankenhausverwaltung nur auf Patientendaten zugreifen, die sie z. B. zur Abrechnung der erbrachten Leistung benötigt.

14.4 Informations- und Folgerecht des Einzelnen

Das Datenschutzgesetz räumt dem Betroffenen gewisse Informations- und Folgerechte ein. Im Einzelnen hat jeder ein Recht auf:
- *Benachrichtigung* (§ 33 Abs. 1 BDSG): Zunächst besteht eine Benachrichtigungspflicht bei der erstmaligen Speicherung als auch bei der erstmaligen Übermittlung seiner Daten.
- *Auskunft* (§ 19 BDSG, § 34 BDSG): Der Betroffene hat Auskunftsanspruch über die zu seiner Person gespeicherten Daten. Durch die Auskunft erfährt er woher die Daten stammen (Herkunft der Daten), zu welchem Zweck sie gespeichert wurden (die betreffende Verwaltungsaufgabe oder den speziellen Geschäftszweck) und an welche Personen oder Stellen, die Daten regelmäßig übermittelt werden.
- *Berichtigung (§ 20 BDSV)*: Er hat das Recht, personenbezogene Daten in Dateien berichtigen zu lassen, wenn sie unrichtig sind.
- *Sperrung (§ 20 BDSV); Löschung (§ 20 BDSV)*: In bestimmten Fällen können Daten gesperrt oder gar

gelöscht werden. Personenbezogen Daten in Dateien sind zu löschen, wenn ihre Speicherung unzulässig ist (z. B. Erfassung unrichtiger Daten) oder es keinen Grund für die weitere Speicherung gibt.

- *Einsicht:* Vergleichen Sie hierzu Kap. 12.2.4 Einsichtsrecht und Herausgabe der Krankenunterlagen, S. 84.

14.5 Maßnahmen der Datensicherung

Neben Regelungen zur Zulässigkeit der Datenverarbeitung stellt das Bundesdatenschutzgesetz auch Anforderungen an die Datensicherheit (§ 9 BDSG). Technische und organisatorische Maßnahmen sind:

1. Die **Zutrittskontrolle** soll den Zutritt zu Datenverarbeitungsanlagen verhindern. Dies betrifft sowohl die Nutzung von PCs und gegebenenfalls dezentral installierten Servern.
2. Die **Zugangskontrolle** soll verhindern, dass Datenverarbeitungssysteme von Unbefugten genutzt werden.
3. Die **Zugriffskontrolle** soll gewährleisten, dass Berechtigte ausschließlich auf eigene Daten zugreifen können mittels Zugriffsberechtigung. Die Zugriffsberechtigung wird z. B. mit einem Passwort und/oder einem maschinenlesbaren Ausweis ermöglicht. Das Passwort sollte dabei in bestimmten Zeitabständen geändert werden.
4. Die **Weitergabekontrolle** soll verhindern das Daten bei der elektronischen Übertragung sowie beim Transport oder ihrer Speicherung auf Datenträger unbefugt gelesen, kopiert, verändert oder gelöscht werden. Zudem soll überprüft und festgestellt werden, an welchen Stellen eine Übermittlung vorgesehen ist.
5. Die **Eingabekontrolle** gewährleistet, dass nachträglich überprüft werden kann, welche Daten zu welcher Zeit von wem in das Datenverarbeitungssystem eingegeben wurden, beispielsweise durch Identifikationsmechanismen.
6. Die **Auftragskontrolle** soll gewährleisten, dass Daten, die im Auftrag bearbeitet werden, nur entsprechend den Weisungen des Auftragsgebers verarbeitet werden.
7. Die **Verfügbarkeitskontrolle** soll sicherstellen, dass personenbezogene Daten gegen zufällige Zerstörung oder Verlust geschützt sind.
8. Zuletzt soll eine getrennte Verarbeitung von zu unterschiedlichen Zwecken erhobenen Daten möglich sein.

Im Folgenden werden beispielhaft einige Einzelmaßnahmen der Datensicherung genannt:
- bauliche Maßnahmen (z. B. Diskretionszone im Empfangsbereich, durch Türen getrennte Behandlungsräume, adäquate Aufstellung der Bildschirme beim Empfang);
- Eingabeprotokollierung: Wer – Was – Wann?;
- Verbot des Einsatzes von privater Software;
- Erarbeitung von Dienstanweisungen zum Datenschutz und zur Datensicherheit;
- Einrichtung von Bildschirmschonern, die eine Weiterarbeit erst nach erneuter Passworteingabe ermöglichen;
- Karteikarten oder sonstige Patientenunterlagen nicht in den Behandlungsräumen sammeln;
- abschließbare Aktenschränke;
- ist ein Internetzugang unerlässlich, sollte ein PC gewählt werden, auf denen sich keine Patientendaten befinden;
- tägliche Sicherungskopie auf Diskette oder Band;
- benutzerbezogene Sperrung von Schnittstellen (z. B. Diskettenlaufwerke), um zu verhindern, dass Patientendaten, auf Datenträger gezogen werden können;
- Patientendaten sollten nur verschlüsselt auf der Festplatte abgelegt und erst bei einem berechtigten Zugriff (automatisch) entschlüsselt werden;
- Lagerung der Datensicherung an einem anderem Ort.

14.6 Datenschutzbeauftragter

Laut Bundesdatenschutzgesetz ist ein Bundesbeauftragter für den Datenschutz zu wählen (§ 22 ff. BDSG). Er berät und kontrolliert öffentliche Stellen des Bundes und wird vom Deutschen Bundestag für eine Amtszeit von 5 Jahren gewählt.

In öffentlichen (z. B. Behörden, öffentlichen Krankenhäusern) und nicht öffentlichen Stellen (z. B. Firmen, Arztpraxen) schreibt das BDSG (§ 4 f BDSG) vor, einen betrieblichen Datenschutzbeauftragten zu bestellen. Bei nicht öffentlichen Stellen greift die Vorschrift erst, soweit mindestens fünf Arbeitnehmer ständig mit personenbezogenen Datenverarbeitungsaufgaben beschäftigt sind oder mindestens 20 Arbeiter auf andere Art und Weise personenbezogene Daten verarbeiten. Die Aufgaben eines betrieblichen Datenschutzbeauftragten hat der Gesetzgeber in § 4 g BDSG beschrieben. Dieser soll u. a. das Unternehmen in Datenschutzfragen beraten und auf die Einhaltung der Datenschutzbestimmungen achten. Der Datenschutzbeauftragte muss zuverlässig und fachkundig sein. Er ist direkt der Leitung des Unternehmens zu unterstellen und in seinen Aufgaben nicht an Weisungen gebunden.

Fragen und Aufgaben

1. Welche Maßnahmen der Datensicherung kennen Sie aus ihrem Betriebsalltag?
2. Die Aufgaben des betrieblichen Datenschutzbeauftragten sind im § 4 g BDGS regelt.
   a. Welche Aufgaben hat er zu übernehmen? Nennen Sie zwei Beispiele.
   b. Wer kann Datenschutzbeauftragter werden?
3. Der § 9 BDSG regelt die organisatorischen und technischen Maßnahmen, um den Ansprüchen der Datensicherheit gerecht zu werden.
   a. Stellen Sie die Begriffe „Datenschutz" und „Datensicherheit" gegenüber.
   b. Nennen Sie technische und organisatorische Maßnahmen, die vor Missbrauch patientenbezogener Daten schützen sollen.
4. Durch welche Vorschriften ist der Datenschutz in Krankenhäusern geregelt?
5. Das Datenschutzgesetz räumt dem Betroffenen gewisse Informations- und Folgerechte ein. Führen Sie drei Rechte näher aus.

14.7 Ärztliche Schweigepflicht

14.7.1 Grundlagen

Im so genannten „hippokratischen Eid" hat historisch die ärztliche Schweigepflicht ihren Ursprung. Dort heißt es:

> „Was immer ich sehe und höre bei der Behandlung oder außerhalb der Behandlung im Leben der Menschen, so werde ich von dem, was niemals nach draußen ausgeplaudert werden soll, schweigen, indem ich alles derartige als solches betrachte, das nicht ausgesprochen werden darf."

Heute ist die ärztliche Schweigepflicht u. a. gesetzlich geregelt in den §§ 203–205 StGB. Sie wird als eine wesentliche Grundlage des Vertrauensverhältnisses zwischen Arzt und Patient angesehen. § 203 StGB lautet auszugsweise:

> „... (1) Wer unbefugt ein fremdes Geheimnis, namentlich ein zum persönlichen Lebensbereich gehörendes Geheimnis oder ein Betriebs- oder Geschäftsgeheimnis, offenbart, das ihm als
> 1. Arzt, Zahnarzt, Tierarzt, Apotheker oder Angehörigen eines anderen Heilberufs, der für die Berufsausübung oder die Führung der Berufsbezeichnung eine staatlich geregelte Ausbildung erfordert, (...)
> anvertraut worden oder sonst bekannt geworden ist, wird mit Freiheitsstrafe bis zu einem Jahr oder mit Geldstrafe bestraft.
> ...
> (3)... Den in Absatz 1 und Satz 1 Genannten stehen ihre berufsmäßig tätigen Gehilfen und die Personen gleich, die bei ihnen zur Vorbereitung auf den Beruf tätig sind."

Ebenso gelten für Ärzte und seine Mitarbeiter die ärztlichen Berufsordnungen, z. B. § 9 der Berufsordnung der Landesärztekammer Baden-Württemberg.

14.7.2 Kernpunkte des § 203 StGB

Wer ist an die Schweigepflicht gebunden?

Der Schweigepflicht unterliegen neben den Ärzten auch Angehörige sonstiger Heilberufe mit staatlich geregelter Ausbildung, z. B.:
- nichtärztliche Psychotherapeuten nach dem Psychotherapeutengesetz,
- Gesundheits- und Krankenpfleger/innen,
- Hebammen,
- Diätassistenten,
- Krankengymnasten,
- medizinisch-technische Assistenten usw.

Zudem sind an die Schweigepflicht auch die „berufsmäßig tätigen Gehilfen" von Ärzten gebunden, wie (§ 203 Abs. 3 S. 2 StGB) z. B.:
- Sprechstundenhilfen,
- Arztsekretärinnen,
- Mitarbeiter der Krankenhausverwaltung, z. B. Angestellte, die mit der Erfassung von Patientendaten zur Abrechnungszwecken befasst sind.

Schließlich gilt die Schweigepflicht auch für Personen, die zur „Vorbereitung auf den Beruf" bei den Geheimnisträgern tätig sind, wie z. B.:
- auszubildende Arzthelferinnen,
- Krankenpflegeschüler,
- Medizinstudenten,
- Absolventen des praktischen Jahres (sog. PJ-ler).

Nicht erforderlich ist, dass der Betreffende zum Arzt in einem Arbeitsverhältnis steht oder in anderer Weise ihm gegenüber weisungsgebunden ist. Beispielsweise gehört auch die in der Praxis aushelfende Arztehefrau zum Kreis der Schweigepflichtigen.

Wem gegenüber ist der Arzt zur Verschwiegenheit verpflichtet?

Die Schweigepflicht besteht grundsätzlich gegenüber:
- Familienangehörigen des Patienten: So darf der Arzt keine telefonischen Auskünfte an den Ehepartner des Patienten erteilen. Auch darf der Arzt seine Rechnung mit Diagnosen nur an seinen Patienten und nicht etwa an den hauptversicherten Ehegatten versenden. Allerdings ist der Einzelfall entscheidend;
- Familienangehörigen des Arztes;
- anderen Ärzten: Die ärztliche Schweigepflicht gilt auch unter Berufskollegen. Die Weitergabe von Daten ist vor allem dann unzulässig, wenn der Patient in die Einbeziehung des anderen Arztes nicht eingeweiht wurde oder einer solchen Einbeziehung widersprochen hat. Begibt sich der Patient allerdings in die Behandlung des anderen Arztes oder eines Krankenhauses, um sich untersuchen zu lassen, so ist dieses Verhalten als konkludentes Einverständnis zu werten.

An der Behandlung nicht beteiligter Personen gegenüber gilt die Schweigepflicht auch dann, wenn es sich um Angehörige von Gesundheitsberufen handelt (z. B. befreundeter Arzt). Der wissenschaftliche Erfahrungsaustausch ist hingegen gestattet, sofern die Patientennamen ungenannt bleiben;
- den Arbeitgebern u. ä.: Im Krankheitsfall darf die Arbeitsunfähigkeitsbescheinigung nur die Mitteilung enthalten, dass der Arbeitnehmer von einem Anfangstermin bis zu einem Endtermin arbeitsunfähig ist. Dem Arbeitgeber darf weder der Befund noch die Diagnose mitgeteilt werden;
- Behörden und anderen Institutionen: Besondere Aussagepflichten gegenüber Polizei und Staatsanwaltschaft ergeben sich nicht. Eine Offenbarungsbefugnis ergibt sich lediglich bei erheblicher Rechtsverletzung und Wiederholungsgefahr. Alleine zum Zwecke der Strafverfolgung ist ein Bruch der Schweigepflicht nicht erlaubt;
- Versicherungen (Sonderregelungen in SGB V und X);
- minderjährigen Patienten, die wirksam einwilligen können (16. Lebensjahr und älter).

Was wird geschützt?

Fremde Geheimnisse. Unter dem Schutz des Gesetzes stehen fremde Geheimnisse. Tatsachen, die nur einem eingeschränkten Personenkreis bekannt sind und an deren Geheimhaltung ein Interesse besteht. Folglich können Geheimnisse sein:
- Aufzeichnungen über Patienten (Art der Krankheit und ihren Verlauf, Anamnese, Diagnose, Therapiemaßnahmen, usw.),
- schriftliche Mitteilungen des Patienten,
- Röntgenaufnahmen,
- sonstige Untersuchungsbefunde,
- Operationsprotokolle,
- Informationen über familiäre, berufliche und wirtschaftliche Verhältnisse.

Es liegt also kein strafbarer Geheimnisbruch vor, wenn das Geheimnis auf andere Weise bekannt wurde, z. B. durch eine öffentliche Gerichtsverhandlung oder Klatsch am Gartenzaun.

Wann spricht man von der Offenbarung eines Geheimnisses?

Offenbart ist ein Geheimnis, wenn es in irgendeiner Weise einer anderen Person zugänglich wird. Die Weitergabe kann entweder mündlich, schriftlich, durch Einsichtnahme oder auf andere Weise erfolgen (**Abb. 14.3**).

Rechtswirksame Entbindung von der Schweigepflicht

Der Patient kann den Arzt von der ärztlichen Schweigepflicht entbinden. Die Entbindung von der Schweigepflicht kann ausdrücklich z. B. durch Einverständnis mittels Unterschrift oder durch schlüssiges Handeln erfolgen.

Schlüssiges Verhalten meint, der Patient gibt durch sein Verhalten zu verstehen, dass die Weitergabe von Informationen gewollt ist. Beispielsweise liegt ein schlüssiges Verhalten vor, wenn der Patient im Krankenhaus durch ein Team behandelt wird. Bespricht der behandelnde Arzt mit dem Patienten die Notwendigkeit einer krankengymnastischen Behandlung, so muss dem Patienten klar sein, dass die notwendigen Informationen an den Krankengymnast weitergegeben wird.

Die rechtswirksame Entbindung von der Schweigepflicht setzt allerdings die Urteils- und Einsichtsfähigkeit des Patienten voraus.

Rechtfertigungsgründe
Bei mutmaßlicher Einwilligung
Von einer mutmaßlichen Einwilligung zur Offenbarung spricht man, wenn sie im (mutmaßlichen) Interesse des Patienten liegt. Beispielsweise informiert der Arzt die Ehefrau über den Gesundheitszustand ihres unfallverletzten Ehemanns, der bewusstlos ist.

Ein Fall der mutmaßlichen Einwilligung liegt aber auch dann vor, wenn der Arzt das Einverständnis nicht einholen muss, weil er davon ausgehen kann, dass der Patient auf eine Befragung keinen Wert legt. Zum Beispiel: Nach Abgabe eines Gesundheitsberichtes an eine Lebensversicherung ergibt sich eine Nachfrage, die der Arzt beantwortet, ohne erneut das Einverständnis des Patienten einzuholen.

Die Pflicht zur Verschwiegenheit des Arztes besteht in vollem Umfang auch nach dem Tod des Patienten. Angehörige des Patienten können den Arzt von der Schweigepflicht nicht wirksam entbinden. Im Einzelfall muss der Arzt entscheiden, ob von einer mutmaßlichen Einwilligung des Verstorbenen ausgegangen werden kann. Ein solcher Fall könnte gegeben sein, wenn von der Offenlegung der Todesursache die Auszahlung einer Lebensversicherung abhängt.

Offenbarungspflicht aufgrund besonderer Gesetze
Besteht eine Pflicht zur Mitteilung, liegt kein Verstoß gegen die Schweigepflicht vor. Solche Pflichten finden sich in verschiedenen Gesetzen, z. B.:
- sind nach § 138, § 139 StGB Angehörige der Heilberufe zur Anzeige geplanter Verbrechen wie Mord, Totschlag, Raub usw. verpflichtet, wenn sie von der Straftat zu einer Zeit erfahren, zu der die Ausführung noch abzuwenden ist;
- nach dem Infektionsschutzgesetz gibt es einige namentlich und einige anonym zu meldende übertragbare Krankheiten, beispielsweise Tollwut, Diphtherie, Salmonellen, Tuberkulose;
- regelt das Personenstandsgesetz (PStG) die Verpflichtung zur Meldung von Geburtsfällen an das zuständige Standesamt.

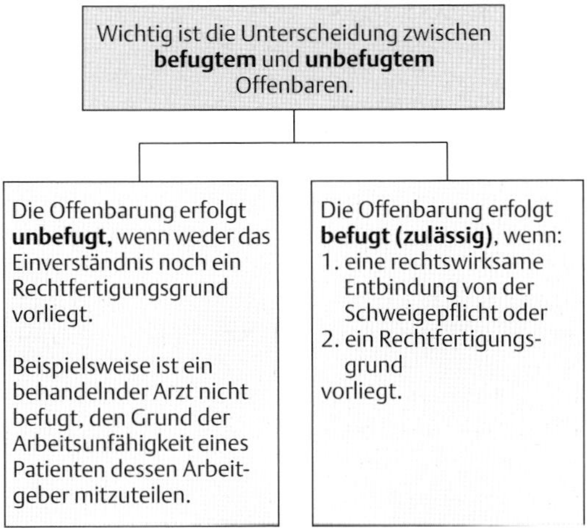

Offenbarungsbefugnis im Rahmen des rechtfertigenden Notstandes gemäß § 34 StGB
Danach darf der Arzt die Schweigepflicht brechen, wenn er nach erfolgter Rechtsgutabwägung ein anderes Rechtsgut für höherwertig hält. Beispiel: Nimmt ein Kraftfahrer weiterhin am Straßenverkehr teil, obwohl er wegen einer bestehenden Erkrankung wie Epilepsie oder infolge von Medikamenteneinnahme sich und andere gefährdet, darf sich der Arzt auch gegen den Willen seines Patienten an die Straßenverkehrsbehörde wenden.

Offenbarungsbefugnis aufgrund gesetzlicher Bestimmungen
Die ärztliche Schweigepflicht gilt auch gegenüber Sozialleistungsträgern. Allerdings dürfen Auskünfte erteilt werden, soweit sie der Leistungsträger für die Durchführung seiner Aufgaben nach dem Sozialgesetzbuch benötigt, es gesetzlich zugelassen ist oder der Betroffene im Einzelfall eingewilligt hat.

Somit ist u. a. die Übermittlung von Sozialdaten zulässig an den Medizinischen Dienst (§ 276, 277 SBG V) oder an die KV zum Zweck der Abrechnung (§ 295 SGB V), Wirtschaftlichkeitsprüfung (§§ 296, 297 SGB V) und Qualitätsprüfung (§ 298 SGB V).

Wichtig ist die Unterscheidung zwischen befugtem und unbefugtem Offenbaren.

Die Offenbarung erfolgt **unbefugt**, wenn weder das Einverständnis noch ein Rechtfertigungsgrund vorliegt.

Beispielsweise ist ein behandelnder Arzt nicht befugt, den Grund der Arbeitsunfähigkeit eines Patienten dessen Arbeitgeber mitzuteilen.

Die Offenbarung erfolgt **befugt (zulässig)**, wenn:
1. eine rechtswirksame Entbindung von der Schweigepflicht oder
2. ein Rechtfertigungsgrund vorliegt.

Abb. 14.3 • Offenbaren.

Mit welchen Folgen ist bei der Verletzung der Schweigepflicht zu rechnen?

Strafrechtliche Konsequenzen. Das Strafrecht sieht für den Geheimnisbruch eine Freiheitsstrafe bis zu einem Jahr oder Geldstrafe vor. Handelt der Täter gegen Entgelt oder in der Absicht, sich oder einen Anderen zu bereichern oder einen Anderen zu schädigen, dann kommt sogar eine Freiheitsstrafe bis zu zwei Jahren oder Geldstrafe in Betracht.

Zivilrechtliche Konsequenzen. Wird die Schweigepflicht verletzt, kann der Patient auch zivilrechtlich Schadensersatz fordern, gegebenenfalls auch Schmerzensgeld geltend machen.

Berufsrechtliche Konsequenzen. Ein Verstoß gegen die Schweigepflicht kann auch berufsrechtliche Folgen haben, wie z. B. ein Verweis oder ein Bußgeld bzw. bei schweren oder fortdauernden Verstößen sogar den Widerruf der Approbation.

Fragen und Aufgaben

1. Erläutern Sie die wesentlichen Bestandteile des § 203 StGB zur Schweigepflicht.
2. Im Rahmen seiner Tätigkeit hat ein Arzt verschiedene Pflichten zu erfüllen. Hierzu gehört unter anderem die ärztliche Schweigepflicht.
   a. In welchem Paragraf und Gesetzesbuch ist die Schweigepflicht hinterlegt?
   b. Was versteht man unter einem „fremden Geheimnis"?
   c. Wer ist neben dem Arzt zur beruflichen Schweigepflicht verpflichtet?
   d. Wem gegenüber ist der Arzt zur Verschwiegenheit verpflichtet?
   e. Wann endet die Schweigepflicht über die Daten eines Patienten?
   f. Zeigen Sie den Unterschied zwischen Offenbarungspflicht und Offenbarungsbefugnis auf.
3. Mit welchen Folgen muss ein Arzt rechnen, wenn er gegen die ärztliche Schweigepflicht verstößt?
4. Der Arbeitgeber von Hermann W. ruft in der Arztpraxis des Dr. Karl W. an und fragt, ob sein Arbeitnehmer in Behandlung ist, unter was er leidet und wie lange er noch arbeitsunfähig ist. Welche Auskünfte können gegeben werden?
5. Beurteilen Sie die folgenden Fälle, falsch oder richtig?
   a. Das Weitergeben von Patientendaten an Ärztekollegen ist immer zulässig.
   b. Die zur Abrechnung erforderlichen Patientenakten darf ein Arzt an privatärztliche Verrechnungsstellen außerhalb der Praxis in jedem Fall übermitteln.
   c. Ein Arzt lässt nachlässig Patientenunterlagen unverschlossen liegen, sodass Dritte zugreifen können und verstößt damit gegen den § 203 StGB.
   d. Eltern von Minderjährigen darf man in jedem Fall informieren.
   e. Ein Arzt darf Angehörige oder Kontaktpersonen vor einer ansteckenden Krankheit des Patienten warnen, wenn nicht die Gewähr besteht, dass dieser selbst für die notwendige Aufklärung sorgt.
6. Im Roten Kreuz Krankenhaus Frankfurt a. M finden regelmäßig Vorträge zu unterschiedlichen Themen statt. Ihr Vorgesetzter wird am kommenden Dienstag über das brisante Thema „Die berufliche Schweigepflicht gemäß § 203 StGB" referieren. Um dem Referat eine gewisse Struktur zu geben, soll:
   a. auf die Frage eingegangen werden, wer zur beruflichen Schweigepflicht verpflichtet ist,
   b. weiter soll erörtert werden, was zu schützen gilt,
   c. am Ende der Unterschied zwischen zwingender Offenbarung (Offenbarungspflicht) und Offenbarungsbefugnis herausgearbeitet werden.
   Bereiten Sie den Vortrag vor.
7. Welche drei Rechtsgrundlagen hat die Schweigepflicht?
8. Gilt die Schweigepflicht auch zwischen Ärzten?
9. Gilt die Schweigepflicht auch für Angestellte der Krankenkassen?

15 Datentransfer mit Kranken-, Pflege-, Renten-, Unfallversicherung

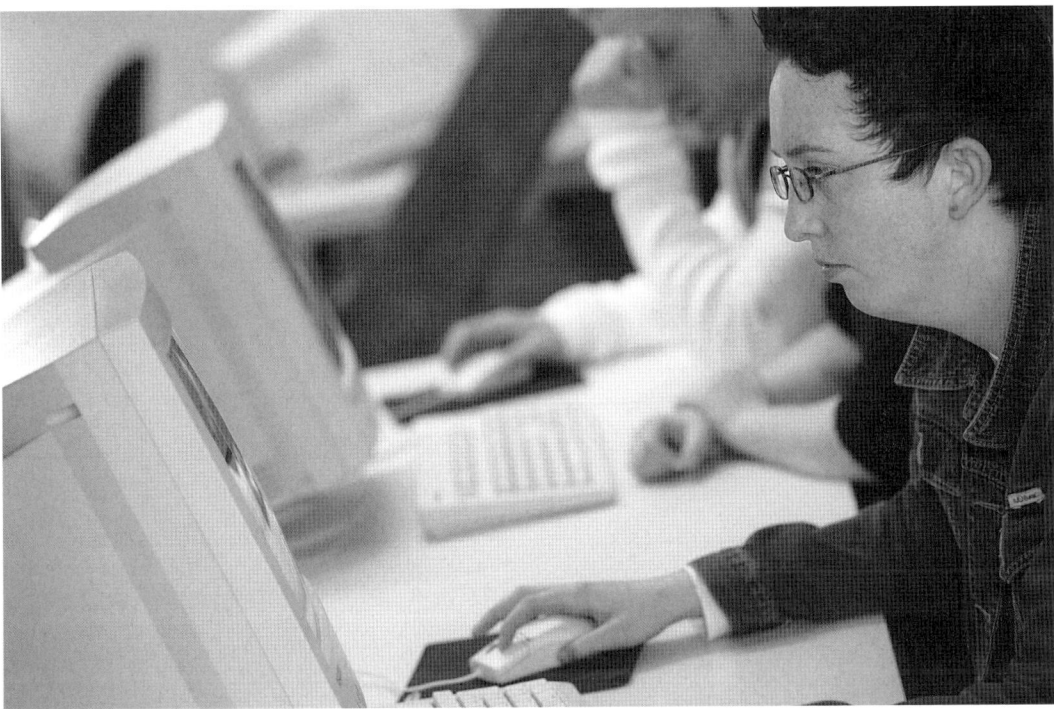

Überblick

15.1 Datentransfer mit der Krankenkasse ▪ 114
15.1.1 Datenübermittlung aus der ärztlichen Praxis ▪ 114
15.1.2 Datenübermittlung aus dem Krankenhaus ▪ 114
15.1.3 Datenübermittlung der Vorsorge- und Rehabilitationseinrichtungen ▪ 116
15.1.4 Datenübermittlung an den Medizinischen Dienst der Krankenkassen ▪ 117

15.2 Datentransfer mit Unfallversicherung ▪ 117

15.3 Datentransfer mit Rentenversicherung ▪ 118

15.4 Datentransfer mit Pflegeversicherung ▪ 118

Aus unterschiedlichen Gründen werden Patientendaten übermittelt, sei es an privatärztliche Verrechnungsstellen, an weiterbehandelnde Ärzte oder den Medizinischen Dienst (MDK). Das Sozialgesetzbuch und andere gesetzliche Vorschriften regeln genau, welche Daten weitergegeben werden dürfen.

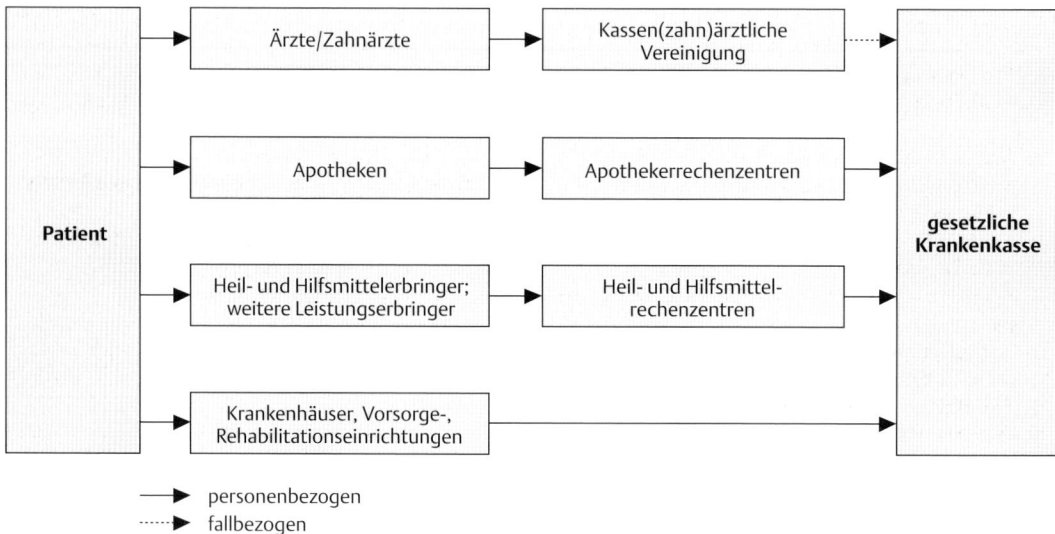

Abb. 15.1 ▪ Datenübermittlung im Bereich der gesetzlichen Krankenkasse (nach dem Bundesbeauftragten für den Datenschutz, 2005).

15.1 Datentransfer mit der Krankenkasse

Abb. 15.1 zeigt Datenflüsse von Patientendaten im Rahmen der Leistungsabrechnung.

15.1.1 Datenübermittlung aus der ärztlichen Praxis

Daten über die vertragsärztliche Versorgung werden von Ärzten nicht direkt an die Krankenkassen übermittelt, sondern an die Kassen(zahn-)ärztliche Vereinigung. Hier sind sie zur Abrechnung der erbrachten Leistungen notwendig. Der Arzt leitet dazu Name, Anschrift und Geburtsdatum des Patienten, Krankenkasse, Versichertennummer sowie eine Aufzählung seiner Leistungen, wie z. B. Hausbesuche, Blutentnahmen einschließlich der Diagnose, an die für ihn zuständige Kassen(zahn-)ärztliche Vereinigung weiter. Eine Übermittlung von einzelnen Befunden ist hingegen nicht vorgesehen und nicht zulässig.

Die Kassenärztliche Vereinigung ihrerseits darf für die Vergütungsabrechnung mit den Kassen keine Versichertennamen oder -nummern übermitteln, da nach dem Gesetz die Angaben über die abgerechneten Leistungen zwar „fallbezogen", aber „nicht versichertenbezogen" erfolgen.

An die Krankenkasse direkt teilt der Arzt die Arbeitsunfähigkeit eines Patienten einschließlich der Diagnose (§ 295 SGB V) mit. Indirekt – über das Rezept und die Apotheke – übermittelt er den Namen des Patienten und das verschriebene Medikament. Entsprechendes gilt für Heil- und Hilfsmittel wie Brillen, Massagen usw. So werden die eingelösten Rezepte mit der Rechnung des Apothekers, Optikers oder des Masseurs entweder direkt oder bei Apotheken über Apothekenrechenzentren an die Krankenkassen geleitet.

15.1.2 Datenübermittlung aus dem Krankenhaus

Bereits im Jahr 1992 wurde im Krankenversicherungsrecht die Vorschrift des § 301 SGB V eingeführt. Zugelassene Krankenhäuser sind verpflichtet, zu jeder Krankenhausbehandlung den Krankenkassen eine Reihe von Angaben ihrer Versicherten in Form elektronischer Datenübertragung oder maschinell verwertbar auf Datenträgern mitzuteilen. Die Übermittlung der Daten ist zum einen erforderlich, um eine ordnungsgemäße Abrechnung mit den Krankenhäu-

sern zu gewährleisten. Zum anderen um die gesetzlichen Aufgaben der Krankenkassen zu erfüllen z. B. für die Überprüfung der Notwendigkeit und Dauer einer Krankenhausbehandlung.
Es sind folgende Angaben zu erteilen:
1. Angaben nach § 291 Abs. 2 Nr. 1 bis 10 wie Bezeichnung der Krankenkasse, Name, Geburtsdatum und Anschrift des Versicherten, Krankenversichertennummer und Versichertenstatus des Versicherten,
2. Krankenhausinterne Kennzeichen des Versicherten,
3. Institutionskennzeichen des Krankenhauses und der Krankenkasse,
4. Tag, Uhrzeit und den Grund der Aufnahme,
5. Einweisungs-, Aufnahme- und ggf. nachfolgende Diagnosen,
6. voraussichtliche Dauer der Krankenhausbehandlung sowie, falls diese überschritten wird, auf Verlangen der Krankenkasse die medizinische Begründung, bei Kleinkindern bis zu einem Jahr das Aufnahmegewicht,
7. Kennzeichen des einweisenden Arztes bzw. des veranlassenden Krankenhauses, bei Notfallaufnahme die die Aufnahme veranlassende Stelle,
8. Bezeichnung der aufnehmenden bzw. bei Verlegung die der weiterbehandelnden Fachabteilungen,
9. Datum und Art der im jeweiligen Krankenhaus durchgeführten Operationen und sonstigen Prozeduren,
10. Tag, Uhrzeit und Grund der Entlassung oder der Verlegung,
11. bei externer Verlegung Institutionskennzeichen der aufnehmenden Institution,
12. Entlassungs- oder Verlegungsdiagnose und die Nebendiagnosen,
13. Angaben über die im jeweiligen Krankenhaus durchgeführten Rehabilitationsmaßnahmen,
14. Vorschläge für die Art der weiteren Behandlung mit Angabe geeigneter Einrichtungen,
15. berechnete Entgelte nach den §§ 115 a und 115 b sowie nach dem Krankenhausentgeltgesetz und der Bundespflegesatzverordnung.

Alle anzugebenden Diagnosen wie Einweisungs-, Aufnahme-, Änderungs- und Entlassungsdiagnosen sind nach der aktuell gültigen Fassung des ICD zu verschlüsseln; Operationen und sonstige Prozeduren nach der aktuell gültigen Fassung des OPS-301.

Das „**Wie**" der Datenübermittlung wird in der Vereinbarung gemäß § 301 Abs. 3 SGB V (Datenübermittlungsvereinbarung) geregelt. Zentrale Punkte dieser Vereinbarung sind die technische Beschreibung der Inhalte und der Aufbau der Datenfelder und Datensätze (§ 3), die Fristen (§ 4), die technische und organisatorische Form der Datenübermittlung (§ 5). Kernstück der Datenübermittlungsvereinbarung sind umfangreiche „Anlagen". Insgesamt enthält sie zum jetzigen Zeitpunkt 5 Anlagen:
- Anlage 1: Datensätze für die Datenübermittlung,
- Anlage 2: Schlüsselverzeichnis,
- Anlage 3: Vordrucke (nicht maschinenlesbar),
- Anlage 4: technische Anlage,
- Anlage 5: Durchführungshinweise.

Nachrichtenarten

Wird ein Krankenversicherter stationär in ein Krankenhaus aufgenommen, so tauscht das Krankenhaus und die zuständige Krankenkasse im Laufe der Behandlung eine Reihe von Datensätzen aus. In § 3 Datenübermittlungsvereinbarung werden die einzelnen Nachrichtenarten aufgezählt, u. a.
- **der Aufnahmesatz:** mit dem Aufnahmesatz teilt das Krankenhaus der Krankenkasse die Aufnahme seines Versicherten mit;
- **die Verlängerungsanzeige:** eine Verlängerung der Krankenhausbehandlung eines Versicherten wird der Krankenkasse mit der Verlängerungsanzeige gemeldet. In der Regel ist die Verlängerungsanzeige vor Ablauf der vorausgegangenen Kostenübernahme zu übersenden. In der Verlängerungsanzeige sind u. a. die behandelnde Fachabteilung und die Aufnahmediagnose oder eine in der Zwischenzeit ggf. festgestellte Nachfolgediagnose anzugeben;
- **die medizinische Begründung:** im Fall einer Verlängerung der Verweildauer ist vom Krankenhaus auf Verlangen der Krankenkasse eine medizinische Begründung zu geben. Die medizinische Begründung kann wahlweise in maschinenlesbarer Form oder auch in Papierformat übermittelt werden;
- **den Rechnungssatz:** die Entgelte nach der Bundespflegesatzverordnung, dem Krankenhausentgeltgesetz und nach § 115 a SGB V stellt das Krankenhaus mit dem Rechnungssatz der Krankenkasse in Rechnung. Dabei wird die Entgeltart in Schlüssel angegeben;
- **die Entlassungsanzeige:** mit der Entlassungsanzeige wird der Krankenkasse die Entlassung oder externe Verlegung des Versicherten aus der voll- oder teilstationären Behandlung gemeldet. Ebenso wird eine interne Verlegung zwischen den Entgeltbereichen (DRG-Fallpauschalen, nach der BPflV oder für besondere Einrichtungen nach § 17 b Abs. 1 Satz 15 KHG) angezeigt.

Satzart	Fristen nach § 4
Aufnahmesatz	spätestens 3 Arbeitstage nach Aufnahme
Verlängerungsanzeige	vor Ablauf der vorausgegangenen Kostenübernahme, wenn der Vertrag nach § 112 Abs. 2 Nr. 1 SGB V dies erfordert.
Medizinische Begründung	(unverzüglich)
Rechnungssatz	in der Regel einmal pro Kalenderwoche
Entlassungsanzeige	innerhalb von 3 Arbeitstagen nach Entlassung oder Verlegung, spätestens mit der Schlussrechnung
Rechnungssatz Ambulante OP	siehe Vereinbarung nach § 115b SGB V
Kostenübernahmesatz	spätestens 3 Arbeitstage nach Eingang der Aufnahmeanzeige bzw. der Verlängerungsanzeige
Anforderungssatz med. Begründung	(unverzüglich)
Zahlungssatz	in der Regel pro Kalenderwoche
Zahlungssatz Ambulante OP	analog Rechnungssatz Ambulante OP

Abb. 15.2 • Fristen der Datenübermittlung (nach Vereinbarung gemäß § 301 Abs. 3 SGB V über das Verfahren zur Abrechnung und Übermittlung der Daten nach § 301 Abs. 1 SGB V, Stand 1.12 1994).

Die Krankenkasse übermittelt hingegen:
- **den Kostenübernahmesatz:** eine Kostenübernahme oder ggf. die Ablehnung teilt die Krankenkasse dem Krankenhaus mit dem Kostenübernahmesatz mit. Ebenso kann die Krankenkasse eine Befristung der Kostenübernahme vorsehen (soweit in dem Vertrag nach § 112 Abs. 2 Nr. 1 SGB V vorgesehen). Zudem werden mit der Kostenübernahme von der Krankenkasse die Zuzahlungstage (max. 28 Tage im Kalenderjahr) bzw. die restlichen Zuzahlungstage an das Krankenhaus gemeldet;
- **den Anforderungssatz medizinische Begründung:** ist die voraussichtliche Dauer der Krankenhausbehandlung überschritten, kann die Krankenkasse vom Krankenhaus eine medizinische Begründung anfordern (Anforderungssatz);
- **den Zahlungssatz:** die Krankenkasse teilt mit dem Zahlungssatz dem Krankenhaus mit, ob der in Rechnung gestellte Entgeltbetrag gezahlt wird, ob noch eine Prüfung erfolgt, oder aus welchem Grund die Rechnung abgelehnt wird;
- **den Zahlungssatz Ambulante Operation:** handelt es sich um eine ambulante Operation, teilt die Krankenkasse dem Krankenhaus mit dem Zahlungssatz mit, ob der in Rechnung gestellte Abrechnungsbetrag zur Zahlung angewiesen ist, ob eine Prüfung durchgeführt oder aus welchem Grund die Rechnung abgelehnt wird.

Zeitabstände der Datenübermittlung

Die Zeitpunkte, in denen die einzelnen Nachrichten an den jeweiligen Kommunikationspartner versandt sein müssen, ist ebenfalls in der Datenübermittlungs-Vereinbarung in § 4 geregelt (**Abb. 15.2**).

15.1.3 Datenübermittlung der Vorsorge- und Rehabilitationseinrichtungen

Im Verlauf einer stationären Vorsorge bzw. Rehabilitation werden bei bestimmten Anlässen Daten mitgeteilt. Anlässe sind:
- Bewilligung/Kostenübernahme der stationären Vorsorge/Rehabilitation,
- Rückgabe des Behandlungsauftrages durch die Vorsorge- oder Rehabilitationseinrichtung,
- Absage des Patienten,
- Verlängerung der Gültigkeit der Kostenzusage,
- Rückstellung/Einberufung/Aufnahme/Verlegung/Entlassung des Patienten,
- Unterbrechung der stationären Vorsorge/Rehabilitation,
- Verlängerung der stationären Vorsorge/Rehabilitation,
- Abrechnung der stationären Vorsorge/Rehabilitation,
- Aufnahme des Patienten vor Bewilligung,
- Ablehnung der Kostenübernahme nach Aufnahme vor Bewilligung wegen Nichtzuständigkeit.

Eine Aufzählung der Daten und Informationen, die von den Leistungserbringern erhoben werden müssen und den Krankenkassen mitzuteilen sind, finden sich im § 301 Abs. 4 SBG V. Die Aufzählung der zu übermittelnden Angaben ist enumerativ.

Um den Anforderungen des Gesetzgebers gemäß § 301 Abs. 4 SGB V zu entsprechen, verständigten sich die Leistungserbringer und Kostenträger der Rehabilitation im Bereich Renten- und Krankenversicherung auf ein einheitliches Verfahren der Datenübermittlung. Es ist für Leistungsträger und Leistungserbringer gleichermaßen verbindlich und in der sog. „Datenübermittlungs-Rahmenvereinbarung" festgelegt. Aus dieser Rahmenvereinbarung und ihren sieben Anlagen sind nähere Einzelheiten ersichtlich über Form und Inhalt der Datensätze, Fristen der Datenübermittlung sowie das Verfahren der Abrechnung auf maschinell verwertbaren Datenträgern bzw. per Datenfernübertragung (DFÜ).

In einer vereinfachten Form kann der Datenfluss bei einer stationären Rehabilitation zwischen Krankenkasse oder Rentenversicherungsträger als Kostenträger und der Rehabilitationseinrichtung mit dem folgenden Schema dargestellt werden (**Abb. 15.3**).

Anders ist der Datenfluss, wenn Vorsorge- oder Rehabilitationsleistungen im Auftrag der Krankenkasse oder Rentenversicherungsträger durchgeführt werden.

15.1.4 Datenübermittlung an den Medizinischen Dienst der Krankenkassen

Aufgaben und Befugnisse des Medizinische Dienstes (MDK) sind in den §§ 275 bis 277 SGB V geregelt. Der MDK wird gutachterlich und beratend nicht auf eigene Initiative tätig, sondern auf Veranlassung der Krankenkassen. In einigen Fällen ist die Einschaltung des MDK obligatorisch (§ 275 Abs. 1 und 2 SGB V), in anderen Fällen können bzw. sollen die Krankenkassen oder ihre Verbände ihn hinzuziehen (§ 275 Abs. 3 und 4 SGB V).

Haben die Krankenkassen den MDK mit einer gutachterlichen Stellungnahme oder Prüfung beauftragt,

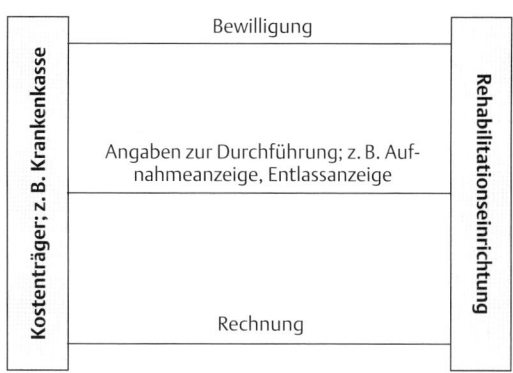

Abb. 15.3 • Krankenkasse als Kostenträger ohne Auftragsverfahren. Der Kostenträger bestimmt Art und Umfang der medizinischen Leistung und bearbeitet den gesamten Fall (nach Rahmenvereinbarung über das Verfahren zur Abrechnung und Übermittlung von Daten zwischen Vorsorge- oder Rehabilitationseinrichtungen und der gesetzlichen Krankenversicherung (§ 301 Abs. 4 SGB V) sowie der gesetzlichen Rentenversicherung, Stand 5. 6. 1997).

sind die Leistungserbringer (damit auch Krankenhäuser oder an der vertragsärztlichen Versorgung teilnehmende Ärzte) verpflichtet, Sozialdaten auf Anforderung des MDK unmittelbar diesem zu senden (§ 276 Abs. 2 SGB V). Maßgeblich ist auch hier, dass nur solche Daten übermittelt werden, die für die Erstellung des Gutachtens nötig sind.

15.2 Datentransfer mit Unfallversicherung

Für Ärzte enthalten die §§ 201 bis 203 SGB VII gesetzliche Verpflichtungen zur Auskunftserteilung gegenüber den Unfallkassen.

Danach haben Ärzte Daten über die Behandlung und den Zustand des Versicherten sowie andere personenbezogene Daten, die in diesem Zusammenhang erforderlich sind, an den Unfallversicherungsträger zu übermitteln, wenn sie eine Heilbehandlung aufgrund eines Unfalles gemäß § 34 SGB VII durchführen, für den die gesetzliche Unfallversicherung Leistungen gewährt (§ 201 SGB VII). Nach dieser Vorschrift können Gesundheitsdaten, die der ärztlichen Schweigepflicht unterliegen, dem Unfallversicherungsträger für den gesetzlich bestimmten Zweck offenbart werden. Über die gesetzliche Auskunftspflicht sind die Versicherten zu unterrichten.

Ärzte, die nicht an der Heilbehandlung teilnehmen, sind ebenso verpflichtet, den Unfallversicherungsträgern auf Anforderung im Einzelfall Auskunft über die Behandlung, den Zustand sowie über Erkrankungen und frühere Erkrankungen des Verletzten zu geben, soweit dies für die Heilbehandlung und die Erbringung sonstiger Leistungen erforderlich ist (§ 203 SGB VII). Mit diesen beiden Vorschriften wird sichergestellt, dass der zuständige Unfallversicherungsträger alle notwendigen Informationen erhält, um seinen Pflichten nach § 26 Abs. 1 SGB VII nachzukommen.

Besteht bei einem Patienten der Verdacht auf eine Berufskrankheit, so muss der Arzt dies dem Unfallversicherungsträger oder der für den medizinischen Arbeitsschutz zuständigen Stelle unverzüglich anzeigen.

Auch hier ist der Versicherte über den Inhalt der Anzeige zu unterrichten (§ 202 SGB VII).

Unter bestimmten Voraussetzungen ist ein Arzt oder Angehöriger anderer Heilberufe befugt, für ein bestimmtes Forschungsvorhaben personenbezogene Daten den Unfallversicherungsträgern und deren Verbänden zu übermitteln. Die Voraussetzungen sind in § 206 SGB VII geregelt.

15.3　Datentransfer mit Rentenversicherung

Im Recht der Rentenversicherung (SGB VI) bestehen gegenüber der Rentenversicherungsanstalt keine gesetzlichen Verpflichtungen eines Arztes zur Auskunftserteilung. Es fehlt an speziellen Regelungen. Sollen Auskünfte auf der Grundlage von § 100 SGB X eingeholt werden ist eine ausdrückliche Einwilligungserklärung durch den Patienten erforderlich. Allgemein sind der Datenschutz und die Übermittlung von Sozialdaten für den Bereich der gesetzlichen Rentenversicherung in den §§ 147 ff. VI geregelt.

15.4　Datentransfer mit Pflegeversicherung

Für welche Zwecke die Pflegekassen personenbezogene Daten erheben dürfen, ist in § 94 Abs. 1 SGB XI abschließend geregelt. Die Vorschrift stimmt insoweit mit § 284 SGB V für die gesetzliche Krankenversicherung überein. Sollen Daten zu anderen Zwecken verwendet werden, muss dies durch Rechtsvorschriften des SGB angeordnet oder erlaubt sein (§ 94 Abs. 2 SGB XI).

Der § 104 SGB XI befasst sich mit der Übermittlung von Leistungsdaten. Danach sind die Leistungserbringer (z. B. ein Pflegedienst) u. a. berechtigt und verpflichtet:
- im Falle der Überprüfung der Notwendigkeit von Pflegehilfsmitteln,
- im Falle eines Prüfverfahrens, soweit die Wirtschaftlichkeit oder die Qualität der Leistungen zu beurteilen sind,
- im Falle der Abrechnung pflegerischer Leistungen, die erforderlichen Angaben aufzuzeichnen und den Pflegekassen zu übermitteln.

So sind die an der Pflegeversorgung teilnehmenden Leistungserbringer verpflichtet, in den Abrechnungsunterlagen die von ihnen erbrachten Leistungen nach Art, Menge und Preis einschließlich des Tages und der Zeit der Leistungserbringung maschinenlesbar aufzuzeichnen, ihr Kennzeichen sowie die Versichertennummer des Pflegebedürftigen anzugeben und bei der Abrechnung über die Abgabe von Hilfsmitteln die Bezeichnungen des Hilfsmittelverzeichnisses nach § 78 SGB XI zu verwenden. Das Nähere über Form und Inhalt der Abrechnungsunterlagen sowie Einzelheiten des Datenträgeraustausches wird von den Spitzenverbänden der Pflegekassen im Einvernehmen mit den Verbänden der Leistungserbringer festgelegt (§ 105 SGB XI).

Eine solche Abrechnungsunterlage stellt beispielsweise der so genannte Leistungsnachweis eines Pflegedienstes dar. In ihm werden die durchgeführten Leistungen des Pflegedienstes täglich eingetragen, von der Pflegekraft abgezeichnet und durch den Pflegebedürftigen bzw. einer von ihm beauftragten Person zeitnah bestätigt. Zu einer Übermittlung an Daten, die für die Leistungsabrechnung nicht notwendig sind, z. B. medizinische Daten des Pflegebedürftigen ist der Pflegedienst weder verpflichtet noch befugt.

Anders zu bewerten ist demgegenüber eine Übermittlung der Pflegedokumentation an den MDK. Der MDK darf personenbezogene Daten für Zwecke der Pflegeversicherung erheben, verarbeiten und nutzen, soweit dies für die Prüfungen, Beratungen und gutachtlichen Stellungnahmen, wie der Feststellung der Pflegebedürftigkeit oder die Notwendigkeit der Versorgung mit Pflegehilfsmitteln und technischen Hilfen erforderlich sind (§ 97 Abs. 1 SGB XI). Die konkreten Aufgaben des MDK, für die eine Verarbeitung von Sozialdaten erforderlich ist, ergeben sich aus § 276 Abs. 6 SGB V sowie §§ 18, 40, 80, 112 bis 115, 117 und 118 SGB XI.

Fragen und Aufgaben

1. Nennen Sie Gründe für eine Datenübermittlung.
2. Stellen Sie den Informationsaustausch in der ambulanten Versorgung mithilfe eines Schaubildes dar.
3. Der weiter fortschreitende Wechsel von der papierbasierenden Kommunikation zur Verwendung von Datenträgern und auch der Datenfernübertragung birgt Vor- und Nachteile. Diskutie-

ren Sie über die Für und Wider, mit Beispielen aus ihrer betrieblichen Praxis.
4. Welcher Paragraf verpflichtet Krankenhäuser, Vorsorge- und Rehabilitationseinrichtungen zur Übermittlung von Daten an die Krankenkassen?
5. Welche Angaben sind bei der Übermittlung an die Krankenkassen verpflichtend für die zugelassenen Krankenhäuser?
6. Welche Nachrichtenarten sind ggf. vom Krankenhaus während eines stationären Aufenthalts an die Krankenkasse zu übermitteln?
7. Welche zeitliche Reihenfolge der Datenübermittlung ist bei den Nachrichtenarten zu beachten?
8. Eine Unfallkasse fordert bei einen Krankenhaus Krankenblätter einer Patientin an. In dem Schreiben der Unfallkasse an das Krankenhaus heißt es unter anderem: „Sehr geehrter Herr Doktor, bitte übersenden Sie mir die Krankenblätter im Original in der o. g. Unfallsache zur Einsichtnahme." Ihr Kollege hat Zweifel, ob er die Daten auf dieser Grundlage an den gesetzlichen Unfallversicherungsträger übermitteln darf, und bittet Sie um Rat. Auf welche Bestimmungen des SGB können Sie ihrem Kollegen für die von der Unfallkasse erbetene Datenübermittlung hinweisen?
9. Welche Diagnosen sind gemäß SGB V von den Krankenhäusern an die Kassen zu übermitteln? Welche Ordnungssysteme werden hierfür verwendet?
10. Stellen Sie die Datenflüsse zwischen Kostenträger und Reha-Einrichtung in vereinfachter Form dar, bei einer Rehabilitationsmaßnahme in einer kasseneigenen Einrichtung.
11. Ist der Pflegedienst im Rahmen der Leistungsabrechnung mit der Pflegekasse verpflichtet medizinische Daten des Pflegebedürftigen zu übermitteln?

VI Dienstleistungen abrechnen

16 Abrechnungssysteme in der stationären ärztlichen Versorgung

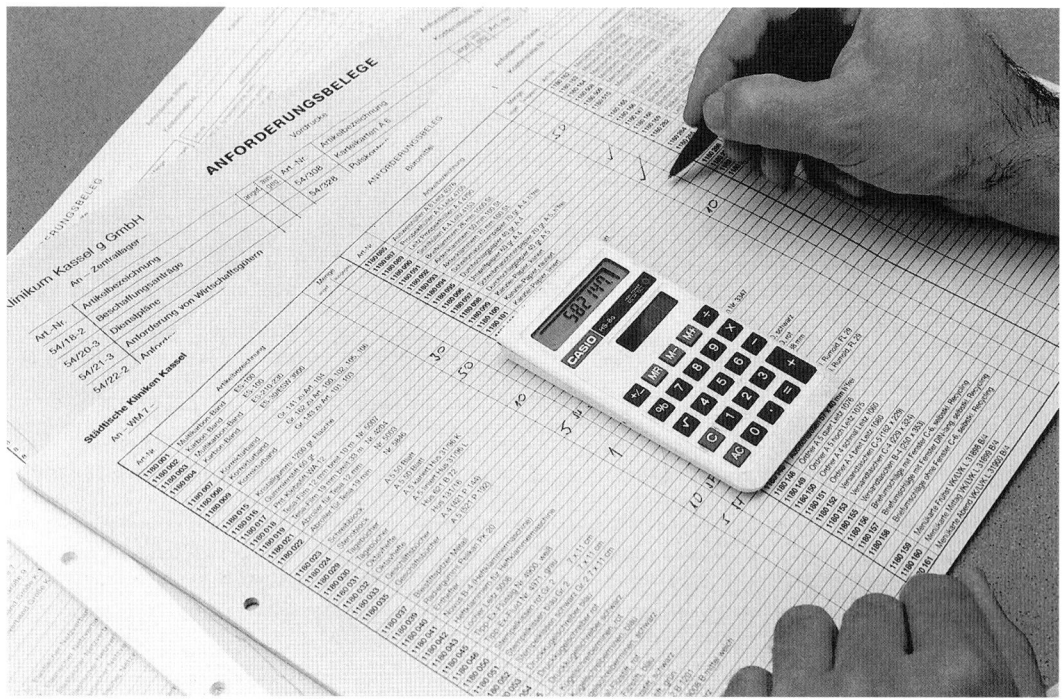

Überblick

16.1 Entgeltsystem nach der Bundespflegesatzverordnung 1995 • 123
16.1.1 Fallpauschalen (§ 11 Abs. 1 BPflV'95) • 123
16.1.2 Sonderentgelte (§ 11 Abs. 2 BPflV'95) • 124
16.1.3 Abteilungspflegesätze (§ 13. Abs. 2 BPflV'95) • 124
16.1.4 Basispflegesatz (§ 13 Abs. 3 BPflV'95) • 125

16.2 BPflV für Nicht-DRG-Krankenhäuser • 125

16.3 Entgelte im G-DRG-System • 126
16.3.1 Zu- und Abschläge • 126
16.3.2 Verlegung • 129
16.3.3 Entgelte für vor- und nachstationäre Behandlungen • 129
16.3.4 Wiederaufnahme • 130
16.3.5 Rückverlegungen • 132
16.3.6 Zusatzentgelte • 132
16.3.7 Sonstige Zuschläge (Auswahl) • 133
16.3.8 Zuzahlungen • 133

16.4 Integrierte Versorgung • 134
16.4.1 Was ist integrierte Versorgung nach dem Gesetzestext? • 134
16.4.2 Gesetzliche Grundlagen in einer Übersicht • 134
16.4.3 Vorteile der integrierten Versorgung • 134

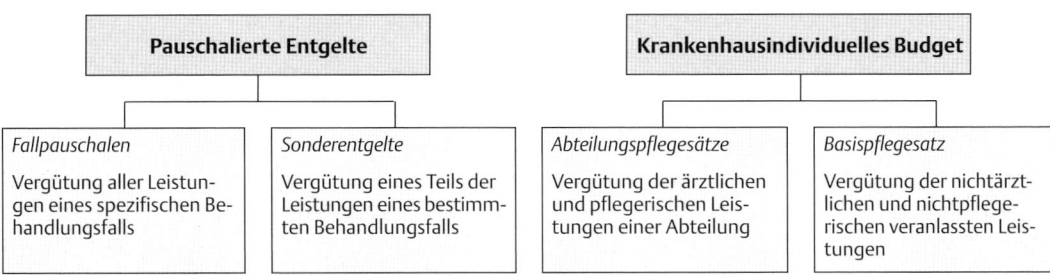

Abb. 16.1 ▪ Vergütungsformen für allgemeine Krankenhausleistungen (nach Straub, 1997).

16.1 Entgeltsystem nach der Bundespflegesatzverordnung 1995

Mit dem Gesundheitsstrukturgesetz (GSG) fand eine tief greifende Reform des Gesundheitswesens statt. Auch der Krankenhausbereich wurde in die Kostendämpfungspolitik der damaligen Regierung einbezogen, da er als Kernbereich der Kostenexplosion betrachtet wurde. Schwerpunkte der Verordnung lagen in der Aufhebung des Selbstkostendeckungsprinzips im Krankenhaus und Einführung eines neuen Entgeltsystems durch die Bundespflegesatzverordnung (BPflV). Gesundheitsleistungen wurden nun über pauschalisierte Entgelte und einem krankenhausindividuellen Restbudget, bestehend aus Pflegesätzen für einzelne Abteilungen (Abteilungspflegesätze) und Basispflegesätzen, vergütet (**Abb. 16.1**).

16.1.1 Fallpauschalen (§ 11 Abs. 1 BPflV'95)

Im Zentrum des Abrechnungssystems nach der BPflV' 95 standen Fallpauschalen und Sonderentgelte.

Grundsätzlich wurden mit den Fallpauschalen alle diagnostischen und therapeutischen Leistungen vergütet, die für die Behandlung eines Patienten vom Aufnahme- bis zum Entlassungstag durchgeführt wurden, einschließlich der so genannten Hotelleistungen. Fallpauschalen umfassten damit die Operations-, die Abteilungs- und die Basisleistungen. Die Abrechnung per Fallpauschale kam nur in Betracht, wenn die Leistung nachdem Entgeltkatalog für Fallpauschalen (Anlage 1 zur BPflV) erbracht wurde. Zusätzlich war die Vereinbarung weiterer verbindlich vorgegebener Fallpauschalen und pauschalisierter Sonderentgelte auf Landesebene möglich (§ 16 Abs. 2 BPflV'95).

Fallpauschalen gliederten sich in verschiedene operative Leistungsbereiche, beispielsweise für Operationen am Herzen, am Verdauungstrakt, an den Bewegungsorganen usw. Die eindeutige Festlegung des Behandlungsfalles ergibt sich aus einer Kombination von ICD- und OPS-Kodes (**Tab. 16.1**).

Tab. 16.1 ▪ Auszug aus dem bundesweiten Entgeltkatalog für Fallpauschalen nach § 17 Abs. 2a KHG, Anlage 1, Teil a) Leistungsbeschreibung, Version 2005

FP Nr.	Fallpauschalendefinition		ICD-10-GM Version 2005	OPS Version 2005
1	2		3	4
Gruppe 9: Operationen am Herzen				
9.011	Koronare Herzkrankheit	Herzoperation (Koronarchirurgie) unter Einsatz der Herz-Lungen-Maschine mit Verwendung autologer arterieller Grafts, ggf. komb. mit TEA, ab Aufnahme/ Verlegung in die Herzchirurgie; Versorgung bis Abschluss Wundheilung (z. B. Entfernung von Fäden/ Klammern) mindestens jedoch bis Abschluss der Behandlung indikationsspezifischer Komplikationen	I25.11, .12, .13, .14, .19, .8 oder .9	5–361.03, .13, .23, .33, .43, .53 oder 5–363.4

Tab. 16.2 : Auszug aus dem bundesweiten Entgeltkatalog für Sonderentgelte nach § 17 Abs. 2 a KHG, Anlage 2, Teil a) Leistungsbeschreibungen, Version 2005

SE Nr.	Sonderentgeltdefinition	ICD-10-GM Version 2005	OPS Version 2005
1	2	3	4
Gruppe 9: Operationen am Herzen			
9.01	Schrittmacher-Implantation, Einkammersystem – auch Reimplantation		5–377.1, 5–378.61, .92 oder .94

Im Regelfall waren Fallpauschalen das alleinige Entgelt für einen Behandlungsfall. Ab Erreichen der Grenzverweildauer bestand die Möglichkeit der zusätzlichen Abrechnung von Pflegesätzen (§ 14 Abs. 7 BPflV'95).

Für jede Fallpauschale existierte ein analoges Sonderentgelt. Allerdings hatten bei der Abrechnung Fallpauschalen immer Vorrang vor Sonderentgelten und tagesgleichen Pflegesätzen. Falls die Leistung nicht der Fallpauschalenbeschreibung entsprach oder es für die betreffende Leistung keine Fallpauschale gab, kam ein Sonderentgelt und daneben der Abteilungs- sowie der Basispflegesatz zur Abrechnung. Gab es weder eine Fallpauschale noch ein Sonderentgelt, wurden Abteilungs- und Basispflegesätze berechnet.

Die Bewertungsrelationen (Punktzahlen) der Fallpauschalen und Sonderentgelte wurden bundeseinheitlich festgesetzt getrennt nach Versorgung durch Hauptabteilungen und belegärztlicher Versorgung. Die Punktwerte wurden für den Personal- und Sachkostenanteil jedes Jahr von den Vertragsparteien auf Landesebene für alle Krankenhäuser vereinbart (§ 16 Abs. 1 BPflV'95). Die Werte waren grundsätzlich für die Vertragsparteien der Pflegesatzvereinbarungen bindend. Damit sah sich das einzelne Krankenhaus einem Preissystem gegenüber, das die eigenen Selbstkosten grundsätzlich nicht mehr berücksichtigte. Aus der Multiplikation von Punktzahl und Punktwert ergab sich die Höhe der Fallpauschale und Sonderentgelte.

16.1.2 Sonderentgelte (§ 11 Abs. 2 BPflV'95)

Sonderentgelte wurden im Entgeltkatalog für Sonderentgelte nach § 17 Abs. 2 a KHG festgelegt (Anlage 2 zur BPflV) oder auf Landesebene vereinbart (§ 16 Abs. 2 BPflV'95). Sonderentgelte waren Festpreise für eine spezifische Leistung während eines Klinikaufenthaltes. Das konnten therapeutische – wie Operationen – ebenso wie diagnostische Maßnahmen (Bauchspiegelung, Schädeltomografie etc.) sein. Sie vergüteten damit einen Teil der Krankenhausleistung. Die übrigen Behandlungskosten für den Patienten wurden über tagesgleiche Pflegesätze (Abteilungs- und Basispflegesatz) abgegolten. Der Abteilungspflegesatz der entsprechenden operativ tätigen Abeilung wurde in diesem Fall um 20 % reduziert. Ein Ausschluss der Kürzungen bezog sich auf Abteilungspflegesätze z. B. der Herzchirurgie/Intensivmedizin.

Ebenso wie Fallpauschalen wurden Sonderentgelte in verschiedene Gruppen unterteilt. Die Abgrenzungen zwischen den einzelnen Sonderentgelten ergaben sich in erster Linie aus den OPS-Kodes. Reichten die OPS-Kodes zur präzisen Leistungsbeschreibung nicht aus, wurde ein ICD-Kode vorgegeben (**Tab. 16.2**).

16.1.3 Abteilungspflegesätze (§ 13. Abs. 2 BPflV'95)

Die Einführung von Abteilungspflegesätzen sollte die Kostenverteilung verfeinern. Abteilungspflegesätze waren das Entgelt für ärztliche und pflegerische Tätigkeiten pro Fachrichtung bzw. Abteilung, die nicht standardisierbar und aus diesem Grund nicht mit Fallpauschalen oder Sonderentgelten abzurechnen waren. Dazu zählten auch entstandene Kosten für medizinischen Bedarf und innerbetrieblich bezogene Funktionsleistungen.

Im Gegensatz zu den Fallpauschalen oder Sonderentgelten vereinbarten die Vertragsparteien diese Abteilungspflegesätze krankenhausindividuell. Abteilungspflegesätze wurden auch für besondere Einrichtungen des Krankenhauses wie für die Behandlung von z. B. Querschnittgelähmten, Schwerbrandverletzten, AIDS-Patienten oder Dialysepatienten vereinbart.

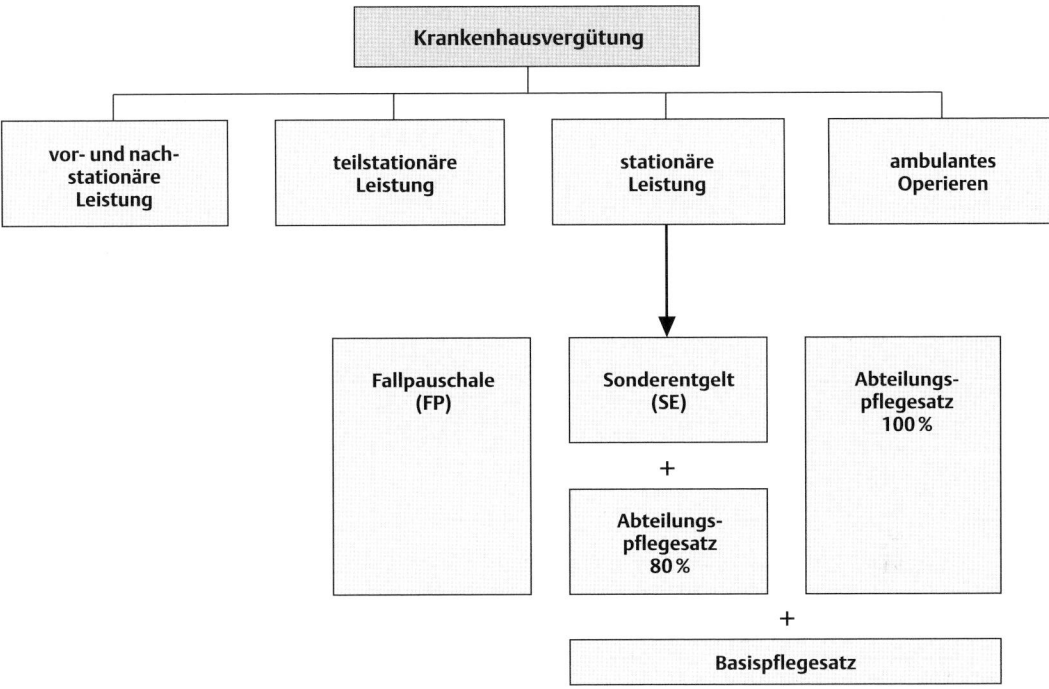

Abb. 16.2 ▪ Entgeltsystem nach der BPflV'95.

16.1.4 Basispflegesatz (§ 13 Abs. 3 BPflV'95)

Für die nicht durch ärztliche und pflegerische Tätigkeit veranlassten Leistungen gab es für das gesamte Krankenhaus einen einheitlichen Basispflegesatz. Hierzu zählten u. a. Kosten der Unterkunft und Verpflegung, der Verwaltung und Instandhaltung. Die Vertragsparteien verhandelten über den Basispflegesatz krankenhausindividuell auf der Grundlage von Daten aus Betriebsvergleichen.

Abteilungspflegesätze und Basispflegesätze wurden für den Aufnahmetag und jeden weiteren Tag des Krankenhausaufenthalts berechnet. Der Entlassungs- oder Verlegungstag – von Ausnahmen abgesehen – wurden in die Berechnung nicht miteinbezogen.

Zusätzlich hatte das Krankenhaus noch die Möglichkeit weitere Entgelte einzunehmen. Es handelte sich z. B. um Vergütungen für vor- und nachstationäre Behandlungen und für ambulantes Operieren. Insgesamt ergab sich folgendes Bild (**Abb. 16.2**):

16.2 BPflV für Nicht-DRG-Krankenhäuser

Seit der verbindlichen Einführung der Diagnosis Related Groups gilt die BPflV nur noch für die Einrichtungen, die nicht in das DRG-Vergütungssystem einbezogen sind. Dies sind – von Ausnahmen abgesehen – Einrichtungen der Psychiatrie, Psychosomatik und psychotherapeutischen Medizin (§17b Abs. 1 KHG). Erbringt ein Krankenhaus Leistungen in beiden Vergütungsbereichen, so gelten damit unterschiedliche Vergütungsvorschriften. Wird ein Patient bspw. aus dem DRG-Bereich (z. B. Chirurgie) in die psychiatrische Abteilung des gleichen Krankenhauses verlegt, so gilt die allgemeine Abschlagsregelung bei Verlegung für die abzurechnende DRG-Fallpauschale (Kap. 16.3.2., S. 129). Die Vergütung der vom DRG-System ausgenommenen Krankenhausabteilung erfolgt nach der gültigen BPflV. Anstelle von DRG-Fallpauschalen treten tagesgleiche Pflegesätze (Abteilungspflegesätze, Basispflegesätze und teilstationäre Pflegesätze). Die zwei Teilbereiche werden wie zwei eigenständige Krankenhäuser angesehen (Falltrennung), vgl. § 3 Abs. 4 FPV 2006.

Ebenso wechseln neben der Art der Vergütung auch die Vergütungsregeln bei Verlegung von einem DRG-Krankenhaus in ein Krankenhaus, das nach der Bundespflegesatzverordnung abrechnet. Die Vorschriften zur Rückverlegung gelten analog.

16.3 Entgelte im G-DRG-System

Die Abrechnungsbestimmungen für das DRG-Vergütungssystem wurden erstmalig für das Jahr 2003 entwickelt und mit der „Vereinbarung zum Fallpauschalensystem für Krankenhäuser" verbindlich vorgegeben. Die Vereinbarung ist in vier Abschnitte gegliedert und hat u. a. den DRG-Fallpauschalen-Katalog sowie den Katalog, der nicht mit dem Fallpauschalen-Katalog vergüteten Leistungen, als Anlagen. Der DRG-Fallpauschalen-Katalog ist in einen Katalog bei Versorgung durch Hauptabteilungen, durch Belegabteilungen sowie in einen Katalog bei teilstationärer Versorgung getrennt. **Tab. 16.3** zeigt einen Auszug aus dem DRG-Fallpauschalen-Katalog 2006.

16.3.1 Zu- und Abschläge

Obere Grenzverweildauer

Wie in Kap. 13.5.5 (S. 100) Kostengewichte und Case-Mix beschrieben, ergibt sich aus der Multiplikation von Relativgewicht und Basisfallwert der Preis für den Behandlungsfall.

Allerdings gibt es Fälle, die zwar aufgrund von Diagnosen und Prozeduren einer bestimmten DRG zugeordnet werden können, jedoch mehr Kosten verursachen und/oder länger hospitalisiert sind, als für die zugeordnete DRG erwartet wird.

Um solche Fälle nicht mit ungerechtfertigt niedrigen Vergütungen abzugelten, wurde für die meisten DRG-Fallpauschalen eine „Obere Grenzverweildauer" (OGVD) definiert. Ist die Verweildauer des Patienten länger als die OGVD, erhält das Krankenhaus neben dem pauschalen Preis für den im Fallpauschalen-Katalog ausgewiesenen Tag (Spalte 9) und jeden weiteren Belegungstag DRG-bezogene Tagessätze hinzugerechnet. Die Höhe ist im Fallpauschalen-Katalog vorgegeben (Spalte 10).

Zu den Belegungstagen zählen der Aufnahmetag zur voll- oder teilstationären Behandlung sowie jeder weitere Tag des Krankenhausaufenthalts. Verlegungs- oder Entlassungstag werden nicht mitgezählt.

> **Fallbeispiel**
>
> Den folgenden Aufgaben liegt die Vereinbarung zum Fallpauschalensystem für Krankenhäuser für das Jahr 2006 (Fallpauschalenvereinbarung 2006 – FPV 2006) zugrunde.
> Ein Patient wird am 09.01.2006 zu einer vollstationären Krankenhausbehandlung in eine Klinik aufgenommen. Der Entlasstag fällt auf den 20.01.2006. Es wird die DRG F57B (Perkutane Koronarangioplastie mit komplexer Intervention) gruppiert. Der vorliegende Fall hat eine OGVD von 9 Tagen. Der derzeit gültige Basisfallwert beträgt 2800 €. Geben Sie den Preis für den Behandlungsfall an.
>
> | Datum | Belegungstage | Abrechnung |
> |---|---|---|
> | 09.01. (Aufnahme) | 1 | |
> | 10.01. | 2 | |
> | ..... | | |
> | 16.01. | 8 | F57B |
> | 17.01. | 9 | Entgelt ab OGVD |
> | 18.01. | 10 | Entgelt ab OGVD |
> | 19.01. | 11 | Entgelt ab OGVD |
> | 20.01. (Entlassung) | | |

Tab. 16.3: Fallpauschalen-Katalog gem. § 1 Abs. 1 S. 1 FPV 2006, Anlage 1, Teil a) Bewertungsrelationen bei Versorgung durch Hauptabteilung

DRG	Partition	Bezeichnung	Bewertungsrelation bei Hauptabteilung	Bewertungsrelation bei Hauptabteilung und Beleghebamme	Mittlere Verweildauer	Untere Grenzverweildauer		Obere Grenzverweildauer		Externe Verlegung Abschlag/Tag (Bewertungsrelation)	Verlegungsfallpauschale	Ausnahme von Wiederaufnahme
						Erster Tag mit Abschlag	Bewertungsrelation/Tag	Erster Tag zus. Entgelt	Bewertungsrelation/Tag			
1	2	3	4	5	6	7	8	9	10	11	12	13
MDC 05 Krankheiten und Störungen des Kreislaufsystems												
F65A	M	Periphere Gefäßkrankheiten mit komplexer Diagnose und äußerst schweren CC	1,353		12,4	3	0,329	25	0,074	0,098		
F65B	M	Periphere Gefäßkrankheiten ohne komplexe Diagnose oder ohne äußerst schwere CC	0,731		6,6	1	0,434	17	0,073	0,091		
F66A	M	Koronararteriosklerose mit äußerst schweren CC	0,916		9,9	2	0,294	22	0,062	0,081		
F66B	M	Koronararteriosklerose ohne äußerst schwere CC	0,506		5,2	1	0,327	12	0,065	0,078		

1. Berechnung der zusätzlich anrechenbaren Belegungstage:

Belegungstage insgesamt + 1   11 Tage + 1
– erster Tag mit zusätzlichem Entgelt bei OGVD (Spalte 9)   9 Tage
= zusätzlich abrechenbare Belegungstage   3 Tage

Es liegt eine Überschreitung der OGVD von 3 Tagen vor.

2. Preis für den Behandlungsfall (Sonstige Zuschläge bleiben unberücksichtigt):

DRG	Relativgewicht	Basisfallwert	Preis für den Behandlungsfall
F57B	1,032 (Spalte 4)	2800 €	2889,60 €
Zuschlag 3 Tage	0,087 (Spalte 10)	2800 €	730,80 €
Preis für den Behandlungsfall			3620,40 €

Untere Grenzverweildauer

Ebenso wird für die meisten DRG-Fallpauschalen eine „Untere Grenzverweildauer" (UGVD) angegeben. Ist die Verweildauer kürzer als die untere Grenzverweildauer, ist ein Abschlag von der Fallpauschale vorzunehmen. Der Abschlag wird in folgenden zwei Rechenschritten ermittelt:

1. Berechnung der Zahl der Abschlagtage bei Unterschreitung der UGVD:

Erster Tag mit Abschlag bei UGVD (Spalte 7) + 1
– Belegungstage insgesamt
= Zahl der Abschlagstage

2. Berechnung des Abschlags (gesamt):

[Relativgewicht/Tag (Spalte 8) · Basisfallwert] · Zahl der Abschlagstage
= Abschlag (gesamt)

Fallbeispiel

Ein Patient wird am 25.01.2006 in das Kreiskrankenhaus A aufgenommen. Bereits einen Tag später wird er wieder regulär entlassen (DRG F59B: Mäßig komplexe Gefäßeingriffe ohne Herz-Lungen-Maschine).

Der derzeit gültige Basisfallwert für das Kreiskrankenhaus A beträgt 3000 €. Geben Sie den Preis für den Behandlungsfall an.

Datum	Belegungstage	Abrechnung
25.01. (Aufnahme)	1	
26.01. (Entlassung)		DRG F59B

1. Berechnung der Zahl der Abschlagtage bei Unterschreitung der UGVD:

Erster Tag mit Abschlag bei UGVD (Spalte 7) + 1   1 Tage + 1
– Belegungstage insgesamt   1 Tage
= Zahl der Abschlagstage   1 Tage

Es liegt eine Unterschreitung der UGVD von 1 Tag vor.

2. Preis für den Behandlungsfall (Sonstige Zuschläge bleiben unberücksichtigt):

DRG	Relativgewicht	Basisfallwert	Preis für den Behandlungsfall
F59B	0,941 (Spalte 4)	3000 €	2823 €
Abschlag 1 Tage	0,289 (Spalte 8)	3000 €	867 €
Preis für den Behandlungsfall			1956 €

16.3.2 Verlegung

Auch im Verlegungsfall in ein anderes Krankenhaus wird bei Unterschreitung der im Fallpauschalen-Katalog ausgewiesenen mittleren Verweildauer (VD) (Spalte 6) die Fallpauschale für jeden fehlenden Tag um einen bestimmten Betrag gekürzt.

Dies betrifft sowohl die DRG-Fallpauschale des verlegenden als auch des aufnehmenden Krankenhauses. Der Kürzungsbetrag ist für jede DRG vorgegeben (Spalte 11).

Fallbeispiel

Ein Patient wird nach einer stationären Krankenhausbehandlung im Krankenhaus A vom 20.01.2006 bis 23.01.2006 in das Krankenhaus B verlegt. Die Auswertung dieses Falls mit einem aktuellen G-DRG-Grouper führt zu der DRG F24B (Implantation eines Herzschrittmachers, Zwei-Kammersystem). Der derzeit gültige Basisfallwert beträgt 2800 €. Prüfen Sie, ob das abgebende Krankenhaus mit Abschlägen rechnen muss und begründen Sie ihre Meinung. Geben Sie den Preis für den Behandlungsfall an.

Datum	Belegungstage	Abrechnung
20.01. (Aufnahme)	1	
21.01.	2	
22.01.	3	
23.01. (Verlegung)		DRG F24B
		– 5 Tage Abschlag

1. Berechnung der Zahl der Abschlagtage bei Verlegung:

Mittlere Verweildauer (Spalte 6)	8 Tage
– Belegungstage insgesamt	3 Tage
= Zahl der Abschlagstage	5 Tage

Es muss ein Verlegungsabschlag vom verlegenden Krankenhaus vorgenommen werden, weil die im Fallpauschalen-Katalog ausgewiesene mittlere Verweildauer unterschritten wurde.

2. Preis für den Behandlungsfall (Sonstige Zuschläge bleiben unberücksichtigt):

DRG	Relativgewicht	Basisfallwert	Preis für den Behandlungsfall
F24B	1,952 (Spalte 4)	2800 €	5465,60 €
Abschlag 5 Tage	0,101 (Spalte 11)	2800 €	1414,00 €
Preis für den Behandlungsfall			4051,60 €

Als Verlegungspauschale gekennzeichnete Fallpauschalen werden allerdings bei Unterschreitung der mittleren VD nicht gekürzt (Spalte 12). Wird jedoch in einem verlegenden Krankenhaus die UGVD nicht erreicht, so ist an der Verlegungsfallpauschale ein Abschlag wegen Nichterreichen der UGVD vorzunehmen.

Die Verlegung innerhalb von 24 Stunden nach Aufnahme ist eine Ausnahme. Wird ein Patient innerhalb von 24 Stunden in ein anderes Krankenhaus verlegt, so wird der Fall im aufnehmenden Krankenhaus als Erstaufnahme behandelt, d. h., das aufnehmende Krankenhaus muss kein Verlegungsabschlag vornehmen.

Teil b) der Anlage 1 des Fallpauschalen-Katalogs enthält gesonderte DRG-Fallpauschalen für Patienten der Belegabteilung. Wird ein Patient sowohl in der Haupt- als auch in der Belegabteilung behandelt, ist die DRG-Fallpauschale der Höhe nach für die Abteilung abzurechnen mit der höheren Zahl an Belegungstagen. Bei gleicher Zahl an Belegungstagen in Haupt- und Belegabteilung wird die DRG-Fallpauschale für die Hauptabteilung in Rechnung gestellt.

16.3.3 Entgelte für vor- und nachstationäre Behandlungen

Gemäß § 115 a SGB V berechnet ein Krankenhaus Entgelte für vor- und nachstationäre Behandlungen. Allerdings ist eine vorstationäre Behandlung neben einer Fallpauschale nicht gesondert abrechnungsfähig. Hingegen kann eine nachstationäre Behandlung zusätzlich zur Fallpauschale berechnet werden, soweit die Summe aus den stationären Belegungstagen und den vor- und nachstationären Behandlungstagen die OGVD der Fallpauschale übersteigt.

Fallbeispiel

Ein Patient wird am 02.01. und 04.01.2006 zu einer vorstationären Behandlung einbestellt. Am 06.01.2006 wird er zu einer vollstationären Krankenhausbehandlung in die HNO aufgenommen. Der Entlasstag fällt auf den 23.01.2006. Es wird die DRG D05A (Komplexe Parotidektomie) groupiert. Zur Sicherung der Behandlung erfolgt am 25.01. und 27.01.2006 eine nachstationäre Leistung. Der vorliegende Fall hat eine OGVD von 14 Tagen. Der derzeit gültige Basisfallwert beträgt 2800 €. Kann die nachstationäre Behandlung neben der DRG abgerechnet werden?

Datum	Behandlungstage	Belegungstage	Abrechnung
02.01. (Vorstationäre Behandlung)	1		
04.01. (Vorstationäre Behandlung)	2		
06.01. (Aufnahme)	3	1	
07.01.	4	2	
.....			
18.01.	15	13	**D 05 A**
19.01.	16	14	Entgelt ab OGVD
20.01.	17	15	Entgelt ab OGVD
21.01.	18	16	Entgelt ab OGVD
22.01.	19	17	Entgelt ab OGVD
23.01. (Entlassung)			
24.01.			
25.01. (Nachstationäre Behandlung)	20		Nachstationäre Pauschale
26.01.			
27.01. (Nachstationäre Behandlung)	21		Nachstationäre Pauschale

(nach den Spitzenverbänden der Krankenkassen, 2005a)
Die Summe aus vor- und nachstationären Behandlungstagen und den Belegungstagen überschreitet die OGVD der DRG. Es sind nachstationäre Pauschalen abzurechnen.

1. Berechnung der zusätzlich anrechenbaren Belegungstage:
Belegungstage insgesamt + 1   17 Tage + 1
– erster Tag mit zusätzlichem Entgelt bei OGVD (Spalte 9)   14 Tage
= zusätzlich abrechenbare Belegungstage   4 Tage
Es liegt eine Überschreitung der OGVD von 4 Tagen vor.

16.3.4 Wiederaufnahme

Krankenhausaufenthalte sind unter bestimmten Bedingungen zusammenzufassen und als Gesamtfall mit einer DRG abzurechnen. Voraussetzung ist die Wiederaufnahme in dasselbe Krankenhaus innerhalb der oberen Grenzverweildauer oder der 30-Kalendertage-Frist. Bei einer Zusammenfassung mehrerer Aufenthalte werden die Verweildauern, Diagnosen und Prozeduren der einzelnen stationären Aufenthalte herangezogen und es findet eine Neueinstufung in eine DRG-Fallpauschale statt. Zu unterscheiden sind folgende Wiederaufnahmeregelungen:

- Wiederaufnahme innerhalb der oberen Grenzverweildauer bei Einstufung in dieselbe Basis-DRG,
- Wiederaufnahme innerhalb von 30 Kalendertagen und Eingruppierung der anschließenden Fallpauschale in die gleiche Hauptdiagnosegruppe,
- Wiederaufnahme wegen Komplikationen im Zusammenhang mit der durchgeführten Leistung innerhalb der oberen Grenzverweildauer.

Das folgende Prüfschema stellt die Abfrage dar, mit der geprüft wird, ob eine Fallzusammenführung vorliegt (**Abb. 16.3**).
Soweit einer der zusammenzufassenden Krankenhausaufenthalte bereits abgerechnet wurde, ist dieser Fall zu stornieren.

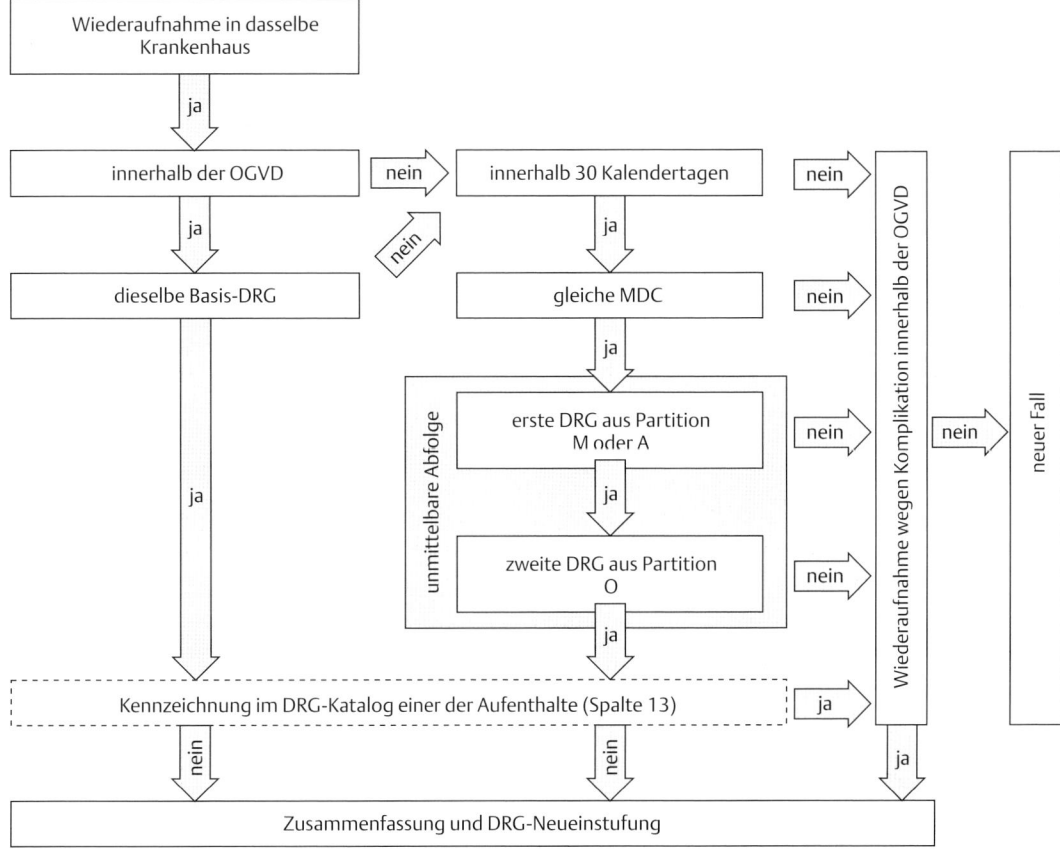

Abb. 16.3 • Fallzusammenführung bei Wiederaufnahme (Bundesministerium für Gesundheit und Soziale Sicherung, 2004).

Fallbeispiel

Eine Patientin wurde stationär am 07.02.2006 in ein Krankenhaus aufgenommen und am 08.02.2006 regulär entlassen. Die Gruppierung führt zu DRG G72Z (Andere leichte bis moderate Erkrankungen der Verdauungsorgane). Der derzeit gültige Basisfallwert beträgt 2538,51 €. Am 13.02.2006 wird die Patientin wieder in dasselbe Krankenhaus stationär aufgenommen und verlässt das Krankenhaus am 17.02.2006. Die DRG-Gruppierung des zweiten Aufenthalts führt zur G23B (Appendektomie außer bei Peritonitis ohne äußerst schwere oder schwere CC). Prüfen Sie, ob eine Fallzusammenführung vorgenommen werden kann? Geben Sie den Preis für den Behandlungsfall an.

Datum	Belegungstage	Kalendertage	Abrechnung
07.02. (Aufnahme)	1	1	
08.02. (Entlassung)			G72Z
...			
13.02. (Wiederaufnahme)	2	7	
...			
16.02.	5	10	
17.02. (Entlassung)		11	G23B und Fallstorno 1. Aufenthalt

1. Fallzusammenführung bei Wiederaufnahme
Eine Fallzusammenführung muss vorgenommen werden, da der Patient innerhalb der 30 Tage Frist ab Aufnahmedatum des ersten Falls in die gleiche Hauptdiagnosegruppe (MDC) aufgenommen wurde. Weitere Voraussetzung ist der Partitionswechsel innerhalb der MDC („medizinische Partition" und danach in die „operative Partition"). Falls der erste Fall bereits abgerechnet wurde, ist diese Abrechnung zu stornieren. Es findet eine Neueinstufung in die DRG G23B statt.

2. Preis für den Behandlungsfall (Sonstige Zuschläge bleiben unberücksichtigt)

DRG	Relativgewicht	Basisfallwert	Preis für den Behandlungsfall
G23B	0,685 (Spalte 4)	2538,51 €	1738,88 €
Preis für den Behandlungsfall			1738,88 €

16.3.5 Rückverlegungen

Gleiches geschieht bei Rückverlegungen. Auch hier werden die Klinikaufenthalte zusammengefasst und neu eingestuft. Eine Rückverlegung liegt vor, wenn ein Patient aus einem Krankenhaus in ein anderes Krankenhaus verlegt wird und innerhalb der Prüffrist von 30 Kalendertagen ab dem Entlassungsdatum des ersten Aufenthalts in dasselbe Krankenhaus zurückverlegt wird (**Abb. 16.4**). Es wird lediglich eine Rechnung erstellt. Wurde einer der zusammenzufassenden Krankenhausaufenthalte bereits abgerechnet, ist dieser Fall zu stornieren.

Es liegt selbst dann eine Rückverlegung vor, wenn ein Patient aus einem Krankenhaus A in weitere Krankenhäuser (hier Krankenhaus B und C) und innerhalb der Prüffrist von 30 Kalendertagen ab dem Entlassdatum des ersten Aufenthalts wieder in das Krankenhaus A zurückverlegt wird (**Abb. 16.5**).

Ergänzt wird die Rückverlegungsregel seit dem Jahr 2005 um die Einführung einer so genannten „kombinierten Fallzusammenführung". Danach sind Krankenhausaufenthalte zusammenzuführen und neu einzustufen, wenn bei Erfüllung der jeweiligen Kriterien sowohl eine Rückverlegung als auch eine Wiederaufnahme vorliegt (**Abb. 16.6**). Es ist eine chronologische Prüfung vorzunehmen und die Prüffrist des ersten Falls, der die Fallzusammenführung auslöst, ist zu beachten.

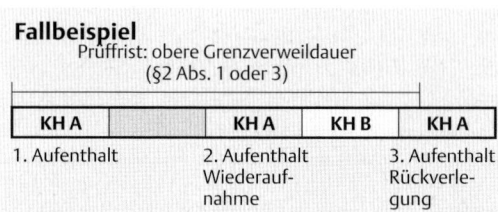

Abb. 16.6 • Kombinierte Fallzusammenführung (Hinweise zur Erläuterung der Regelung nach § 3 Abs. 3 Sätze 2 bis 4 FPV 2006 „Kombinierte Fallzusammenführungen").

Alle drei Aufenthalte werden zusammengefasst, da sowohl eine Wiederaufnahme als auch eine Rückverlegung innerhalb der Prüffrist der Wiederaufnahme vorliegt. Prüffrist ist immer die des ersten Falls, der die Fallzusammenführung auslöst (**Abb. 16.6**).

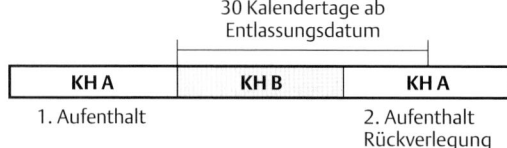

Abb. 16.4 • Beispiel 1 zur Rückverlegung (Steiner, 2004).

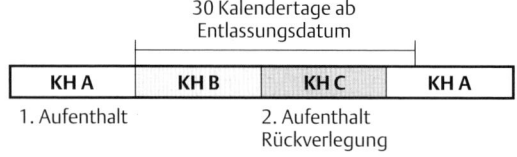

Abb. 16.5 • Beispiel 2 zur Rückverlegung (Steiner, 2004).

16.3.6 Zusatzentgelte

Zusatzentgelte können für Leistungen, Leistungskomplexe oder Arzneimittel vereinbart werden, soweit dies zur Ergänzung der Fallpauschalen in eng begrenzten Ausnahmefällen erforderlich ist. Dies gilt auch für die Höhe der Entgelte (§ 17 b Abs. 1 KHG). Mit der Revision des G-DRG-Systems 2005 wurde der Zusatzentgeltkatalog deutlich erweitert. 2006 sind insgesamt 83 Zusatzentgelte aufgeführt. Teilweise erheblich, etwa nach

Dosis, differenziert. In verschiedenen Anlagen des Fallpauschalenkatalogs werden die Zusatzentgelte ausgewiesen. Die Anlagen 2 und 5 des Fallpauschalenkatalogs 2006 enthalten die Liste der bundeseinheitlich bepreisten Zusatzentgelte (ZE01 bis ZE55) sowie Mengen-/Dosisstaffelungen bestimmter Zusatzentgelte (so ZE12.01 ff.). Mit Anlage 4 und 6 des Fallpauschalenkatalogs werden Leistungen benannt, für die krankenhausindividuelle Zusatzentgelte zu vereinbaren sind sowie die OPS-Kodes je Zusatzentgelt (Anlage 6). Es handelt sich um Leistungen, die mangels aussagekräftiger Kalkulationsdaten nicht bundeseinheitlich bewertet werden können (ZE2006–01 bis ZE2006–46, Anlage 4). Grundsätzlich dürfen ein oder mehrere Zusatzentgelte neben einer DRG-Fallpauschale abgerechnet werden. Eine gesonderte Berechnung ist auch bei den krankenhausindividuell vereinbarten Entgelten möglich.

16.3.7 Sonstige Zuschläge (Auswahl)

DRG-Systemzuschlag. Zur Finanzierung der Entwicklung und Pflege des in Deutschland eingeführten pauschalierten Entgeltsystems wird ein DRG-Systemzuschlag je voll- und teilstationärem Krankenhausfall berechnet. Dieser Betrag wird an die in § 17 b KHG benannten Selbstverwaltungsparteien auf Bundesebene abgeführt.

Zuschlag zur Qualitätssicherung. Bei der Abrechnung von DRG-Fallpauschalen wird ein Qualitätssicherungszuschlag nach § 17 b Abs. 1 S. 5 KHG in Rechnung gestellt.

Zuschlag GemBA. Seit dem 1. 4. 2004 wird ein Systemzuschlag für den Gemeinsamen Bundesausschuss nach § 91 SGB V und das Institut für Qualität und Wirtschaftlichkeit im Gesundheitswesen nach § 139 a SGB V zusätzlich für jeden abgerechneten voll- und teilstationären Krankenhausfall in Rechnung gestellt. Dieser Zuschlag wird vom Krankenhaus gesondert in der Rechnung ausgewiesen.

16.3.8 Zuzahlungen

Als Eigenbeteiligung wird vom Patienten je Kalendertag von Beginn des vollstationären Krankenhausaufenthalts eine Zuzahlung eingezogen. Dieser Betrag wird an die entsprechende Mitgliedskasse des Patienten abgeführt. Bei Verlegung ist die Zuzahlung für den Verlegungstag von der aufnehmenden Einrichtung zu erheben. Die Zuzahlung ist nicht zu leisten vor Vollendung des 18. Lebensjahrs.

Fallbeispiel

Abb. 16.7 zeigt das Beispiel einer Krankenhausabrechnung.

Musterklinik Musterhausen, Musterstr., Musterhausen

Patientenverwaltung
- Leistungsabrechnung -

Name der Krankenkasse

Ihr Ansprechpartner:
Telefon:
Telefax:
Musterhausen, 31.01.2006

Rechnung wurde im DT A-Verfahren nach § 301 SGB V versandt!

Schlussrechnung stationärer Aufenthalt   Abrechnungszeitraum: 26.01.2006 – 27.01.2006

Unser Patient:
Name des Patienten

Fachabteilung
0300 Kardiologie

Abrechnungszeit von	bis	Anz.	Entgeltart	Bezeichnung	Einzelpreis EUR	Gesamt EUR
26.01.2006	26.01.2006	1	48000001	DRG-Systemzuschlag	0,90	**0,90**
26.01.2006	26.01.2006	1	46008000	Qualitätssicherungszuschlag	1,28	**1,28**
26.01.2006	26.01.2006	1	47100001	GemBA-Zuschlag	0,65	**0,65**
26.01.2006	26.01.2006	1	75108002	Zuschlag für Ausbildungsstätten	84,41	**84,41**
26.01.2006	26.01.2006	1	47100006	%-Zuschlag gem. §4 (13+14) KHEntgG	19,76	**19,76**
26.01.2006	26.01.2006	1	7010F59B	DRG F59B Mäßig komplexe Gefäßeingriffe ohne Herz-Lungen-Maschine	2.823,00	**2.823,00**
26.01.2006	26.01.2006	1	7310F59B	Abschlag U-GVD F59B	–867,00	**–867,00**
Zuzahlung: keine Zuzahlungspflicht						
Rechnungsbetrag						**2.063,00**

Abb. 16.7 ▪ Musterrechnung (Basisfallwert 3000 €).

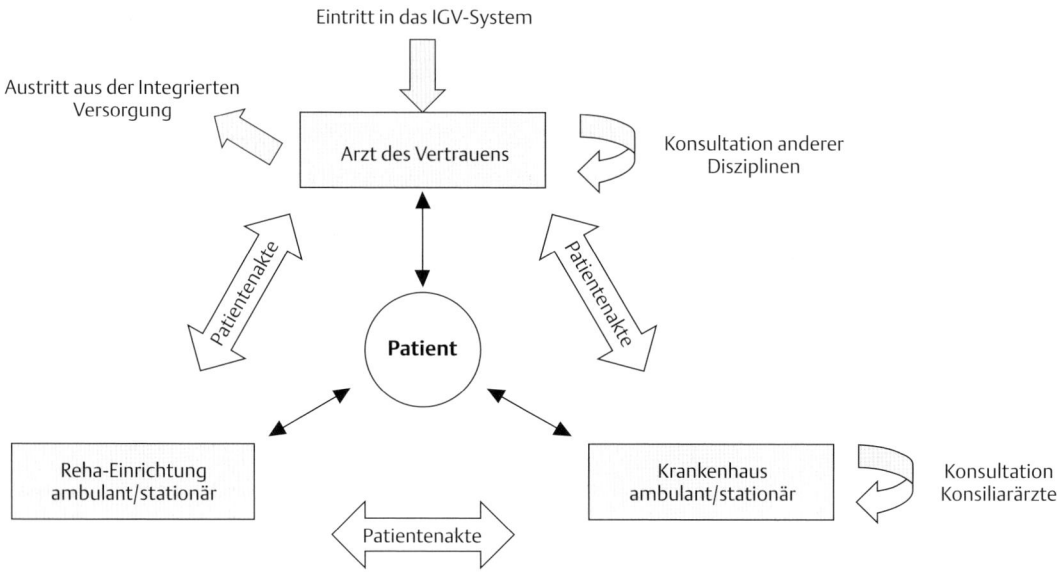

Abb. 16.8 • Integrierte Versorgung (Riedel, 2004).

16.4 Integrierte Versorgung

16.4.1 Was ist integrierte Versorgung nach dem Gesetzestext?

Aktuell wird das Thema „Integrierte Versorgung" in der ganzen Bundesrepublik intensiv diskutiert. Eine allgemein gültige Definition gibt es nicht. Auch der Gesetzgeber hat darauf verzichtet. Im Gesetzestext heißt es umschreibend: „...können die Krankenkassen Verträge über eine verschiedene Leistungssektoren übergreifende Versorgung der Versicherten oder eine interdisziplinär-fachübergreifende Versorgung mit den in § 140 b Abs. 1 genannten Vertragspartnern abschließen".

Bereits im Jahr 2000 ist die integrierte Versorgung mit den Regelungen in § 140 a ff. SGB V eingeführt worden. Zunächst zeigten weder die Krankenkassen noch die Leistungserbringer Interesse am Abschluss von Integrationsverträgen. Die Ursachen lagen größtenteils in den ursprünglich gesetzlichen Regelungen. Anlässlich des GKV-Modernisierungsgesetzes (2004) erhielt die integrierte Versorgung eine neue Grundlage.

Sinn der integrierten Versorgung ist die stärkere Verzahnung zwischen den Versorgungssektoren. Dies ist insbesondere wünschenswert, wenn im Krankheitsverlauf Leistungen aus verschiedenen Sektoren medizinisch notwendig werden.

Das Prinzip einer integrierten Versorgung wird anhand eines stark vereinfachten Schemas verdeutlicht (**Abb. 16.8**).

Politisches Hauptziel war und ist, mit integrierter Versorgung die Wirtschaftlichkeit zu erhöhen, d. h. dem Patienten ein einheitliches Versorgungs- und Behandlungskonzept anzubieten und die Ausgaben der Krankenkassen zu senken oder zumindest künftige Ausgabensteigerungen zu mindern.

16.4.2 Gesetzliche Grundlagen in einer Übersicht

Die nachfolgende **Tab. 16.4** bietet eine Zusammenstellung über die gesetzlichen Grundlagen.

16.4.3 Vorteile der integrierten Versorgung

Aus Sicht der Hauptbeteiligten lassen sich folgende Vorteile der integrierten Versorgung zusammenfassen (**Abb. 16.9**).

Tab. 16.4 Gesetzliche Grundlagen der Integrierten Versorgung (nach Deutsche Krankenhausgesellschaft, 2004b)

Gesetzliche Grundlage Begriffsbestimmung (§ 140a)	§ 140a–d SGB V Voraussetzung für einen integrierten Versorgungsvertrag ist die Teilnahme mehrerer Leistungssektoren (ambulant – stationäre). Solche Verträge können auch eine interdisziplinär-fachübergreifende Versorgung zum Inhalt haben. So ist eine Zusammenarbeit verschiedener Fachdisziplinen (z. B. Onkologie und Strahlentherapie) zweier Krankenhäuser denkbar.
Vertragspartner der Krankenkasse können u. a. sein (abschließende Aufzählung in § 140b)	• einzelne Vertrags(zahn-)ärzte • Träger von Krankenhäusern • Träger von stationären Vorsorge- und Reha-Einrichtungen • Träger ambulanter Reha-Einrichtungen • Träger von Einrichtungen, die integrierte Versorgung mit zugelassenen Leistungserbringern anbieten („Managementgesellschaft")
Gesetzliche Anforderungen an die Leistungserbringer (§ 140b Abs. 3)	• medizinische Versorgung, Vergütung, Qualität, ausreichende Dokumentation, Datenfluss, GKV-zugelassene Leistungen
Berechtigung zur Leistungserbringung (§ 140b Abs. 4)	Ein beteiligter Leistungserbringer kann auch solche Leistungen anbieten, die von seinem Zulassungsstatus nicht gedeckt sind, bspw. können Krankenhäuser im Rahmen der Integrationsversorgung ambulante Leistungen erbringen, auch wenn sie dazu nicht zugelassen oder ermächtigt sind.
Vergütungsvereinbarung (§ 140c)	Im Vertrag zur integrierten Versorgung ist neben dem Versorgungsangebot auch die Vergütung zu regeln. Preise können frei zwischen den Leistungserbringern und der entsprechenden Krankenkasse vereinbart werden. Die Vergütung der Leistung hat sich nicht an vertragsärztliche oder anderweitig gesetzlich vergütete Versorgungsleistungen zu orientieren. Die Vertragspartner sind auch nicht an ein bestimmtes Finanzierungssystem gebunden. Die Vergütung kann einzelleistungsbezogen oder pauschaliert sein.
Anschubfinanzierung (§ 140d)	Von 2004 bis 2006 wird zur Finanzierung der integrierten Versorgung ein bis zu 1 %iger Pauschalabzug von der vertragsärztlichen Gesamtvergütung sowie von den Rechnungen der Krankenhäuser für voll- und teilstationäre Leistungen einbehalten. Diese Mittel (d. h. Neuverteilung vorhandener Mittel) müssen zur Umsetzung von geschlossenen Integrationsverträgen verwendet werden. Zusätzliche Gelder für die integrierte Versorgung stehen nicht zur Verfügung. Eine Krankenkasse darf erst ein Abzug vornehmen, wenn sie einen Vertrag zur integrierten Versorgung abgeschlossen hat. Die Abzugsquote hängt vom Volumen des abgeschlossenen Integrationsvertrages ab. Der Abzug erfolgt in den Regionen (KV-Bezirken), in denen ein Vertrag zur integrierten Versorgung besteht (Regionalprinzip). Betroffen von der Rechnungskürzung sind alle Fälle eines Krankenhauses der entsprechenden Region, wenn das Krankenhaus Versicherte der jeweiligen Krankenkasse behandelt. Der Abzug durch die Krankenkasse wird bei Zahlung vorgenommen, d. h. das Krankenhaus stellt weiterhin eine vollständige Rechnung an die Krankenkasse. Diese berechnet den sich ergebenden Abzugsbetrag, behält ihn ein und führt die Summe dem kasseninternen Konto für integrierte Versorgung zu. Ebenso findet in den Jahren 2004 bis 2006 keine Bereinigung des Krankenhausbudgets statt. Leistungen im Rahmen der Integrationsversorgung werden weiter über das Krankenhausbudget vergütet. Nur über das Budget hinausgehende Mengen oder andere im Integrationsvertrag vereinbarte Leistungen (z. B. ambulante Leistungen durch Krankenhäuser) werden unmittelbar in der Integrationsversorgung und damit aus der Anschubfinanzierung vergütet.

Fragen und Aufgaben

1. Zum 1. Januar 2003 hatten schon einige hundert Krankenhäuser freiwillig darauf umgestellt, ab 2004 war sie – von wenigen Ausnahmen abgesehen – für alle deutschen Kliniken verbindlich: die Vergütung und Abrechnung von Krankenhausleistungen nach dem neuen pauschalisierten Entgeltsystem. Auch das Rote Kreuz Krankenhaus Frankfurt a.M. stieg zum 1. Oktober 2003 um.
   – Um welches Abrechnungssystem handelt es sich?

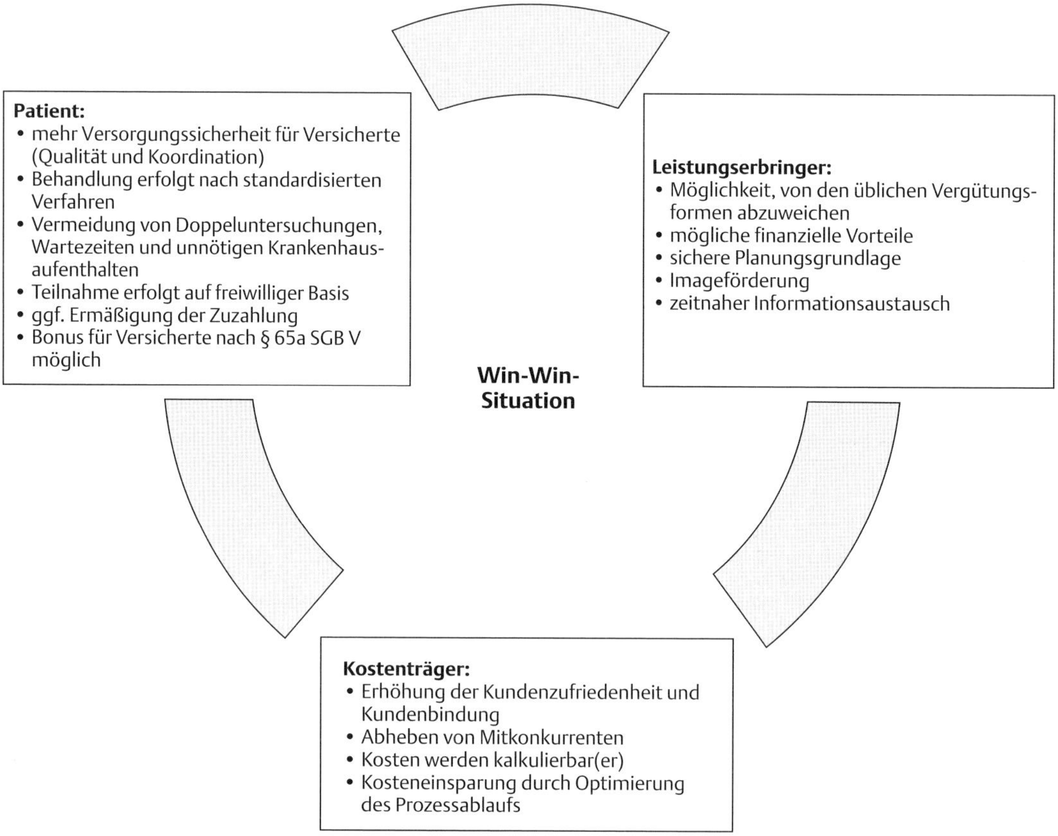

16 ■ Abrechnungssysteme in der stationären ärztlichen Versorgung

Patient:
- mehr Versorgungssicherheit für Versicherte (Qualität und Koordination)
- Behandlung erfolgt nach standardisierten Verfahren
- Vermeidung von Doppeluntersuchungen, Wartezeiten und unnötigen Krankenhausaufenthalten
- Teilnahme erfolgt auf freiwilliger Basis
- ggf. Ermäßigung der Zuzahlung
- Bonus für Versicherte nach § 65a SGB V möglich

Leistungserbringer:
- Möglichkeit, von den üblichen Vergütungsformen abzuweichen
- mögliche finanzielle Vorteile
- sichere Planungsgrundlage
- Imageförderung
- zeitnaher Informationsaustausch

Win-Win-Situation

Kostenträger:
- Erhöhung der Kundenzufriedenheit und Kundenbindung
- Abheben von Mitkonkurrenten
- Kosten werden kalkulierbar(er)
- Kosteneinsparung durch Optimierung des Prozessablaufs

Abb. 16.9 ▪ Win-Win-Situation durch die integrierte Versorgung. (nach social invest consult, 2005).

- Welches Entgeltsystem wurde dadurch abgelöst? Erläutern Sie kurz die Grundstruktur des Entgeltsystems nach der Bundespflegesatzverordnung (BPflV) von 1995.
2. Wie ergab sich die Höhe der Fallpauschale nach der BPflV?
3. Was ist das „Selbstkostendeckungsprinzip"?
4. Wie unterscheiden sich die Abrechnungssysteme nach Bundespflegesatzverordnung und Fallpauschalenänderungsgesetz?
5. **Tab. 16.5** zeigt Beispielaufgaben. Sie beziehen sich auf die Fallpauschalenvereinbarung 2006 (FPV 2006). Die Zuschläge (DRG-Systemzuschlag usw.) werden nicht aufgeführt.
6. Was ist eine Verlegung?
7. Ein Patient der Klinik A wird um 17 Uhr nach einem Aufenthalt von weniger als 24 Stunden entlassen. Am Folgetag um 9.00 Uhr wird er in der Klinik B aufgenommen. Die Klinik B hat Abschläge wegen Unterschreiten der UGVD abgerechnet. Die Krankenkasse ist der Meinung, dass die Klinik B Verlegungsabschläge berechnen müsste. Wer hat Recht? Begründen Sie ihre Meinung.
8. Welche Fälle sind unter der Annahme einer Wiederaufnahme innerhalb der oberen Grenzverweildauer zusammenzufassen?
   - Fall 1 F75B
   - Fall 2 F74Z
   - Fall 3 F75A
9. Prüfen Sie bei folgenden Beispielen, ob eine Fallzusammenführung vorgenommen werden kann (**Tab. 16.6**).
10. Unter welchen Voraussetzungen können die Aufenthalte 1, 2 und 3 im Krankenhaus A zusammengefasst werden? Beziehen Sie bei der Beantwortung der Fragestellung die Fallpauschalenvereinbarung 2006 – (FPV 2006) mit ein.

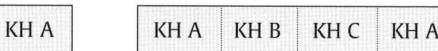

Tab. 16.5 Beispielaufgaben

Fallbeschreibung	DRG Schlüssel	Bezeichnung	Mittl. VD	1. Tag Abschlag	1. Tag Zuschlag	Aufnahme A-Datum	Entlassung/ Verlegung E-Datum	Zu berechnende Entgelte Anzahl	Art
Normallieger a.)	F14Z	Gefäßeingriffe außer große rekonstruktive Eingriffe, ohne Herz-Lungen-Maschine	16,9	5	32	02.03.2006	08.03.2006	1 -7	DRG F14Z Tg-Eigenanteil
Kurzlieger b.)	H64Z	Erkrankungen von Gallenblase und Gallenwegen ohne äußerst schwere oder schwere CC	6,3	1	14	09.02.2006	10.02.2006	1 -1 -2	DRG H64Z KL-Abschlag Tg-Eigenanteil
c.)	F75B	Andere Krankheiten des Kreislaufsystems ohne äußerst schwere CC	5,6	1	14	17.01.2006	19.01.2006	1 -3	DRG F75B Tg-Eigenanteil
d.)	F67C	Hypertonie ohne äußerst schwere oder schwere CC	5,7	1	12	30.01.2006	31.01.2006	1 -1 -2	DRG F67C KL-Abschlag Tg-Eigenanteil
Langlieger e.)	F62B	Herzinsuffizienz und Schock mit äußerst schweren CC	12,6	3	25	11.01.2006	06.02.2006	1 2 -27	DRG F62B LL-Zuschlag Tg-Eigenanteil
Verlegung f.) Berechnung Verlegungsabschlag bei Herverlegung: tatsächliche VD < mittl. VD; Aufnahme aus ext. Akutkrankenhaus zur OP, Verlegung innerhalb 24 Std.; Aufenthalt dort länger als 24 Std.	F50Z	Ablative Maßnahmen bei Tachyarrhythmie mit komplexem Mappingverfahren	4,4	1	11	07.02.2006	09.02.2006	1 -2 -3	DRG F50Z Tg-VL-Abschl Tg-Eigenanteil

11. Beschreiben Sie das Prinzip der integrierten Versorgung in seinen Grundzügen.
12. Beurteilen Sie die Vor- und Nachteile der integrierten Versorgung aus Sicht der Patienten, Leistungserbringer und Krankenkassen.
13. Welche grundsätzlichen Vor- und Nachteile der integrierten Versorgung sehen Sie?
14. Was versteht man unter Anschubfinanzierung?
15. Welchen Anreiz kann ein Krankenhaus haben, Leistungen im Rahmen der Integrationsversorgung anzubieten?

Tab. 16.5 (Fortsetzung)

Fallbeschreibung	DRG Schlüssel	Bezeichnung	Mittl. VD	1. Tag Abschlag	1. Tag Zuschlag	Aufnahme A-Datum	Entlassung/ Verlegung E-Datum	Zu berechnende Entgelte Anzahl	Art
g.) Ohne Berechnung Verlegungsabschlag bei Herverlegung: tatsächl. VD > mittl.VD; Aufnahme aus ext. Akutkrankenhaus zur OP; Verlegung innerhalb von 24 Std.; Aufenthalt dort länger als 24 Std.	F56Z	Perkutane Koronarangioplastie mit hochkomplexer Intervention	4,1	1	10	13.01. 2006	19.01. 2006	1 −7	DRG F56Z Tg-Eigenanteil
h.) Berechnung Verlegungsabschlag bei Wegverlegung in Akutkrankenhaus: tatsächliche VD < mittlere VD; Verlegung innerhalb von 24 Std.	F57B	Perkutane Koronarangioplastie mit komplexer Intervention	3,6	1	9	24.01. 2006	26.01. 2006	1 −2 −2	DRG F57B Tg-VL-Abschl Tg-Eigenanteil
i.) Fallzusammenführung: Wiederaufnahme innerhalb der OGVD erster Fall und in dieselbe Basis-DRG	F65B (erster Fall)	Periphere Gefäßkrankheiten ohne komplexe Diagnose	6,6	1	17	11.01. 2006	20.01. 2006		zunächst Storno der ersten Rechnung, Neuberechnung beider Aufenthalte in einem Fall; DRG F65A
	F65A	Periphere Gefäßkrankheiten mit komplexer Diagnose	12,4	3	25	24.01. 2006	31.01. 2006	1 −18	DRG F65A Tage-Eigenanteil
j.) Fallzusammenführung; Wiederaufnahme innerhalb 30 Kalendertage, gleiche MDC	G64B (erster Fall)	entzündliche Darmerkrankung	7,0	1	17	06.02. 2006	23.02. 2006		zunächst Storno der ersten Rechnung, Neuberechnung beider Aufenthalte in einem Fall; DRG G18Z
	G18Z	Eingriffe an Dünn- und Dickdarm	15,7	4	30	28.02. 2006	13.03. 2006	1 1 −28	DRG G18Z LL-Zuschlag Tage-Eigenanteil

Tab. 16.5 (Fortsetzung)

Fallbeschreibung	DRG Schlüssel	Bezeichnung	Mittl. VD	1. Tag Abschlag	1. Tag Zuschlag	Aufnahme A-Datum	Entlassung/ Verlegung E-Datum	Zu berechnende Entgelte Anzahl	Art
k.) Fallzusammenführung; Wiederaufnahme innerhalb 30 Kalendertage, gleiche MDC	G48Z (erster Fall)	Koloskopie	7,3	1	17	03.01.2006	19.01.2006		zunächst Storno der ersten Rechnung, Neuberechnung beider Aufenthalte in einem Fall; DRG G13Z
	G13Z	Andere Eingriffe an Darm oder Enterostoma	15,4	4	31	30.01.2006	10.02.2006	1 −28	DRG G13Z Tage-Anteil

Tab. 16.6 Beispielaufgaben zur Fallzusammenführung

Fallbeschreibung	DRG Schlüssel	Bezeichnung	Mittl. VD	1. Tag Abschlag	1. Tag Zuschlag	Aufnahme A-Datum	Entlassung/ Verlegung E-Datum
Wiederaufnahme a.) Fallzusammenführung und Neueinstufung aufgrund einer Wiederaufnahme wegen Komplikation.	L63A (erster Fall)	Infektion der Harnorgane mit äußerst schwerer CC	9,4	2	19	02.01.2006	13.01.2006
	G67B	Ösophagitis, Gastroenteritis und verschiedene Erkrankungen der Verdauungsorgane	5,1	1	12	16.01.2006	30.01.2006
b.) Fallzusammenführung; Wiederaufnahme innerhalb 30 Kalendertage, gleiche MDC	G64B (erster Fall)	Entzündliche Darmerkrankung	7,0	1	17	06.02.2006	23.02.2006
	G02Z (zweiter Fall)	Eingriffe an Dünn- und Dickdarm mit komplexem Eingriff	19,4	5	36	28.02.2006	08.03.2006

17 Bewertungsmaßstäbe und Gebührenordnungen für ambulante ärztliche Versorgung

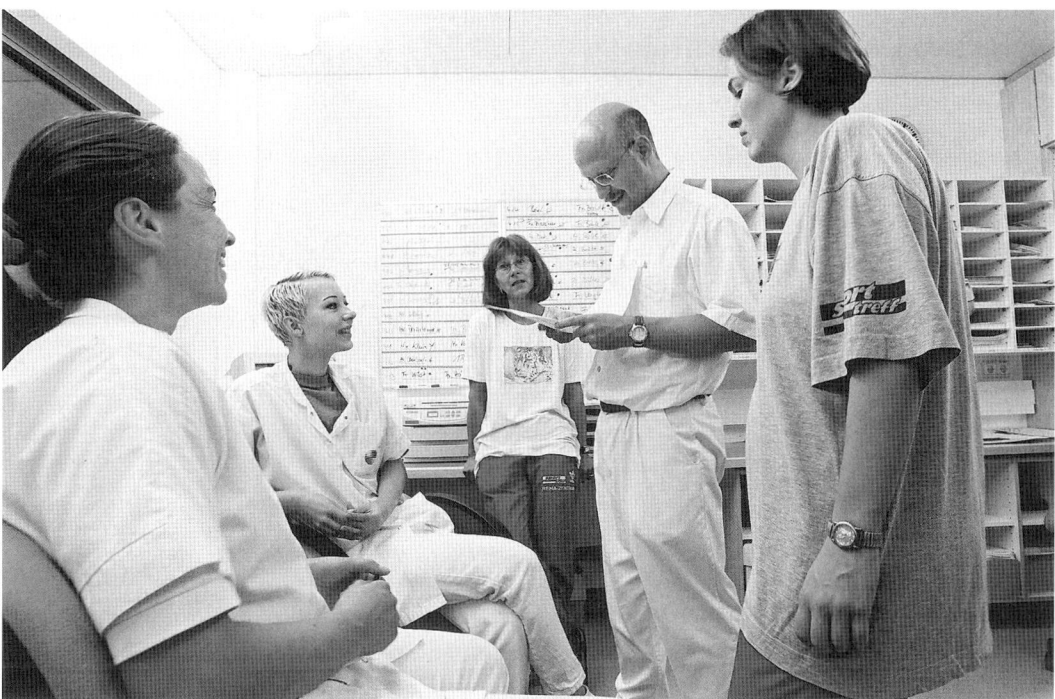

Überblick

17.1 Die beiden Gebührenordnungen • 141

17.2 Abrechnung nach EBM • 142
17.2.1 Rechtsgrundlage • 142
17.2.2 Bedeutung der Gebührennummern • 142
17.2.3 Systematik und Begriffe des EBM • 144
17.2.4 Wichtige EBM-Nummern (Auswahl) • 146

17.3 Privatärztliche Abrechnung nach der Gebührenordnung für Ärzte (GOÄ) • 149
17.3.1 Rechtsgrundlagen • 149
17.3.2 Geltungsbereich • 149
17.3.3 Vergütungsformen • 149
17.3.4 Rechnungsstellung • 155

17.1 Die beiden Gebührenordnungen

Man unterscheidet in der Abrechnung zwischen der vertragsärztlichen- und privatärztlichen Abrechnung.

Die privatärztlichen Leistungen sind in der Gebührenordnung für Ärzte (GOÄ) und in der GOZ für die Zahnärzte aufgeführt. Korrespondierend dazu enthält der EBM (Einheitlicher Bewertungsmaßstab) die Abrechnungsgrundlagen für die Leistungen, die bei Versicherten der gesetzlichen Krankenkassen erbracht werden (**Abb. 17.1**).

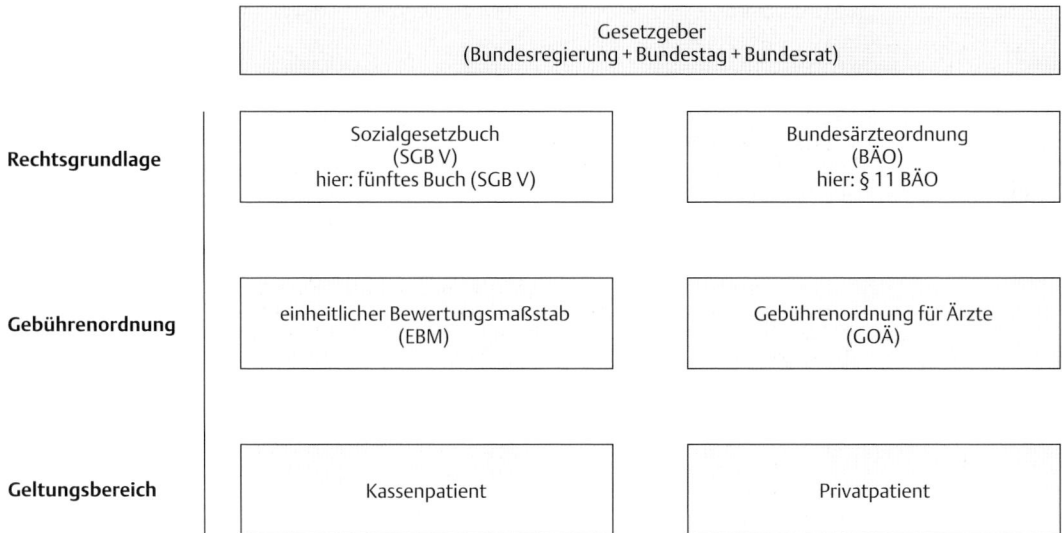

Abb. 17.1 • Gegenüberstellung der Gebührenordnungssysteme (nach Effer, 2005).

17.2 Abrechnung nach EBM

Abb. 17.2 zeigt einen Auszug aus dem EBM 2000 plus, Kapitel 9: Hals-Nasen-Ohrenärztliche Leistungen, S. 132.

17.2.1 Rechtsgrundlage

Zum 1. 4. 2005 wurde eine völlig neu strukturierte Gebührenordnung für die vertragsärztliche Versorgung eingeführt, der „EBM 2000 plus". Der EBM ist ein Verzeichnis, in dem alle zur vertragsärztlichen Versorgung gehörenden Leistungen erfasst sind. Der Katalog der abrechnungsfähigen Leistungen im EBM ist abschließend. Die Möglichkeit einer analogen Bewertung gibt der EBM nicht. Der EBM ist Bestandteil der Bundesmantelverträge und über die Satzungsbestimmungen der KBV und KV unmittelbar für die Vertragsärzte verbindlich. Die maßgeblichen Regelungen zum EBM finden sich im § 87 SGB V. Der einheitliche Bewertungsmaßstab wird durch einen jeweils mit sieben Vertretern der KBV und Vertretern der Spitzenverbände der Krankenkassen besetzten, besonderen Bewertungsausschuss festgelegt. Von Sitzung zu Sitzung wechselt der Vorsitz des Bewertungsausschusses. Kommt keine Einigung zu wichtigen Punkten zustande, wird auf Verlangen von mindestens zwei Mitgliedern der Ausschuss vergrößert. Der erweiterte Bewertungsausschuss setzt mit Mehrheitsbeschluss den Bewertungsmaßstab fest.

Weiterhin muss der Bewertungsausschuss neue Untersuchungs- und Behandlungsmethoden beachten, die vom Gemeinsamen Bundesausschuss verabschiedet wurden. Lässt der Gemeinsame Bundesausschuss neue Methoden zur Anpassung der Bewertungsmaßstäbe zu, so muss dafür eine neue Abrechnungsposition gefunden werden.

17.2.2 Bedeutung der Gebührennummern

Jede abrechenbare Leistung hat eine Ziffer – die Gebührennummer. Die Gebührennummern im EBM sind fünfstellig. Die ersten beiden Ziffern stehen für die verschiedenen Fachrichtungen, z. B. 03... Hausärztlicher Versorgungsbereich. Die letzten drei Ziffern beschreiben die Leistung. **Abb. 17.3** zeigt ein Beispiel.
Der Bewertungsmaßstab bestimmt (**Tab. 17.1**):
- den *Inhalt* der abrechnungsfähigen Leistungen – durch die entsprechende Leistungsdefinition,
- den *Wert* jeder Leistung in Punkten,
- die Bewertung der Leistung im Verhältnis zueinander.

Abrechnung nach EBM ■ 17.2 ■

Bereich — III. Arztgruppenspezifische Leistung

Kapitel — 9 Hals-Nasen-Ohrenärztliche Leistungen

Abschnitt — 9.1 Präambel

1. Die in diesem Kapitel aufgeführten Leistungen können ausschließlich von Fachärzten für Hals-Nasen-Ohren-Heilkunde berechnet werden.
2. Außer den in diesem Kapitel genannten Leistungen sind von den in der Präambel genannten Vertragsärzten – unbeschadet der Regelungen gemäß 5 und 6.2 der Allgemeinen Bestimmungen – zusätzlich nachfolgende Leistungen berechnungsfähig: Nrn. 01100 bis 01102, 01210, 01215, 01220 bis 01222, 01310 bis 01313, 01414, 01430, 01440, 01510 bis 01512, 01600 bis 01602, 01610 bis 01612, 01620 bis 01623, 01701, 01710, 01783, 01800 bis 01813, 01950 bis 01952, 02100, 02101, 02110 bis 02112, 02120, 02200, 02300 bis 02302, 02310, 02320, 02323, 02330, 02340, 02341, 02360, 02500 und 02510 bis 02512. *(Zusätzlich abrechenbare Leistung)*
3. Außer den in diesem Kapitel genannten Leistungen sind bei Vorliegen der entsprechenden Qualifikationsvoraussetzungen von den in der Präambel genannten Vertragsärzten – unbeschadet der Regelungen gemäß 5 und 6.2 der Allgemeinen Bestimmungen – zusätzlich nachfolgende Leistungen berechnungsfähig: Nrn. 30400 bis 30402, 30410, 30411, 30420, 30421 und 30800, Leistungen der Abschnitte 30.1, 30.2, 30.3, 30.7, 30.9, 31.2, 31.3, 31.4, 31.5 und 31.6 sowie Leistungen der Kapitel 32, 33, 34 und 35.
4. Bei der Berechnung der zusätzlich berechnungsfähigen Leistungen in den Nummern 2 und 3 sind die Maßnahmen zur Qualitätssicherung gemäß §135 Abs. 2 SGB V, die Berufsrechtliche Verpflichtung zur grundsätzlichen Beschränkung auf das jeweilige Gebiet sowie die Richtlinien des Gemeinsamen Bundesausschusses zu beachten.

9.2 Hals-Nasen-Ohrenärztliche Grundleistungen
Ordinationskomplex *(Leistungslegende, -inhalt)*

Obligater Leistungsinhalt
– Persönlicher Arzt-Patienten-Kontakt,
Fakultativer Leistungsinhalt
– Beratung und Behandlung bis zu 10 Minuten Dauer,
– Endoskopische organbezogene Untersuchung(en),
– Ohrmikroskopie,
– Rhinomanometrische Funktionsprüfung,
– Prüfung der Labyrinthe auf Spontan-, Provokations-, Lage-, Lageänderungs- und Blickrichtungsnystagmus, ein- und/oder beidseitig,
– In Anhang 1 aufgeführte Leistungen,
einmal im Behandlungsfall

Gebührennummer — **09210** für Versicherte bis zum vollendeten 5. Lebensjahr — **510 Punkte** *(Punkte)*
09211 für Versicherte ab Beginn des 6. bis zum vollendeten 59. Lebensjahr — **385 Punkte**
09212 für Versicherte ab Beginn des 60. Lebensjahres — **410 Punkte**

Berechnungsausschlüsse — Die Leistungen nach den Nrn. 09210 bis 09212 sind nicht neben der Leistung nach der Nr. 09215 berechnungsfähig.

Abb. 17.2 ■ Auszug aus dem EBM 2000 plus, Kapitel 9: Hals-Nasen-Ohrenärztliche Leistungen, S. 132.

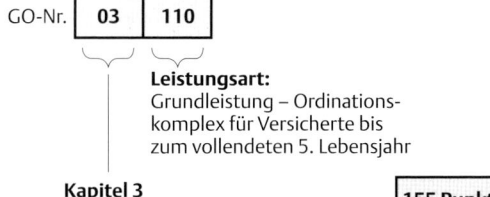

GO-Nr. | 03 | 110

Leistungsart: Grundleistung – Ordinationskomplex für Versicherte bis zum vollendeten 5. Lebensjahr

Kapitel 3 Hausärztlicher Versorgungsbereich — **155 Punkte**

Abb. 17.3 ■ Bedeutung der Gebührennummer.

Tab. 17.1 Inhalt der abrechnungsfähigen Leistungen

Der Bewertungsmaßstab bestimmt:	Nr.:	Text:
• den Inhalt der abrechnungsfähigen Leistungen – durch die entsprechende Leistungsdefinition	01410	**Besuch eines Kranken,** wegen der Erkrankung ausgeführt
	01411	**Dringender Besuch** wegen der Erkrankung, unverzüglich nach Bestellung ausgeführt
• den Wert jeder Leistung in Punkten	01410	400 Punkte
	01411	1200 Punkte
• die Bewertung der Leistung im Verhältnis zueinander		der „dringende Besuch" (Nr. 01411) ist dreimal höher bewertet als ein „Besuch eines Kranken" (Nr. 01410).

17.2.3 Systematik und Begriffe des EBM

Der EMB gliedert sich in die Bereiche (**Abb. 17.4**):
• allgemeine Bestimmungen,
• arztgruppenübergreifende allgemeine Leistungen,
• arztgruppenspezifische Leistungen,
• arztgruppenübergreifende spezielle Leistungen,
• Kostenpauschalen,
• Anhänge.

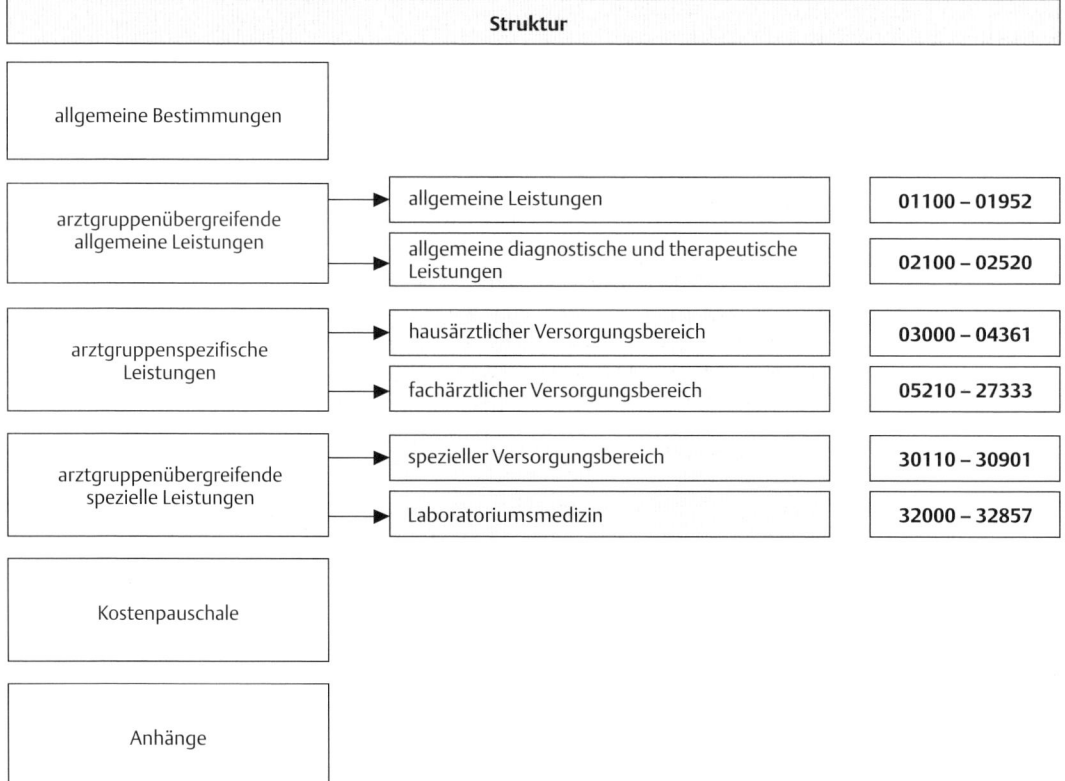

Abb. 17.4 ▪ Systematik des EMB (nach Kassenärztliche Vereinigung Südbaden, 2005).

Allgemeine Bestimmungen

Die allgemeinen Bestimmungen des EBM beinhalten grundlegende, auf die gesamte Gebührenordnung bezogene Abrechnungshinweise. Sie erläutern u. a., wann eine Leistung bzw. ein Leistungskomplex einer Gebührenziffer vollständig erbracht ist. Ebenso werden Begriffe wie Behandlungs- und Krankheitsfall erklärt. Der Behandlungsfall beinhaltet alle Leistungen bei einem Patienten zu Lasten derselben Krankenkasse durch denselben Arzt (dieselbe Arztnummer) in einem Quartal. Als Krankheitsfall hingegen zählt eine Erkrankung innerhalb eines Zeitraumes von vier Quartalen. Das besagt, dass eine Leistung, die einmal im Quartal 2/2005 erbracht wurde, erst wieder im Quartal 2/2006 in Ansatz gebracht werden darf. Beispiele hierfür sind:
- GNR 30110 allergologisch-diagnostischer Komplex,
- GNR 01821 Beratung im Rahmen der Empfängnisregelung.

Eine Reihe von Leistungen sind altersabhängig. Aus diesem Grund finden sich eindeutige Begriffsbestimmungen „Neugeborenes, Säugling, Kleinkind, Kind, Jugendlicher und Erwachsener" in den allgemeinen Bestimmungen des EBM, z. B.:
- GNR 02300 Kleiner operativer Eingriff I und/ oder primäre Wundversorgung,
- GNR 31010 Operationsvorbereitung.

Neu strukturiert wurde auch die inhaltliche Darstellung der Leistungslegenden. Die Leistungslegenden enthalten einen obligaten und einen fakultativen Leistungsbestandteil. Die in den Leistungen obligat aufgeführten Bestandteile müssen vollständig erbracht werden. Die Gebührennummer kann nur angesetzt werden, wenn jede obligate Leistung hinter einem Spiegelstrich durchgeführt wurde. Eine Ausnahme besteht, wenn Alternativen durch „und/oder"-Verknüpfung aufgelistet sind. Hier ist die Erbringung mindestens einer der aufgeführten Leistungen erforderlich. Im Gegensatz dazu müssen die in den Leistungskomplexen fakultativ aufgeführten Leistungsbestandteile nicht geleistet werden, um einen Leistungskomplex abrechnen zu dürfen. Wurden diese erforderlich, darf keine zusätzliche Berechnung erfolgen. Die apparativen, räumlichen und persönlichen Voraussetzungen zur Leistungserbringung müssen allerdings gegeben sein, um die Leistung insgesamt abrechnungsfähig zu erhalten.

Fallbeispiel

03210 Behandlung und Betreuung eines Patienten mit chronisch-internistischer(n) Grunderkrankung(en)

Obligater Leistungsinhalt
- Zwischenanamnese,
- fortlaufende Beratung zum Umgang mit der Grunderkrankung,
- Überprüfung und fortlaufende Kontrolle der Arzneimitteltherapie mit dem Ziel des wirtschaftlichen und versorgungsgerechten Umgangs mit Arzneimitteln,
- mindestens zwei Arzt-Patienten-Kontakte im Behandlungsfall.

Fakultativer Leistungsinhalt
- Beratung der Bezugsperson(en),
- fortlaufende Überprüfung des häuslichen und familiären Umfeldes im Hinblick auf die Grunderkrankung,
- weitere konsiliarische Erörterung mit dem behandelnden Facharzt,
- Leistung nach der Nr. 03311,
- Leistung nach der Nr. 03312,
- Leistung nach der Nr. 03320,
- Leistung nach der Nr. 03330.

einmal im Behandlungsfall **455 Punkte**
Die Berechnung der Leistung nach der Nr. 03210 setzt die Angabe der ICD-10-Klassifikation voraus. Die Leistung nach der Nr. 03210 ist im Behandlungsfall nicht neben den Leistungen nach den Nrn. 03001, 03002, 03211, 03311 bis 03313, 03320 und 03330 berechnungsfähig.

Mit 455 Punkten wird die Behandlung und Betreuung eines Patienten mit chronisch-internistischer(n) Grunderkrankung(en) (GNR 03210 EBM) angesetzt. Fakultativer Leistungsbestanteil ist u. a. die Leistung nach Nr. 03330 EBM, die spirografische Untersuchung. Das Ansetzten der Nr. 03210 EBM ist vom Vorhandensein eines Spirometers in der Praxis abhängig, auch wenn diese Teilleistung im konkreten Behandlungsfall nicht erforderlich war.

Arztgruppenübergreifende allgemeine Leistungen

Die arztgruppenübergreifenden allgemeinen Leistungen (Bereich II des EBM) untergliedern sich in die Kapitel:

- 01: „Allgemeine Leistungen" und
- 02: „Allgemeine diagnostische und therapeutische Leistungen".

Die „Allgemeinen Leistungen" beinhalten u. a. Leistungen im Notfalldienst, Besuche, Visiten, schriftliche Mitteilungen oder Gutachten. Bestandteil des Abschnitts „Allgemeine diagnostische und therapeutische Leistungen" sind Infusionen, die so genannte kleine Chirurgie, Atemtests und die physikalisch-therapeutischen Leistungen.

Arztgruppenspezifische Leistungen

Das Herzstück des EBM ist das anschließende arztgruppenspezifische Kapitel. Der Abschnitt ist getrennt für den hausärztlichen- (IIIa) und den fachärztlichen Versorgungsbereichen (IIIb).

Arztgruppenspezifische Leistungen können nur von den in den Präambeln des entsprechenden Kapitels aufgeführten Arztgruppen berechnet werden. Welche Leistungen dies sind, ist an der durch seine Zulassung bestimmten Zugehörigkeit zu einer Arztgruppe abhängig. Neben den Leistungen des jeweiligen Kapitels sind weitere Gebührenpositionen in der Präambel aufgeführt. Sie gehören zu den Kapiteln „arztübergreifende allgemeine Leistungen" und „arztübergreifende spezielle Leistungen". Sie sind zusätzlich für die Fachgruppe berechnungsfähig. Mitunter sind besondere Qualifikationsvoraussetzungen an die Abrechnung gebunden.

Arztgruppenübergreifende spezielle Leistungen

Die Abrechnungsfähigkeit der arztgruppenübergreifenden speziellen Leistungen ist an besondere Bedingungen geknüpft. Neben der Fachkunde und apparativen Ausstattung setzten sie ggf. auch die Teilnahme an Qualitätssicherungsmaßnahmen voraus (I.1.6.). Die entsprechenden Abrechnungsvoraussetzungen sind in den jeweiligen Präambeln aufgelistet.

Das Kapitel 30 (spezielle Versorgungsbereiche) beinhaltet Leistungen von der Allergologie über die Chirotherapie bis hin zur Schmerztherapie. Kapitel 31 befasst sich mit ambulanten und belegärztlichen Operationen, Anästhesien, prä- und postoperativen Leistungen sowie orthopädisch-chirurgisch konservativen Leistungen. Der Abschnitt IV wird mit dem Kapitel 32 „Laboratoriumsmedizin, Molekulargenetik und Molekularpathologie" fortgesetzt. Hieran schließen sich die Kapitel 33 „Ultraschalldiagnostik", Kapitel 34 „Diagnostische und interventionelle Radiologie, Computertomografie und Magnetfeldresonanztomografie" und Kapitel 35 „Leistungen der Psychotherapie" an.

Kostenpauschalen

Im Kapitel Kostenpauschalen werden die Erstattungen für Kosten oder Auslagen, die der Vertragsarzt im Zusammenhang mit seiner Tätigkeit für den Patienten hat, behandelt. Kostenpauschalen gibt es für:
- z. B. Versandmaterial, -gefäße und die Versendung/den Transport von Untersuchungsmaterial, Röntgenaufnahmen u. ä.
- die Versendung/den Transport von Briefen u. ä.,
- usw.

Die Kostenpauschalen weisen keinen Punktwert aus, sondern einen festen Eurobetrag.

Anhänge

In den **Anhängen** sind zu finden:
- ein Verzeichnis der nicht gesondert abrechnungsfähigen und in den Leistungskomplexen enthaltenen Leistungen,
- eine Zuordnung der operativen Prozeduren (OPS-Schlüssel) zu den Leistungen des Kapitels 31 sowie
- Plausibilitätszeiten.

17.2.4 Wichtige EBM-Nummern (Auswahl)

Ordinationskomplex

(z. B. Hausärztlicher Versorgungsbereich: GNR 03110 bis 03112)

Der Ordinationskomplex wird angesetzt, wenn ein persönlicher Arzt-Patienten-Kontakt sowie eine Beratung und Behandlung bis zu 10 Minuten Dauer stattfand. Alle im Anhang 1 aufgeführten Leistungen sind fakultativ. Er ist nur einmal im Behandlungsfall berechnungsfähig.

Eine Besonderheit der Ordinationsgebühr ist die Bewertung. Sie richtet sich nach dem Alter, um eine Abbildung der Morbidität zu erreichen.

Fallbeispiel

Eine 43-jährige Frau konsultiert erstmalig in diesem Quartal ihren Hausarzt in seiner Sprechstunde. Sie klagt über Halsschmerzen, Schnupfen und Husten. Der Arzt untersucht den Nasen-Rachen-Raum, horcht die Lunge ab, verschreibt ihr ein Medikament und stellt ihr für die nächsten drei Tage eine Arbeitsunfähigkeitsbescheinigung aus. Welche GNR ist für die Behandlung ansetzbar?
03111 Ordinationskomplex

Für die Inanspruchnahme im organisierten Notfalldienst ist ein eigener Ordinationskomplex vorgesehen (GNR 01210). Wird ein Arzt in demselben Quartal zusätzlich zur kurativen persönlichen Inanspruchnahme im organisierten ärztlichen Notfalldienst konsultiert, so ist sowohl der fachgruppenspezifische Ordinationskomplex als auch der Ordinationskomplex nach GNR 01210 abzurechnen.

Konsultationskomplex

(z. B. Hausärztlicher Versorgungsbereich: GNR 03115)
Der Konsultationskomplex ist nach erfolgter Abrechnung der Ordinationsgebühr für jeden weiteren persönlichen Arzt-Patienten-Kontakt im Behandlungsfall sowie für alle telefonischen und mittelbaren Arzt-Patienten-Kontakte ansetzbar.

Fallbeispiel

Gegen 16:00 Uhr meldet sich die Patientin telefonisch erneut beim Arzt. Welche GNR kann nun angesetzt werden?
16:00 Uhr **03115** Konsultationskomplex

Beratung, Erörterung und/oder Abklärung

(z. B. Hausärztlicher Versorgungsbereich: GNR 03120)
Mit der Beratung, Erörterung und/ oder Abklärung wird eine Gesprächs-/Behandlungsdauer von mindestens 10 Minuten abgegolten. Für die Berechnung der Beratungsleistung neben einem Ordinationskomplex an demselben Behandlungstag ist eine Arzt-Patienten-Kontaktzeit von mindestens 20 Minuten Voraussetzung.

Verwaltungskomplex

Der Verwaltungskomplex (GNR 01430) ist eine Leistung ohne Arztkontakt. Neben dem Verwaltungskomplex ist die Abrechnung anderer Leistungen an demselben Tag ausgeschlossen. Kosten können allerdings daneben abgerechnet werden, wie z. B. Porto (GNR 40120 ff).

Fallbeispiel

Eine Patientin war im letzten Quartal zur Blutuntersuchung. Die Patientin erkundigt sich telefonisch und bittet um die Befundmitteilung. Die Arzthelferin ist befugt die Befunde weiterzugeben und teilt diese mit.
01430 Verwaltungskomplex

Besondere Inanspruchnahme

Erbringt ein Arzt Leistungen außerhalb der „Geschäftszeiten" – zu einer so genannten „Unzeit" – so sieht der EBM drei GNR vor (GNR: 01100, 01101 und 01102) für die besondere Inanspruchnahme des Vertragsarztes. Da der EBM nur von der Inanspruchnahme des Arztes und nicht von der persönlichen Inanspruchnahme des Arztes spricht, sind die GNR auch bei telefonischen Beratungen möglich.

Bei den GNR 01100 und 01101 handelt es sich um unvorhergesehene Inanspruchnahmen. Sie können nur zu den in den Leistungslegenden vorgegebenen Zeiten berechnet werden. Keine Abrechnungsmöglichkeit besteht, sofern Sprechstunden zu diesen Zeiten abgehalten oder Patienten zu diesen Zeiten einbestellt wurden. Ebenso sind die beiden GNR nicht abrechnungsfähig, wenn der Arzt am organisierten Notfalldienst teilnimmt.

Neben dieser unvorhergesehenen Inanspruchnahme existiert die GNR 01102. Im Gegensatz zu den GNR 01100 und 01101 ist diese Leistung auch bei Sprechstundenbehandlung an Samstagen und bei Einbestellung des Patienten abrechenbar. Der arztgruppenspezifische Ordinationskomplex ist ebenso zusätzlich berechnungsfähig wie der Konsultationskomplex.

Besuche

Besuche des Arztes werden nach den GNR 01410, 01411, 01412 und 01413 berechnet. Ein Besuch liegt vor, wenn der Arzt seine Praxis, Wohnung oder einen anderen Ort verlassen muss. Selbst, wenn der Arzt einen Unfallverletzten auf der Straße behandelt, liegt ein Besuch vor. Die beim Besuch auszuführenden ärztlichen Leistungen können zusätzlich berechnet werden. Ebenso ist das Ansetzen des Ordinationskomplexes oder Konsultationskomplexes neben einem Hausbesuch zulässig. Neben jeder Besuchsgebühr kann eine Wegepauschale berechnet werden, nicht jedoch neben der GNR 01413 (Besuch eines weiteren Kranken in derselben sozialen Gemeinschaft).

Besuche im organisierten ärztlichen Notfalldienst sind unabhängig vom Zeitpunkt der Durchführung immer nach der GNR 01411 abzurechnen. Ebenso sind Besuche mit Unterbrechung der Sprechstundentätigkeit und Verlassen der Praxisräume immer nach der GNR 01412 anzusetzen. Die Abrechnung eines Mitbesuchs nach GNR 01413 ist möglich für den zweiten und jeden weiteren Patienten derselben sozialen Gemeinschaft. Das wäre z. B. in einer Familie, einem Altenheim oder Wohngemeinschaft der Fall. Leistungen für die besondere Inanspruchnahme nach den GNR 01100 bis 01102 sind nicht neben den Besuchsleistungen berechnungsfähig.

Fallbeispiel

Ein 80-jähriger Mann, bettlägerig, wird zum ersten Mal in diesem Quartal von seinem Hausarzt zu Hause aufgesucht. Welche GNR ist für die Behandlung ansetzbar?
03112 Ordinationskomplex
01410 Besuch eines Kranken

Fallbeispiel

Ein 12-jähriges Kind hat sich beim Sport eine Risswunde am Arm zugezogen und sucht den Hausarzt in der Sprechstunde auf (04.10.05). Die Risswunde einschließlich Wundverschluss wird vom Arzt versorgt. Der angelegte Gipsverband für den Unterarm schließt das Handgelenk ein. Der Impfschutz wird überprüft und ist ausreichend.
Um 19:30 Uhr ruft die Mutter nochmals den Hausarzt an und fragt, ob ihr Kind eventuell eine zweite Paracetamoltablette gegen die Schmerzen bekommen kann. Es spricht nichts entgegen.

Eine Wundkontrolle vier Tage darauf in der Samstagssprechstunde zeigt reizlose Verhältnisse. Auf das erneute Anlegen eines Gipses verzichtet der Arzt. Die Fäden werden 10 Tage später gezogen. Die KV setzt die Hausarzt- und Bereitschaftspauschale im Behandlungsfall.
Welche GNR sind für die Behandlung abrechnungsfähig?

Datum	GNR	Bezeichnung
04.10.05	03000	Hausärztliche Grundvergütung (automatisch von KV zugesetzt)
	03005	Versorgungsbereichsspezifische Bereitschaft (automatisch von KV zugesetzt)
	03111	Ordinationskomplex 6.–59. L.
	02301	Kleiner operativer Eingriff II
04.10.05 (19:30 Uhr)	03115	Konsultationskomplex
	01100	Unvorhergesehene Inanspruchnahme (zwischen 19:00 und 22:00 Uhr)
08.10.05	03115	Konsultationskomplex
	01102	Inanspruchnahme an Samstagen
14.10.05	03115	Konsultationskomplex

(Kassenärztliche Vereinigung Westfalen-Lippe, 2005)

17.3 Privatärztliche Abrechnung nach der Gebührenordnung für Ärzte (GOÄ)

17.3.1 Rechtsgrundlagen

Die Vergütung für ärztliche Leistungen bestimmt sich – soweit eine Behandlung nicht im Rahmen der vertragsärztlichen Versorgung durchgeführt wird oder andere bundesgesetzliche Regelungen vorgehen – nach der Gebührenordnung für Ärzte (GOÄ). Die GOÄ ist eine Verordnung des Bundes, die mit Zustimmung des Bundesrates durch das Bundesministerium für Gesundheit (BMG) erlassen wird. Ermächtigungsgrundlage ist die Bundesärzteordnung (§ 11 BÄO).

> „Die Bundesregierung wird ermächtigt, durch Rechtsordnung mit Zustimmung des Bundesrates die Entgelte für ärztliche Tätigkeit in einer Gebührenordnung zu regeln. In dieser Gebührenordnung sind Mindest- und Höchstsätze für ärztliche Leistungen festzusetzen. Dabei ist den berechtigten Interessen der Ärzte und der zur Zahlung der Entgelte Verpflichteten Rechnung zu tragen."

Man spricht auch von einer „amtlichen Gebührenordnung". Sie wurde 1965 eingeführt. Bis zu diesem Zeitpunkt galt die Preußische Gebührenordnung für approbierte Ärzte und Zahnärzte (PREUGO) aus dem Jahre 1924.

17.3.2 Geltungsbereich

Nach der GOÄ sind ärztliche Leistungen abzurechnen, die für eine bestimmte Patientengruppe erbracht wird. Ein ärztlicher Honoraranspruch besteht vor allem gegenüber Privatpatienten. Anders als bei den Mitgliedern der gesetzlichen Krankenkassen, bei denen die Krankheitskosten von den Krankenkassen getragen werden, ist der Patient der Zahlungspflichtige. Unerheblich ist, ob der Patient aufgrund von privaten Krankenversicherungen, Beihilfeansprüchen u. ä. Rückerstattungsmöglichkeiten für seine Behandlungskosten besitzt, oder die Kosten selbst tragen muss.

Ebenso kann ein Kassenpatient im Einzelfall eine privatärztliche Behandlung wünschen. Auch hier kommt die GOÄ zur Anwendung. Die Behandlung als „Privatpatient" muss allerdings ausdrücklich vereinbart sein. Darüber hinaus gilt die GOÄ u. a. für Untersuchungen nach dem Jugendarbeitsschutzgesetz und die Postbeamtenkrankenkasse Gruppe B.

17.3.3 Vergütungsformen

Vergütet werden nur ärztliche Leistungen, die nach den Regeln der ärztlichen Kunst für eine medizinisch notwendige ärztliche Versorgung erforderlich sind.

In der GOÄ werden drei Vergütungsformen beschrieben (§ 3 GOÄ):
1. **Gebühren:** aufgeführt im Gebührenverzeichnis einschließlich Analogbewertungen nach § 6 Abs. 2 GOÄ,
2. **Entschädigungen:** sie werden gezahlt für Besuche bei Patienten, in Form von Wegegeld und die Reisentschädigung (§ 7 GOÄ),
3. **Ersatz von Auslagen:** sie werden neben den für die ärztlichen Leistungen vorgesehen Gebühren erstattet (§ 10 GOÄ).

Für medizinisch nicht notwendige ärztliche Leistungen besteht nach § 1 Abs. 2 GOÄ kein Honoraranspruch. Gegebenenfalls kann der Arzt dennoch eine Honorarvereinbarung treffen, wenn der Zahlungspflichtige die Leistung ausdrücklich verlangt („Leistungen auf Verlangen").

1. Gebühren

Gebühren sind Vergütungen für die im Gebührenverzeichnis genannten ärztlichen Leistungen (§ 4 Abs. 1 GOÄ). In besonderen Fällen können Gebühren auch für nicht im Gebührenverzeichnis aufgeführte Leistungen berechnet werden (§ 6 Abs. 2 GOÄ). Das Gebührenverzeichnis ist als Anlage zur GOÄ rechtlicher Bestandteil der Verordnung. Es ist in verschiedene Abschnitte unterteilt (**Tab. 17.2**).

Gebührenrahmen
Abb. 17.5 zeigt einen Auszug aus der Gebührenordnung für Ärzte (GOÄ), § 5 Bemessungen der Gebühren für Leistungen des Gebührenverzeichnisses.

Gebühren können nur für selbstständige Leistungen berechnet werden, die der Arzt selbst leistet oder die unter seiner Aufsicht nach fachlicher Weisung erbracht wurden (eigene Leistungen).

Die Bewertung jeder einzelnen Leistung erfolgt in Punkten (*Punktzahl*). Die Punktzahl ist das in der GOÄ wertmäßige Verhältnis der abrechnungsfähigen Leistungen zueinander.

§ 5
Bemessungen der Gebühren für Leistungen des Gebührenverzeichnisses

(1) Die Höhe der einzelnen Gebühr bemisst sich, soweit in den Absätzen 3 bis 5 nichts anderes bestimmt ist, nach dem *Einfachen bis Dreieinhalbfachen des Gebührensatzes*. Gebührensatz ist der Betrag, der sich ergibt, wenn die Punktzahl der einzelnen Leistung des Gebührenverzeichnisses mit dem Punktwert vervielfacht wird. Der Punktwert beträgt *5,82873 Cent*. Bei der Bemessung der Gebühren sind Bruchteile eines Cent unter 0,5 abzurunden und Bruchteile von 0,5 und mehr aufzurunden.

(2) Innerhalb des Gebührenrahmens sind die Gebühren *unter Berücksichtigung der Schwierigkeit und des Zeitaufwandes der einzelnen Leistung sowie der Umstände bei der Ausführung nach billigem Ermessen zu bestimmen*. Die Schwierigkeit der einzelnen Leistung kann auch durch die Schwierigkeit des Krankheitsfalles begründet sein; dies gilt nicht für die in Absatz 3 genannten Leistungen. Bemessungskriterien, die bereits in der Leistungsbeschreibung berücksichtigt worden sind, haben hierbei außer Betracht zu bleiben. In der Regel darf eine Gebühr nur zwischen dem *Einfachen und dem 2,3fachen des Gebührensatzes* bemessen werden; ein Überschreiten des 2,3fachen des Gebührensatzes ist nur zulässig, wenn Besonderheiten der in Satz 1 genannten Bemessungskriterien dies rechtfertigen.

(3) Gebühren für die in den Abschnitten **A, E** und **O** des Gebührenverzeichnisses genannten Leistungen bemessen sich nach dem *Einfachen bis Zweieinhalbfachen des Gebührensatzes*. Absatz 2 Satz 4 gilt mit der Maßgabe, dass an die Stelle des 2,3fachen des Gebührensatzes das *1,8fache* des Gebührensatzes tritt.

(4) Gebühren für die Leistung nach Nummer **437** des Gebührenverzeichnisses sowie für die in Abschnitt **M** des Gebührenverzeichnisses genannten Leistungen bemessen sich nach dem *Einfachen bis 1,3fachen des Gebührensatzes*. Absatz 2 Satz 4 gilt mit der Maßgabe, dass an die Stelle des 2,3fachen des Gebührensatzes das *1,15fache* des Gebührensatzes tritt.

(5) Bei wahlärztlichen Leistungen, die weder von dem Wahlarzt noch von dessen vor Abschluss des Wahlarztvertrages dem Patienten benannten ständigen ärztlichen Vertreter persönlich erbracht werden, tritt an die Stelle des Dreieinhalbfachen des Gebührensatzes nach § 5 Abs. 1 Satz 1 das 2,3fache des Gebührensatzes und an die Stelle des Zweieinhalbfachen des Gebührensatzes nach § 5 Abs. 3 Satz 1 das 1,8fache des Gebührensatzes.

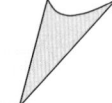

Abb. 17.5 ▪ Auszug aus der Gebührenordnung für Ärzte, § 5 Bemessungen der Gebühren für Leistungen des Gebührenverzeichnisses (GOÄ, 2005).

Tab. 17.2 ⋮ Übersicht über die Abschnitte des Gebührenverzeichnisses

Abschnitte	Leistungsbereiche	GOÄ-Nr.
A	Gebühren in besonderen Fällen	Gebühren in besonderen Fällen
B	Grundleistungen und allgemeine Leistungen	1–107
C	Nichtgebietsbezogene Sonderleistungen	200–449
D	Anästhesieleistungen	450–498
E	Physikalisch-medizinische Leistungen	500–569
F	Innere Medizin, Kinderheilkunde, Dermatologie	600–793
G	Neurologie, Psychiatrie und Psychotherapie	800–887
H	Geburtshilfe und Gynäkologie	1001–1168
I	Augenheilkunde	1200–1386
J	Hals-Nasen-Ohrenheilkunde	1400–1639
K	Urologie	1700–1860
L	Chirurgie/Orthopädie	2000–3321
M	Laboratoriumsuntersuchungen	3500–4787
N	Histologie, Zytologie, Zytogenetik	4800–4873
O	Strahlendiagnostik, Nuklearmedizin, Magnetfeldresonanztomografie und Strahlentherapie	5000–5855
P	Sektionsleistungen	6000–6018

Leistungen aus den GOÄ-Abschnitten	Gebührenrahmen § 5 GOÄ		Begründungsschwelle (normaler GOÄ-Satz)	Begrenzung bei Standardtarif
	Einfachsatz	Höchstsatz		
alle übrigen Leistungen	1,0fach	3,5fach	2,3fach	1,7fach
A, E, O	1,0fach	2,5fach	1,8fach	1,3fach
M + (Nr. 437)	1,0fach	1,3fach	1,15fach	1,1fach

Abb. 17.6 ▪ Gebührenrahmen mit Mindest- und Höchstsätzen (GOÄ, 2005).

Nach § 5 Abs. 1 S. 3 GOÄ wird der einzelne Punkt mit 5,82873 Cent bewertet *(Punktwert)*. Der Punktwert bestimmt damit, neben der in Punktzahlen ausgedrückten Wertigkeit der Leistungen, die Vergütung jeder einzelnen Leistung. Basis der Gebührenberechnung ist der Gebührensatz *(Einfachsatz)*. Er ergibt sich aus der Multiplikation der einzelnen Gebührenposition zugeordneten Punktzahl der Leistung mit dem festgelegten Punktwert (5,82873 Cent).

Fallbeispiel

Nummer	Punktzahl	Einfache Gebühr = Punktzahl · Punktwert
1400 Genaue Hörprüfung mit Einschluss des Tongehörs (Umgangs- und Flüstersprache, Luft- und Knochenleitung)	76	4,43

Die Gebührenordnung gibt unterschiedliche Gebührenrahmen mit Mindest- und Höchstsätzen vor (**Abb. 17.6**).

Im Regelfall bemisst sich die Höhe der einzelnen Gebühr nach dem einfachen bis dreieinhalbfachen des Gebührensatzes (§ 5 Abs. 1 GOÄ). Dieser Gebührenrahmen vom 1 bis 3,5fachen gilt für **„persönlich-ärztliche"** Leistungen.

Wird eine Leistung aus dem Abschnitt **A** (Gebühren in besonderen Fällen), **E** (physikalisch-medizinische Leistungen) und **O** (Strahlendiagnostik, Nuklearmedizin, Magnetresonanztomografie und Strahlentherapie) des Gebührenverzeichnisses abgerechnet, gelten andere Steigerungssätze. Leistungen aus diesen Abschnitten können maximal bis zum zweieinhalbfachen des Gebührensatzes gesteigert werden (§ 5 Abs. 3 GOÄ). Die Minderung des Gebührenrahmens trägt dem Umstand Rechnung, dass diese (medizinisch-technischen) Leistungen einen überdurchschnittlich hohen Sachkostenanteil haben, der z. B. bei Röntgenleistungen bei ca. 70% des Gebührensatzes liegt und der persönlich-ärztliche Anteil damit deutlich reduziert ist.

Laborleistungen sowie die Leistung nach **Nr. 437** sind einem gesonderten Gebührenrahmen zugeordnet, der sich auf das einfache bis 1,3fache des Gebührensatzes beläuft (§ 5 Abs. 4 GOÄ).

Begründungsschwelle. Zusätzlich beinhaltet die Gebührenordnung eine so genannte Begründungsschwelle (Schwellenwert). Dieser Wert liegt innerhalb des Gebührenrahmens. Wählt der Arzt einen Multiplikator, der über den Schwellenwert hinausgeht, so ist dies nur möglich, wenn besondere Schwierigkeiten und erhöhter Zeitaufwand der Leistungserbringung im Einzelnen vorliegen oder die Umstände der Ausführung dies rechtfertigen (so genannte Bemessungskriterien; § 5 Abs. 2 GOÄ). Bemessungskriterien, die bereits in der Leistungsbeschreibung Berücksichtigung finden, dürfen sich bei der Gebührenbestimmung nicht niederschlagen (z. B. Nr. 2381 „einfache Hautlappenplastik"; Nr. 2382 „schwierige Hautlappenplastik").

Ein Überschreiten des Schwellenwerts muss der Arzt schriftlich in der Rechnung begründen. Auf Verlangen ist die Begründung näher zu erläutern (§ 12 Abs. 3 GOÄ). Beispiele, die ein Abweichen vom Schwellenwert wegen Schwierigkeit, Zeitaufwand oder Umständen der Leistungserbringung rechtfertigen, sind:

- die Kombination mehrerer Erkrankungen mit der Folge erschwerter Leistungserbringung,
- komplizierte Begleiterkrankungen oder unvorhergesehene Komplikationen bei einer Operation,
- unvorhersehbare Störungen der Vitalfunktion, die Versorgung außerhalb der Praxis z. B. Behandlung eines Unfallopfers am Unfallort, Verständigungsprobleme bei Ausländern, Tauben oder Stummen usw.

Bei persönlich-ärztlichen Leistungen liegt die Begründungsschwelle beim 2,3fachen Gebührensatz, d. h., der Arzt hat die Möglichkeit vom Einfachen bis zum 2,3fachen (sog. *Regelspanne*) ohne Begründung zu steigern.

Fallbeispiel

Ein Patient erhält eine i. m.-Injektion. Diese Leistung soll mit dem Schwellenwert abgerechnet werden. Im Gebührenverzeichnis findet man unter dem Begriff i. m.-Injektion die Nummer 252 im Abschnitt C. Der Schwellenwert für Leistungen des Abschnitts C ist 2,3.

Will er den 2,3fachen Satz überschreiten, ist dies nur möglich, wenn Besonderheiten vorliegen.

Das Gleiche gilt bei den in § 5 Abs. 3 GOÄ genannten Leistungen, wenn das 1,8fache des Gebührensatzes überschritten wird. Ebenso bei den in § 5 Abs. 4 GOÄ genannten Leistungen, beim Überschreiten des 1,15fachen des Gebührensatzes.

Betrachten wir nun den Leistungsteil der GOÄ im Abschnitt I. Augenheilkunde.

Nummer		Punktzahl	Einfache Gebühr = Punktzahl · Punktwert	Schwellenwert	Max. Steigerung	Standardtarif
1204	Messung der Hornhautkrümmungsradien	45	2,62	6,03	9,18	4,46

Der Arzt erhält in diesem Beispiel 45 Punkte für die Messung der Hornhautkrümmungsradien. Multipliziert man die Punktzahl 45 mit dem Punktwert 5,82873 Cent, erhält man die einfache Gebühr in Höhe von 2,62 €. Wird nun die einfache Gebühr mit dem Schwellenwert multipliziert (die Nummer 1204 steht im Abschnitt I, somit ist der Schwellenwert 2,3) erhält man 6,03 €. Soll die Nummer 1204 maximal gesteigert werden, ist der Steigerungssatz 3,5 zu wählen. Dieser Betrag ist in der vierten Spalte aufgeführt, er beträgt 9,18 €.

In der fünften Spalte ist der Betrag für den „**Standardtarif**" ausgewiesen. Der Standardtarif wurde bereits zum 1. Januar 1993 durch das Gesundheitsstrukturgesetz eingeführt. Der Personenkreis mit Anspruch auf den Standardtarif ist im § 257 Abs. 2 a, Nr. 2, 2 a-c SGB V geregelt. In diesen Fällen liegen die berechenbaren Steigerungssätze für alle Leistungsarten unter den ansonsten geltenden Schwellenwerten. So kann z. B. für persönliche Leistungen ein Steigerungsfaktor von 1 bis 1,7; für technische Leistungen von 1 bis 1,3 angesetzt werden. Für Leistungen des Abschnitts M wird die Spanne auf das 1,1fache gemindert. Die aufgeführten Gebührensätze dürfen bei Standardtarif-Versicherten – auch mit Begründung – nicht überschritten werden. Bei der stationären Behandlung gilt der Standardtarif-Versicherte als „Regelleistungspatient". Es sind nur Regelleistungen abgedeckt. Ein Anspruch auf wahlärztliche Leistungen, z. B. Chefarztbehandlung, besteht nicht. Damit soll verhindert werden, dass auch finanziell gut gestellte ältere Versicherte den Standardtarif wählen.

Die vorletzte und letzte Spalte der Gebührenordnung ist für Arbeits- und Schulunfälle (UV-GOÄ).

Abweichende Vereinbarung

Die sog. „Abdingung" (§ 2 GOÄ), d. h. die vertraglich vereinbarte Abweichung von den Bestimmungen der GOÄ, wurde gegenüber früheren Regelungen stark reglementiert. Es besteht keine Möglichkeit mehr, die GOÄ insgesamt abzudingen. So sind pauschale Honorarvereinbarungen über eine bestimmte Summe oder die Abrechnung auf der Basis anderer Gebührenordnungen verboten.

Der Arzt ist an das Leistungsverzeichnis der GOÄ gebunden. Er kann nur noch einen höheren Steigerungsfaktor für die von ihm erbrachten Leistungen mit seinem Patienten vereinbaren, nicht aber die Punktzahl für die Leistung oder ein abweichender Punktwert. Um eine solche abweichende Vereinbarung gültig abzuschließen, knüpft der Verordnungsgeber strenge formale und inhaltliche Bedingungen. Die abweichende Honorarvereinbarung setzt eine persönliche Absprache im Einzelfall voraus. Das heißt, der Arzt muss vor Erbringung der ärztlichen Leistung in einem persönlichen Gespräch den Patienten über die Modalitäten der Behandlung und Vergütung unterrichten. Weiterhin ist die Vereinbarung in Schriftform zwischen dem Arzt und dem Patienten zu treffen und darf keine anderen Erklärungen enthal-

Muster für eine Vergütungsvereinbarung nach § 2 Abs.1 und 2 GOÄ

Zwischen

Herrn/Frau _____

und

Herrn/Frau Dr.

_____

Der o. g. Patient und der o. g. Arzt vereinbaren nach § 2 Abs.1 und 2 GOÄ die Höhe der Vergütung für die nachfolgend aufgeführten Leistungen aus dem Leistungsverzeichnis der Gebührenordnung für Ärzte (GOÄ) wie folgt:

GOÄ-Nr.	Anzahl	Leistungstext (ggf. abgekürzt)	1fach Satz	Steigerungssatz	Betrag

Eine Erstattung der Vergütung durch Erstattungsstellen (private Krankenversicherung, Beihilfe) ist möglicherweise *nicht* in vollem Umfang gewährleistet.

_____

Ort/Datum

Abb. 17.7 ▪ Muster einer Honorarvereinbarung (Hermanns u. a., 2003).

ten. In ihr sind neben der Nummer, der Bezeichnung der Leistung auch der Steigerungssatz und der sich daraus ergebende Betrag anzugeben. Der Patient muss darüber informiert werden, dass eine Erstattung des vereinbarten Honorars durch Erstattungsstellen möglicherweise nicht in vollem Umfang gewährleistet ist. Der Arzt muss dem Patienten eine Kopie aushändigen. Damit erhält der Patient die Möglichkeit, die nach Abschluss der Behandlung erstellte Rechnung mit dem Inhalt der Honorarvereinbarung zu vergleichen.

Für medizinisch-technische Leistungen gilt ein Abdingungsverbot. Ebenso für wahlärztliche Leistungen, die nicht durch den Wahlarzt höchstpersönlich erbracht werden.

Abb. 17.7 zeigt das von Hermanns, Filler und Roscher vorgeschlagene Muster für eine Honorarvereinbarung.

Gebühren bei stationärer Behandlung

Nehmen Patienten bei einer stationären Behandlung neben den allgemeinen Krankenhausleistungen auch wahlärztliche oder belegärztliche Leistungen in Anspruch, sind die Krankenhausleistungen und die privatärztlichen Leistungen jeweils getrennt zu zahlen. Das Krankenhaus ergänzt die ärztlichen Leistungen, die der Wahl- oder Belegarzt nicht erbringt oder veranlasst. Die privatärztlich behandelten Patienten erhalten somit für das gleiche Krankenhausentgelt, im Vergleich zu den nicht privatärztlich behandelten Patienten, eine geminderte ärztliche Leistung durch das Krankenhaus. Dennoch stellt das Krankenhaus dem privatärztlich behandelten Patienten für seine Leistungen eine gesonderte Rechnung ohne Abschlag aus. Zur Vermeidung einer Doppelbelastung der Privatpatienten schreibt der § 6 a GOÄ eine Minderung der Gebühren einschließlich der Zuschläge in der privatärztlichen Rechnung vor. Danach sind bei vollstationärer, teilstationärer sowie vor- und nachstationärer privatärztlicher Leistung die Gebühren um 25 % zu reduzieren. Die Minderungspflicht für Belegärzte oder andere niedergelassene Ärzte, die Leistungen in der aufnehmenden Einrichtung selbst erbringen, beträgt 15 %. Der jeweilige Minderungsbetrag ist in der Rechnung anzugeben.

Analoge Bewertungen in der GOÄ

Da die GOÄ nur in größeren zeitlichen Abständen aktualisiert wird, sind bestimmte ärztliche Leistungen nicht im Gebührenverzeichnis enthalten. In einem solchen Fall wird die nicht in der GOÄ aufgeführte Leistung analog einer anderen, die in der GOÄ enthalten ist, abgerechnet (so genannte „analoge Bewertung" gemäß § 6 Abs. 2 GOÄ). Prinzipiell liegt die Bildung einer Analogbewertung in der Verantwortung des einzelnen Arztes. Dazu muss er eine (ggf. Summation mehrerer GOÄ-Positionen) GOÄ-Position im Gebührenverzeichnis wählen, die in der technischen Durchführung, im Schwierigkeitsgrad, Kosten- und Zeitaufwand mit der tatsächlich erbrachten Leistung vergleichbar ist. Dabei ist die GOÄ-Position primär in dem Teil des Leistungsverzeichnisses zu suchen, dem die analog zu bewertende Leistung zuzurechnen ist. Legitim ist aber auch der Abgriff aus einem anderen Kapitel der GOÄ. Auch die „Rahmenbedingungen" der abgegriffenen Leistung bei Analogabrechnung bleiben bestehen. Beispielsweise ist eine abgegriffene Gebührenziffer mit kleinem Gebührenrahmen auch bei analoger Abrechnung ohne Begründung nur 1,8fach steigerungsfähig.

In der Rechnung muss die tatsächlich erbrachte Leistungen für den Patienten verständlich beschrieben und mit dem Vermerk „analog Nr. ..." oder „entsprechend Nr. ...." versehen werden. Die Nummer und die Bezeichnung der analog abgerechneten Leistung muss angegeben sein.

Von Zeit zu Zeit veröffentlicht die Bundesärztekammer ein „Verzeichnis der Analogen Bewertungen der Bundesärztekammer". Ärzten, Patienten und Kostenträgern wird dadurch eine Hilfestellung bei der Analogabrechnung gegeben. Ein Beispiel für eine analoge Bewertung ist nachfolgend wiedergegeben.

Fallbeispiel

	Punkte	EUR
A 36 Strukturierte Schulung einer Einzelperson mit einer Mindestdauer von 20 Min. bei Asthma bronchiale, Hypertonie – einschließlich Evaluation zur Qualitätssicherung zum Erlernen und Umsetzen des Behandlungsmanagements, einschließlich Auswertung standardisierter Fragebögen, je Sitzung **analog: Nr. 33**	300	17,49

(Auszug aus der Gebührenordnung für Ärzte – GOÄ; Analoge Bewertungen)

Allerdings ist das Verzeichnis nur eine Empfehlung, da auch Leistungen, die nicht gelistet sind, analogiefähig sein können.

2. Entschädigungen

Wegegeld (§ 8 GOÄ) und Reiseentschädigung (§ 9 GOÄ) werden nur in Verbindung mit Besuchen des Arztes gezahlt.

Die Differenzierung zwischen Wegegeld und Reiseentschädigung hängt von der Entfernung zwischen der Besuchsstelle und dem Ausgangsort des Arztes ab (Praxissitz, Wohnung). Die Grenze liegt bei 25 km. Wegegeld kann berechnet werden für eine Wegstrecke bis zu 25 km. Kein Wegegeld gibt es bei Besuchen durch das Praxispersonal nach Nr. 52 GOÄ. Da das Wegegeld als Pauschale abgerechnet wird, spielt es keine Rolle, ob der Arzt ein Verkehrsmittel nutzt, zu Fuß geht oder sich abholen lässt. Die Höhe des Wegegelds richtet sich nach der Entfernung sowie der zeitlichen Zuordnung. Wird der Patient bei Nacht besucht, erhöht sich das Wegegeld. So beträgt das Wegegeld tagsüber bei einer Entfernung bis zu 2 km zwischen der Praxis und der Besuchsstelle 3,58 €, bei Nacht (zwischen 20 und 8 Uhr) erhält der Arzt hingegen 7,16 € (**Abb. 17.8**).

Werden mehrere Patienten an gleicher Stelle besucht (häusliche Gemeinschaft oder in einem Heim), darf der Arzt das Wegegeld insgesamt nur einmal berechnen und anteilig in Rechnung stellen (z. B. bei 2 Patienten je 50 %, bei 4 je 25 % etc.).

Fallbeispiele

1. Ein Patient ruft um 21 Uhr seinen Hausarzt zu Hause an und bittet ihn um einen Hausbesuch (Besuchsstelle mehr als 2 km bis zu 5 km). Der Arzt fährt sofort los.

Abrechnungs-Nr.:	Nr. 50 (Besuch) Zuschlag F Wegegeld in Höhe von 10,23 €.

2. Ein Arzt besucht während der Besuchstour zwei Privatpatienten in einem Pflegeheim. Das Pflegeheim liegt 3 km von der Praxis entfernt. Der erste der besuchten Patienten wird beraten und erhält eine Schutzimpfung (oral), dem zweiten Patienten wird eine i. v.-Injektion verabreicht.

Abrechnungs-Nr.:	Patient 1	Patient 2
	Nr. 50 (Besuch) Nr. 376 (Schutzimpfung, oral) Wegegeld anteilig 3,32 €	Nr. 51 (Besuch eines weiteren Kranken) Nr. 253 (i. v.-Injektion) Wegegeld anteilig 3,32 €

Wegegeld	Euro-Betrag
bis zu 2 km, bei Tag	3,58 €
bis zu 2 km, bei Nacht (zwischen 20 und 8 Uhr)	7,16 €
mehr als 2 km bis zu 5 km, bei Tag	6,65 €
mehr als 2 km bis zu 5 km, bei Nacht	10,23 €
mehr als 5 km bis zu 10 km, bei Tag	10,23 €
mehr als 5 km bis zu 10 km, bei Nacht	15,34 €
mehr als 10 km bis zu 25 km, bei Tag	15,34 €
mehr als 10 km bis zu 25 km, bei Nacht	25,56 €

Abb. 17.8 • Wegegeld (nach GOÄ, 2005).

Bei Besuchen über eine Entfernung von mehr als 25 km tritt an die Stelle des Wegegeldes die Reiseentschädigung. Der Arzt bekommt als Reiseentschädigung 0,26 € für jeden zurückgelegten Kilometer, wenn er seinen eigenen PKW fährt. Bei Nutzung anderer Verkehrsmittel werden die tatsächlichen Aufwendungen erstattet. Bei Abwesenheit bis zu 8 Stunden erhält er eine Pauschale von 51,13 €, bei Abwesenheit von mehr als 8 Stunden erhöht sich die Pauschale auf 102,26 € je Tag. Ergibt sich die Notwendigkeit für eine oder mehrere Übernachtungen, werden ihm die entstandenen Kosten ebenfalls ersetzt.

3. Ersatz von Auslagen

In der Regel sind mit den Gebührensätzen alle allgemeinen Praxiskosten (z. B. Miete, Gehälter, Energie) abgegolten. Kosten, die nicht regelmäßig anfallen, sondern im Einzelfall aus der Behandlung eines Patienten entstehen, sind gesondert neben der Gebühr für die ärztliche Leistung dem Patienten zu berechnen

(Ersatz von Auslagen). Welche Artikel und Materialien als Auslagen berechnungsfähig sind, regelt § 10 GOÄ. Gesondert berechnet werden dürfen u. a. Kosten für Arzneimittel, Verbandmittel und sonstige Materialien z. B. Wundversorgungsmittel wie Wundklammern, Drainageschläuche u. ä., die der Kranke zur weiteren Verwendung behält oder die mit einer einmaligen Anwendung verbraucht sind wie z. B. Einmal-Infusionsbesteck. Hingegen sind Kleinmaterialien wie Zellstoff, Mulltupfer, Mullkompressen von der Berechnung ebenso ausgenommen wie bestimmte Einmalartikel. Die Aufzählung der Materialien ist allerdings nicht vollständig.

17.3.4 Rechnungsstellung

Welche inhaltlichen Anforderungen an die Rechnung zu stellen sind wird in § 12 GOÄ beschrieben. Die Rechnung muss enthalten:
1. das *Datum* der Leistungserstellung;
2. bei *Gebühren* die Gebührennummer, die Bezeichnung der einzelnen Leistungen, eine in der Leistungsbeschreibung ggf. genannte Mindestdauer, den jeweiligen Euro-Betrag und Steigerungssatz sowie eine Begründung beim Überschreiten der Begründungsschwelle in verständlicher, nachvollziehbarer Form;
3. bei der *Erbringung* stationärer oder teilstationärer privatärztlicher Leistungen ist der Minderungsbetrag anzugeben;
4. bei *Entschädigungen* den Euro-Betrag, die Art (Wegegeld oder Reiseentschädigung) und die Berechnung der Entschädigung;
5. bei *Ersatz von Auslagen* den Euro-Betrag und die Art der Auslagen (Arzneimittel, Verbandmittel usw.).

Prof. Dr. med. A. Hanselmann
Ärztlicher Direktor der Neurologischen Klinik
Universitätsklinikum

Musterhausen
Musterstr.
Tel.:
Fax:
Rechnung Nr.
bei Zahlung bitte angeben!

Herr
Hermann Baumann
Hauptstraße 24 b
Musterhausen

Für ärztliche Bemühungen an den nachfolgend aufgeführten Tagen während eines stationären Aufenthaltes in der Universitätsklinik Musterhausen erlaube ich mir zu berechnen:

Datum	GOÄ	Leistung	Faktor	Betrag
19.11.2004	1	Beratung (auch telefonisch)	2.30	10,72
	800	Neurologische Untersuchung	2.30	26,14
	801	Neuropsychiatrische Untersuchung	2.30	33,52
	839	Elektroneurogramm mit Nadelableitung	2.30	93,84
	410	Ultraschalluntersuchung (hirnversorg. Arter.)	2.30	26,81
	420	Ultraschall (A.carotis, vertebralis, subclav.)	2.30	32,17
	645	Dopplersonogramm	1.80	68,20
	649	Transkranielle dopplersonograph. Untersuchung	2.30	87,14
	75	Ärztlicher Bericht	2.30	17,43

		Zwischensumme		EUR 395,97
		−25,00 % Gebührenminderung lt.§ 6a OOÄ		EUR 98,99
		Rechnungsbetrag		**EUR 296,98**

Diagnose: Schwindel, Polyneuropathie

Abb. 17.9 • GOÄ-Liquidation.

Ein Beleg oder ein sonstiger Nachweis über die Höhe der entstanden Kosten ist der Rechnung beizufügen, wenn der Betrag der einzelnen Auslage 25,56 € übersteigt;

6. *„Leistungen auf Verlangen"* sind als solche zu bezeichnen;

7. *Analogbewertungen* sind verständlich inhaltlich zu beschreiben und mit dem Hinweis „entsprechend" oder „analog" sowie die Nummer und die Bezeichnung der als gleichwertig erachteten Leistung in die Rechnung aufzunehmen.

Abb. 17.9 zeigt ein Beispiel, wie eine GOÄ-Liquidation aussehen kann.

Fragen und Aufgaben

zum EBM

1. In den Allgemeinen Bestimmungen des EBM sind bestimmte Grundsätze für die Abrechnung von Leistungen festgelegt. Unter welchen Bedingungen ist eine Leistung nur berechnungsfähig?

2. Was ist ein Ordinationskomplex?
3. Was versteht man unter obligaten Leistungsbestandteilen?
4. Was versteht man unter fakultativen Leistungsbestandteilen?
5. Bei einer Patientin wird zwischen dem 1. April und 30. Juni eine chronische Darmerkrankung diagnostiziert. Zu welchem Zeitpunkt kann für dieselbe Erkrankung frühestens ein neuer Krankheitsfall beginnen?
6. Für welche Leistungen ist der Verwaltungskomplex nach GNR 01430 berechnungsfähig?
7. Welche EBM-Nr. kann für einen weiteren Arzt-Patienten-Kontakt am gleichen Tag mit Angabe einer Uhrzeit neben dem Ordinationskomplex abgerechnet werden?
8. Ein 61-jähriger Mann wird telefonisch von seinen Hausarzt am 04.05.05 beraten und für den nächsten Tag einbestellt. Am folgenden Tag wird der Patient eingehend untersucht, eine Sonografie durchgeführt und eine Arbeitsunfähigkeitsbescheinigung ausgestellt. Fünf Tage später sucht der Patient denselben Arzt erneut in dessen Praxis auf. Welche GNR sind für die Behandlung anzusetzen?
9. Samstags während der Sprechstunde erscheint ein Patient (45 Jahre) das erste Mal in diesem Quartal zur Behandlung. Da er über Schmerzen beim Wasserlassen klagt, wird der Urin mittels Teststreifen (Leukozyten, Nitrit, Hb, Glukose) untersucht. Außerdem wird das Sediment ausgewertet. Welche GNR sind für die Behandlung anzusetzen?
10. Ein 3-jähriges Kind mit kleiner Wunde am linken Knie kommt mit einem Weinkrampf in die Sprechstunde des Arztes. Welche GNR ist für die Behandlung ansetzbar?
11. Eine 50-jährige Patientin mit der Diagnose Polymyalgia rheumatica konsultiert das erste Mal in diesem Quartal ihren Hausarzt. Einen Tag später sucht die Patientin denselben Arzt erneut in dessen Praxis auf. Der Arzt untersucht die Patientin eingehend und führt ein Beratungsgespräch von 24 Minuten durch. Welche GNR können für die Behandlung angesetzt werden?
12. Am Sonntag um 23 Uhr besucht ein Arzt einen Patienten im organisierten Notfalldienst. Welche GNR können für die Behandlung angesetzt werden?
13. Um 23 Uhr wird eine 45-jährige Patientin mit der Diagnose „V. a. akuten Herzinfarkt mit linksthorakalen Schmerzen" im organisierten Notfalldienst besucht. Welche GNR können für die Behandlung angesetzt werden?
14. Ein 60-jähriger Mann und seine 55-jährige Ehefrau werden dringend um 22.15 Uhr im organisierten Notfalldienst am Samstag besucht. Entfernung 5,5 km. Welche Abrechnungspositionen können abgerechnet werden?
15. Ein Patient (65 Jahre) mit COPD sucht seinen Hausarzt in der Sprechstunde auf (04.04.2005). Der Arzt berät ihn und führt eine klinische Untersuchung durch. Zwei Tage darauf wird dem Patienten ein Wiederholungsrezept für die Inhalationslösung ausgestellt.
In der nächsten Sitzung werden die Ergebnisse der Peak-Flow-Messung besprochen (über ca. 15 Minuten), eine Spirografie durchgeführt und die Medikation vorsichtig angepasst. In beiden Fällen handelt es sich um chronisch-internistische Erkrankungen. Schon jetzt fand ein zweimaliger Arzt-Patienten-Kontakt statt.
Ca. zwei Wochen später telefonieren die Angehörigen des Patienten mit dem Arzt, weil akute Schmerzen im Bauch aufgetreten sind. Sie schildern den Fall so eindringlich, dass sich der Arzt ungeachtet der wartenden Patienten sofort während der Sprechstunde auf den Weg begibt. Die Ganzkörperuntersuchung am Krankenbett zeigt, dass es nicht ganz so schlimm ist.
Der Arzt lässt den Patienten in die Praxis bringen, um dort die Leukozyten zu zählen und eine abdominelle Sonografie vorzunehmen. Die KV setzt die Hausarzt- und Bereitschaftspauschale im Behandlungsfall an.
a. Welche Leistung ist für die alleinige Ausstellung eines Wiederholungsrezeptes am Behandlungstag berechnungsfähig?
b. Ab wann ist eine Erörterungsleistung abrechnungsfähig?
c. Welche GNR ist für den dringenden Besuch mit Unterbrechung der Sprechstunde ansetzbar?
d. Kann neben dem Betreuungskomplex nach GNR 03210 „Behandlung und Betreuung eines Patienten mit chronisch internistischer Grunderkrankung" das EKG mit mindestens 12 Ableitungen angesetzt werden?
(nach Kassenärztliche Vereinigung Westfalen-Lippe: Abrechnung – EBM 2000 plus – Selbsttest. In: www.kvwl.de/arzt/abrechnung/ebm_2000_plus/selbsttest/index.htm, Stand: Oktober 2005)

zur GOÄ
16. Welche unterschiedlichen Vergütungsarten stehen dem Arzt nach der GOÄ zu?
17. Erklären Sie die folgenden Begriffe:
– Punktzahl

- Punktwert
- Einfacher Gebührensatz
- Schwellenwert
- Regelspanne

18. Wie lautet der Schwellenwert für die Berechnung von technisch-ärztlichen Leistungen?
19. Welcher Steigerungsfaktor darf höchstens bei der Gebührenberechnung für persönliche ärztliche Leistungen bei einem nach Standardtarifversicherten berücksichtigt werden?
    ☐ 1,0facher Gebührensatz
    ☐ 1,1facher Gebührensatz
    ☐ 1,3facher Gebührensatz
    ☐ 1,7facher Gebührensatz
    ☐ 2,3facher Gebührensatz
20. Grundsätzlich sind im Gebührenverzeichnis der GOÄ die berechnungsfähigen ärztlichen Leistungen abschließend zusammengefasst. Dennoch können ärztliche Leistungen nach GOÄ abgerechnet werden, die nicht im Gebührenverzeichnis enthalten sind. Wie können solche Leistungen bewertet werden?
21. Welche Richtlinien müssen bei der Liquidation eines Belegarztes beachtet werden?
22. Wie können folgende Abrechnungsnummern gesteigert werden?

Nummer	Kapitel	Regel-spanne	Max. Steige-rung
4			
2001			
500			
204			
8			
250			
200			
3500			
301			
1480			
651			
1278			
801			

23. Ein Patient erhält eine Eigenblutbehandlung. Diese Leistung soll mit dem Schwellenwert angesetzt werden. Nennen Sie die Begründungsschwelle.
24. Bei einem Patienten wird ein EKG mit 9 Ableitungen angefertigt. Diese Leistung soll mit dem Schwellenwert gesteigert werden. Geben Sie die Begründungsschwelle an.
25. Welche beiden Entschädigungsarten nennt die GOÄ bei Besuchen? In welchen Fällen ist die jeweilige Art anzuwenden?
26. Berechnen Sie das Wegegeld für jeden einzelnen Patienten für die folgenden Fälle:
    - Der Arzt besucht eine Patientin gegen Mittag, die 12 km entfernt von seiner Praxis wohnt.
    - Ein weiterer Privatpatient wird während der Besuchstour besucht. Er wohnt 5,2 km von der Praxis entfernt.
    - Ein Arzt besucht um 20.30 Uhr drei Patienten im Altenheim. Das Heim liegt 20 km von seiner Praxis entfernt und 4 km von seiner Privatwohnung, von wo aus er seinen Besuch antritt.
27. Als Auslagenersatz kann der Arzt auch Arzneimittel, Verbandmittel und sonstige Materialien in Rechnung stellen, die mit einer einmaligen Anwendung verbraucht werden. Geben Sie Beispiele.
28. Eine Arztrechnung muss bestimmte Mindestanforderungen beinhalten. Nennen Sie diese Mindestangaben für das Berechnen von Gebühren.
29. Was ist eine Abdingung?

18 Pflegestufen

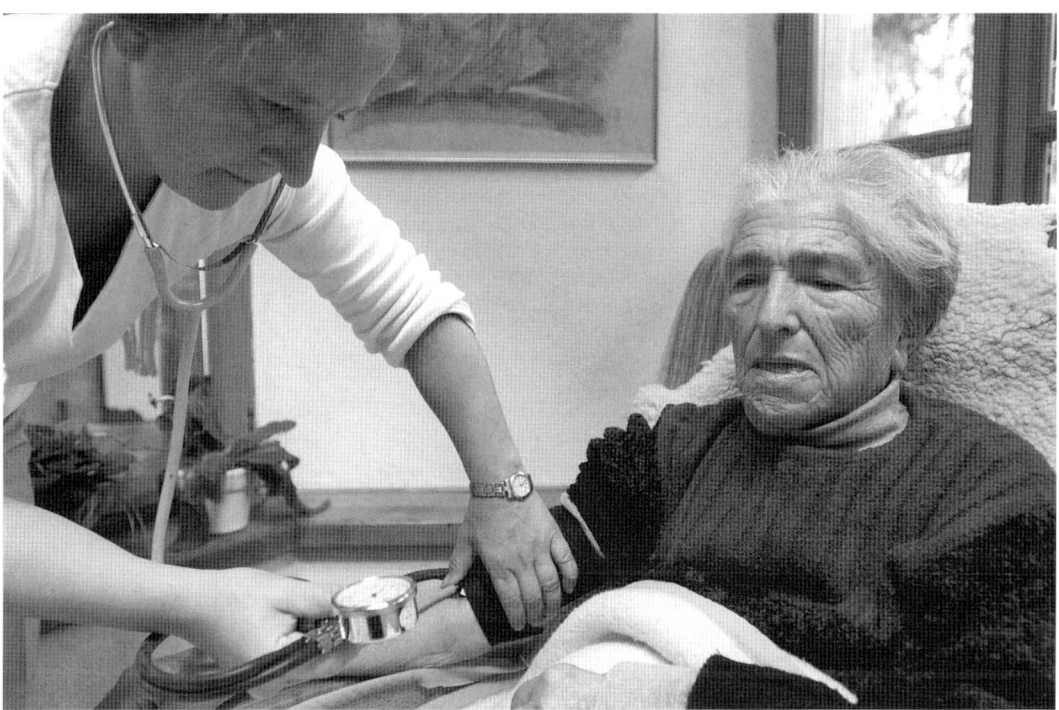

Überblick

18.1 Verfahren zur Feststellung von Pflegebedürftigkeit • 160

18.2 Pflegestufen • 160

18.3 Leistungen der sozialen Pflegeversicherung • 161
18.3.1 Leistungen bei häuslicher Pflege • 161
18.3.2 Leistungen bei teil- und vollstationärer Pflege • 162

18.4 Leistungen der privaten Pflegeversicherung • 163

18.5 Pflegeversicherung im Dreiländer-Vergleich • 163

Die Zahl der in Deutschland lebenden Pflegebedürftigen wurde 2004/2005 auf rund 2,05 Millionen Menschen beziffert. Dabei wurden 67 Prozent in Privathaushalten betreut, 33 Prozent lebten in Heimen. In der häuslichen Pflege erbringen dabei Familienmitglieder und freiwillige Helfer die weitaus meisten Betreuungsleistungen.

18.1 Verfahren zur Feststellung von Pflegebedürftigkeit

Pflegebedürftig im Sinne des Gesetzes (§ 14 SGB XI) sind Personen, „... die wegen einer körperlich, geistigen oder seelischen Krankheit oder Behinderung (z. B. Lähmung, Funktionsstörungen am Stütz- und Bewegungsapparat sowie Neurosen oder geistige Behinderungen) für die gewöhnlichen und regelmäßig wiederkehrenden Verrichtungen im Ablauf des täglichen Lebens auf Dauer, voraussichtlich für mindestens sechs Monate, in erheblichem oder höherem Maße der Hilfe bedürfen."

Leistungen aus der Pflegeversicherung erhalten Personen, bei denen eine Pflegebedürftigkeit festgestellt wurde.

Zur Feststellung der Pflegebedürftigkeit (§ 18 SGB XI) muss ein Antrag bei der zuständigen Pflegekasse gestellt werden. Diese beauftragt dann den Medizinischen Dienst (MDK) der Krankenkasse zur Untersuchung des Antragstellers. Neben einer körperlichen Untersuchung und Sichtung ärztlicher und pflegerischer Befunde wird sehr genau der individuelle Hilfebedarf erfragt. Über das Ergebnis der Untersuchung erstellt der MDK ein Gutachten. Es wird geprüft, ob die Voraussetzung für Pflegebedürftigkeit besteht, sowie welche Pflegestufe vorliegt. Die Pflegekasse teilt dem Antragsteller das Ergebnis der Begutachtung mit.

Die Einstufung in Pflegestufen richtet sich nach dem Umfang der benötigten Hilfe sowie deren Dauer. Im Vordergrund steht der Hilfebedarf bei der Grundpflege:

- Körperpflege (z. B. Waschen, Duschen, Baden, Zahnpflege, Haar- und Nagelpflege, Kämmen, Rasieren),
- Mobilität (das selbstständige Aufstehen und Zubettgehen, An- und Auskleiden, Verlassen und Wiederaufsuchen der Wohnung),
- Ernährung (Zubereitung oder die Aufnahme der Nahrung).

Die häusliche Versorgung wie Einkaufen, Kochen, Reinigung der Wohnung, Spülen, Wäsche waschen ist für die Einstufung nicht entscheidend.

18.2 Pflegestufen

Das Gesetz (§ 15 SGB XI) unterscheidet drei Pflegestufen **(Tab. 18.1)**.

Tab. 18.1 Pflegestufen

Pflegestufe	Häufigkeit der Hilfestellung	Zeitaufwand der Hilfestellung
Pflegestufe I „Erhebliche Pflegebedürftigkeit"	dies sind Personen: • die mindestens einmal täglich bei wenigstens zwei Verrichtungen aus einem oder mehreren Bereichen der Körperpflege, Mobilität oder der Ernährung Hilfebedarf haben • die zusätzlich mehrfach in der Woche Bedarf an hauswirtschaftlicher Unterstützung notwendig haben	der tägliche zeitliche Aufwand muss durchschnittlich mindestens 90 Minuten betragen, davon 45 Minuten Grundpflege
Pflegestufe II „Schwerpflegebedürftigkeit"	dies sind Personen: • die mindestens dreimal täglich zu verschiedenen Tageszeiten der Hilfe bedürfen (z. B. beim Aufstehen, der Ernährung, dem Zu-Bett-Gehen) • die zur Haushaltsführung zusätzlich wöchentlich mehrmals Hilfe benötigen	der zeitliche Bedarf muss mindestens drei Stunden pro Tag betragen, davon mindestens zwei Stunden für die Grundpflege
Pflegestufe III „Schwerstpflegebedürftigkeit"	dies sind Personen: • die bei der Körperpflege, Ernährung oder Mobilität täglich rund um die Uhr – auch nachts – einen möglichen Bedarf an Hilfeleistung haben. Eine Pflegeperson muss also in ständiger Bereitschaft sein. Dabei muss es auch zu wirklichen Einsätzen kommen. Diese müssen tagsüber und in der Nacht (von 22 bis 6 Uhr) liegen, allerdings nicht in jeder Nacht • die daneben auch mehrfach wöchentlich Unterstützung bei der hauswirtschaftlichen Versorgung benötigen	der Hilfebedarf muss sich auf mindestens fünf Stunden pro Tag belaufen, dabei müssen auf die Grundpflege mindestens vier Stunden entfallen

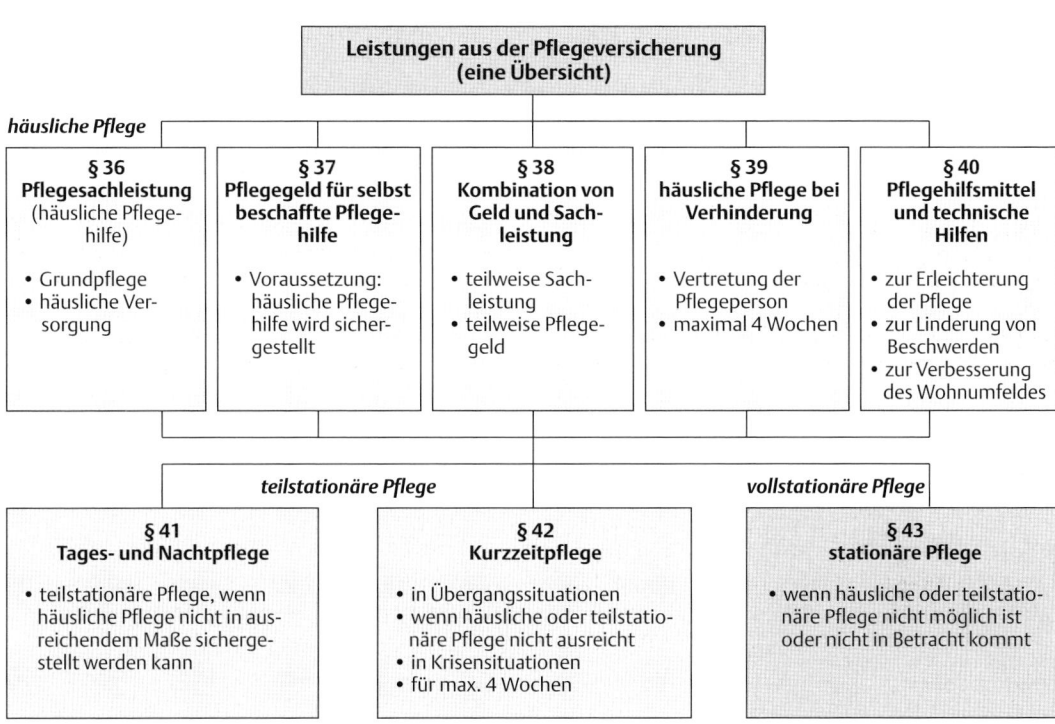

Abb. 18.1 ▪ Leistungen aus der Pflegeversicherung (Übersicht).

18.3 Leistungen der sozialen Pflegeversicherung

Die Leistungen der sozialen Pflegeversicherung richten sich nach dem Ausmaß der Pflegebedürftigkeit und danach, ob häusliche oder stationäre Pflege erforderlich ist (§ 28 SGB XI) (**Abb. 18.1**).

18.3.1 Leistungen bei häuslicher Pflege

Die Förderung der häuslichen Pflege ist eines der wichtigsten Ziele der Pflegeversicherung. Der Pflegebedürftige soll solange wie möglich in seiner vertrauten Umgebung bleiben. Vorrangig sind Leistungen der häuslichen Pflege. Dem Pflegebedürftigen stehen zu:
- Pflegesachleistung (häusliche Pflegehilfe),
- Pflegegeld für selbst beschaffte Pflegehilfen,
- Kombination von Geld- und Sachleistung (Kombinationsleistung),
- häusliche Pflege bei Verhinderung der Pflegeperson,
- Pflegehilfsmittel und technische Hilfen.

Pflegesachleistung (häusliche Pflegehilfe). Pflegebedürftige haben Anspruch auf Grundpflege und hauswirtschaftliche Versorgung durch geeignete Pflegekräfte (Pflege als Sachleistung, § 36 SGB XI). Dies bedeutet, dass die Pflege z. B. durch Krankenschwestern oder Altenpfleger, ambulante Pflegedienste oder Sozialstationen erbracht werden. Die Pflegekasse zahlt die Kosten der Pflegeeinsätze bis zur Höhe des von der Pflegestufe abhängigen Festbetrages, siehe **Tab. 18.2**. Darüber hinausgehende Kosten, z. B. durch weitere Pflegeeinsätze, trägt der Versicherte selbst oder wird ggf. auch vom Sozialhilfeträger übernommen.

Pflegegeld für selbst beschaffte Pflegehilfen. Der Anspruch auf Pflegegeld setzt voraus, dass der Pflegebedürftige mit dem Pflegegeld die erforderliche Grundpflege und hauswirtschaftliche Versorgung durch eine Pflegeperson in geeigneter Weise selbst sicherstellt, z. B. durch Angehörige oder ehrenamtliche Helfer. Die häusliche Versorgung wird einmal pro Halbjahr (Pflegestufe I und II) bzw. einmal pro Vierteljahr (Pflegestufe III) von einer zugelassenen Pflegeeinrichtung überprüft.

Kombination von Geld- und Sachleistung (Kombinationsleistung). Wird die Pflegesachleistung nur teil-

Tab. 18.2 Leistungsangebot der sozialen Pflegeversicherung

Pflegegeld (§ 37 SGB XI)	
Pflegestufe I	205 €
Pflegestufe II	410 €
Pflegestufe III	665 €
Pflegesachleistung (§ 36 SGB XI)	
Pflegestufe I	384 €
Pflegestufe II	921 €
Pflegestufe III	1432 €
Härtefallregelung	1918 €
Kostenerstattung für zum Verbrauch bestimmte Pflegehilfsmittel (§ 40 Abs. 2 SGB XI)	31 €
Zuschuss für Maßnahmen zur Verbesserung des individuellen Wohnumfeldes (§ 40 Abs. 4 SGB XI)	2557 €
Kurzzeitpflege (§ 42 SGB XI)	1432 €
Verhinderungspflege (§ 39 SGB XI)	1432 €
Tages- und Nachtpflege (§ 41 SGB XI)	
Pflegestufe I	384 €
Pflegestufe II	921 €
Pflegestufe III	1432 €
Vollstationäre Pflege	
Pflegestufe I	1023 €
Pflegestufe II	1279 €
Pflegestufe III	1432 €
Härtefallregelung	1688 €

weise in Anspruch genommen, erhält der Pflegebedürftige daneben ein anteiliges Pflegegeld (§ 38 SGB XI). Das Pflegegeld wird um den Prozentsatz vermindert, in dem Sachleistungen in Anspruch genommen wurden.

Häusliche Pflege bei Verhinderung der Pflegeperson. Die Pflegekasse übernimmt die Kosten für eine Ersatzpflegekraft bei Verhinderung der Pflegeperson wegen Erholungsurlaub, Krankheit oder aus anderen persönlichen Gründen (§ 39 SBG XI). Übernommen werden die Kosten einer Ersatzpflege für die Dauer von bis zu vier Wochen und höchstens bis zu 1.432,00 € je Kalenderjahr. Allerdings muss die Pflegeperson den Pflegebedürftigen vor der erstmaligen Verhinderung mindestens 12 Monate in seiner häuslichen Umgebung betreut haben.

Wird die Ersatzpflege durch Pflegepersonen ausgeübt, die mit dem Pflegebedürftigen bis zum 2. Grade verwandt oder verschwägert sind oder mit ihm in häuslicher Gemeinschaft leben, wird ehrenamtliche Ersatzpflege vermutet. In diesen Fällen steht der Betrag des Pflegegeldes der festgestellten Pflegestufe zur Verfügung (Pflegestufe 1: 205 €, Pflegestufe 2: 410 €, Pflegestufe 3: 665 €). So übernimmt die Pflegekasse z. B. bei einem Mann der Pflegestufe II für die Ersatzpflege, z. B. durch die Tochter während der Kur der Frau, nicht mehr als 410 € im Monat. Zusätzlich werden weitere nachgewiesene Aufwendungen, etwa Fahrtkosten, Verdienstausfall, ersetzt.

Pflegehilfsmittel und technische Hilfen. Jeder Pflegebedürftige hat Anspruch auf Versorgung mit Pflegehilfsmitteln. Sie tragen zur Erleichterung der Pflege oder zur Linderung der Beschwerden bei oder ermöglichen dem Pflegebedürftigen eine selbstständigere Lebensführung. Hierzu gehören z. B. Pflegebetten oder Rollstühle. Zudem werden von der Pflegekasse Aufwendungen für *zum Verbrauch bestimmte Hilfsmittel*, z. B. Betteinlagen, Desinfektionsmittel, Windeln, Einmalhandschuhe mit monatlich bis zu 31 € bezuschusst.

Vergrößerte Türrahmen, rollstuhlgerechte Eingänge oder Umbauten im Bad können im häuslichen Umfeld die Pflege vereinfachen. Für diese Maßnahmen zur *Verbesserung des individuellen Wohnumfeldes* gewährt die Pflegekasse finanzielle Zuschüsse bis zu 2557 € je Maßnahme.

18.3.2 Leistungen bei teil- und vollstationärer Pflege

Teilstationäre Pflege. Voraussetzung für den Anspruch auf teilstationäre Pflege in Einrichtungen der Tages- und Nachtsflege ist, dass die häusliche Pflege nicht in ausreichendem Umfang sichergestellt werden kann, oder wenn dies zur Ergänzung und Stärkung der häuslichen Pflege dient (§ 41 SGB XI). Die teilstationäre Pflege umfasst auch die anfallenden Transportkosten des Pflegebedürftigen von der Wohnung zur Einrichtung und zurück.

Kurzzeitpflege. Kann die häusliche Pflege zeitweise nicht oder nicht im erforderlichen Umfang erbracht werden, besteht während einer Übergangszeit von vier Wochen pro Kalenderjahr ein Anspruch auf Pflege in einer vollstationären Einrichtung (Kurzzeitpflege, § 42 SGB XI). Die Pflegekasse zahlt maximal 1432 € je Kalenderjahr für pflegebedingte Aufwendungen.

Vollstationäre Pflege. Pflegebedürftige haben Anspruch auf Pflege in vollstationären Einrichtungen, wenn häusliche oder teilstationäre Pflege nicht möglich ist oder wegen der Besonderheit des Einzelfalles nicht in Betracht kommt (§ 43 SGB XI). Pflegekosten, die über den für die entsprechende Pflegestufe vorgesehenen Maximalbetrag hinausgehen, müssen vom Pflegebedürftigen selbst finanziert werden. Bei Bedürftigkeit werden die Kosten von der Sozialhilfe übernommen. In besonderen Ausnahmen (Härtefallregelung) übernimmt die Pflegekasse die Kosten bis zu 1688 € bei außergewöhnlich hohem und intensivem Pflegebedarf. **Tab. 18.2** zeigt das Leistungsangebot der sozialen Pflegeversicherung.

18.4 Leistungen der privaten Pflegeversicherung

In der privaten Pflegeversicherung gibt es keine Sachleistung. An deren Stelle tritt eine gleichwertige Geldleistung. Für die Feststellung der Pflegebedürftigkeit sowie für die Zuordnung zu einer Pflegestufe werden dieselben Kriterien wie in der sozialen Pflegeversicherung angewandt.

18.5 Pflegeversicherung im Dreiländer-Vergleich

Tab. 18.3 zeigt die Pflegeversicherung im Dreiländer-Vergleich.

Tab. 18.3 Pflegeversicherung im Dreiländer-Vergleich (nach Pflegefreund, 2004)

	System	Stufen	Leistungen	Einstufung
Deutschland	umlagefinanzierte Pflichtversicherung für alle Arbeitnehmer und Bezieher von Renten. Für freiwillig Pflichtversicherte gelten die gleichen Tarife. Seit dem 1.1.2005 zahlen kinderlose Mitglieder der sozialen Pflegeversicherung neben dem je zur Hälfte vom Arbeitgeber und Arbeitnehmer zu tragenden Pflegeversicherungsbeitrag von 1,7% des Bruttoentgelts einen Beitragszuschlag von 0,25 Beitragssatzpunkten	einheitlich für die gesetzliche und private Pflegepflichtversicherung ist die Einteilung in die einzelnen Stufen: **Pflegestufe I:** „Erhebliche Pflegebedürftigkeit" • mindestens 90 Min. regelmäßiger Hilfebedarf täglich, davon 45 Min. Grundpflege **Pflegestufe II:** „Schwerpflegebedürftigkeit" • insgesamt 3 Std. Pflegebedarf täglich, davon 2 Std. Grundpflege **Pflegestufe III:** „Schwerstpflegebedürftigkeit" • insgesamt 5 Std. Pflegebedarf, davon 4 Std. Grundpflege	Geldleistungen bei Pflege durch Angehörige in €/Monat: **Stufe I:** 205,– **Stufe II:** 410,– **Stufe III:** 655,– Sachleistungen bei professioneller Pflege: **Stufe I:** zu Hause: 348,– im Heim: 1023,– **Stufe II:** zu Hause: 921,– im Heim: 1279,– **Stufe III:** zu Hause: 1432,– im Heim: 1432,– **Härtefälle:** zu Hause: 1918,– im Heim: 1688,– • Umbaumaßnahmen, Pflegehilfsmittel • Entlastung pflegender Angehöriger bis zu 28 Tage pro Jahr mit professioneller Pflege	der Medizinische Dienst der Krankenkasse (MKD) erstellt im Auftrag der Pflegekasse ein Gutachten darüber, ob die Voraussetzungen für Pflegebedürftigkeit gegeben sind, sowie welche Pflegestufe ggf. vorliegt. Die Pflegekasse teilt dem Antragsteller das Ergebnis der Begutachtung mit. Die Begutachtung ist in angemessen Zeitabständen zu wiederholen. Eine erneute Begutachtung kann auch bei Neu- bzw. Höherstufungsanträgen durchgeführt werden
Österreich	steuerfinanzierte Leistung aus dem Budget des Bundesministeriums für Soziale Sicherheit, Generationen und Konsumentenschutz, bzw. aus den entsprechenden Behörden der neun österreichischen Bundesländer	**7 Pflegestufen:** **Stufe I:** mindestens 50 Std. monatlicher Pflegebedarf . . . **Stufe VII:** mehr als 180 Std. mtl. Pflegebedarf bei völliger Bewegungsunfähigkeit oder ständiger Abhängigkeit von techn. Geräten (wie z.B. Beatmung)	Kostenübernahme mtl. in € in Höhe von: **Stufe I:** 145,50 € **Stufe II:** 268,50 € **Stufe III:** 413,50 € **Stufe IV:** 620,30 € **Stufe V:** 842,40 € **Stufe VI:** 1148,70 € **Stufe VII:** 1531,50 € • Angehörigen, die ein Jahr und länger pflegen, stehen ab Pflegestufe 4 Zuwendungen bei Krankheit, Erholungsurlaub oder Kur vom Bundessozialamt zu • die Leistungen gibt es nur innerhalb einer Einkommensgrenze	das System der Antragstellung ist äußerst kompliziert, da die Zuständigkeit von Fall zu Fall entweder bei den Landessozialämtern oder dem Bundessozialamt liegt • die Festlegung der Pflegestufe erfolgt aufgrund eines ärztlichen Sachverständigengutachtens in Form von Hausbesuchen • je nach Diagnose gibt es Mindesteinstufungen

Tab. 18.3 Pflegeversicherung im Dreiländer-Vergleich (nach Pflegefreund, 2004) (Fortsetzung)

	System	Stufen	Leistungen	Einstufung
Schweiz	beitragsfinanzierte Leistung aus den Fonds der Alter- und Hinterbliebenenversicherung (AHV) und der Invalidenversicherung (IV). Derzeit wird über eine Neuordnung der Pflegeleistung innerhalb des existierenden Systems diskutiert	Hilflosigkeit wird nach **drei** Schweregraden bemessen. Hilflos ist, wer für alltägliche Verrichtungen wie Ankleiden, Toilette benutzen, Essen usw. dauernd auf Hilfe Dritter angewiesen ist. Allerdings wird erst dann gezahlt, wenn der Betroffene dauerhaft Hilfe benötigt oder seit wenigstens einem Jahr ununterbrochen Hilfe braucht. Für Rentner gibt es bei leichter Hilflosigkeit keine Leistungen der AHV	monatliche Geldleistungen der Hilflosenentschädigung in SFr.:	Antrag bei der IV-Stelle oder der AHV-Stelle. Die Entscheidung fällt nach ärztlichem Attest

Fragen und Aufgaben

1. Eine der Aufgaben im Gesundheitswesen wird durch die Pflegeversicherung übernommen. Sie soll Pflegebedürftigen, die wegen der Schwere der Pflegebedürftigkeit auf solidarische Unterstützung angewiesen sind, Hilfe leisten. Derzeit sorgt die Finanzlage der 1995 eingeführten Pflegeversicherung für eine heftige Debatte über die Zukunft dieser Sozialsicherung. Selbst die Abschaffung der Pflegeversicherung in ihrer heutigen Form wird diskutiert. In einem Zeitungsartikel dazu heißt es:

   > **Pflegeversicherung**
   >
   > Immer tiefer ins Defizit
   > Der Pflegeversicherung droht in diesem Jahr ein Rekorddefizit. Der Ersatzkassenverband VdAK stellt sich nach vorsichtiger Schätzung auf ein Minus zwischen 450 bis 500 Millionen Euro ein.
   > (Spiegel online, Wirtschaft, 8. August 2003)

   a. Wie wird die Pflegebedürftigkeit festgestellt? Erläutern Sie in diesem Zusammenhang die grundlegenden Merkmale, die zur Einstufung in die Pflegestufe I, II, III führen.
   b. Welche Leistungen werden von der Pflegeversicherung bei häuslicher Pflege übernommen? Führen Sie aus und gehen Sie in diesem Zusammenhang genauer auf die Begriffe Sach- und Geldleistung ein.

2. Herbert V. leidet unter Multipler Sklerose (MS) im fortgeschrittenen Stadium und ist auf häusliche Pflege angewiesen. Er ist in der Pflegestufe II eingestuft.

   a. Wer übernimmt die Feststellung der Pflegestufe? Wovon ist diese Feststellung abhängig. (Pflegebedürftigkeit)?
   b. Welche Leistungen erhält Herbert V. in diesem Fall aus der Pflegeversicherung?

3. Welche vier Bereiche werden bei der Beurteilung der Hilfsbedürftigkeit im Ablauf des täglichen Lebens unterschieden?

4. Die Ehefrau von Herbert V. will 4 Wochen zur Erholung an die See fahren. Während dieser Zeit wird die Tochter die Pflege übernehmen. Auf welchen Betrag werden sich die Aufwendungen der Pflegekasse belaufen? Begründen Sie ihre Meinung.

5. Nennen Sie fünf Leistungen der ambulanten (häuslichen) Pflege.

6. Warum ist die Pflegesachleistung höher als die Geldleistung derselben Pflegestufe?

7. Wem steht der Anspruch auf das Pflegegeld zu? Dem Pflegebedürftigen oder dem pflegenden Angehörigen?

8. Wie wird die Kombinationsleistung berechnet?

9. Was versteht man unter Pflegebedürftigkeit?

10. Stellen Sie die Pflegeleistungen der Länder Deutschland, Österreich und Schweiz gegenüber.

11. Welche Aussagen treffen auf die Pflegeversicherung zu?
    ☐ Die Ausgaben der Pflegeversicherung werden durch Beiträge der Mitglieder und der Arbeitgeber finanziert.
    ☐ Die Pflegeversicherung ist unter dem Dach der Krankenversicherung eingerichtet worden.
    ☐ Die Zuordnung der Antragstellung zu den Pflegestufen nimmt im Einzelfall der Hausarzt vor.

19 Grundzüge der Abrechnung in der Rehabilitation und im Kurwesen

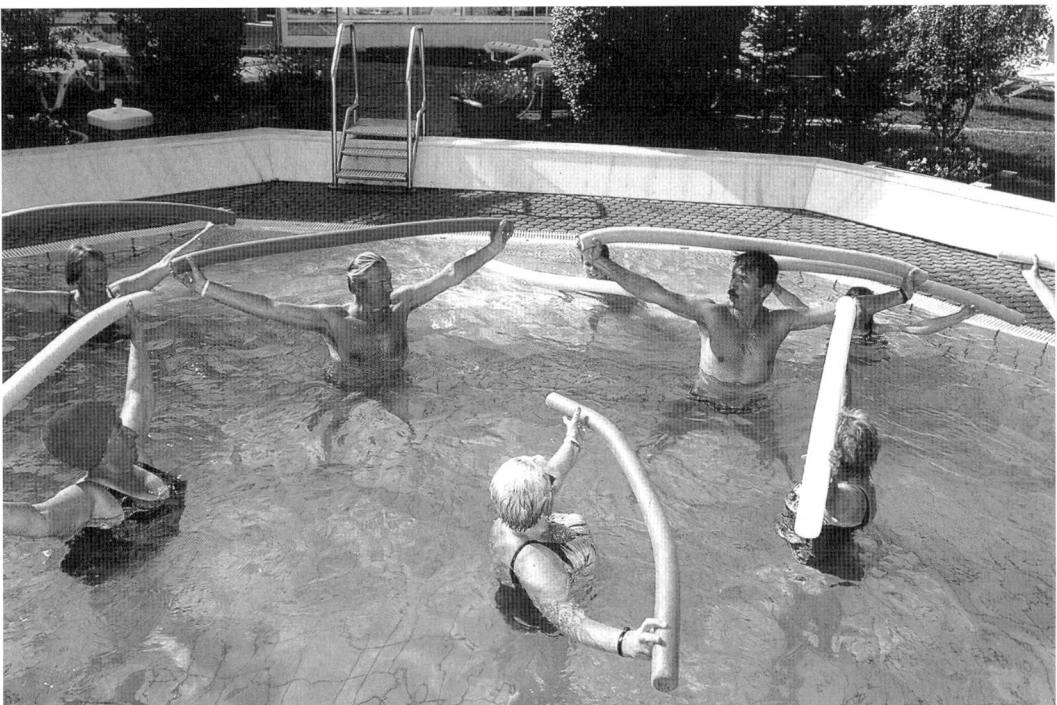

Überblick

19.1 Einführung • 166
19.1.1 Was bedeutet Rehabilitation? • 166
19.1.2 Rehabilitationsleistungen und Träger • 166
19.1.3 Formen der Rehabilitation • 167

19.2 Medizinische Vorsorge- und Rehabilitationsleistungen • 169

19.3 Vergütung von ambulanten Vorsorgeleistungen • 169

19.4 Vergütung von stationären Rehabilitationsleistungen • 171
19.4.1 Stationäre Rehabilitationseinrichtungen • 171
19.4.2 Stationäre Rehabilitationsleistung • 172
19.4.3 Tagesgleiche Pflegesätze • 172
19.4.4 Zuzahlungen zu stationären Rehabilitationsleistungen • 173

19.1 Einführung

19.1.1 Was bedeutet Rehabilitation?

Das SGB IX führt den Titel: „Rehabilitation und Teilhabe behinderter Menschen". Der Begriff Rehabilitation stammt vom lateinischen Wort „rehabilitare". Es bedeutet „wiederherstellen" bzw. „wiedereinsetzen".
Rehabilitation kommt für all diejenigen Menschen in Betracht, denen aufgrund ihrer Erkrankungen eine körperliche, geistige oder seelische Behinderung droht oder die bereits behindert sind. Ihr Ziel ist die möglichst umfassende Erhaltung oder Wiederherstellung der Gesundheit und Leistungsfähigkeit, um den Geschädigten in das berufliche und gesellschaftliche Leben einzugliedern (§ 10 SGB I). Dies soll mit den Leistungen zur Teilhabe erreicht werden.

19.1.2 Rehabilitationsleistungen und Träger

Rehabilitationsleistungen. Die Leistungen zur Teilhabe sind insgesamt in vier Leistungsgruppen aufgeteilt (**Tab. 19.1**):
1. Leistungen zur medizinischen Rehabilitation,
2. Leistungen zur Teilhabe am Arbeitsleben,
3. unterhaltssichernde und andere ergänzende Leistungen,
4. Leistungen zur Teilhabe am Leben in der Gemeinschaft.

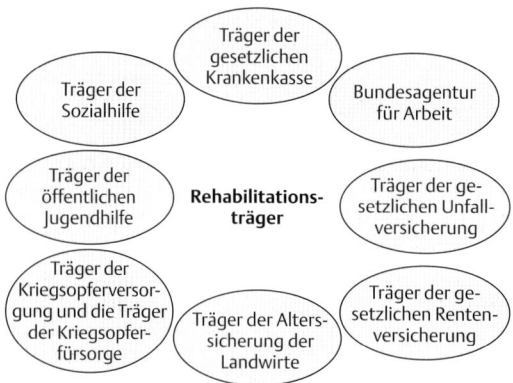

Abb. 19.1 • Rehabilitationsträger.

Tab. 19.1 Leistungen zur Teilhabe im Überblick

1. Leistungen zur medizinischen Rehabilitation	• ärztliche und zahnärztliche Behandlung • Heilmittel, einschließlich Krankengymnastik, Bewegungs-, Sprach- und Beschäftigungstherapie • Ausstattung mit Körperersatzstücken, orthopädischen und anderen Hilfsmitteln • Belastungserprobung und Arbeitstherapie • Behandlung in Vorsorge- und Rehabilitationseinrichtungen
2. Leistungen zur Teilhabe am Arbeitsleben	• Hilfen zur Erhaltung oder Erlangung eines Arbeitsplatzes, z. B. so genannte Kraftfahrzeughilfen • Maßnahmen wie Berufsfindung und Arbeitserprobung • Berufsvorbereitungsmaßnahmen, einschließlich einer wegen der Behinderung erforderlichen Grundausbildung • Leistungen der beruflichen Anpassung, Ausbildung und Weiterbildung, einschließlich eines schulischen Abschlusses, der dafür notwendig ist • Leistungen an Arbeitgeber, z. B. Zuschüsse zur beruflichen Eingliederung, Zuschüsse für Arbeitshilfen im Betrieb
3. Unterhaltssichernde und andere ergänzende Leistungen	• Leistungen zum Lebensunterhalt: Krankengeld, Versorgungskrankengeld, Verletzungsgeld, Übergangsgeld, Ausbildungsgeld und Unterhaltsbeihilfe • Beiträge oder Beitragszuschüsse zur Sozialversicherung • Reisekosten • Haushaltshilfe, Betriebshilfe und Kinderbetreuungskosten
4. Leistungen zur Teilhabe am Leben in der Gemeinschaft	• Versorgung mit anderen als den in § 31 SGB IX genannten Hilfsmitteln • heilpädagogische Leistungen für Kinder, die noch nicht eingeschult sind • Hilfen zur Förderung der Verständigung mit der Umwelt • Hilfen bei der Beschaffung, Ausstattung und Erhaltung einer Wohnung, die den besonderen Bedürfnissen des behinderten Menschen entsprechen • Hilfen zu selbstbestimmtem Leben in betreuten Wohnmöglichkeiten

Rehabilitationsträger. Träger der Leistungen zur Teilhabe (§ 6 SGB IX) sind die **(Abb. 19.1)**:
- Träger der gesetzlichen Krankenkasse,
- Träger der Sozialhilfe,
- Bundesagentur für Arbeit,
- Träger der öffentlichen Jugendhilfe,
- Träger der gesetzlichen Unfallversicherung,
- Träger der gesetzlichen Rentenversicherung,
- Träger der Kriegsopferversorgung und die Träger der Kriegsopferfürsorge,
- Träger der Alterssicherung der Landwirte.

Nicht alle Rehabilitationsträger sind für das gesamte Spektrum der Leistungen zur Teilhabe zuständig. So sind die gesetzlichen Krankenkassen lediglich Träger der Leistungen zur medizinischen Rehabilitation und der unterhaltssichernden und anderen ergänzenden Leistungen.

19.1.3 Formen der Rehabilitation

Zur besseren Übersicht kann die Rehabilitation auf unterschiedliche Weise differenziert werden. Noch immer dominiert die Einteilung in:
- medizinische Rehabilitation,
- schulische Rehabilitation,
- berufliche Rehabilitation,
- soziale Rehabilitation.

Medizinische Rehabilitation

Ziel der medizinischen Rehabilitation ist es, einer drohenden Behinderung vorzubeugen, sie zu beseitigen, zu verbessern oder eine Verschlimmerung zu verhüten. Die medizinische Rehabilitation unterscheidet sich von der Behandlung von Krankheiten überwiegend dadurch, dass mit ihren Leistungen nicht akute Gesundheitsstörungen, sondern deren bleibende Folgen ausgeglichen werden sollen. Die medizinische Rehabilitation setzt im Allgemeinen erst dann ein, wenn die Krankheitsbehandlung nicht mehr im Vordergrund steht.

Schulische Rehabilitation

Die schulische Rehabilitation greift bei Kindern und Jugendlichen im schulpflichtigen Alter, deren Lernfähigkeit vermindert ist. Ursachen können sowohl angeborene oder im Kindesalter erworbene Beeinträchtigungen sein als auch krankheitsbedingte Lernschwierigkeiten, die den Besuch eines regulären Schulunterrichts nicht ermöglichen. Mit der schulischen Rehabilitation soll behinderten Kindern und Jugendlichen die notwendige Förderung und Unterstützung bereitstehen, um ihnen den optimal erreichbaren Bildungsabschluss zu gewährleisten.

Berufliche Rehabilitation

Die berufliche Rehabilitation folgt dem Grundprinzip „Rehabilitation vor Rente" und versucht die Betroffenen wieder in das Berufsleben zu integrieren. Durch die Eingliederung in Arbeit und Beruf sollen eine finanzielle Unabhängigkeit und ein angemessener Lebensstandard erreicht werden. Bei der Auswahl der geeigneten Leistungen sind sowohl die individuelle Neigung, die Eignung, die vor dem Unfall oder der Erkrankung ausgeübte berufliche Tätigkeit als auch die jeweilige Leistungsfähigkeit zu berücksichtigen. Die beruflichen Eingliederungsmaßnahmen werden, wenn dies nach Art und Schwere der Behinderung oder zur Sicherung des Rehabilitationserfolges erforderlich ist, in darauf spezialisierten Einrichtungen (Berufsbildungswerke, Berufsförderungswerke und Werkstätten für Behinderte) durchgeführt.

Soziale Rehabilitation

Durch die soziale Rehabilitation soll jede Benachteiligung im sozialen Leben (Familie, Arbeitsplatz, Wohnen, Verkehr, Freizeit, Kultur, Sport, Religion, Politik) durch die Behinderung bestmöglich kompensiert werden. Mit den Leistungen und Hilfen zur sozialen Rehabilitation soll die umfassende gesellschaftliche Teilhabe weitgehend erreicht und dem behinderten Menschen ermöglicht werden, sich aktiv und gleichberechtigt am Leben in der Gesellschaft zu beteiligen.

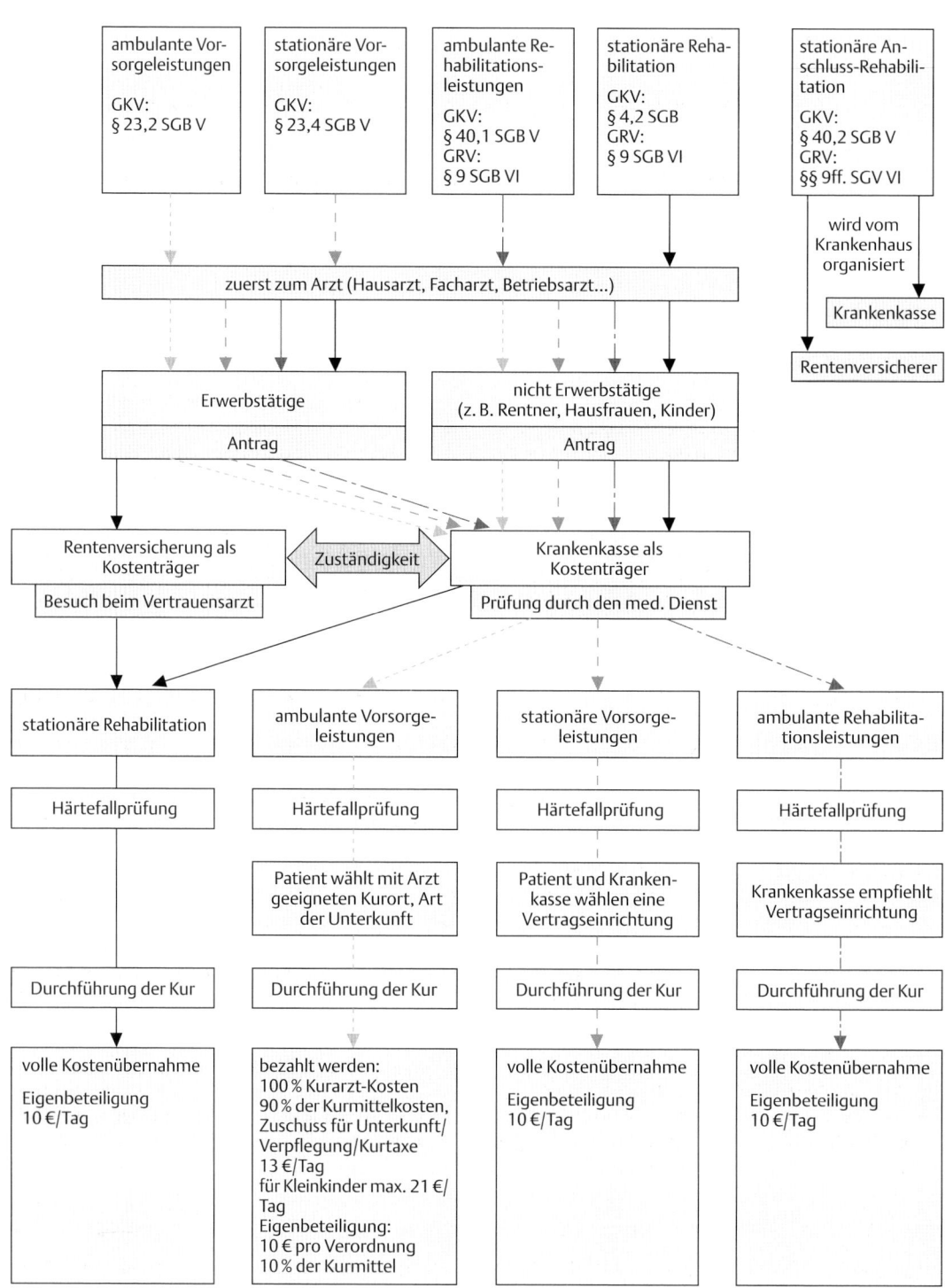

Abb. 19.2 • Kurantrag (nach Deutscher Heilbäderverband e. V., 2005).

19.2 Medizinische Vorsorge- und Rehabilitationsleistungen

Mit der Gesundheitsreform 2000 wurde das Wort „Kur" durch die Begriffe Vorsorge und Rehabilitation ersetzt. Für Mitglieder der gesetzlichen Krankenkassen und der Rentenversicherung sind die nachstehenden Formen bedeutend (**Abb. 19.2**):
1. ambulante Vorsorgeleistung,
2. stationäre Vorsorgeleistung,
3. ambulante Rehabilitationsleistung,
4. stationäre Rehabilitationsleistung.

Im Folgenden wird die Vergütung von ambulanten Vorsorgeleistungen und stationären Rehabilitationsleistungen in seinen Grundzügen beispielhaft erläutert.

19.3 Vergütung von ambulanten Vorsorgeleistungen

Reichen bei Versicherten medizinische Leistungen im Rahmen einer ambulanten Behandlung am Wohnort nicht aus, kann die Krankenkasse die aus medizinischen Gründen erforderlichen ambulanten Vorsorgeleistungen (früher: „Offene Badekur") gewähren (§ 23 Abs. 2 SGB V). Ambulante Vorsorgeleistungen dienen vorrangig der Förderung der Gesundheit und Verhütung von Krankheiten. Sie können aber auch bei bestehender Krankheit geeignet sein, um den Heilungsprozess zu fördern, den Gesundheitszustand zu verbessern oder zu stabilisieren. Entsprechend der Zielvorstellung werden bei ambulanten Vorsorgeleistungen vier Leistungsstufen unterschieden:
1. zur Krankheitsverhütung,
2. bei bestehenden Krankheiten,
3. in Kompaktform,
4. für Kinder.

Ambulante Vorsorgeleistungen werden ausschließlich in anerkannten Kurorten erbracht und können nicht vor Ablauf von 3 Jahren erneut durchgeführt werden, es sei denn, sie sind aus medizinischen Gründen dringend erforderlich.

Wer an einer ambulanten Vorsorgeleistung teilnimmt, wählt den Kurort und die Unterbringung im Einvernehmen mit dem Arzt. Den Zeitpunkt der Durchführung wählt er auch weitgehend selbst, nicht aber die Dauer. Sie beträgt grundsätzlich 21 Tage. Eine Verlängerung kommt allein aus medizinischen Gründen in Betracht. Bewilligt die Krankenkasse die Maßnahme, stellt sie einen Kurarztschein aus. Der Kurarztschein ist Grundlage der ambulanten Behandlung durch den Kurarzt. Zu Beginn der Behandlung hat der Kurarzt einen individuellen Vorsorgeplan zu erarbeiten. Für die Verordnung von Heilmittel verwendet er den Vordruck „Verordnung des Kurarztes – Ambulante Vorsorgeleistung in anerkannten Kurorten nach § 23 Abs. 2 SGB" (**Abb. 19.3**).

Bei ambulanten Vorsorgeleistungen übernimmt die Krankenkasse (als Sachleistung) für ihre Versicherten die vollen Kosten der kurärztlichen Behandlung, einschließlich der verordneten Arzneimittel. Vergütet wird die kurärztliche Behandlung mit einer Pauschale. Mit ihr sind die kurärztlichen Leistungen und die Überwachung der ambulanten Vorsorgeleistung beglichen. Ebenso sind das Ausstellen einer Arbeitsunfähigkeitsbescheinigung sowie die Kosten für die Anfertigung und Übermittlung der Berichte des Kurarztes für die Krankenkasse und den weiterbehandelnden Arzt inbegriffen. Bei längerer oder kürzerer Aufenthaltszeit, z. B. wegen vorzeitigem Abbruch, erhöht bzw. vermindert sich die Pauschale für jede Woche um 15 %. Unterbleibt eine Kontrolluntersuchung, wird die Pauschale gleichermaßen um 15 % gekürzt. Der Kurarzt erhält seine kurärztliche Tätigkeit allerdings nicht unmittelbar von der Krankenkasse vergütet, sondern rechnet über die KÄV (Kurärztliche Verwaltungsstelle) mit den Krankenkassen ab.

Die kurortsspezifischen Heilmittelkosten abzüglich der gesetzlichen Eigenbeteiligung übernimmt die Krankenkasse ebenfalls. Der Patient zahlt lediglich einen Eigenanteil von 10 % sowie einmalig 10 € je Verordnung.

> **Fallbeispiel**
>
> Ein Kurarzt verordnet einem Patienten 10 Massagen (à 7,69 €) und 20-mal Einzelkrankengymnastik (à 13,20 €) zur Erhaltung der Alltagskompetenz. Der Patient nimmt nur 11-mal an der Krankengymnastik teil. Die Therapie wird in einer Rehabilitationseinrichtung erbracht. Der Patient ist gebührenpflichtig. Berechnen Sie die Gesamt-Zuzahlung.

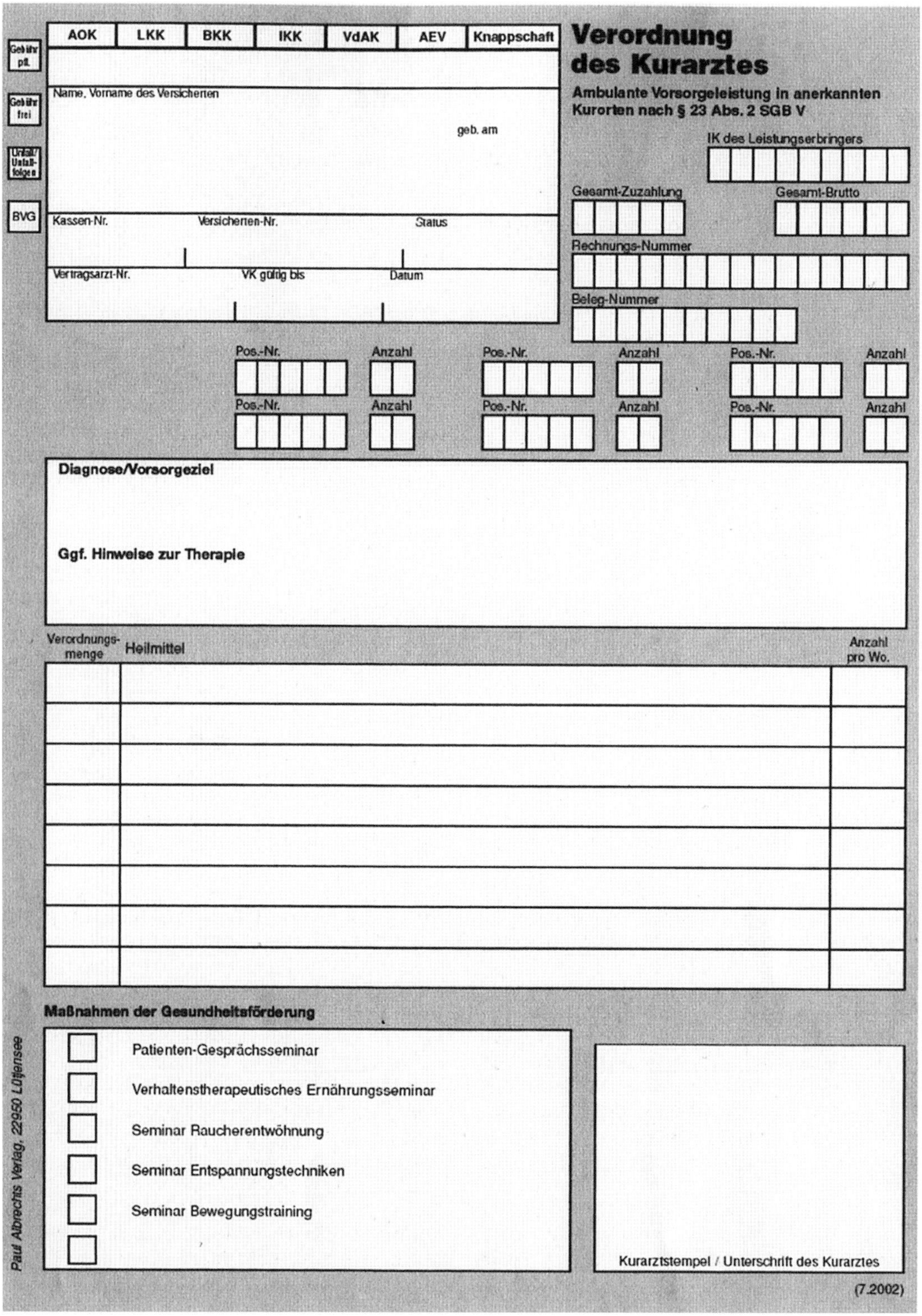

AOK | LKK | BKK | IKK | VdAK | AEV | Knappschaft

Verordnung des Kurarztes

Ambulante Vorsorgeleistung in anerkannten Kurorten nach § 23 Abs. 2 SGB V

Gebühr pfl.

Gebühr frei

Unfall/ Unfall-folgen

BVG

Name, Vorname des Versicherten

geb. am

Kassen-Nr. | Versicherten-Nr. | Status

Vertragsarzt-Nr. | VK gültig bis | Datum

IK des Leistungserbringers

Gesamt-Zuzahlung

Gesamt-Brutto

Rechnungs-Nummer

Beleg-Nummer

Pos.-Nr. | Anzahl | Pos.-Nr. | Anzahl | Pos.-Nr. | Anzahl

Pos.-Nr. | Anzahl | Pos.-Nr. | Anzahl | Pos.-Nr. | Anzahl

Diagnose/Vorsorgeziel

Ggf. Hinweise zur Therapie

Verordnungs-menge	Heilmittel	Anzahl pro Wo.

Maßnahmen der Gesundheitsförderung

- ☐ Patienten-Gesprächsseminar
- ☐ Verhaltenstherapeutisches Ernährungsseminar
- ☐ Seminar Raucherentwöhnung
- ☐ Seminar Entspannungstechniken
- ☐ Seminar Bewegungstraining
- ☐

Kurarztstempel / Unterschrift des Kurarztes

Paul Albrechts Verlag, 22950 Lütjensee

(7.2002)

Abb. 19.3 ▪ Verordnung des Kurarztes, Vorderseite.

Bezeichnung der Leistung	Einzelpreis Euro (hypothetische Preise)	Eigenanteil	Anzahl	Gesamtpreis
Klassische Massagetherapie	7,69	0,77	10	7,70
Krankengymnastische Behandlung	13,20	1,32	11	14,52
insgesamt				**22,22**
Verordnungsblattgebühr von 10 EUR				10,00
Zuzahlung Patient				**32,22**

Zu den übrigen Kosten der Unterkunft, Verpflegung, Kurtaxe und Fahrtkosten kann in der Regel ein täglicher Zuschuss in Höhe von höchstens 13 € beantragt werden, für Kleinkinder 21 € pro Kurtag.

Neben der medizinischen Betreuung kann die ambulante Vorsorgeleistung zusätzliche, ärztlich empfohlene gesundheitsfördernde Maßnahmen, wie z. B. Ernährungsberatungen, Nichtraucher-Trainings oder Entspannungs-Trainings beinhalten.

Nach Abschluss der ambulanten Vorsorgeleistung informiert der Kurarzt unverzüglich den weiterbehandelnden Arzt über die durchgeführten diagnostischen, therapeutischen und verhaltenspräventiven Maßnahmen, einschließlich der Befunde. Im Bericht sind Empfehlungen für weitere Maßnahmen am Wohnort zur Festigung der Kureffekte auszusprechen. Gleichzeitig erhält die Krankenkasse den Bericht des Kurarztes mit den Angaben zum Verlauf der Maßnahme, zum Erfolg und zur Nachsorge. Mit dem Abschlussgespräch wird der Patient über den Inhalt des Berichtes umfassend informiert.

19.4 Vergütung von stationären Rehabilitationsleistungen

19.4.1 Stationäre Rehabilitationseinrichtungen

Die Vielfalt der Einrichtungen, die an der Durchführung der Rehabilitation beteiligt sind, ist mannigfaltig. Im Vordergrund der öffentlichen Wahrnehmung stehen noch immer Einrichtungen zur medizinischen Rehabilitation, hier vor allem die Rehabilitationskliniken (Reha-Kliniken). Rehabilitationskliniken erbringen Leistungen zur medizinischen Rehabilitation immer noch weitgehend stationär.

Fast immer sind sie auf bestimmte Behinderungen oder Krankheitsbilder spezialisiert, z. B. Herz-Kreislauf-Erkrankungen, Erkrankungen des Bewegungsapparates, neurologische Krankheitsbilder, Erkrankungen der Atmungs- oder Verdauungsorgane. Gegenüber Akutkrankenhäusern können Rehabilitationskliniken in aller Regel auf bestimmte Einrichtungen der Intensivmedizin verzichten. Dafür haben sie außermedizinische Aufgaben mitzuberücksichtigen, wie z. B. Aufgaben im Bereich der Krankengymnastik, Psychologie, Psychotherapie und physikalischen Therapie (Massagen, Elektrotherapie, Wärmebehandlung u. v. m.). Hier arbeiten Angehörige unterschiedlicher Berufsgruppen eng zusammen (Ärzte, Psychologen, Physiotherapeuten, Masseure und medizinische Bademeister, Diätassistenten, Ergotherapeuten, Logopäden, usw.). Die meisten Reha-Kliniken verfügen infolgedessen über Bewegungsbäder, Gymnastikhallen, Gruppenräume für Gruppenangebote, Räume für die Ergotherapie usw. Ferner kommen Arbeitsräume der Ärzte, Psychologen sowie Räume für die speziellen diagnostischen und therapeutischen Verfahren (Belastungs-EKG, Sonografie, Krankengymnastik, Bäder) hinzu.

Im Jahr 2003 gab es insgesamt 1.316 Vorsorge- und Rehabilitationseinrichtungen. In diesen Einrichtungen standen insgesamt 179 789 Betten zur Verfügung. Der größte Teil der Vorsorge- und Rehabilitationskliniken ist in privater mit 60 %, rund 17,4 % in öffentlicher Trägerschaft, der Anteil der freigemeinnützigen Einrichtungen lag bei 25,6 %. Die Zahl der Pflegetage betrug rund 49,2 Millionen. Die Verweildauer eines Patienten, d. h. der durchschnittliche Aufenthalt in Tagen, lag bei insgesamt 25,9. Die rehabilitativ tätigen Fachkliniken sind vor allem im Bereich der Inneren Medizin (49 400 Betten) und Orthopädie (46 469 Betten) tätig. Einen Überblick über die Entwicklung in den Vorsorge- und Rehabilitationseinrichtungen von 2000 bis 2003 gibt **Tab. 19.2**.

Tab. 19.2 Entwicklung in den Vorsorge- und Rehabilitationseinrichtungen von 2000 bis 2003

	Einheit	2000	2001	2002	2003
Vorsorge- und Rehabilitationseinrichtungen	Anzahl	1393	1388	1343	1316
aufgestellte Betten	Anzahl	189 822	189 253	184 635	179 789
Pflegetage	1000	52 852	53 514	52 107	49 204
durchschnittliche Verweildauer	Tage	25,8	25,5	25,5	25,9
durchschnittliche Bettenauslastung	%	76,1	77,5	77,3	75,0

19.4.2 Stationäre Rehabilitationsleistung

Stationäre Rehabilitationsleistungen kommen dann in Betracht, wenn ambulante Leistungen nicht genügen bzw. alle anderen in Frage stehenden Behandlungsmaßnahmen ausgeschöpft sind. Im Wesentlichen ist die stationäre Rehabilitation gekennzeichnet durch:

- Behandlung mit Unterkunft und Verpflegung der Patienten in einer Rehabilitationseinrichtung, mit der ein Versorgungsvertrag abgeschlossen ist;
- interdisziplinär erbrachtes Rehabilitationsangebot, hierunter fallen Maßnahmen der physikalischen Therapie, psychologische und gesundheitsbildende Maßnahmen (Bewegungs- und Entspannungsübungen);
- häufig wohnortsfernes Angebot ohne die alltäglichen Belastungen, Pflichten sowie eventuellen psychosozialen Konflikte;
- Maßnahmen, die in der Regel einen vorher festgelegten Zeitraum einnehmen. In der stationären Rehabilitation hat sich bei den meisten Indikationen eine regelmäßige Behandlungsdauer von drei Wochen herausgebildet.

Grundsätzlich können stationäre Rehabilitationsleistungen vor Ablauf von vier Jahren nur wiederholt werden, wenn sie aus medizinischer Sicht dringend erforderlich sind.

Anschlussrehabilitation. In bestimmten Fällen wird im Anschluss an eine Behandlung im Krankenhaus eine Anschlussrehabilitation – frühere Bezeichnung Anschlussheilbehandlung (AHB) – durchgeführt. Sie stellt gewissermaßen das Bindeglied zwischen Kuration und Rehabilitation dar. Anschlussheilbehandlungen sind stationäre medizinische Rehabilitationsleistungen, die unmittelbar an eine akute Behandlungsphase im Krankenhaus anknüpft, z. B. nach einer Bandscheibenoperation oder einem Schlaganfall. Als unmittelbar gilt der Anschluss noch, wenn die Maßnahme innerhalb von 14 Tagen beginnt. Anlass für die Entwicklung des AHB-Verfahrens war die medizinische Erkenntnis, dass bei bestimmten Indikationen sich die Aussichten für eine erfolgreiche Rehabilitation wesentlich verbessern bzw. diese erst ermöglichen durch den frühzeitigen Beginn rehabilitativer Maßnahmen. Sie werden bereits im Akutkrankenhaus in Kooperation zwischen den behandelnden Ärzten und ggf. im Zusammenwirken mit dem Sozialdienst veranlasst. Die Dauer ist an die Indikation und den Rehabilitationsverlauf gebunden. Mithilfe der AHB werden vor allem verloren gegangene Funktionen wiedererlangt oder ausgeglichen sowie verbliebene gestärkt. Für die Einleitung einer AHB muss die Rehabilitationsfähigkeit des Patienten gewährleistet sein, d. h., die Akutphase der Erkrankung ist abgeklungen, der Krankheitszustand oder Organschaden ist stabilisiert und der Patient kann sich im Wesentlichen alleine versorgen.

19.4.3 Tagesgleiche Pflegesätze

Vollpauschalierter Pflegesatz

Die Vergütung der Leistungserbringer durch die Kostenträger, hier v. a. Krankenkassen, Renten- und Unfallversicherungsträger, erfolgt zurzeit weitgehend retrospektiv über tagesgleiche Pflegesätze. Der Pflegesatz ist das Benutzerentgelt, das an die Rehabilitationseinrichtung für die stationäre Behandlung eines Patienten zu entrichten ist. Die tagesgleichen Pflegesätze werden für den Aufnahmetag und jeden weiteren Tag des Aufenthalts berechnet; der Entlassungstag wird nicht angerechnet.

Der Tagespflegesatz pro Person schließt alle Kosten für Unterkunft und Verpflegung, alle ärztlichen Leistungen einschließlich diagnostischer und therapeutischer Maßnahmen, die Kosten für Medikamente und die Kurtaxe ein. Vom Versicherten sind lediglich Zuzahlungen zu leisten.

Der Pflegesatz wird in Budgetverhandlungen mit den Sozialleistungsträgern ausgehandelt. Diese Art der Vergütung orientiert sich größtenteils an der Sach- und Personalausstattung der Einrichtung. **Abb. 19.4** gibt in einer vereinfachten Darstellung die Entgeltströme im stationären Sektor wieder.

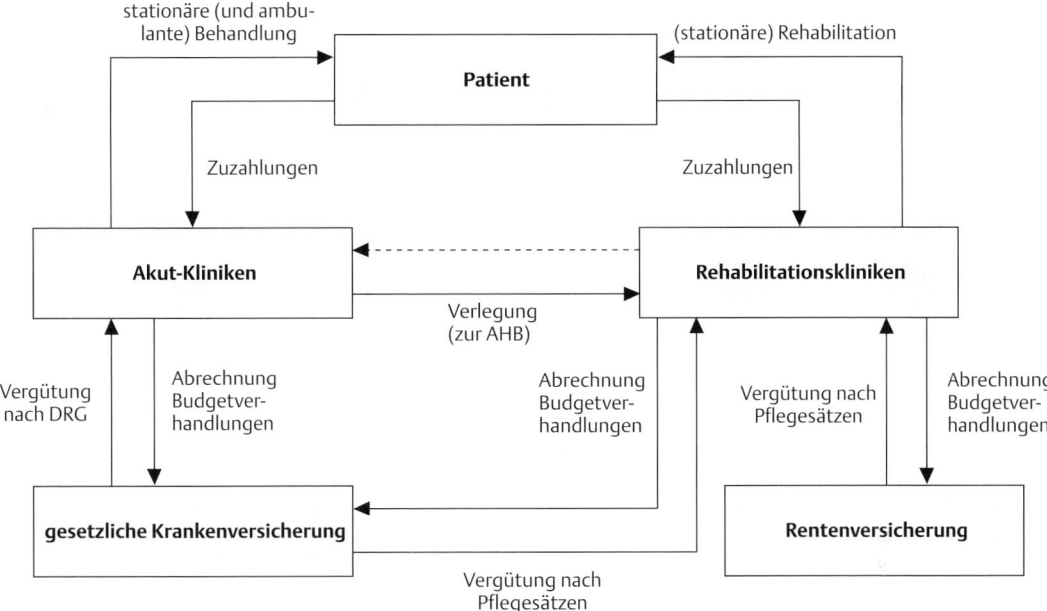

Abb. 19.4 ▪ Entgeltströme im stationären Sektor – Grundzüge (nach Richter, 2005).

Einzelleistungsabrechnung

Die Einzelleistungsabrechnung findet grundsätzlich Anwendung für Selbstzahler, einschließlich Beihilfeberechtigter. Hier gelten spezielle Tagessätze, die u. a. Leistungen wie Unterkunft und Verpflegung sowie Pflege enthalten.

Gesondert honoriert werden die ärztlichen und medizinischen Leistungen nach den Regelsätzen der GOÄ und die physikalischen Leistungen wie Massage, Gymnastik u. v. m. Außerdem sind die Kosten für die Inanspruchnahme von Konsiliarärzten, für Untersuchungen und Behandlungen in fremden Instituten sowie die dadurch entstehenden Fahrtkosten unmittelbar vom Patienten zu tragen.

19.4.4 Zuzahlungen zu stationären Rehabilitationsleistungen

Wie viel Zuzahlungen zu leisten sind, hängt von dem jeweiligen Kostenträger ab (**Tab. 19.3**).

Krankenversicherung

Die Kosten für eine stationäre Rehabilitationsmaßnahme werden von den gesetzlichen Krankenkassen generell voll übernommen. Für Versicherte, die das 18. Lebensjahr vollendet haben, sind gesetzlich vorgeschriebene Zuzahlungen vorgesehen. Derzeit sind das 10 € je Kalendertag (§ 40 Abs. 5, 6 SGB V). Es gelten allerdings mehrere Befreiungsmöglichkeiten.

Bei der Berechnung der Zuzahlung werden Aufnahme- und Entlassungstag als je ein Kalendertag ge-

Tab. 19.3 ▪ Zuzahlungen zu stationären Rehabilitationsleistungen

	Krankenversicherung	Rentenversicherung
stationäre Rehabilitationsleistung	10 €/Tag der Maßnahme	10 €/Tag der Maßnahme, längstens für 42 Tage
Anschlussrehabilitation	10 €/Tag der Maßnahme längstens für 28 Tage	10 €/Tag der Maßnahme, längstens für 14 Tage

wertet. Als Besonderheit gilt bei der Anschlussheilbehandlung (-rehabilitation) eine Begrenzung der Zuzahlungen für die Dauer von insgesamt 28 Tagen. Bereits geleistete Krankenhauszuzahlungen sind anzurechnen.

Fallbeispiel

Eine Patientin wurde 12 Tage in einem Akutkrankenhaus behandelt. Die stationäre Weiterbehandlung findet unmittelbar in einer Rehabilitationseinrichtung statt. Sie soll drei Wochen dauern. Auf welchen Betrag belaufen sich die Zuzahlungen zu den stationären Aufenthalten?
Antwort: Für die Krankenhausbehandlung sind 120,00 € zu entrichten. Für die anschließende stationäre Rehabilitationsbehandlung ist ein Eigenanteil von 160,00 € zu leisten, da bei einem Krankenhausaufenthalt mit folgender Anschlussheilbehandlung die Zuzahlungen auf insgesamt 28 Tage im Kalenderjahr beschränkt sind.

Zeitlich begrenzte Zuzahlungen gelten auch für bestimmte von der Krakenkasse festgelegte Indikationen (§ 40 Abs. 7 SGB V).

Rentenversicherung

Versicherte, die von ihrem Rentenversicherungsträger stationäre medizinische Leistungen zur Rehabilitation erhalten, müssen gleichfalls für jeden Tag 10 € zuzahlen. Auch hier gelten Befreiungsmöglichkeiten. Rechtsgrundlage ist der § 32 SGB VI. Die Zuzahlung ist für die Dauer der stationären Rehabilitationsleistungen, höchstens jedoch für 42 Tage im Kalenderjahr zu leisten. Der Aufnahme- und Entlasstag zählen dabei als ein Tag. Sind an die Träger der gesetzlichen Krankenversicherung Zuzahlungen geleistet worden, sind diese anzurechnen. Bei einer Anschlussrehabilitation verkürzt sich dieser Zeitraum auf maximal 14 Tage im Kalenderjahr. Auch hier sind etwaige bereits an das Krankenhaus geleistete Zuzahlungen anzurechnen.

Die Zuzahlung entfällt für Rehabilitanden, die bei Antragsstellung das 18. Lebensjahr noch nicht vollendet haben.

Abb. 19.5 zeigt ein Beispiel für eine Abschlussrechnung.

Fragen und Aufgaben

1. Wer sind Rehabilitationsträger?
2. Welche Leistungen zur Teilhabe am Arbeitsleben sind Ihnen bekannt?
3. Beschreiben Sie die Ziele der sozialen Rehabilitation.
4. Was versteht man unter einer AHB?
5. Was ist Ergotherapie?
6. Wer verordnet bei einer anerkannten Vorsorgeleistung ortsspezifische Heilmittel?
7. Was versteht man unter „Heilmittel" nach dem SGB V?
8. Wie lange dauert eine Vorsorge- oder Rehabilitationsmaßnahme?
9. Wie oft kann eine Vorsorge- oder Rehabilitationsmaßnahme beantragt werden?
10. Ein Patient wurde im Frühjahr in einem Akutkrankenhaus 20 Tage behandelt. Im Herbst tritt er eine Behandlung in einer stationären medizinischen Rehabilitationseinrichtung an. Diese dauert ebenfalls 20 Tage. Auf welchen Betrag belaufen sich die Zuzahlungen zu den stationären Aufenthalten?
11. Ein Patient erhält sechs Bindegewebsmassagen verordnet. Wie viel muss der Patient zuzahlen?
12. Ein Arzt verordnet 6-mal Massage und Fango (Behandlungskosten 103,93 €). Wie viel muss zugezahlt werden?
13. Ein Kurarzt verordnet seinem Patienten 10 Massagen (à 7,69 €) mit lokaler Wärme (à 2,91 €), 10 Lymphdrainagen beider Beine á 45 Min. (à 17,84 €) und 20-mal Einzelkrankengymnastik (à 13,20 €). Die Therapie wird in einer Rehabilitationseinrichtung erbracht. Wie viel muss zugezahlt werden?
14. Welche Kosten übernimmt die gesetzliche Krankenkasse bei einer ambulanten Vorsorgeleistung?
15. Eine Patientin wird zur stationären Behandlung am 19.05.2006 in eine Rehabilitationseinrichtung aufgenommen. Am 9.06.2006 verlässt sie die Einrichtung. Der derzeitige Pflegesatz für Leistungen zur Rehabilitation für Versicherte der gesetzlichen Kranken- bzw. Rentenversicherung beträgt 100,50 € pro Tag.
Geben Sie den Schlussrechnungsbetrag an, der vom Kostenträger (hier Krankenkasse) zu überweisen ist. Der Patient ist gebührenpflichtig.

AOK Musterkasse
Musterstr.
Musterhausen

Abschlussrechnung

RECHNUNG-Nr.:	**345678**
IK-Nr.:	555 555 555
Name des Patienten:	Hermann Baumann
	Hauptstraße 24 b
	Musterhausen
Patienten-Nr.:	314321
Geburtsdatum:	12.12.1942
Vers.-Nr./Aktenzeichen:	

Musterhausen, den……………………………

Sehr geehrte Damen und Herren,

die Kosten für den Aufenthalt vom 20.07.2005 bis 10.08.2005 stellen wir wie folgt in Rechnung:

Anzahl	Leistung	von	bis	Preis	Abz. %	Summe
21	Pflegesatz	20.07.2005	10.08.2005	105,90 €	0,00	2.223,90 €
22	Eigenanteil	20.07.2005	10.08.2005	-10,00 €	0,00	-220,00 €

Schlussrechnungsbetrag: 2.003,90 €

Wir bitten Sie, den Schlussrechnungsbetrag innerhalb der nächsten 14 Tage auf unten genanntes Konto unter Angabe der Rechnungsnummer zu überweisen.

Mit freundlichen Grüßen

_____

Unterschrift

Abb. 19.5 ▪ Beispiel für eine Abschlussrechnung.

20 Selbstverwaltungsorgane

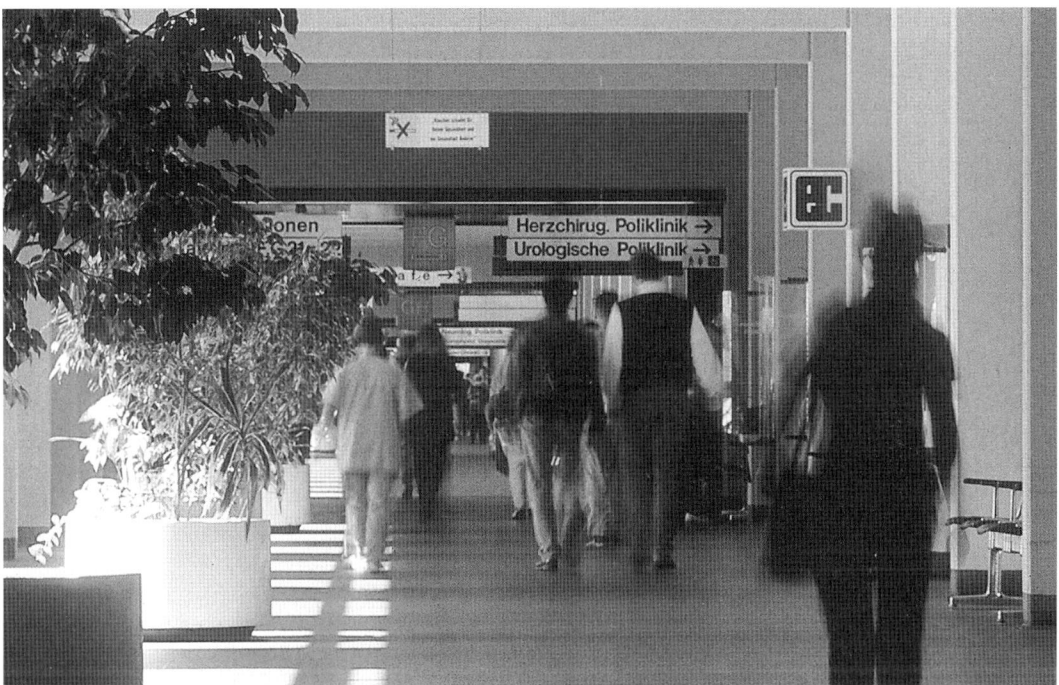

Überblick

20.1 Selbstverwaltung der Krankenkassen • 178
20.1.1 Selbstverwaltung in der Sozialversicherung • 178
20.1.2 Träger der gesetzlichen Krankenversicherung • 178
20.1.3 Verbände der gesetzlichen Krankenkasse • 181

20.2 Kassenärztliche Vereinigungen und KBV • 182
20.2.1 Die Kassenärztliche Vereinigung • 182
20.2.2 Die Kassenärztliche Bundesvereinigung • 183
20.2.3 Rechtsbeziehung im Vertragsarztrecht • 186

20.3 Ärztekammer und Bundesärztekammer • 187
20.3.1 Ärztekammer • 187
20.3.2 Bundesärztekammer • 188

20.4 Gemeinsame Selbstverwaltung • 190
20.4.1 Gemeinsamer Bundesausschuss • 190
20.4.2 Mitglieder des Gemeinsamen Bundesausschusses • 190
20.4.3 Institut für Qualität und Wirtschaftlichkeit (IQWiG) • 190
20.4.4 Finanzierung des Gemeinsamen Bundesausschusses • 191

Selbstverwaltung ist die Wahrnehmung öffentlicher Angelegenheiten durch selbstständige Organisationen. Selbstverwaltung heißt mitgestalten.

20.1 Selbstverwaltung der Krankenkassen

20.1.1 Selbstverwaltung in der Sozialversicherung

Selbstverwaltung gibt es auch in der Sozialversicherung. Der Staat wird entlastet, indem er Aufgaben und Verantwortungsbereiche den Trägern der Sozialversicherung übergibt. Die Träger der Sozialversicherung sind rechtsfähige Körperschaften des öffentlichen Rechts mit Selbstverwaltung (§ 29 SGB IV). Sie erfüllen ihre Aufgaben in Eigenverantwortung; werden allerdings durch den Staat auf ihre Rechtmäßigkeit kontrolliert. Rechtliche Grundlage ist das Vierte Buch des Sozialgesetzes (SGB IV).

Organe

Organe der Selbstverwaltung der Versicherungsträger sind im Allgemeinen die Vertreterversammlung (Parlament) und der Vorstand (Regierung). Jeder Versicherungsträger hat einen Geschäftsführer, der dem Vorstand mit beratender Stimme angehört (§ 31 SGB IV). Beide werden von der Vertreterversammlung gewählt.
   Ausnahmen bestehen bei den Orts-, Betriebs-, Innungskrankenkassen sowie bei den Ersatzkassen (Kap. 20.1.2, S. 179). Die Anzahl an Organmitgliedern wird durch die Satzung festgelegt. Für die Vertreterversammlung sind höchstens 60 vorgesehen. (§ 43 SGB IV)

Zusammensetzung

Die Zusammensetzung der Selbstverwaltungsorgane wird im § 44 SGB IV geregelt. In der Krankenversicherung, Renten- und Unfallversicherung bestehen sie je zur Hälfte aus Vertretern der Versicherten und der Arbeitgeber. Die Ersatzkassen bilden eine Ausnahme. Bei ihnen sind nur Vertreter der Versicherten beteiligt. In der landwirtschaftlichen Unfallversicherung gilt die Drittelparität (Vertreter der Versicherten, der Selbstständigen ohne fremde Arbeitskräfte und der Arbeitgeber).

Wahl der Organmitglieder

Alle 6 Jahre werden die Vertreter der Versicherten und der Arbeitgeber durch die Sozialwahl bestimmt. Die Wahlbeteiligung ist allerdings relativ gering. Die Wahlen sind frei und gleich (§ 45 SGB IV). Nach dem Wahlmodus der Verhältniswahl wählen Versicherte und Arbeitgeber ihre Vertreter getrennt aufgrund von Vorschlagslisten (§ 46 SGB IV). Nominieren können Gewerkschaften, selbstständige Arbeitnehmervereinigungen, Arbeitgebervereinigungen sowie die jeweiligen Verbände. Daneben sind unter bestimmten Bedingungen auch Versicherte und Arbeitgeber vorschlagsberechtigt. Sie können „freie Listen" einreichen (§ 48 SGB IV). Meist enthalten die Vorschlagslisten allerdings nur so viele Namen, wie Vertreter zu bestimmen sind. Diese gelten dann als gewählt.

Aufgaben der Organe

Die Vertreterversammlung hat gemäß § 33 SGB IV u. a. folgende Funktionen:
- Beschluss der Satzung,
- Wahl des Vorstandes,
- Vertretung des Versicherungsträgers gegenüber dem Vorstand und dessen Mitgliedern,
- Abnahme der Jahresrechnung für das vergangene Jahr,
- Feststellung des Haushaltbudgets.

Der Vorstand übernimmt gemäß § 35 SGB IV u. a. folgende Aufgaben:
- Vertretung des Versicherungsträgers gerichtlich und außergerichtlich,
- Prüfung der Jahresrechnung und Übergabe an die Vertreterversammlung zur Abnahme,
- Vermögensanlage des Versicherungsträgers,
- Erwerb, Veräußerung oder Belastung von Grundstücken,
- Erlass von Richtlinien für die Führung der Verwaltungsgeschäfte.

20.1.2 Träger der gesetzlichen Krankenversicherung

Die gesetzliche Krankenversicherung besteht organisatorisch aus keinem einheitlichen Träger. Sie ist historisch bedingt in regionale, betriebliche und berufsbezogene Krankenkassenarten strukturiert (**Abb. 20.1**). Diese sind selbstverwaltet.
   Der Staat ist für ihr rechtmäßiges Handeln verantwortlich. Rund 90 % der Bevölkerung sind bei einer gesetzlichen Krankenkasse versichert, davon 51 Millionen als beitragszahlende Mitglieder und 20,5 Millionen als familienversicherte Personen. Bis vor weni-

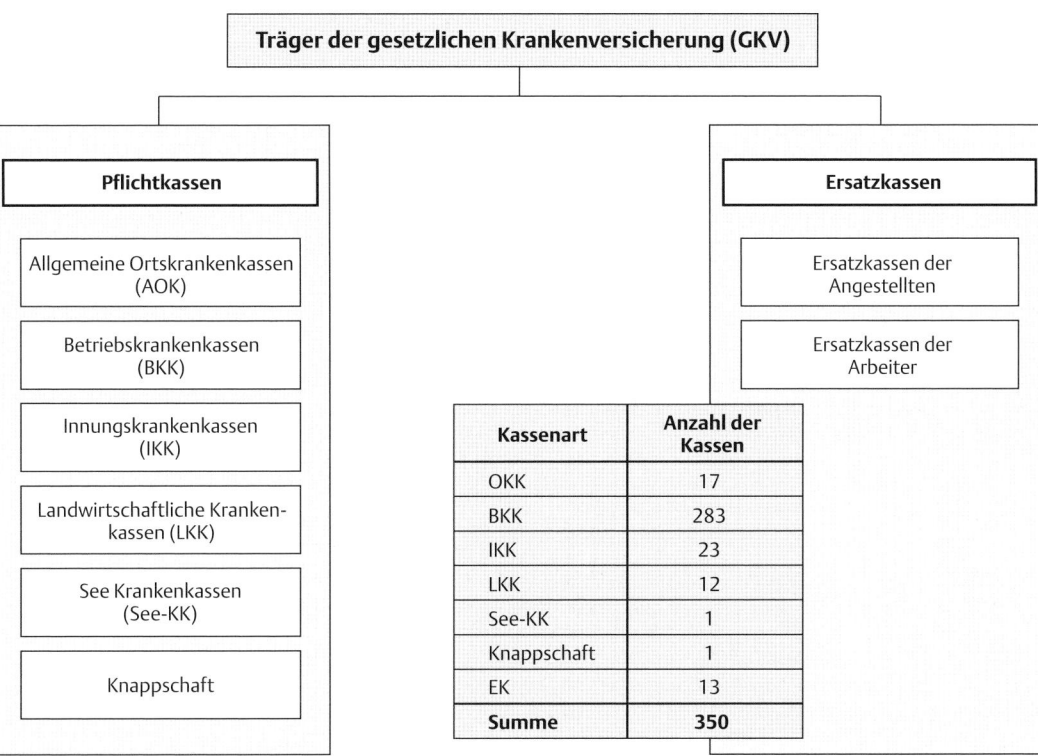

Abb. 20.1 • Träger der GKV (nach Herles, 2004).

gen Jahren war die Zuständigkeit der verschiedenen Krankenkassenarten für bestimmte Personenkreise gesetzlich geregelt. Beispielsweise war die allgemeine Ortskrankenkasse für Arbeiter zuständig. In Innungskrankenkassen waren alle Beschäftigten von Handwerksbetrieben, deren Inhaber Innungsmitglied war, versichert. Betriebskrankenkassen waren für Beschäftigte des jeweiligen Betriebes zuständig. Seit dem 1. Januar 1996 besteht Kassenwahlrecht. Seitdem können alle Mitglieder in der GKV selbst entscheiden, über welche Krankenkasse sie versichert werden möchten. Die ausgewählte Krankenkasse darf die Mitgliedschaft nicht ablehnen (Kontrahierungszwang). Ausgenommen vom freien Kassenwahlrecht sind Versicherte der Sondersysteme Seekrankenkasse und Landwirtschaftliche Krankenkasse.

Ebenfalls in viele Einzelkrankenkassen gegliedert sind private Krankenversicherungen, in denen rund 7 Millionen Personen eine Mitgliedschaft haben.

Arten der gesetzlichen Krankenkassen

Rechtliche Grundlage der gesetzlichen Krankenversicherung ist das fünfte Sozialgesetzbuch (SGB V). Nach § 4 Abs. 2 SGB V ist die gesetzliche Krankenversicherung in folgende Kassenarten gegliedert (**Tab. 20.1**):

- Allgemeine Ortskrankenkasse (AOK),
- Betriebskrankenkasse (BKK),
- Innungskrankenkasse (IKK),
- Seekrankenkasse (See-KK),
- Landwirtschaftliche Krankenkasse (LKK),
- Deutsche Rentenversicherung Knappschaft–Bahn–See,
- Ersatzkassen.

Organisation der gesetzlichen Krankenkasse

Die Krankenkassen der GKV sind wie alle Träger der Sozialversicherung Selbstverwaltungskörperschaften des öffentlichen Rechts. Zu den Selbstverwaltungsgremien gehören bei den Orts-, Betriebs-, und Innungskrankenkassen sowie den Ersatzkassen der Verwaltungsrat sowie ein hauptamtlicher Vorstand. Die

Tab. 20.1 Kassenarten

Allgemeine Ortskrankenkasse (AOK)	Seit 1993 sind Ortskrankenkassen für ein Bundesland oder für abgegrenzte Regionen eines Bundeslands zuständig. Für das gesamte Bundesgebiet ist ihre Bildung zwingend vorgeschrieben. In ihnen sind u. a. alle versicherungspflichtigen Arbeiter und Angestellte versichert, die in diesem Bezirk arbeiten, soweit sie keine der anderen Krankenkassen gewählt haben (§§ 143 ff. SGB V).
Betriebskrankenkasse (BKK)	Jeder Arbeitgeber kann eine Betriebskrankenkasse mit Zustimmung der Mehrheit der Arbeitnehmer einrichten, wenn er in seinen Betrieben regelmäßig mindestens 1000 Versicherungspflichtige beschäftigt und die Leistungsfähigkeit der Krankenkasse auf Dauer gesichert ist. Die Genehmigung obliegt der zuständigen Aufsichtsbehörde. Die Auflösung einer Betriebskrankenkasse ist möglich, wenn der Verwaltungsrat dem mit einer Mehrheit von 75 % zustimmt und auf Antrag des Arbeitgebers (§§ 147 ff. SGB V). Beispiele: BKK Mercedes-Benz, BKK Post.
Innungskrankenkasse (IKK)	Innungskrankenkassen können von Handwerksinnungen für ihre Mitglieder errichtet werden. Als Voraussetzung gilt, dass in diesen Betrieben regelmäßig mindestens 1000 Versicherungspflichtige arbeiten und die Leistungsfähigkeit der Krankenkasse auf Dauer gesichert ist. Die Einrichtung einer Innungskrankenkasse bedarf der Genehmigung der zuständigen Aufsichtsbehörde. Außerdem muss die Innungsversammlung und die Mehrheit der in den betroffenen Betrieben Beschäftigten zustimmen (§§ 157 ff. SGB V).
Seekrankenkasse (See-KK)	In der Seekrankenkasse sind alle Seeleute (§ 13 SGB IV) und ihre familienversicherten Angehörigen versichert. Errichtung der Seekrankenkasse ist in § 165 SGB V festgelegt. Wenn nicht von der Seekrankenkasse selbst, erhalten die Versicherten die ihnen zustehenden Leistungen im Auftrag und für Rechnung der Seekrankenkasse von der Ortskrankenkasse des Beschäftigungs- oder Wohnortes.
Landwirtschaftliche Krankenkasse (LKK)	Die Bildung von Landwirtschaftlichen Krankenkassen (LKK) ist in den Gesetzen über die Krankenversicherung der Landwirte geregelt (§ 166 SGB V). Die LKKen sind bei den landwirtschaftlichen Berufsgenossenschaften angesiedelt. Pflichtmitglieder sind u. a. Unternehmer der Land- und Forstwirtschaft, des Wein-, Obst-, Gemüse- und Gartenbaus, der Teichwirtschaft und Fischzucht und deren mitarbeitende Familienangehörige.
Knappschaft	Bis zum 1. Oktober 2005 bestand die knappschaftliche Krankenversicherung der im Bergbau beschäftigte Arbeitnehmer über die Bundesknappschaft. Mit der Organisationsreform der Rentenversicherung sind Bundesknappschaft, Bahnversicherungsanstalt und Seekasse zur Deutschen Rentenversicherung Knappschaft-Bahn-See fusioniert. Die knappschaftliche Krankenversicherung wird im Verbundsystem unter dem Namen Knappschaft fortgeführt. Auch für sie gelten die Vorschriften der gesetzlichen Krankenversicherung (§ 167 SGB V).
Ersatzkassen	Träger der gesetzlichen Krankenversicherung sind auch die Ersatzkassen. Ersatzkassen sind die zweitgrößte Kassenart. Zu den Ersatzkassen gehören: • Barmer Ersatzkasse (Barmer) • Deutsche Angestellten Krankenkasse (DAK) • Kaufmännische Krankenkassen • Techniker-Krankenkassen (TK) oder • Gmünder Ersatzkasse (GEK) • Hanseatische Krankenkasse (HEK) Ursprünglich konnte man deren Mitgliedschaft unter bestimmten Bedingungen „ersatzweise" anstelle der Pflichtversicherung in einer der übrigen gesetzlichen Krankenkassen wählen (§§ 168 ff. SGB V). Historisch unterschied man zwischen Angestellten-Ersatzkassen und Arbeiter-Ersatzkassen. Danach konnte z. B. eine Angestellten-Ersatzkasse prinzipiell nur Angestellte aufnehmen. Mit dem GSG wurden die Ersatzkassen den übrigen Kassenarten gleichgestellt.

Mitglieder in den Selbstverwaltungsorganen der GKV werden über Sozialwahlen bestimmt. Bis auf wenige Ausnahmen (z. B. Ersatzkassen), wird der Verwaltungsrat paritätisch – das heißt je zur Hälfte – von der Versicherten- und der Arbeitgeberseite gebildet. Je nach Größe der Kasse besteht der Verwaltungsrat aus höchstens 30 Mitgliedern.

Zu den Aufgaben des Verwaltungsrats gehören u. a (§ 197 SGB V):

- der Beschluss einer Satzung, in der u. a. die Höhe des Beitragssatzes festgelegt wird,
- die Mitwirkung bei Verträgen mit den Leistungserbringern,
- Feststellung des Haushaltsplans.

Außerdem wählt der Verwaltungsrat für sechs Jahre einen hauptamtlichen Vorstand. Eine Wiederwahl ist möglich. Der Vorstand verwaltet die Krankenkasse und vertritt sie gerichtlich und außergerichtlich. **Abb. 20.2** zeigt die Organe der Krankenversicherungsträger der Orts-, Betriebs-, Innungs- und Ersatzkassen.

Bei den übrigen Krankenkassen z. B. Seekrankenkasse wird anstelle des Verwaltungsrats eine Vertreterversammlung gebildet. Die Vertreterversammlung hat höchstens 60 Mitglieder und wählt aus ihrer Mitte den Vorstand.

20.1.3 Verbände der gesetzlichen Krankenkasse

Die Orts-, Innungs- und Betriebskrankenkassen haben in jedem Bundesland Landesverbände gebildet (§ 207 SGB V, **Abb. 20.3**). Besteht in einem Land nur eine Krankenkasse einer Kassenart, nimmt diese Kasse gleichzeitig die Aufgaben des Landesverbandes wahr.

Die Landesverbände der einzelnen Kassenarten bilden jeweils einen Bundesverband: Bundesverband der Ortskrankenkassen (AOK), der Betriebskrankenkassen (BKK), der Innungskrankenkassen (IKK).

Die LKK sind in einem Bundesverband organisiert. Für die knappschaftliche Krankenversicherung nimmt die Deutsche Rentenversicherung Knappschaft–Bahn–See die Aufgabe eines Bundes- und Landesverbandes wahr (§ 212 SGB V). Der Aufbau dieser Kassenverbände als Körperschaften des öffentlichen Rechts ist gesetzlich geregelt.

Zu den Pflichten der Landes- und Bundesverbände gehören z. B. Beratung, Unterrichtung, Aufstellung

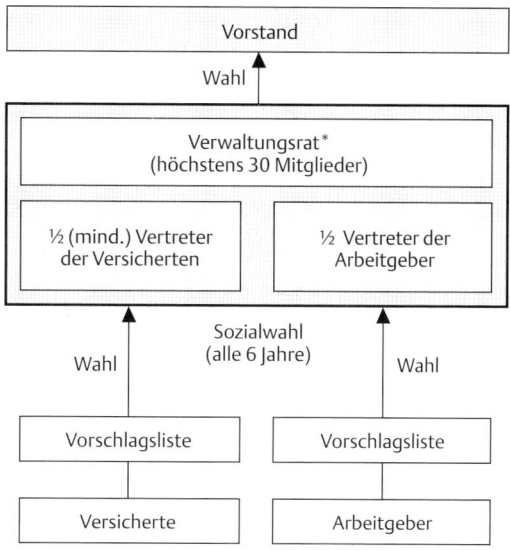

*Sonderfall: Bei den Ersatzkassen werden die Vertreter nur von den Versicherten gewählt.

Abb. 20.2 • Organe der Krankenversicherungsträger der Orts-, Betriebs-, Innungs- und Ersatzkassen.

und Auswertung von Statistiken und Mitwirkung beim Finanzausgleich der Mitgliedskassen untereinander. Vor allem wurde den Verbänden der Auftrag übertragen, Verträge mit den Leistungserbringern abzuschließen. So vereinbaren die Landesverbände u. a. Gesamtverträge mit den Kassenärztlichen Vereini-

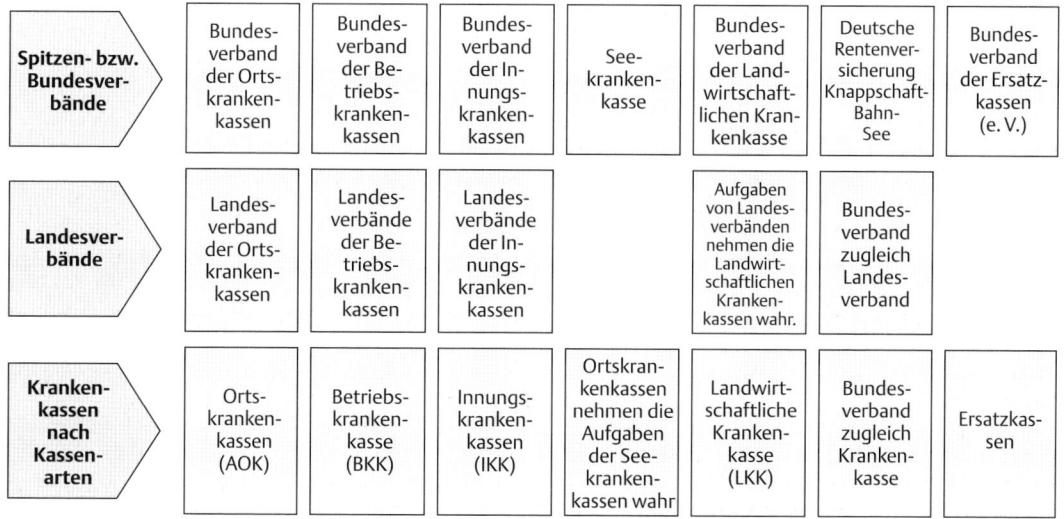

Abb. 20.3 • Die Krankenkassen und ihre Verbandsstruktur im Überblick (nach Schell, 1995).

gungen über die kassenärztliche Versorgung (§ 211 SGB V). In den Feldern Vergütung, Gesundheitsvorsorge, Rehabilitation und Erprobung können die Bundesverbände für ihre Mitglieder und deren Mitgliedskassen bindende Grundsatzentscheidungen treffen (§ 217 SGB V).

Die gleiche Funktion erfüllen für die Ersatzkassen die Verbände der Angestellten-Krankenkassen e. V. (VdAK) und der Arbeiter-Ersatzkassen-Verband e. V. (AEV).

Trotz dieser unterschiedlichen Organisationsstruktur haben sich die Bundesverbände aller Kassenarten zu den „Spitzenverbänden der Krankenkassen" zusammengeschlossen (§ 213 SGB V). Der Begriff umfasst den AOK-Bundesverband, BKK Bundesverband, Bundesverband der Innungskrankenkassen, Deutsche Rentenversicherung Knappschaft–Bahn–See, Bundesverband der landwirtschaftlichen Krankenkassen, Seekrankenkasse, die Verbände der Ersatzkassen. Sie haben ebenfalls bestimmte, vom Gesetzgeber zugewiesene Aufgabenfelder zu erfüllen, wie:

- Verhandlungen und Abschlüsse von Verträgen mit den Leistungserbringern,
- Vertretung der gemeinsamen Interessen im politischen Raum
- Vertretung der Verbandsziele in der Öffentlichkeit,
- Weiterentwicklung des Leistungskatalogs der gesetzlichen Krankenversicherung,
- Vereinbarungen über Qualitätssicherungsmaßnahmen bei zugelassenen Krankenhäusern,
- Zulassungsempfehlungen für Heil- und Hilfsmittel,
- Fortschreibung des Hilfsmittelverzeichnisses,
- Vereinbarungen über die Datenübermittlung gemäß § 301 Abs. 3 SGB V.

20.2 Kassenärztliche Vereinigungen und KBV

20.2.1 Die Kassenärztliche Vereinigung

Entstehungsgeschichte

Die Entstehung der Kassenärztlichen Vereinigungen geht zurück auf eine Notverordnung des Reichspräsidenten im Jahre 1931. Sie trug zur Schlichtung der finanziellen Spannung zwischen Ärzten und Krankenkassen bei. Endgültig wurden die Individualverträge des einzelnen Arztes mit einer Krankenkasse zu Kollektivverträgen abgelöst. Darin wurde auch geregelt, dass die Ausgaben für ärztliche Behandlungen an den Einnahmen der Krankenkassen zu koppeln waren. So wurde das System von regionalen Kassenärztlichen Vereinigungen erschaffen, gemeinsam vertreten durch die Kassenärztliche Vereinigung Deutschlands (KVD). Die Ärzte hatten damit neben der Pflicht zur flächendeckenden Versorgung auch den Sicherstellungsauftrag in die Hand bekommen. Allerdings standen sie unter der Kontrolle des Staates.

Der Aufbau der KVen nach dem Krieg knüpfte in den westlichen Bundesländern an die Notverordnung an und ist bis heute grundsätzlich erhalten geblieben.

Durch das GKV-Modernisierungsgesetz (GMG) wurde die Struktur der KVen erheblich verändert. Eine dieser Änderungen besteht in der Zusammenlegung kleinerer KVen, sofern sie weniger als 10 000 bzw. 5000 Mitglieder haben. Heute sind die Aufgaben und Rechte der KVen im Sozialgesetzbuch V (SGB V) geregelt. Hinzu tritt eine umfassende Rechtsprechung.

Rechtsstatus

> **D** Die Kassenärztliche Vereinigung ist der Zusammenschluss der an der vertragsärztlichen Versorgung teilnehmenden Ärzte. KVen sind als Einrichtungen der ärztlichen Selbstverwaltung als Körperschaften des öffentlichen Rechts definiert § 77 SGB V.

Durch diese Rechtsform ergeben sich wesentliche Konsequenzen:

- **Pflichtmitgliedschaft:** Alle zugelassenen oder ermächtigen Ärzte und Psychotherapeuten sind Mitglieder ihrer KVen. Aufgrund der Pflichtmitgliedschaft besteht ein Austritt ohne gleichzeitige Aufgabe des Status (zugelassener Vertragsarzt/Psychotherapeut) nicht.
- **Verbindlichkeit des Satzungsrechts:** Das Satzungsrecht der KVen erstreckt sich auf alle zugelassenen/ermächtigten Ärzte und Psychotherapeuten.
- **Disziplinarmaßnahmen**: Bei einer Pflichtverletzung können Disziplinarmaßnahmen ausgesprochen werden. Je nach Schwere des Verstoßes kommen als Sanktionen eine Verwarnung, ein Verweis oder eine Geldbuße bis zu 10 000 € in Betracht. Selbst das Ruhen der Zulassung bis zu zwei Jahren, das Entziehen der Zulassung oder der Widerruf der Ermächtigung kann ausgesprochen werden. Um einen Verstoß handelt es sich beispielsweise bei einer unkorrekten Honorarabrechnung, die unberechtigte Weigerung der Teilnahme am Notfalldienst, bei Rückdatierung einer Arbeitsunfähigkeitsbescheinigung oder durch die Überlassung eines blankounterzeichneten Rezeptformulars an Patienten.

Mitgliedschaft

Gemäß § 77 Abs. 3 SGB V sind Vertragsärzte (zugelassene Ärzte) und ermächtigte Krankenhausärzte Mitglieder in der KV. Der Vertragsarzt übernimmt gegenüber der KV mit der Zulassung oder Ermächtigung die Verpflichtung, sich zur Versorgung der Kassenmitglieder bereitzuhalten und ihre Behandlung im Rahmen der gesetzlichen und vertraglichen Bestimmungen durchzuführen (vgl. Sicherstellungsauftrag, S. 39).

Die Zulassung setzt die Eintragung in das bei der zuständigen Kassenärztlichen Vereinigung geführte Arztregister voraus. Eine Eintragung in das Arztregister ist vom Nachweis der Approbation als Arzt und dem erfolgreichen Abschluss einer fachärztlichen Weiterbildung abhängig. Ferner ist ein schriftlicher Antrag auf Zulassung beim Zulassungsausschuss erforderlich, der die Eignung für die Ausübung der vertragsärztlichen Tätigkeit prüft. Die Zulassung bewirkt die Mitgliedschaft in der KV (§ 95 SGB V).

Organe

Gemäß § 79 SGB V gibt es folgende Selbstverwaltungsorgane der KVen:
- die Vertreterversammlung,
- der hauptamtliche Vorstand.

Vertreterversammlung. Die Teilnehmer der Vertreterversammlung werden aus der Mitte der Mitglieder der KV gewählt. Sie ist das oberste Organ der vertragsärztlichen Selbstverwaltung. In der Regel ist die Anzahl der Mitglieder auf 30 beschränkt. Zu ihren Aufgaben zählen:
- Beschluss der Satzung,
- Wahl des Vorstandes und dessen Überwachung,
- Wahl der Mitglieder von Ausschüssen und der Mitglieder der Gemeinsamen Selbstverwaltung von Ärzten und Krankenkassen,
- Festlegung des Haushaltsplans,
- Abnahme des Rechnungsabschlusses.

Hauptamtlicher Vorstand. Die Vertreterversammlung wählt den hauptamtlichen Vorstand. Er besteht aus bis zu drei Mitgliedern. Seine Zusammensetzung ist in der Satzung bestimmt. Zu seinen Aufgaben gehören:
- die Vertretung der KV sowohl gerichtlich als auch außergerichtlich,
- Überwachung der laufenden Geschäftsführung.

Beide Organe werden jeweils für eine Amtsperiode von sechs Jahren gewählt.

Aufgaben

Die Aufgabenstellungen der KVen ergeben sich aus dem SGB V. Sie sind in **Tab. 20.2** dargestellt.

20.2.2 Die Kassenärztliche Bundesvereinigung

Auf Bundesebene bilden nach § 77 Abs. 4 SGB V die Kassenärztlichen Vereinigungen der Länder die KBV. Auch die Kassenärztliche Bundesvereinigung hat den Rechtsstatus einer Körperschaft des öffentlichen Rechts. Ihr Sitz ist in Köln.

Organe

Der organisatorische Zusammenhang zwischen KVen und KBV wird in **Abb. 20.4** dargestellt.

Die KBV verfügt über einen hauptamtlichen Vorstand und eine Vertreterversammlung. Die Vertreterversammlung ist das oberste beschließende Organ der KBV und besteht aus 60 Mitgliedern. Der Vorstand setzt sich aus zwei Mitgliedern, einem Vertreter der Hausärzte und einem Vertreter der Fachärzte, zusammen.

Aufgaben

Gesetzliche Aufgabenstellungen der KBV sind u. a.:
- Sie vertritt die politischen Interessen der Vertragsärzte auf Bundesebene z. B. bei Gesetzgebungsverfahren.
- Sie wirkt bei der Ausschussbesetzung mit, d. h.:
  - sie bildet gemeinsam mit den Bundesverbänden der Krankenkassen, der Bundesknappschaft und den Verbänden der Ersatzkassen den Gemeinsamen Bundesausschuss,
  - sie ist beteiligt im Bundesschiedsamt.
- Sie hat Vertragshoheit, d. h. sie schließt als Vertragspartner der Spitzenverbände der gesetzlichen Krankenkassen sowie anderer Sozialleistungsträger Verträge ab, z. B.
  - die Bundesmantelverträge,
  - Verträge mit besonderen Kostenträgern (z. B. Unfallversicherungsträger),
  - Verträge über den Datenaustausch zwischen KVen und Krankenkasse,
  - Vereinbarungen über einheitliche Qualitätserfordernisse für ärztliche Untersuchungs- und Behandlungsmethoden,

Tab. 20.2 Aufgabenstellungen der KVen

1. Sicherstellungsauftrag

Sicherstellung der ärztlichen Versorgung einschließlich des Notfalldienstes
- der Sicherstellungsauftrag gemäß § 72 SGB V bezieht sich darauf, den Versicherten und ihren Familienangehörigen eine ausreichende, zweckmäßige und wirtschaftliche Versorgung unter Berücksichtigung des allgemein anerkannten Standes der Medizin zu gewährleisten
- Bestandteil dieser Sicherstellung umfasst auch die Organisation des Notfalldienstes zu den sprechstundenfreien Zeiten (§ 75 SGB V)

Versorgung von Personen mit dienstrechtlichen Ansprüchen
- dazu gehören: Bundeswehr, Zivildienst, Grenzschutz, Bereitschaftspolizei

Erstellung eines Bedarfsplanes § 99 SGB V
- Erstellung und Veröffentlichung eines Bedarfsplans zur Sicherstellung der vertragsärztlichen Versorgung (Zulassungsbeschränkungen aufgrund von Überversorgung)

2. Interessenvertretung

Vertretung gegenüber Kostenträgern
- Wahrnehmung der wirtschaftlichen Interessen der Vertragsärzte gegenüber den Krankenkassen, anderen Kostenträgern, gesetzlichen Organen in Bund und Ländern

Beratung und Aufklärung der Ärzte
- schließt die Niederlassungsberatung bis zur Aufklärungsberatung in Abrechnungs- und Wirtschaftlichkeitsfragen ein
- Veränderungen werden im Deutschen Ärzteblatt sowie in Rundschreiben veröffentlicht

Honorierung der ärztlichen Leistung
- die KVen sorgen durch die Vereinbarung von Gebührenordnungen und Honorarverträgen dafür, dass die vertragsärztlichen Leistungen angemessen honoriert werden

Berufspolitische Vertretung
- Wahrung des Grundsatzes der freiberuflichen ärztlichen Tätigkeit
- Wahrung der Niederlassungsfreiheit sowie freie Arztwahl des Patienten

Weiterentwicklung der vertragsärztlichen Versorgung
- Durchführung von Forschungsvorhaben
- Verbesserung der Gebührenordnungsstruktur

3. Gewährleistungsauftrag

Überwachung der ordnungsgemäßen Erbringung der vertragsärztlichen Leistungen
- KVen haben eine Gewähr gegenüber den Krankenkassen für die ordnungsgemäße Erbringung der vertragsärztlichen Leistungen zu übernehmen

Prüfungsfunktion
- Überprüfung der Abrechnungen vor Weitergabe an die Krankenkasse auf Plausibilität und sachlich-rechnerische Richtigkeit. Grundlage bilden die geltenden Gebührenordnungen

Disziplinarische Ahndung von Verstößen
- Kontrolle über die Einhaltung der Pflichten in der vertragsärztlichen Versorgung
- Anwendung von Disziplinierungsmaßnahmen bei Verstoß (Verwarnung, Verweis, Geldbußen bis zu 10000 € oder Anordnung des Ruhens der Zulassung bis zu zwei Jahren)

Qualitätsprüfung
- die KV ist nach § 136 Abs. 2 SGB V verpflichtet, die Qualität der in der vertragsärztlichen Versorgung erbrachten Leistungen im Einzelfall durch Stichproben zu prüfen
- die Kriterien der Qualitätsprüfung, die Auswahl, der Umfang und das Verfahren der Stichproben werden in Richtlinien des Gemeinsamen Bundesausschusses festgelegt

4. Vertragshoheit

Abschluss der Gesamtverträge gemäß § 83 SGB V
- *abgeschlossen auf Landesebene*: sind öffentlich-rechtliche Verträge der KV mit den Landesverbänden der Krankenkassen und den Verbänden der Ersatzkassen über die vertragsärztliche Versorgung. Im Gesamtvertrag wird beispielsweise die Höhe der Gesamtvergütung vereinbart, die von der bzw. den Krankenkassen gezahlt wird (§ 85 SBG V)

Abschluss von Dreiseitigen Verträgen
- mit den Verbänden der Krankenkassen und den Verbänden der Krankenhäuser zur Gewährleistung eines nahtlosen Übergangs aus der ambulanten Behandlung in die stationäre Versorgung
- die Verträge regeln u. a. die Förderung des Belegarztwesens (§ 115 SGB V)

Tab. 20.2 (Fortsetzung)

5. Ausschussbesetzung	
Organisation des Zulassungswesens durch die Errichtung des Zulassungsausschusses für Ärzte	• als Organ der gemeinsamen Selbstverwaltung entscheidet er über die Zulassung von Vertragsärzten oder die Ermächtigung von (Krankenhaus-)Ärzten bzw. Institutionen. Der Ausschuss entscheidet über die Entziehung der Zulassung oder über den Widerruf der Ermächtigung. In Zulassungssachen der Ärzte ist er paritätisch besetzt mit je 3 Vertretern der Ärzte und der Kassen. Der Vorsitz wechselt. Die Mitglieder führen ihr Amt als Ehrenamt
Errichtung der Prüfungs- und Beschwerdeausschüsse	• nach § 106 SGB V überwachen KVen und Krankenkassen die Wirtschaftlichkeit der vertragsärztlichen Versorgung. Für die Wirtschaftlichkeitsprüfung werden bei den KVen Prüfungs- und Beschwerdeausschüsse gebildet. Der Prüfungsausschuss hat die Funktion, auf Antrag der KV oder einer Krankenkasse, zu entscheiden, ob der Vertragsarzt bei seiner Behandlungs- und Verordnungsweise gegen das Wirtschaftlichkeitsgebot verstoßen hat und welche Maßnahmen zu treffen sind
Mitwirkung bei der Errichtung der Landesschiedsämter § 89 Abs. 2 SGB V	• bei Nichteinigung der Vertragspartner übernehmen sie die Aufgabe über den Inhalt von Verträgen zwischen KV und Krankenkassen zu entscheiden
Bildung des Landesausschusses der Ärzte und Krankenkassen	• gemäß § 90 SGB V wird in jedem Bundesland ein solcher Landesausschuss gebildet Aufgaben: • Beratung des Bedarfsplanes • Entscheidung über das Bestehen einer Überversorgung oder einer Unterversorgung • Beschluss von Zulassungsbeschränkungen

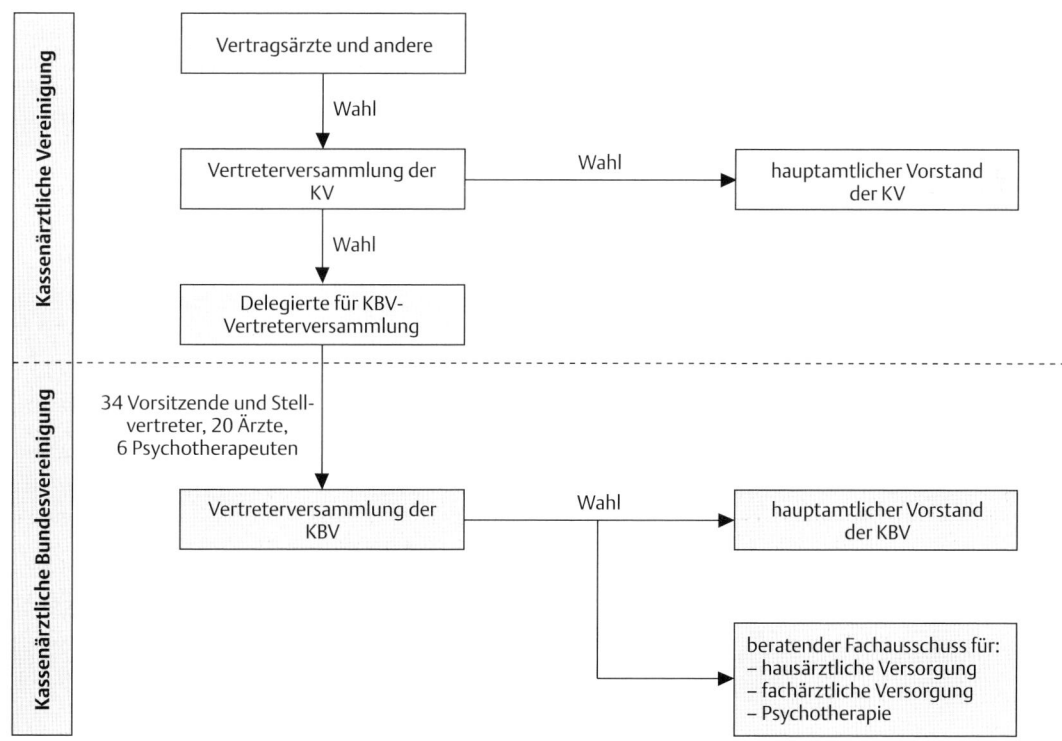

Abb. 20.4 • Organisatorischer Zusammenhang zwischen KVen und KBV (nach Quasdorf, 2004).

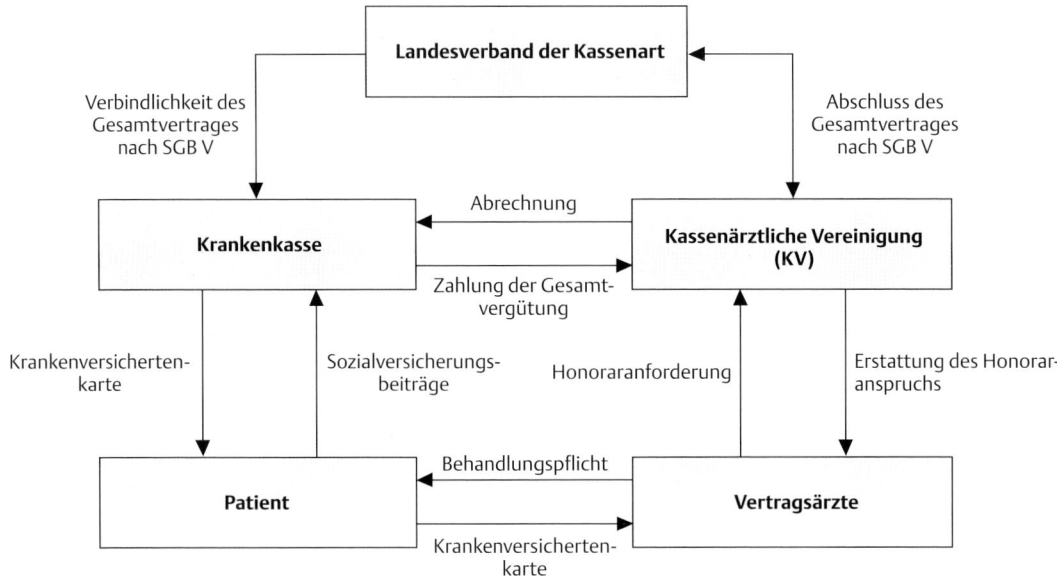

Abb. 20.5 ▪ Beziehungsfünfeck (Quasdorf, 2004).

- Vereinbarungen über ambulantes Operieren im Krankenhaus.
- Sie führt den Fremdkassenausgleich durch (dieser wird z. B. angewendet, wenn ein Versicherter der AOK Südlicher Oberrhein einen Arzt in München, der der KV Bayern angehört, konsultiert).
- Sie führt das Bundesärzteregister. (Im Bundesärzteregister werden alle Einträge der Ärzteregister auf Landesebene dokumentiert. Dadurch kann kein Arzt in mehreren Arztregistern gleichzeitig gespeichert werden.)
- Sie gibt bundeseinheitliche Richtlinien zur Qualitätssicherung heraus.

20.2.3 Rechtsbeziehung im Vertragsarztrecht

Die rechtliche Beziehung zwischen Arzt, Vertragspatient sowie KV und Krankenkassen ist äußerst komplex. Sie lassen sich schematisch in einem Beziehungsfünfeck darstellen (**Abb. 20.5**).

Grundlage der Beziehung zwischen Arzt und Patient bildet der § 611 BGB. Zwischen dem Vertragsarzt und dem Patienten besteht ein privat-rechtlicher Dienstvertrag, auch Arzt- bzw. Behandlungsvertrag genannt (Kap. 11, S. 75). Mitglieder der gesetzlichen Krankenversicherung belegen ihr Anrecht auf eine vertragsärztliche Behandlung durch Vorlage der Krankenversicherungskarte oder eines Überweisungsscheins (Sachleistungsprinzip). Der Arzt führt für seinen Patienten eine oder mehrere Leistungen durch. Die Vergütung des Arztes wird von der Krankenkasse nicht direkt an ihn entrichtet. Er rechnet seine Leistung gegenüber seiner Kassenärztlichen Vereinigung unter Zugrundelegen der Gebührenordnung und Beachtung der Abrechnungsbestimmungen ab. Die KV rechnet mit der zuständigen Krankenkasse ab oder erhält von ihr eine vereinbarte Gesamtvergütung. Diese wird von der KV entsprechend der zur Abrechnung vorgelegten Einzelleistungsnachweise der Ärzte an die Ärzte verteilt. Der Kassenpatient schließlich ist Mitglied der Krankenkasse. Sie erhält die nötigen Geldmittel durch Beiträge von ihren Mitgliedern bzw. deren Arbeitgebern und stellt für die Inanspruchnahme von Leistungen einen Berechtigungsschein, die Versichertenkarte, aus.

Im Folgenden wird exemplarisch die Rechtsbeziehung zwischen Kassenärztlicher Vereinigung und den Krankenkassen näher erläutert:

Bundesmantelverträge. Rechtsgrundlage für die Arbeit des Vertragsarztes sind Verträge (**Abb. 20.6**). Die vertragsärztliche Versorgung in der gesetzlichen Krankenversicherung wird auf zwei Ebenen geregelt. So vereinbaren die Kassenärztliche Bundesvereinigung und die Spitzenverbände der gesetzlichen Krankenversicherung auf Bundesebene die Bundesmantelverträge, geregelt in §§ 82, 87 SGB V. Die Kassenärztli-

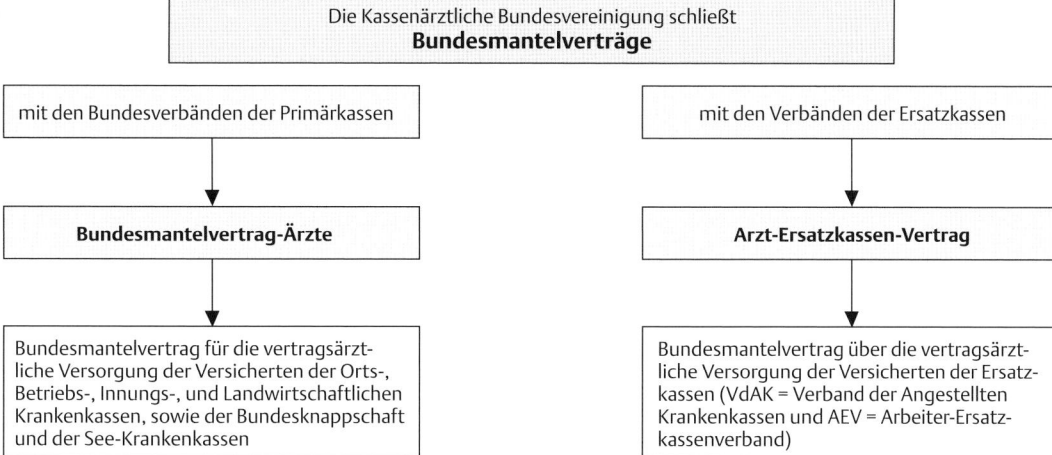

Abb. 20.6 ▪ Bundesmantelverträge (nach Effer, 2005).

che Bundesvereinigung hat zwei Bundesmantelverträge abgeschlossen. Zum einen den Bundesmantelvertrag-Ärzte, im Bereich der Ersatzkassen den so genannten Arzt-Ersatzkassen-Vertrag. Er ähnelt in Art und Umfang dem Bundesmantelvertrag-Ärzte.

Aufgabe der Bundesmantelverträge ist es, bundesweit einheitliche Standards für die vertragsärztliche Versorgung zu gewährleisten. Sie enthalten Vorschriften über Inhalt und Umfang der vertragsärztlichen Versorgung, die Rechte und Pflichten der Vertragsärzte, Vorgaben für die zu verwendenden Formulare (Verordnung von Arzneimittel oder Heil- und Hilfsmitteln) sowie die Abrechnung vertragsärztlicher Leistungen mittels EDV. Bestandteil davon ist der Einheitliche Bewertungsmaßstab und die Richtlinien des Gemeinsamen Bundesausschusses sowie besondere Vereinbarungen, die als Anlage zu den Bundesmantelverträgen getroffen wurden, wie z. B. Anlage 2: Vordruckvereinbarung.

Gesamtverträge. Die „Mantelverträge" werden auf der Landesebene durch so genannte Gesamtverträge näher ausgestaltet (§§ 82, 83, 85 SGB V). Dabei werden die Gesamtverträge wesentlich durch die Bundesmantelverträge geprägt. Alles, was in einem Bundesmantelvertrag geregelt ist, kann in den Gesamtverträgen nicht ergänzt oder geändert werden. Es gilt auch hier der Grundsatz „Bundesrecht bricht Landesrecht". Andererseits können in die Bundesmantelverträge keine Regelungen aufgenommen werden, die das Gesetz ausdrücklich den Partnern der Gesamtverträge zuweist.

Der Abschluss der Gesamtverträge erfolgt zwischen der Kassenärztlichen Vereinigung, den Landesverbänden der Krankenkassen und den Verbänden der Ersatzkassen. Der wesentliche Inhalt der Gesamtverträge bezieht sich auf die Abrechenbarkeit ärztlicher Leistungen, die Festlegung der Vergütung (Gesamtvergütung), die Form der Abrechnung zwischen Ärzten und der KV sowie die Rechnungslegung der KV gegenüber den Krankenkassen.

20.3 Ärztekammer und Bundesärztekammer

20.3.1 Ärztekammer

Rechtsstatus und Organisation

Die Kammergesetze bilden die Rechtsgrundlage ärztlicher Selbstverwaltung. Ebenso wie die KVen sind die Landesärztekammern Körperschaften des öffentlichen Rechts, nehmen allerdings die Berufsvertretung für alle approbierten Ärzte war.

Eine Landesärztekammer besteht in jedem Bundesland. Weil in Nordrhein-Westfalen zwei Ärztekammern entsprechend den beiden Landesteilen gebildet wurden, gibt es heute insgesamt 17 Ärztekammern als Körperschaften öffentlichen Rechts.

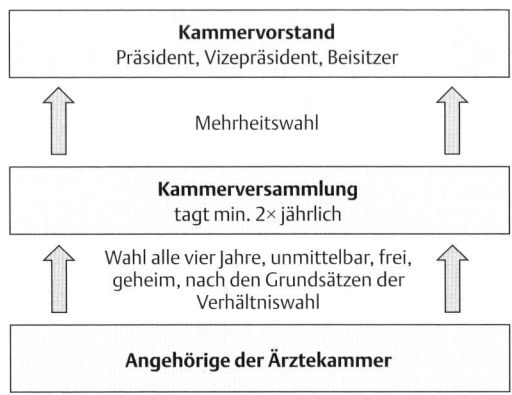

Abb. 20.7 · Organe der Ärztekammer (nach Ärztekammer Nordrhein, 2005).

Mitgliedschaft

Alle approbierten Ärzte gehören kraft Gesetz der Ärztekammer des Bundeslandes an, in dem sie ihren Beruf ausüben oder ihren Wohnsitz haben (sofern sie ihren Beruf nicht ausüben). Das gilt unabhängig davon, ob der Arzt angestellt, beamtet, in einer Praxis niedergelassen, oder im Ruhestand ist. Das führt dazu, dass kein Arzt aus seiner Landesärztekammer austreten kann. Es besteht eine Pflichtmitgliedschaft.

Da die Landesärztekammern nicht über Steuermittel finanziert werden, ist jeder Arzt zur Zahlung eines Mitgliedsbeitrags (Umlage) verpflichtet. Die Höhe des Beitrags wird von den Landesärztekammern jeweils in einer Beitragssatzung festgelegt. Da jede Landesärztekammer autonom die Beitragshöhe vereinbart, können Unterschiede in der Beitragspflicht von Kammer zu Kammer bestehen.

Aufgaben

Die Ärztekammern übernehmen eine Vielzahl an Aufgaben. Neben dem Erlass einer Weiterbildungsordnung, die die ärztliche Weiterbildung regelt, einer Berufsordnung, die standesrechtliche Vorschriften enthält und Verstöße sanktioniert, fördern die Landesärztekammern die ärztliche Fortbildung durch Unterhaltung von Akademien. Sie wirken bei der Durchführung der Berufsausbildung und beruflichen Fortbildung in den Heilhilfsberufen mit und übernehmen Aufgaben der ärztlichen Qualitätssicherung. Zudem überwachen sie die Erfüllung der Berufspflichten. Die Verletzung der Berufspflicht von Ärzten wird über die Berufsgerichtsbarkeit der Heilberufe verfolgt.

Seit Mitte der 70iger Jahre haben die Landesärztekammern Gutachterkommissionen und Schlichtungsstellen eingerichtet. Im Einzelnen haben diese zu klären, ob gesundheitliche Komplikationen auf einen ärztlichen Behandlungsfehler zurückzuführen sind. Patienten, die sich durch eine ärztliche Behandlung geschädigt fühlen, erhalten damit die Möglichkeit einer Begutachtung und Bewertung ihres Falls. Dadurch kann häufig eine außergerichtliche Einigung zwischen Arzt und Patient erreicht werden.

Die Entscheidungen der Gutachterkommissionen und Schlichtungsstellen sind lediglich Feststellungen oder Empfehlungen. Wenn der Patient oder Arzt mit der Entscheidung nicht einverstanden ist, kann er den ordentlichen Rechtsweg beschreiten.

Bei einzelnen Ärztekammern wurden darüber hinaus Ethikkommissionen gebildet, die ärztliche Behandlungen aus ethischer Sicht beurteilen, insbesondere Forschungsvorhaben.

Organe

Die Angehörigen der Ärztekammer wählen in unmittelbarer, freier, gleicher und geheimer Wahl die Delegierten der Kammerversammlung (**Abb. 20.7**). Sie ist das oberste Organ der Landesärztekammer.

Jeder Wahlberechtigte hat eine Stimme. Die Wahl zur Kammerversammlung ist eine Listenwahl. Zudem erfolgt die Wahl nach dem Grundsatz der Verhältniswahl. Die Wahlperiode umfasst vier Jahre.

Der Vorstand, bestehend aus dem Präsidenten, dem Vizepräsidenten und einer unterschiedlichen Zahl an Beisitzern, wird von der Kammerversammlung gewählt. Er erledigt die laufenden Geschäfte der Landesärztekammer. Als Legislativorgan obliegt der Kammerversammlung u. a. die Beschlussfassung der Satzung und Geschäftsordnung, der Berufs- und Weiterbildungsordnung sowie die Beitragsordnung der Ärztekammern. Weiterhin wird von ihr der Haushaltsplan verabschiedet und die Besetzung der bei der Ärztekammer arbeitenden Ausschüsse festgelegt.

20.3.2 Bundesärztekammer

Die Bundesärztekammer (BÄK) ist die Spitzenorganisation der ärztlichen Selbstverwaltung in Deutschland. Sie ist keine Körperschaft des öffentlichen Rechts, sondern ein freiwilliger Zusammenschluss der 17 Ärztekammern in der Rechtsform eines nicht eingetragenen Vereins. Der einzelne Arzt gehört damit der Bundesärztekammer lediglich mittelbar als Mitglied seiner Ärztekammer an.

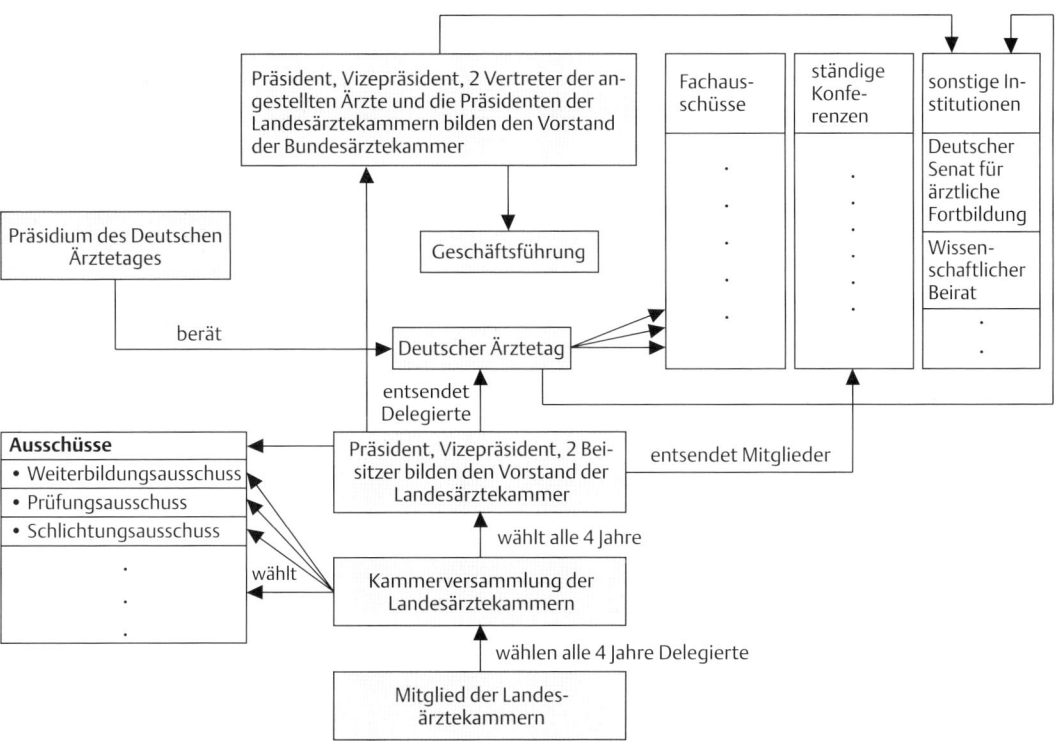

Abb. 20.8 ▪ Organisatorischer Zusammenhang zwischen LÄK und BÄK (Beske, 1999).

Aufgaben

Unter anderem dient die BÄK dem Erfahrungsaustausch unter den Ärztekammern und fördert die ärztliche Fortbildung z. B. durch Fortbildungskongresse.

Neben dem Beschluss einer Muster-Weiterbildungsordnung, die u. a. den Inhalt, Dauer und zeitlichen Ablauf der Weiterbildung bestimmt, nimmt die Bundesärztekammer die Wahrung der beruflichen Belange der Ärzteschaft auf Bundesebene war, z. B. in der Bundesgesetzgebung.

Ebenso beschließt sie eine Muster-Berufsordnung, die Rechte und Pflichten der approbierten Ärzte enthält. Darunter fällt z. B. die Schweigepflicht des Arztes oder die Dokumentationspflicht. Die Muster-Berufsordnung ist nicht verbindlich, da das Grundgesetz die Kompetenz für berufsrechtliche Regelungen den Ländern zugewiesen hat. In der Regel wird in den Ländern die Berufsordnung aber weitgehend deckungsgleich von den Landesärztekammern übernommen.

Organe

Alljährlich wird der Deutsche Ärztetag (Hauptversammlung) einberufen, das „Parlament der Ärzteschaft". Er besteht aus insgesamt 250 Delegierten, die im Verhältnis der Mitgliederzahlen der Ärztekammer entsendet werden. Zu den Aufgaben des Deutschen Ärztetages gehört die Wahl eines Vorstandes. Der Vorstand besteht aus dem Präsidenten, zwei Vizepräsidenten, den Präsidenten der Landesärztekammern und zwei weiteren Ärzten(innen). Der organisatorische Zusammenhang zeigt die nachfolgende **Abb. 20.8**.

20.4 Gemeinsame Selbstverwaltung

20.4.1 Gemeinsamer Bundesausschuss

Den Rahmen für die Ausgestaltung der medizinischen Versorgung gibt der Gesetzgeber vor. Die Einzelheiten legt die gemeinsame Selbstverwaltung fest. Zentrales Gremium der gemeinsamen Selbstverwaltung im Gesundheitswesen, auch als „kleiner Gesetzgeber" bezeichnet, ist der *Gemeinsame Bundesausschuss (G-BA)*. Der Gemeinsame Bundesausschuss ist eine juristische Person des öffentlichen Rechts. Aufgabe des Gremiums ist es, die Leistungen, die von der gesetzlichen Krankenversicherung zu übernehmen sind, durch Richtlinien zu konkretisieren. So hat der Gemeinsame Bundesausschuss beispielsweise Richtlinien zu beschließen u. a. über die:

- Einführung neuer Untersuchungs- und Behandlungsmethoden,
- Verordnung von Arznei-, Heil- und Hilfsmitteln,
- Verordnung von Krankentransporten,
- Bewertung von Untersuchungs- und Behandlungsmethoden im Krankenhaus.

Die vom Ausschuss erstellten Richtlinien sind als so genanntes „untergesetzliches Recht" verbindlich (**Abb. 20.9**).

20.4.2 Mitglieder des Gemeinsamen Bundesausschusses

Der Gemeinsame Bundesausschuss wird von der Kassenärztlichen –, der Kassenzahnärztlichen Bundesvereinigung, der Deutschen Krankenhausgesellschaft, den Spitzenverbänden der Krankenkassen, der Deutschen Rentenversicherung Knappschaft–Bahn–See und den Verbänden der Ersatzkassen gebildet (§ 91 SGB V). Er steht unter der Aufsicht des Bundesministeriums für Gesundheit und Soziale Sicherung. Je nach zu bearbeitender Thematik variiert auch die beschlussfassende Zusammensetzung des Gemeinsamen Bundesausschusses. Prinzipiell besteht er (**Abb. 20.10**) aus insgesamt 21 Mitgliedern, davon je:

- neun Vertretern der Krankenkassen (benannt von deren Spitzenverbänden),
- neun Vertretern der Leistungserbringer (diese wechseln je nach Thematik),
- sowie drei unparteiischen Mitgliedern (davon ein Vorsitzender).

Neu hinzugekommen sind Patientenvertreter, die erstmals ein Antrags- und Mitspracherecht haben, jedoch kein Stimmrecht bei Beschlussfassungen. Sie können mit neun Mitgliedern an den Sitzungen des Ausschusses teilnehmen.

20.4.3 Institut für Qualität und Wirtschaftlichkeit (IQWiG)

Unterstützt wird der Gemeinsame Bundesausschuss von einem staatsunabhängigen Institut für Qualität und Wirtschaftlichkeit im Gesundheitswesen (IQWiG). Beratende Gremien des Institutes sind ein Kuratorium sowie ein wissenschaftlicher Beirat. Die gesetzliche Basis für das Institut findet sich im § 139a SGB V. Dem IQWiG obliegen im Einzelnen:

- die Bewertung von Behandlungsleitlinien,
- die Abgabe von Empfehlungen zu strukturierten Behandlungsprogrammen (DMP),

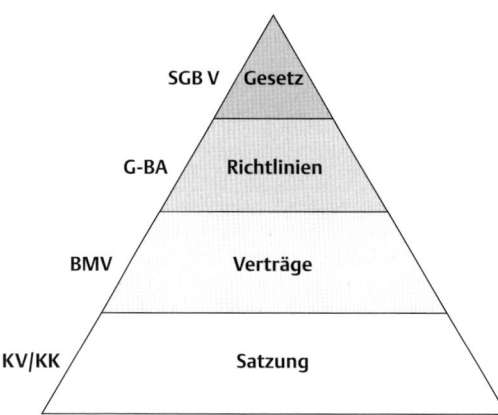

Abb. 20.9 • Rechtsstellung des Gemeinsamen Bundesausschusses (Bronner, 2005).

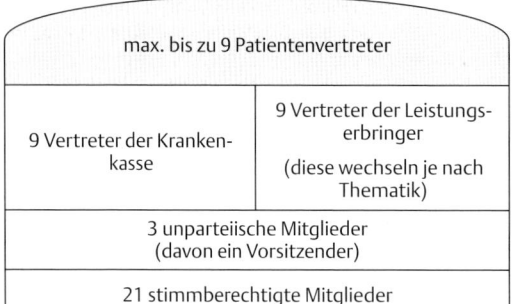

Abb. 20.10 • Zusammensetzung des Gemeinsamen Bundesausschusses (Bronner, 2005).

- die Nutzenbewertung von Arzneimitteln sowie
- die Herausgabe von Patienteninformationen.

20.4.4 Finanzierung des Gemeinsamen Bundesausschusses

Der Gemeinsame Bundesausschuss und das Institut für Qualität und Wirtschaftlichkeit wird durch Systemzuschläge im ambulanten und stationären Sektor getragen (§ 91 Abs. 2 SGB V i. V. m. § 139 c SGB V). Für den Bereich des stationären Sektors wird beispielsweise für jeden abgerechneten voll- und teilstationären Krankenhausfall vom Krankenhaus ein Systemzuschlag zusätzlich in Rechnung gestellt. Dieser Zuschlag (Zuschlag GemBA) muss vom Krankenhaus gesondert in der Rechnung ausgewiesen werden.

Fragen und Aufgaben

1. Mehr als 15 000 ehrenamtliche Vertreter von Arbeitgebern und Versicherten kümmern sich in der Sozialversicherung um Anliegen von Patienten, Rentnern, Arbeitslosen und Beitragszahlern. Diese Mitwirkung nennt man Selbstverwaltung.
   a. Was versteht man unter dem Begriff der Selbstverwaltung?
   b. Welche Organe gibt es in der Selbstverwaltung der Versicherungsträger?
   c. Wie werden die Organmitglieder gewählt?
   d. Welche Funktionen übernehmen die Organe für die Versicherten und Versicherungsträger? Nennen Sie jeweils 3 Aufgaben.
   e. Erörtern Sie die unterschiedliche Zusammensetzung der Selbstverwaltung in der Sozialversicherung.
   f. Erklären Sie die Unterschiede zwischen Sozialwahl und politischer Wahl.
2. Nennen Sie mindestens sechs Kassenarten in der gesetzlichen Krankenversicherung.
3. Skizzieren Sie die Organisationsstruktur der gesetzlichen Krankenkassen.
4. Wie ist die Organisation der Selbstverwaltung der Krankenkassen und ihrer Verbände geregelt?
5. In einem Zeitungsbericht der Ärzte Zeitung vom 30.04.2003 heißt es:
   Bekommt die Selbstverwaltung der Ärzte eine zweite Chance?
   Reformpläne sollen modifiziert werden – Vertragsmonopol bleibt bei KVen.
   a. Die Kassenärztliche Vereinigung (KV) ist eine Einrichtung der ärztlichen Selbstverwaltung. Welche Aufgaben übernimmt die KV gegenüber ihren Mitgliedern? Führen Sie aus.
   b. Kraft Gesetz (§ 77 SGB V) sind die Kassenärztlichen Vereinigungen (KV) als „Körperschaft des öffentlichen Rechts" errichtet. Welche Rechtsfolgen zieht das nach sich? Geben Sie zwei Beispiele.
6. Nach § 77 Abs. 4 SGB V bilden die Kassenärztlichen Vereinigungen (KV) der Länder auf Bundesebene die KBV.
   a. Was bedeutet die Abkürzung KBV?
   b. Welcher organisatorische Zusammenhang besteht zwischen den KVen und der KBV?
   c. Nennen Sie mindestens vier gesetzliche Verpflichtungen der KBV.
7. Stellen Sie in einem Schaubild die Rechtsbeziehung zwischen den an der vertragsärztlichen Versorgung Beteiligten dar und erläutern Sie dieses.
8. Welche beiden Bundesmantelverträge gibt es?
9. Was ist wesentlicher Bestandteil der Gesamtverträge?
10. Im Gegensatz zu den Kassenärztlichen Vereinigungen, die nur die Vertragsärzte in vertragsärztlichen Fragen vertreten, ist die Ärztekammer die Interessenvertretung aller Ärzte.
    a. Welche Ärzte sind Mitglied einer Ärztekammer?
    b. Nennen Sie 4 Aufgaben, die die Ärztekammern nach dem Heilberufsgesetz und dem Berufsbildungsgesetz zu erfüllen haben.
    c. Welche Rechtsform haben die Landesärztekammer und die Bundesärztekammer?
11. Wie setzt sich der Gemeinsame Bundesausschuss zusammen (Sitzverteilung)?
12. Wie werden der Gemeinsame Bundesausschuss und das Institut für Qualität und Wirtschaftlichkeit finanziert?
13. Kreuzen Sie die richtigen Aussagen an. Bei Einführung einer neuen Untersuchungs- und Behandlungsmethode werden die Kosten von den Krankenkassen in der Regel erst dann übernommen, wenn:
    ☐ eine entsprechende Richtlinie des Gemeinsamen Bundesausschuss verabschiedet wurde.
    ☐ der Medizinische Dienst eine diesbezügliche Empfehlung ausgesprochen hat.
    ☐ der Stand der Wissenschaft in Form einer Leitlinie gesichert ist.
    ☐ der Versicherte einen begründeten Antrag gestellt hat.
    ☐ ein einschlägiges Urteil des Bundessozialgerichts vorliegt.

21 Altersstruktur der Bevölkerung

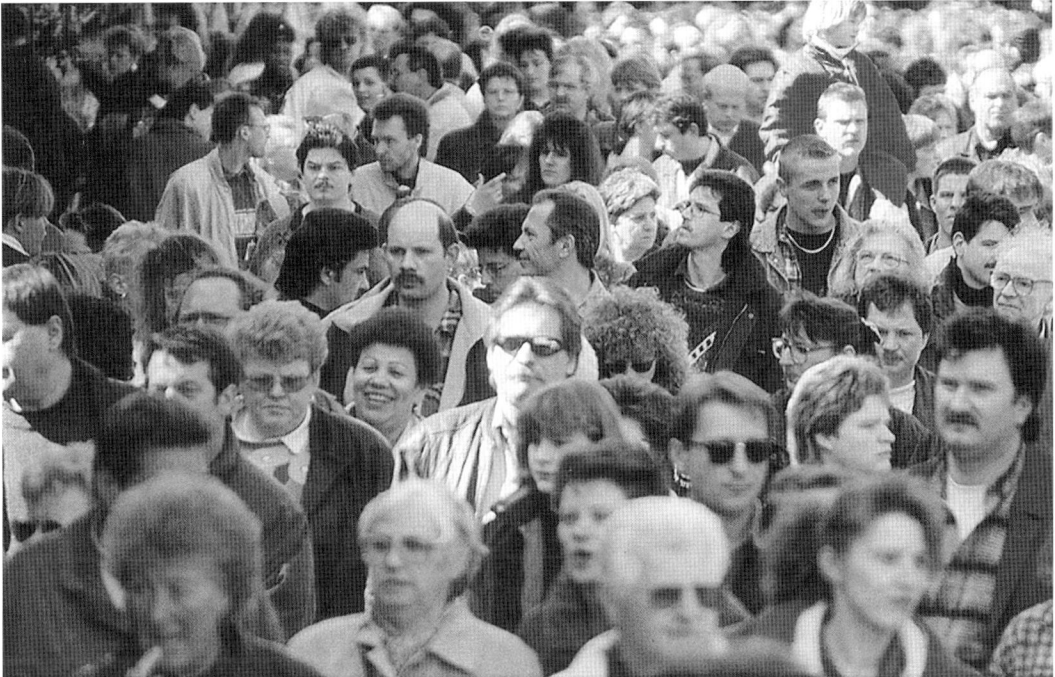

Überblick

21.1 Bevölkerungspyramide · 193

21.2 Multimorbidität · 194

21.1 Bevölkerungspyramide

Immer mehr Menschen erreichen ein höheres Lebensalter, sind aber im Alter häufiger krank und oft auch dauerhaft behandlungs- oder pflegebedürftig. Heute liegt die Lebenserwartung der Frauen bei rund 80 Jahren; bei Männern etwa um 74. Bis zum Jahr 2050 wird sie sich auf knapp 86,6 Jahre (Frauen) beziehungsweise 81,1 Jahre (Männer) erhöhen.

Die steigende Lebenserwartung wirkt sich auf die Altersstruktur der Bevölkerung aus. Immer mehr ältere stehen immer weniger jüngeren Menschen gegenüber. Bis zum Jahr 2050 wird der Anteil der unter 20-Jährigen an der Gesamtbevölkerung schrumpfen, hingegen werden die mindestens 60-Jährigen ungefähr einen doppelt so großen Anteil an der Gesamtbevölkerung haben wie heute. Der Anteil der Generation mit 80+ wird 2050 fast dreimal so groß sein und könnte im Jahre 2050 bei ca. 12 % liegen.

Die Bevölkerungspyramide, die vor dem Ersten Weltkrieg noch die klassische Form eines Dreiecks mit der Spitze nach oben hatte, wird nahezu auf dem Kopf gestellt (**Abb. 21.1**).

21.2 Multimorbidität

Hinzu kommt, dass mit zunehmender Lebenserwartung gleichzeitig die Wahrscheinlichkeit ansteigt, an mehreren Erkrankungen und Behinderungen zu leiden (Multimorbidität). Meist sind diese Krankheiten chronisch und beeinflussen sich wechselseitig. Dies betrifft insbesondere Krankheitsbereiche wie:
- Krankheiten des Herz- und Kreislaufsystems,
- Krankheiten des Stütz- und Bewegungssystems,
- Krankheiten des zentralen Nervensystems,
- Zahnfleisch- und Zahnbetterkrankungen.

Ein zusätzlicher Versorgungsbedarf zeichnet sich ebenfalls bei den Volkskrankheiten Diabetes, Asthma, Rheuma sowie Krebs ab. Aber auch solche Erkrankungen, die sich in der Regel erst im fortgeschrittenen Alter zeigen, wie Parkinson oder Demenz, nehmen zu.

Diese Tendenz wird sich auf die Frequentierung von Gesundheitsleistungen auswirken sowie auf das System der sozialen Sicherung Einfluss nehmen, v. a. auf seine Finanzierung.

Fragen und Aufgaben

1. In der nachfolgenden **Tab. 21.1** ist der prognostizierte Altersaufbau der Bevölkerung Deutschlands dargestellt. Interpretieren Sie die Zahlen und diskutieren Sie die Auswirkungen auf die Frequentierung von Gesundheitsleistungen sowie auf das System der sozialen Sicherung.
2. Aus Quellen des Statistischen Bundesamtes liegt Ihnen folgende Auswertung zur Entwicklung der Bevölkerungsstruktur vor **(Abb. 21.2)**. Interpretieren Sie die Grafik.

Tab. 21.1 : Altersaufbau der Bevölkerung Deutschlands (Statistisches Bundesamt, 2003)

Jahr	Insgesamt am Jahresende	Davon im Alter von ... bis ... Jahren			
		Unter 20	20–59	60 und älter Insgesamt	80 und älter
	Millionen	In %			
1950	69,3	30,4	55,0	14,6	1,0
1970	78,1	30,0	50,1	19,9	2,0
1990	79,8	21,7	57,9	20,4	3,8
2001	82,4	20,9	55,0	24,1	3,9
2010	83,1	18,7	55,7	25,6	5,0
2030	81,2	17,1	48,5	34,4	7,3
2050	75,1	16,1	47,2	36,7	12,1

Multimorbidität 21.2

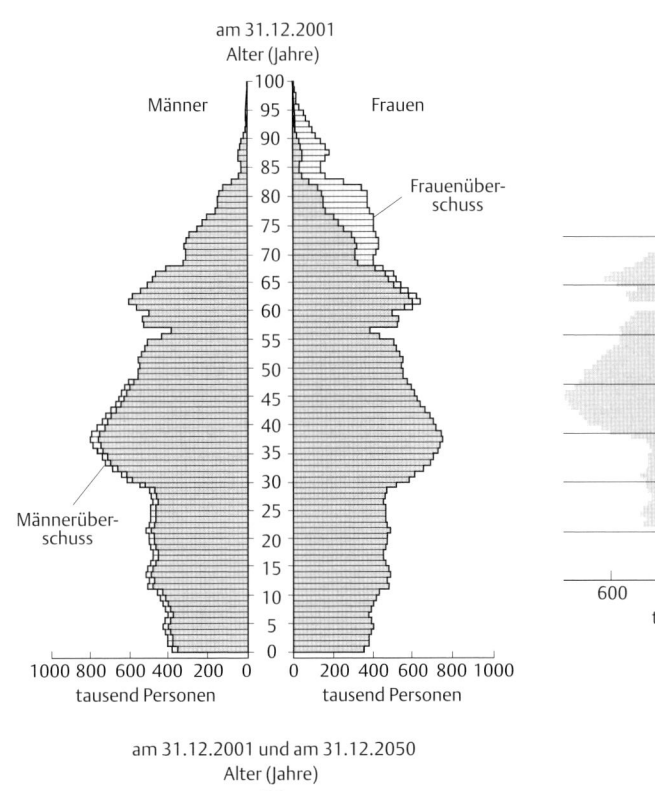
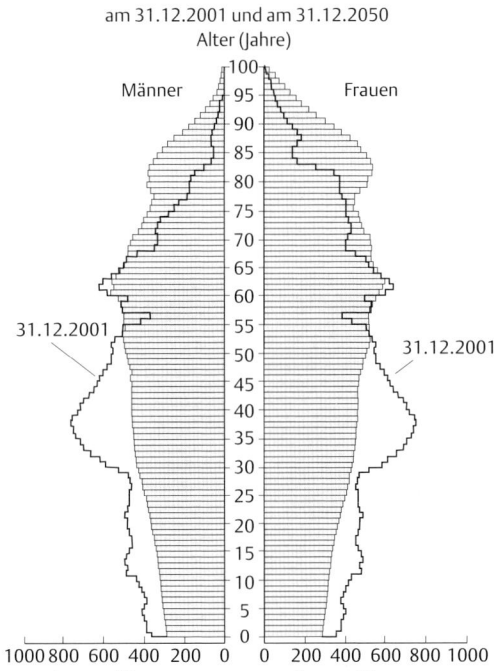

Abb. 21.1 • Bevölkerungspyramide (Statistisches Bundesamt, 2003 a).

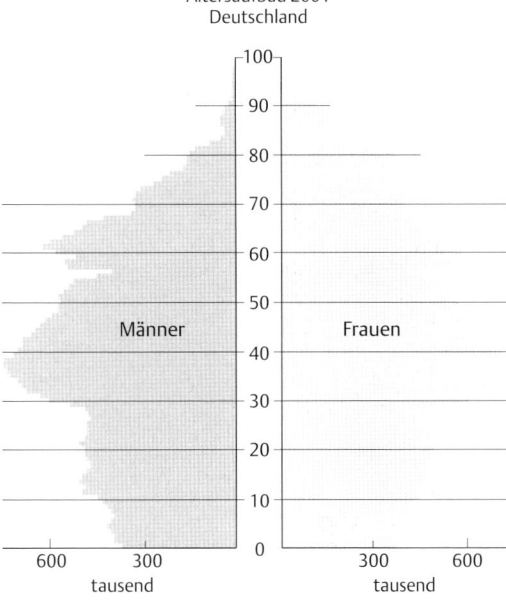
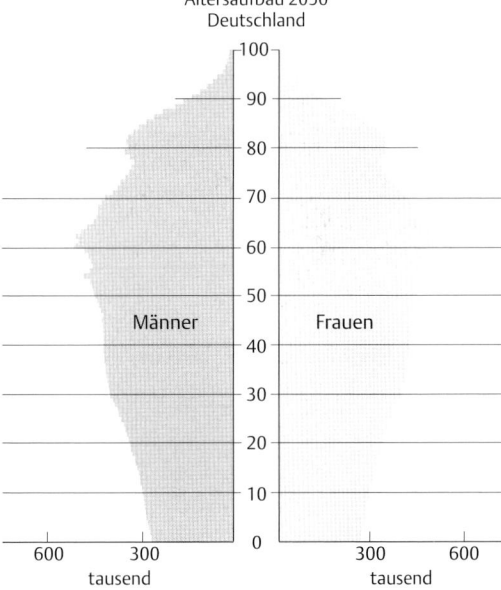

Abb. 21.2 • Altersaufbau in Deutschland 2001 und 2050 (Statistisches Bundesamt, 2003 b).

22 Wachsende Eigenverantwortung/Eigenleistung der Versicherten

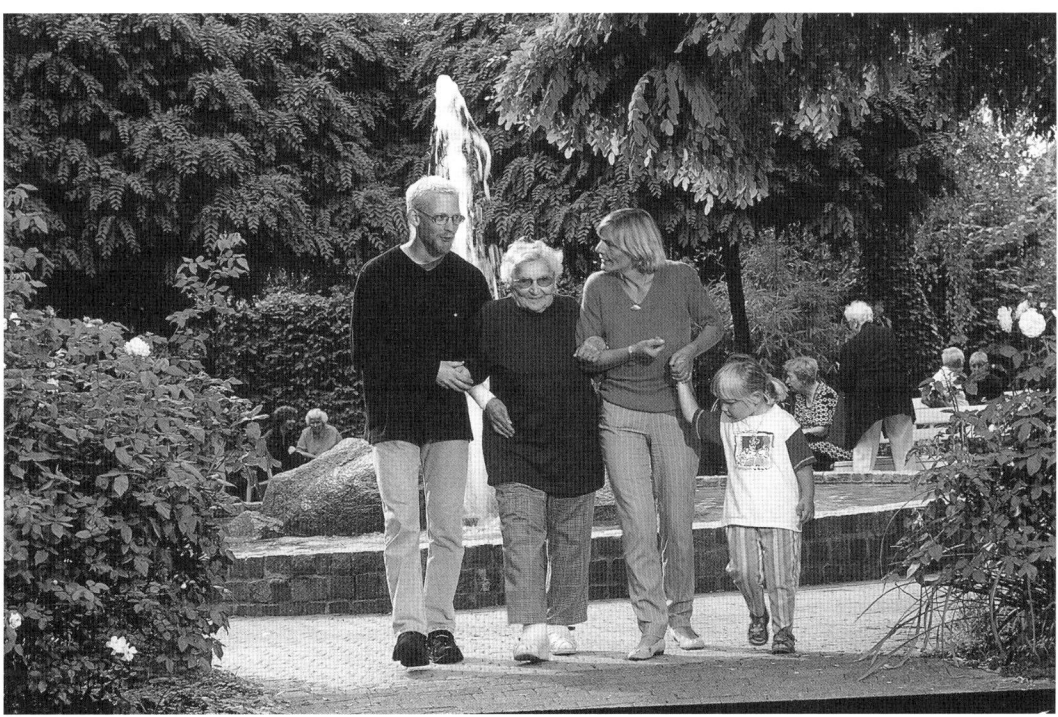

Überblick

- 22.1 Eigenverantwortlichkeit im Sozialrecht • 197
- 22.2 Eigenverantwortlichkeit in der Gesellschaft • 198

22.1 Eigenverantwortlichkeit im Sozialrecht

Durch den demografischen Wandel wird dem Grundsatz der Eigenverantwortlichkeit im Sozialrecht eine besondere Rolle zuteil. Er wurde bereits u. a. in § 1 SGB V „Solidarität und Eigenverantwortung" verankert:

„Die Krankenversicherung als Solidargemeinschaft hat die Aufgabe, die Gesundheit der Versicherten zu erhalten, wiederherzustellen oder ihren Gesundheitszustand zu bessern.
Die Versicherten sind für ihre Gesundheit mitverantwortlich; sie sollen durch:

- eine gesundheitsbewusste Lebensführung,
- frühzeitige Beteiligung an gesundheitlichen Vorsorgemaßnahmen sowie
- aktive Mitwirkung an Krankenbehandlung und Rehabilitation dazu beitragen, den Eintritt von Krankheit und Behinderung zu vermeiden oder ihre Folgen zu überwinden.

Die Krankenkassen haben den Versicherten dabei durch Aufklärung, Beratung und Leistungen zu helfen und auf gesunde Lebensverhältnisse hinzuwirken."

22.2 Eigenverantwortlichkeit in der Gesellschaft

Vor 20 Jahren nahm Gesundheitsförderung und Prävention noch keinen so hohen Stellenwert ein wie heute. Zwischenzeitlich befürworten mehr als 80 Prozent der deutschen Versicherten tief greifende Gesundheitsreformen und sind bereit, mehr Eigenverantwortung zu tragen und eine höhere Selbstbeteiligung in Kauf zu nehmen (Studie der Unternehmensberatung BBDO Consulting gemeinsam mit dem Meinungsforschungsinstitut Emnid, 2003).

Die Forderung nach mehr Eigenverantwortung geht aber weit über finanzielle Aspekte (Eigenbeteiligungen, Selbstbehalte) hinaus. Wichtiger ist, dass immer mehr Menschen bereit sind, das individuelle Verhalten und die Lebensbedingungen so zu gestalten, dass die Gesundheit erhalten und Krankheit sowie Behinderung weitgehend vermieden wird. Vor allem, weil sich eine große Zahl Krankheiten auf gesundheitsschädliches Verhalten (Rauchen, Bewegungsmangel, falsche Ernährung) zurückführen lässt. Bereits im Kindes- und Jugendalter muss der Grundstein zur gesundheitsbewussten Einstellung gelegt werden. Dies nicht zuletzt, weil bereits hier die Hauptgründe (z. B. Bewegungsmangel, falsche Ernährung) für eine Reihe von Erkrankungen liegen, die das Krankheitsspektrum im Erwachsenenalter prägen. So wird derzeit etwa jedes fünfte Kind und jeder fünfte Jugendliche in Deutschland als übergewichtig eingestuft. Bei sieben Prozent aller Kinder liegt eine Adipositas (Fettleibigkeit) vor. Die Tendenz ist steigend.

Zur Bewusstseinsbildung und Wissensvermittlung in Gesundheitsfragen sind nicht nur die Erbringer von Gesundheitsdienstleistungen und die Kostenträger gefordert, sondern alle Unternehmen. Themen wie z. B. „Gesundheit am Arbeitsplatz" werden zukünftig im gesamten Wirtschaftsleben bedeutsam sein.

Fragen und Aufgaben

1. Welche Bedeutung kommt der Eigenverantwortung der Versicherten in der gesetzlichen Krankenversicherung zu?
2. Wie können Sie selbst mehr „Eigenverantwortung" für ihre Gesundheit übernehmen?
3. Nehmen Sie zur folgenden Aussage Stellung.
„Die Forderung nach mehr Eigenverantwortung ist doch nur eine schöne Umschreibung für Sozialabbau und Entsolidarisierung."

23 Sozialbudget und Sozialleistungsquote

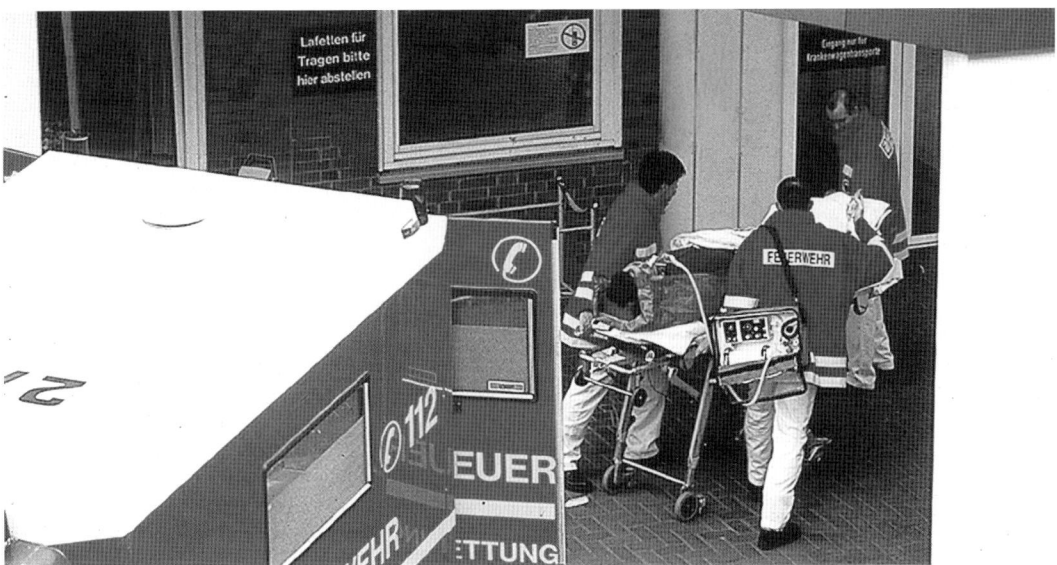

Überblick

23.1 Was ist das Sozialbudget? • 199

23.2 Was versteht man unter Sozialleistungsquote? • 200

23.1 Was ist das Sozialbudget?

Ein wichtiger Anhaltspunkt für den finanziellen Umfang des Sozialstaats stellt das Sozialbudget dar. Es handelt sich um einen von der Bundesregierung vorgelegten Bericht, der in einem bestimmten Zeitraum die in der Bundesrepublik Deutschland gewährten Sozialleistungen sowie ihre Finanzierung aufzeigt. Dabei ist gleichgültig, ob dies in den Aufgabenbereich von Bund, Ländern oder Gemeinden fällt und woher das Geld kommt (Arbeitnehmer, Arbeitgeber, Steuern, Beiträge usw.).

In der Regel fließen Daten vom Statistischen Bundesamt, den Statistischen Landesämtern sowie verschiedenen anderen Statistikproduzenten ein.

Im Sozialbudget werden die sozialen Leistungen und die zugehörigen Finanzierungsströme nach verschiedenen Merkmalen klassifiziert. Vorgenommen wird eine Gliederung nach Funktionen als auch eine nach Institutionen. Dazu gehören die Leistungen der fünf Sozialversicherungsträger (also Renten-, Kranken-, Unfall-, Pflege-, und Arbeitslosenversicherung), Kindergeld, Lohnfortzahlung der Arbeitgeber im Krankheitsfall, steuerliche Maßnahmen u.a.m. Für das Jahr 2003 betrug das Sozialbudget 694 427 Millionen Euro. Dies entspricht Sozialausgaben von 8416 € pro Kopf und Jahr. **Tab. 23.1** gibt einen Überblick über die Verteilung der sozialen Leistungen auf die wichtigsten Bereiche.

Gleichzeitig gibt das Sozialbudget Auskunft über strukturelle Veränderungen in der Sozialpolitik. So stieg der Anteil der Ausgaben für Gesundheit am Sozialbudget 2003 von 233 268 Millionen Euro (2002) auf 235 217 Millionen Euro. Für Alter und Hinterbliebene wurden 2003 rund 266 094 Millionen Euro der sozialen Leistungen aufgewendet; 2002 waren es lediglich 260 102 Millionen Euro. Ursache für diese Steigerung ist vor allem die demografische Entwicklung.

Tab. 23.1 Sozialbudget, Leistungen nach Institutionen und Funktionen (Statistisches Bundesamt, 2005)

Gegenstand der Nachweisung Deutschland	Einheit	2002	2003
Sozialbudget[1]			
Sozialleistungen insgesamt[2]	Mill. EUR	685 091	694 427
Sozialleistungen pro Kopf	EUR	8 281	8 416
Sozialleistungsquote[3]	v. H.	32,4	32,6
Leistungen nach Institutionen			
Allgemeine Systeme	Mill. EUR	436 860	446 401
Allgemeine Systeme inkl. Beiträge des Staates	Mill. EUR	473 715	483 913
darunter:			
• Rentenversicherung	Mill. EUR	232 922	238 508
• Krankenversicherung	Mill. EUR	141 227	143 337
• Pflegeversicherung	Mill. EUR	17 287	17 407
• Unfallversicherung	Mill. EUR	11 253	11 344
• Arbeitsförderung	Mill. EUR	71 025	73 317
Sondersysteme	Mill. EUR	5 541	5 820
Leistungssysteme des öffentlichen Dienstes	Mill. EUR	52 083	52 713
Leistungssysteme der Arbeitgeber	Mill. EUR	55 956	52 580
Entschädigungssysteme	Mill. EUR	5 708	5 557
Förder- und Fürsorgesysteme	Mill. EUR	55 185	57 273
darunter:			
• Kindergeld[4]	Mill. EUR	108	132
• Erziehungsgeld	Mill. EUR	3 648	3 481
Direkte Leistungen insgesamt	Mill. EUR	610 425	619 427
Direkte Leistungen inkl. Beiträge des Staates	Mill. EUR	648 188	657 856
Indirekte Leistungen	Mill. EUR	74 666	75 032
darunter:			
• Familienleistungsausgleich	Mill. EUR	36 046	36 080
Leistungen nach Funktionen			
Ehe und Familie	Mill. EUR	101 073	101 734
Gesundheit	Mill. EUR	233 268	235 217
Beschäftigung	Mill. EUR	66 686	68 717
Alter und Hinterbliebene	Mill. EUR	260 102	266 094
übrige Funktionen	Mill. EUR	21 907	22 697

[1] Quelle: Bundesministerium für Gesundheit und Soziale Sicherung, Bonn.
[2] Berechnungsstand März 2005. >>Sozialleistungen insgesamt<< nach Konsolidierung der Beiträge des Staates.
[3] Sozialleistungen im Verhältnis zum Bruttoinlandsprodukt.
[4] Ab 1. 1. 1996 ist das Kindergeld im Rahmen des Familienleistungsausgleichs neu geregelt worden.
Aktualisiert am 9. Juni 2005

23.2 Was versteht man unter Sozialleistungsquote?

Summen in dieser Höhe kann man in ihrer Bedeutung allerdings erst interpretieren, wenn man sie in das Verhältnis zu einer Vergleichsgröße setzt. Eine geeignete Vergleichsgröße stellt das Bruttoinlandsprodukt (BIP) dar.

Setzt man das Sozialbudget ins Verhältnis zum Bruttoinlandsprodukt (BIP) des gleichen Jahres so ergibt sich daraus die *Sozialleistungsquote* (in Prozent):

$$\text{Sozialleistungsquote} = \frac{\text{Sozialbudget}}{\text{BIP}}$$

Anhand der Sozialleistungsquote lässt sich feststellen, welche Bedeutung soziale Leistungen im Vergleich zur gesamtwirtschaftlichen Leistung eines Staates haben. Sie betrug 2003 bundesdurchschnittlich knapp 32,6 %. Das besagt, dass mehr als jeder dritte erwirtschaftete Euro für soziale Leistungen aufgewendet wurde.

Fragen und Aufgaben

1. Welche Angaben und welche Untergliederungen enthält das Sozialbudget?
2. Wie ist die „Sozialleistungsquote" definiert und was sagt sie aus?

VII Geschäftsprozesse erfolgsorientiert steuern

24 Grundzüge des Qualitätsmanagements

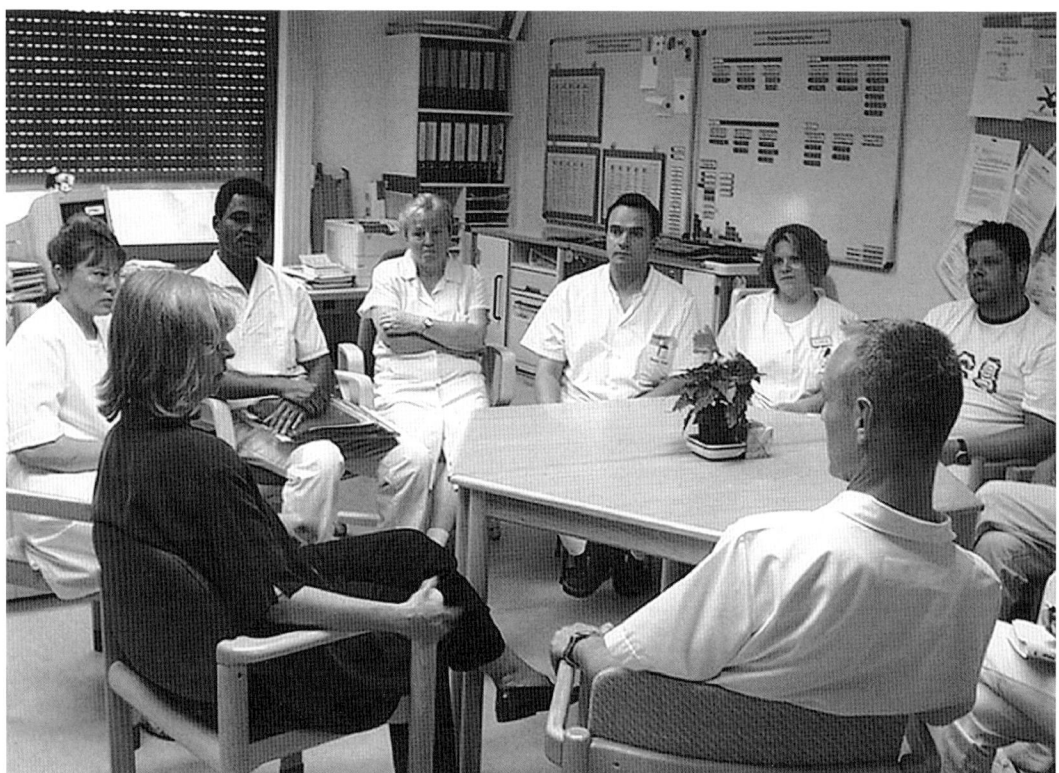

Überblick

24.1 Begriff und Dimensionen der Qualität • 202

24.2 Gesetzliche Regelungen zur Qualitätssicherung • 204

24.3 Total Quality Management (TQM) • 205

24.4 Zertifizierung • 206
24.4.1 KTQ – Kooperation für Transparenz und Qualität im Krankenhaus • 206
24.4.2 EFQM • 207
24.4.3 Gemeinsamkeiten und Unterschiede von EFQM und KTQ • 210
24.4.4 Weitere Zertifikate und Auszeichnungen • 210

24.1 Begriff und Dimensionen der Qualität

Qualität, Qualitätssicherung und Qualitätsmanagement sind Begriffe, die in den letzten Jahren im Gesundheitswesen enorm an Bedeutung gewonnen haben.

Das Wort „Qualität" stammt aus dem lateinischen („qualis" = wie beschaffen) und sagt etwas über die „Güte", „Beschaffenheit" oder den „Wert" eines Objektes aus. Um die Vielzahl der Definitionsmöglichkeiten widerzuspiegeln, werden hier zwei unterschiedliche Erklärungen genannt.

> Die DIN ISO 8402:1995 versteht unter Qualität die „Gesamtheit von Merkmalen (und Merkmalswerten) einer Einheit bezüglich ihrer Eignung, festgelegte und vorausgesetzte Erfordernisse zu erfüllen."

> Nach der EN ISO 9000:2000 ist Qualität der „Grad, in dem ein Satz inhärenter Merkmale Anforderungen erfüllt."

In der Wissenschaft werden häufig drei unterschiedliche Dimensionen von Qualität beschrieben:
- Strukturqualität,
- Prozessqualität,
- Ergebnisqualität.

Diese Begriffe finden sich an unterschiedlicher Stelle des SGB V wieder.

Strukturqualität. Hierunter ist insbesondere die organisatorische, personelle und sachliche Ausstattung der Einrichtung zu subsumieren. Strukturqualität wird unter anderem geprägt durch:
- die *Personalausstattung*, z. B. welche Ausbildung, welche Erfahrungen notwendig sind, damit ein Arzt bestimmte Therapie- oder Diagnosemaßnahmen durchführen darf,
- die *Personalqualifikation*, d. h. die Kompetenz, die berufliche Fort- und Weiterbildung und die Motivation aller Mitarbeiter (z. B. Teilnahme an Qualitätszirkeln/Weiterbildungsveranstaltungen),
- die *Infrastruktur*, z. B. die Räumlichkeiten und technische Ausstattung sowie deren Inspektion und Wartung,
- die *Organisationsstrukturen* (Ablauforganisation),
- die finanziellen *Mittel*.

Die Strukturqualität kann durch Zeugnisse und Bescheinigungen nachgewiesen werden. Dabei wird unterstellt, dass die vorhandenen Strukturen Einfluss auf die Behandlungs- und Betreuungsprozesse und -ergebnisse haben. Mängel in der Strukturqualität können in einer personellen Minderbesetzung bestehen, ebenso auf organisatorischen Defiziten beruhen, beispielsweise wenn ein Patient zu einer Röntgenuntersuchung einbestellt wird, zu einer Zeit, in der noch keine Behandlung stattfindet.

Prozessqualität. Die Prozessqualität hebt auf die Leistungserbringung selber ab und untersucht die während der Leistungserbringung eingesetzten Verfahren, Methoden und Techniken. Bei der Prozessqualität stellt sich die Frage nach dem „Wie der Behandlung?". Die Prozessqualität kann unter folgenden Aspekten betrachtet werden:
- Dauer des Krankenhausaufenthalts,
- verständliche Aufklärung der Patienten,
- Wartezeiten der Notaufnahme,
- Qualität der Dokumentation,
- Qualität der präoperativen Diagnostik.

Die Prozessqualität ist vergleichbar durch Prüfgrößen, Standards oder durch den Vergleich mit (Durchschnitts-)Normen. Prozessmängel können darin bestehen, dass nicht sachgerechte Verfahren zur Anwendung kommen.

Ergebnisqualität. Die Ergebnisqualität kann sowohl anhand objektiver Veränderungen (z. B. Veränderung des Gesundheitsstatus und der Lebensqualität der Patienten) als auch anhand subjektiver Kriterien (z. B. Patientenzufriedenheit) gemessen werden.

Allerdings ist die Ergebnisqualität in vielen Fällen nicht feststellbar, aufgrund der Komplexität von vielen Krankheiten oder Unwägbarkeit bei Krankheitsabläufen. Dennoch gibt es geeignete Parameter, um die Ergebnisqualität messbar zu machen z. B.:

Tab. 24.1 : Qualitätsdimensionen aus Patienten- und Krankenhausperspektive (Breinlinger-O'Reilly, 1997)

Patientenperspektive (Beispiele)	Qualitätsdimension	Krankenhausperspektive (Beispiele)
- Image des Krankenhauses - Parkmöglichkeiten - Ausstattung der Patientenzimmer - technisches Angebot (TV usw.) - Besuchszeiten	**Strukturqualität**	- stimmiges Organisationskonzept - patientenorientiertes Angebot - qualifiziertes Personal - hoher technischer Standard
- aufmerksame Betreuung - keine unangenehmen Wartezeiten	ist Grundlage für **Prozessqualität**	- Einhaltung der vorgesehenen Verweildauer - geringe Reibungsverluste in der Arbeit zwischen den Abteilungen und Berufsgruppen
- Wiederherstellung des subjektiven Gesundheitsempfindens	ist Grundlage für **Ergebnisqualität**	- hohe Patientenzufriedenheit - Gewinn/kein Verlust - Wirtschaftlichkeit - geringe Infektionsraten - hoher Hygienestandard

- postoperative Komplikationen,
- Wundinfektionen,
- Wiederaufnahme des Patienten wegen der selben Erkrankung.

Im Krankenhaus lassen sich die Qualitätsdimensionen wie in **Tab. 24.1** (s. S. 201) darstellen.

24.2 Gesetzliche Regelungen zur Qualitätssicherung

Unter Qualitätssicherung versteht man die Gesamtheit der Maßnahmen (organisatorische, technische und motivierende), um die Qualität der Versorgung der Patienten zu sichern, zu verbessern und das medizinisch/pflegerische/organisatorische Wissen weiterzuentwickeln. Dies muss in einem vernünftigen Verhältnis zu den Kosten und Risiken stehen.

Aus ärztlich-ethischer Verantwortung heraus ist Qualitätssicherung eine ureigenste Aufgabe, die Bestandteil der ärztlichen Berufsausbildung und Berufsausübung ist.

Gesetzliche Grundlage für die Qualitätssicherung bildet das Sozialgesetzbuch mit seinen einschlägigen Paragrafen (§ 135 bis § 139 SGB V). Ergänzend dazu sind weitere Gesetze bzw. Verordnungen zu beachten, wie die Röntgenverordnung (RöV) oder das Infektionsschutzgesetz (IfSG). Einen Einblick über die gesetzlichen Regelungen zur Qualitätssicherung gibt **Abb. 24.1**.

Gesetzliche Regelungen zur Qualitätssicherung

Qualitätssicherung im Sozialrecht

- Richtlinien der Bundesausschüsse (§ 92 SGB V)
- Pflicht zur fachlichen Fortbildung (§ 95d SGB V)
- zweiseitige Verträge und Rahmenempfehlungen über Krankenhausbehandlung (§ 112 SGB V)
- Qualitäts- und Wirtschaftlichkeitsprüfung der Krankenhausbehandlung (§ 113 SGB V)
- ambulantes Operieren im Krankenhaus (§ 115b SGB V)
- Bewertung von Untersuchungs- und Behandlungsmethoden (§ 135 SGB V)
- Verpflichtung zur Qualitätssicherung (§ 135a SGB V)
- Förderung der Qualität durch die Kassenärztlichen Vereinigungen (§ 136 SGB V)
- Qualitätssicherung in der vertragsärztlichen Versorgung (§ 136a SGB V)
- Qualitätssicherung in der vertragszahnärztlichen Versorgung (§ 136b SGB V)
- Qualitätssicherung bei zugelassenen Krankenhäusern (§ 137 SGB V)
- Förderung der Qualitätssicherung in der Medizin (§ 137b SGB V)
- Bewertung von Untersuchungs- und Behandlungsmethoden im Krankenhaus (§ 137c SGB V)

Qualitätssicherung im Berufsrecht

- Heilberufe-Kammergesetz
- Berufsordnung der Landesärztekammer
- Weiterbildungsordnung der Landesärztekammer

Qualitätssicherung in anderen gesetzlichen Regelungen

- Röntgenverordnung (RöV)
- Infektionsschutzgesetz (IfSG)
- Medizinproduktegesetz (MPG)

Abb. 24.1 • Gesetzliche Regelungen zur Qualitätssicherung (ein Auszug).

24.3 Total Quality Management (TQM)

Den umfassendsten Qualitätsmanagementansatz stellt das so genannte Total Quality Management (TQM) dar. Die Entstehung des Total Quality Management (TQM)-Ansatzes lässt sich nach Japan in die 50er und 60er Jahre zurückverfolgen. Allerdings stammen die wesentlichen Grundlagen dafür von zwei Amerikanern, W. Edwards Deming und J.J. Juran. Bereits 1930 entwickelten beide die Theorie der kontinuierlichen Qualitätsverbesserung. In Deutschland hat sich der TQM-Ansatz erst Anfang der 80er Jahre durch Masing etabliert.

Die Grundpfeiler des Konzeptes lassen sich an den drei Wortbestandteilen (konzeptionelle Merkmale) verdeutlichen (**Abb. 24.2**):

- **T für Total:** d. h. alle Personen, die an der Dienstleistungserstellung teilnehmen (von den Mitarbeitern über die Lieferanten bis hin zu allen Kundengruppen), sollen in den Qualitätsmanagementprozess einbezogen werden;
- **Q für Quality:** Qualität ist das oberste Unternehmensziel („quality first") und ordnet alle Aktivitäten des Dienstleistungsunternehmens an den Kundenbedürfnissen unter. Nicht die Maximierung der Qualität steht im Vordergrund, sondern vielmehr ihre Optimierung aus Kundensicht. Der Qualitätsbegriff ist dabei umfassend gemeint. Qualität beschränkt sich nicht nur auf das Produkt oder die Dienstleistung, sondern beinhaltet ebenso die Optimierung von Prozessen, die technische Ausstattung, die Arbeitsbedingungen, die personellen Ressourcen und die Außenbeziehungen;
- **M für Management:** das M hebt schließlich die Führungsaufgabe und die Führungsqualität hervor. Das Management (auf allen Ebenen) hat einerseits die Qualität als Unternehmensziel in den Vordergrund zu stellen, übernimmt andererseits selbst eine Leit- und Vorbildfunktion. Die Mitarbeiter werden durch das Management in die qualitätsbeeinflussenden Entscheidungen und Maßnahmen integriert. D. h., der ständige Verbesserungsprozess wird von der Unternehmensführung eingeführt (top-down), ist aber von den Mitarbeitern umzusetzen (bottom-up).

> **M** *Damit ist TQM ein auf der Mitwirkung aller ihrer Mitglieder basierende Führungsmethode einer Organisation, die Qualität in den Mittelpunkt stellt und durch Zufriedenstellung der Kunden auf langfristigen Geschäftserfolg sowie auf Nutzen für die Mitglieder der Organisation und für die Gesellschaft zielt (DIN ISO 8402, 1995).*

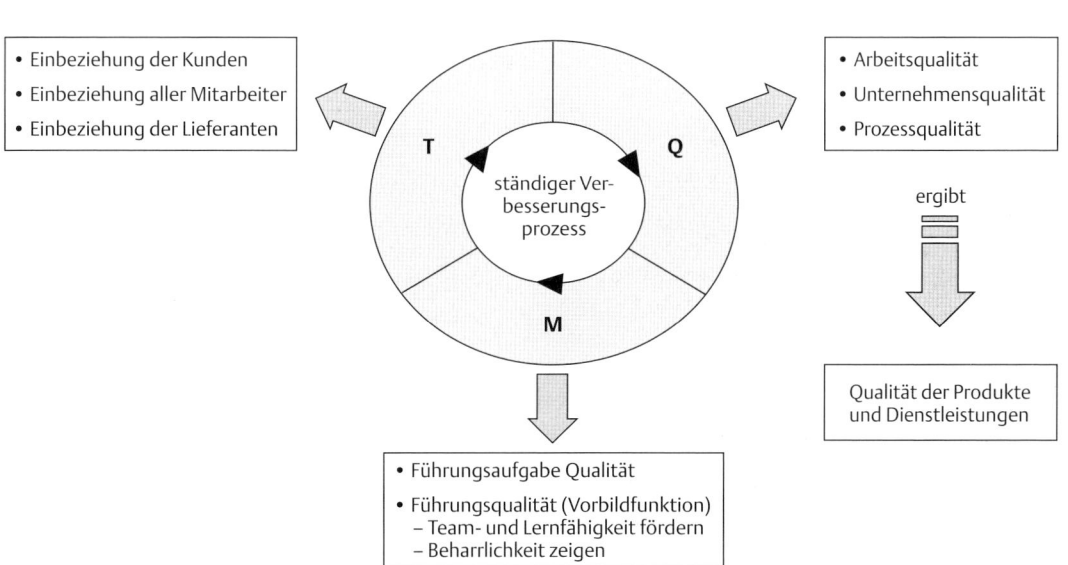

Abb. 24.2 • Das TQM-Konzept (nach Zollondz, 2001).

24.4 Zertifizierung

Seit Jahren wird im Gesundheitswesen daran gearbeitet, Qualität vergleichbar zu machen. Hierzu sollen Zertifikate beitragen. Zertifikate über ein Managementsystem bestätigen einem Unternehmen oder einer Einrichtung, die Einhaltung bestimmter vorgegebener Standards.

> Gemäß einer Umfrage „…*sind etwa 15 Prozent aller Krankenhäuser nach DIN EN ISO 9000 ff. zertifiziert; weitere 18 Prozent haben eine Selbstbewertung nach EFQM durchgeführt. Das stärkste Gewicht wird künftig der von den Selbstverwaltungspartnern entwickelten KTQ zukommen: Laut Krankenhaus-Barometer planen fast 75 Prozent aller Krankenhäuser, sich durch KTQ zertifizieren zu lassen"* (Das Krankenhaus, 4/2002).

Durch die Teilnahme an Zertifizierungsverfahren erhoffen sich Unternehmen vor allem positive Effekte; allerdings können sich auch nachteilige Wirkungen ergeben. In der folgenden **Tab. 24.2** sind die Vor- und Nachteile gegenübergestellt.

24.4.1 KTQ – Kooperation für Transparenz und Qualität im Krankenhaus

Gerade im Bereich des Krankenhausmanagements hat sich in den letzten Jahren ein eigenständiges QM-Regelwerk etabliert – das KTQ. Bei der Entwicklung des Zertifizierungsverfahrens dienten international bewährte Verfahren als Vorbilder, vor allem das amerikanische Modell der „Joint Commission on Accreditation of Healthcare Organizations" (JCAHO).

KTQ steht für „Kooperation für Transparenz und Qualität im Krankenhaus", das mit der Gründung der KTQ-GmbH am 1. 1. 2002 offiziell eingeführt wurde.

Zertifizierungsvorgang

Kernelement der Zertifizierung ist die Selbst- und Fremdbewertung eines Krankenhauses anhand eines Kriterienkatalogs. Der Kriterienkatalog ist hierarchisch in drei Ebenen gegliedert: den Kategorien (z. B. Patientenorientierung), den Subkategorien (z. B. Aufnahme) und den eigentlichen zu beschreibenden und zu bewertenden Sachverhalten, den Kriterien (z. B. Kriterium 1.1.3. Patientenorientierung während der Aufnahme). Folgende Kategorien bilden den KTQ-Katalog:

- Patientenorientierung in der Krankenversorgung,
- Sicherstellung der Mitarbeiterorientierung,
- Sicherheit im Krankenhaus,
- Informationswesen,
- Krankenhausführung,
- Qualitätsmanagement.

Abb. 24.3 zeigt die einzelnen Verfahrensschritte.

1. Selbstbewertung. Anhand des KTQ- Kriterienkataloges schätzt sich die Klinik zunächst selbst ein. Wie das Krankenhaus dabei vorgeht, steht ihm frei. Eine

Tab. 24.2 Vor- und Nachteile einer Zertifizierung (Auswahl)

Vorteile	Nachteile
• Nachweis der Einhaltung der Qualitätsanforderungen	• Zertifizierungen sagen nur über die Dokumentationen und den Prozess etwas aus, nicht über das Ergebnis
• Offenlegung und Transparenz der internen Strukturen	• hohe Bindung von Personalkapazität
• Förderung des Qualitätsbewusstseins	• hohe Kosten der Bewerbung, zumal die Gültigkeit der Zertifikate nur 2 bis 3 Jahre beträgt
• Reduzierung der Kosten durch Abbau von Schwachstellen und Optimierung der Unternehmensabläufe	• es beseht die Gefahr, dass Verbesserungen nach der Zertifizierung nicht unmittelbar umgesetzt werden
• Motivation der Mitarbeiter und Aufbau von Teamgeist	• Motivationsverlust bei erfolgloser Bewerbung
• Fokussierung auf die Kundenpräferenzen	• Bürokratieaufwand
• erleichtert den Nachweis der Sorgfaltspflicht hinsichtlich der Produkthaftung	• lediglich kurzfristiger Wettbewerbsvorteil, wenn sich viele Institutionen zertifizieren lassen; kein Marketingvorteil mehr
• Außenwirkung/Verbesserung des Image (allerdings ist der Aussagegehalt eines Zertifikats für den „Kunden" relativ unbedeutend, da sie den Inhalt eines Zertifikats nicht durchschauen)	• eine zu große Regeldichte und enge Regelauslegung können zu einer Überreglementierung und damit zu Bürokratisierung führen

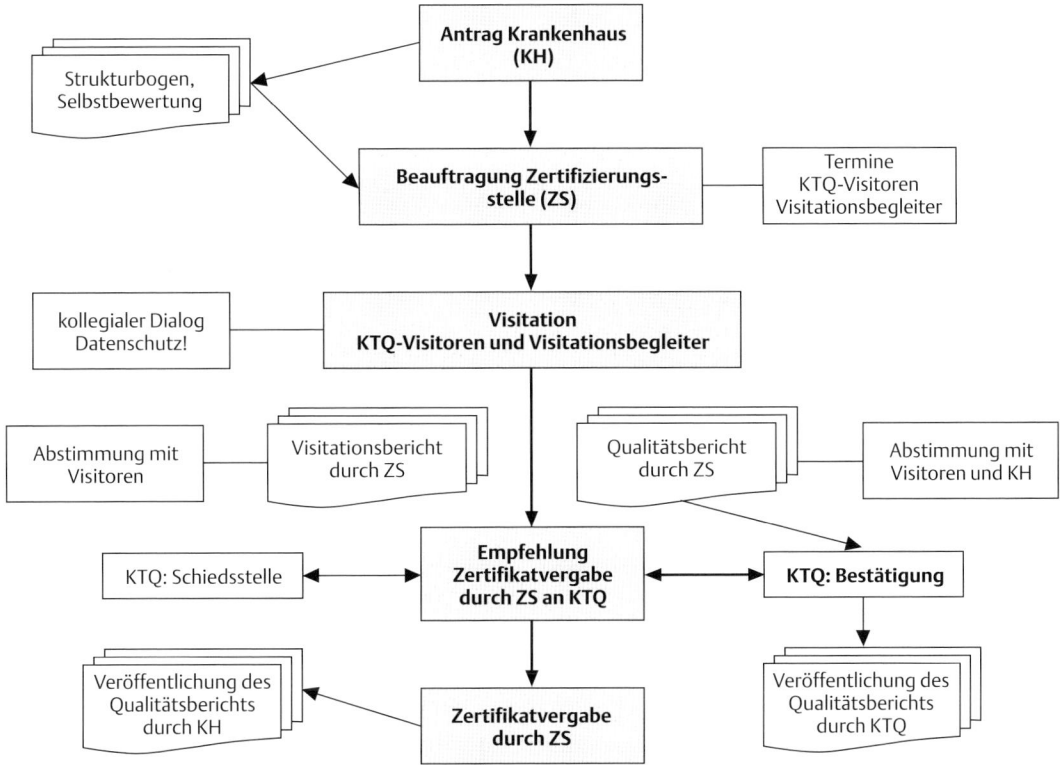

Abb. 24.3 • Zertifizierungsvorgang (Clausen, 2002).

Selbstbewertung ist nicht an eine nachfolgende Zertifizierung gebunden und kann unabhängig von einer Zertifizierung vom Krankenhaus durchlaufen werden.

Wenn sich das Krankenhaus entschließt, eine Zertifizierung durchzuführen, kann es sich an eine KTQ-Zertifizierungsstelle wenden und eine Zertifizierung beantragen.

2. Fremdbewertung. Die Visitation wird von Visitoren durchgeführt, bestehend aus mindestens je einem Vertreter der Berufsgruppe Ärzte, Pflegepersonal und Verwaltung. Die Größe des Teams hängt von der Größe des Krankenhauses ab. Am Ende des Besuchs legen die Visitoren einen Visitationsbericht vor, der einen Überblick vermittelt über mögliche Stärken und Verbesserungspotenziale. Dieser Bericht ist gleichzeitig Grundlage für die Erteilung (und Begründung) des Zertifikates. Er ist ausschließlich zur Verwendung im Innenverhältnis gedacht.

3. Gesamtschau. Im letzten Schritt leitet die Zertifizierungsstelle die von den Visitoren ausgesprochene Empfehlung zur Zertifikatvergabe an die KTQ-GmbH weiter. Die KTQ-GmbH stimmt der Empfehlung nach formaler Prüfung der Unterlagen in der Regel zu und erteilt dem Krankenhaus formal das Zertifikat. Das Zertifikat wird für 3 Jahre vergeben. Am Ende findet eine obligatorische Veröffentlichung eines Qualitätsberichtes zu Informationszwecken statt. Nach 3 Jahren muss ein erneuter Antrag auf Zertifizierung gestellt werden oder das KTQ-Zertifikat und der KTQ-Bericht erlischt.

Stärken und Schwächen der Zertifizierung

Tab. 24.3 stellt die Stärken einer Zertifizierung nach KTQ den Schwächen gegenüber.

24.4.2 EFQM

EFQM steht für „*European Foundation for Quality Management*" und bezeichnet eine gemeinnützige Organisation, die 1988 von vierzehn führenden europäischen Unternehmen gegründet wurde zur Förderung des umfassenden Qualitätsmanagements (TQM). Die European Foundation hat in Zusammenarbeit und mit

Tab. 24.3 Stärken und Schwächen der Zertifizierung nach KTQ (Auswahl)

Stärken	Schwächen
• speziell für Gesundheitsinstitutionen • KTQ ist von allen politischen Entscheidungsträgern anerkannt • Visitoren haben langjährige Erfahrung im Qualitätsmanagement und als Führungskräfte • KTQ hat sich dem kontinuierlichen Verbesserungsprozess verschrieben und arbeitet weiter, um die Lücken zu schließen	• Verbindlichkeit des Zertifikats ist unklar, da kein Auftrag z. B. vom Gesetzgeber vorliegt • die Visitoren erfüllen nicht den Status der unabhängigen Dritten, da sie ggf. beim Konkurrenten beschäftigt sind • Bewertungsmatrix ist nicht so ausgefeilt; unklare Bewertung der Kriterien; PDCA-Zyklen sind nicht überall durchgängig • der KTQ-Katalog ist lückenhaft, da nicht alle Fachrichtungen abgebildet sind • noch keine internationalen Erfahrungen • Kosten-Nutzen-Relation noch nicht evaluiert

finanzieller Unterstützung der EG-Kommission und der European Organization for Quality (EOQ) ein Referenzmodell, das EFQM-Modell für Excellence, entwickelt, und vergibt jährlich den Europäischen Qualitätspreis (EQA= European Quality Award), der sich an diesem Modell orientiert. Der EQA wird seit 1992 vergeben. Er ist ein ideeller Preis ohne finanziellen Anreiz. Der EQA wurde zunächst nur an Großfirmen vergeben, zwischenzeitlich gibt es jedoch vier verschiedene Kategorien:
- Großfirmen,
- Öffentlicher Sektor seit 1996,
- Unabhängige KMU (<250 Mitarbeiter) seit 1997,
- KMU-Tochtergesellschaften seit 1997.

Der EQA bildet die Grundlage für die Entwicklung einer Reihe nationaler Qualitätsauszeichnungen. Seit 1997 wird in enger Anlehnung an das EFQM-Modell auch in Deutschland jährlich ein Qualitätspreis ausgelobt, der so genannte „Ludwig-Erhard-Preis". Er richtet sich an Bewerber aus allen Bereichen u. a. auch aus dem Gesundheitswesen. Voraussetzung für die Bewerber ist, dass sie in den letzten fünf Jahren mindestens 50 % ihrer Aktivitäten in Deutschland abgewickelt haben.

Inhaltlicher Aufbau des EFQM-Modells

Das EFQM-Modell ist ein Managementmodell basierend auf dem Konzept des Total Quality Managements.

Grundsätzlich erklärt das Modell, dass Kunden-, Mitarbeiterzufriedenheit und der Einfluss auf die Gesellschaft erreicht werden durch Führung, mithilfe von Politik und Strategie, Mitarbeiterorientierung und Management von Ressourcen.

Daraus abgeleitet ergibt sich der Gesamtaufbau des Modells mit seinen neun Kriterien, auf die eine Selbstbewertung (und freiwilliger späterer Fremdbewertung) basiert. Wie in **Abb. 24.4** dargestellt, besteht das Modell aus drei Hauptsäulen und sechs verbindenden Kriterien. Diese sechs geben an, mit welchen Mitteln die Umsetzung des Modells erreicht werden soll und welche Zwischenergebnisse dafür erforderlich sind. Jeder der dargestellten neun Dimensionen liegen weitere Teilkriterien zugrunde, auf denen die Bewertung basiert.

Die neun Kriterien des EFQM-Modells sind zwei Bereichen zugeordnet. Es gibt Befähiger- und Ergebnis-Kriterien. Mit den Ergebnissen wird definiert, was die Organisation erreicht hat und erreichen will. Das Befähiger Kriterium beschäftigt sich damit, wie dabei vorgegangen und mit welchen Mitteln und Wegen sie die Ergebnisse erarbeiten will.

In dem Schaubild ist auch die prozentuale Gewichtung der einzelnen Kriterien wiedergegeben. Beispielsweise erhält das Kriterium „Kunden-Ergebnisse" mit 20 % die höchste Einzelgewichtung. Aufaddiert ergeben die Prozentzahlen genau 100 Prozent, d. h., jede Prozentzahl gibt den relativen Anteil des Einzelkriteriums am Gesamtmodell an. Außerdem hat auch jedes Teilkriterium eine eigene Gewichtung.

RADAR-Logik. Im Mittelpunkt des EFQM-Modells steht die RADAR-Logik. Das Wort RADAR steht für **Re**sults (Ergebnisse), **A**pproach (Vorgehen), **D**eployment (Umsetzung) sowie **A**ssessment (Bewertung) und **Re**view (Überprüfung). Die Logik beinhaltet, dass eine Organisation die Ergebnisse als erstes festlegen soll. Daraufhin müssen Vorgehensweisen geplant und entwickelt, aber auch umgesetzt werden, um die Ergebnisse zu erreichen. Am Ende des Zyklus steht die Bewertung und Überprüfung der Vorgehensweise und darauf aufbauend der Lernprozess.

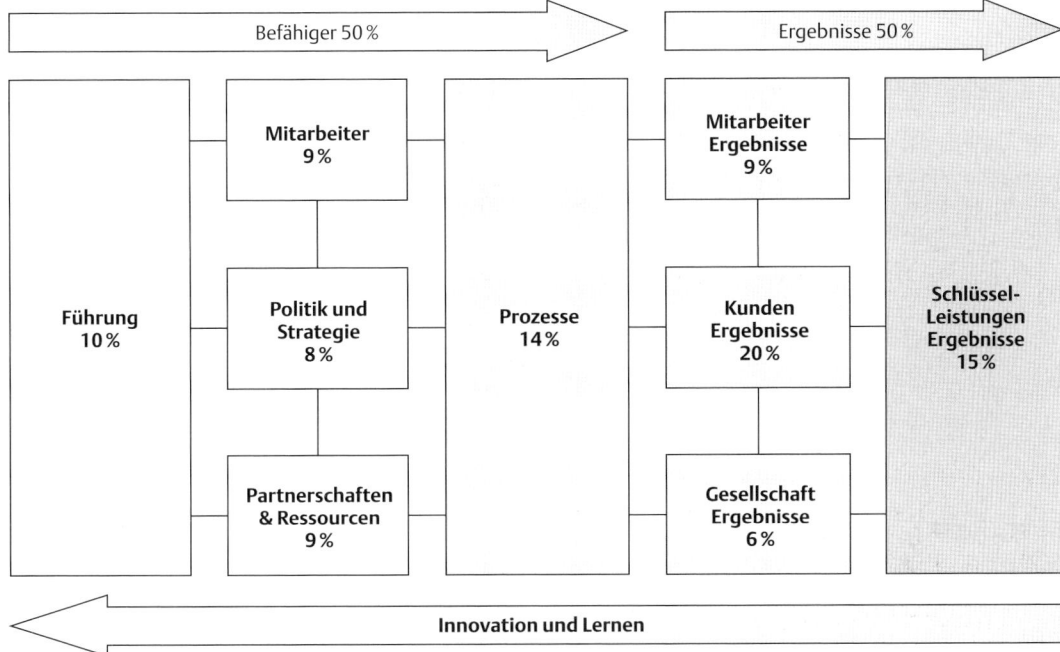

Abb. 24.4 • Das EFQM-Modell (nach EFQM, 1999–2003).

Bewerbungsvorgang für den „European Quality Award"

Organisationen mit hohem Qualitätsniveau, die eine Selbsteinschätzung erfolgreich nach dem EFQM-Modell durchgeführt haben, können sich um den europäischen Qualitätspreis bewerben.

1. Die Bewerbung um den EQA hat in schriftlicher Form zu erfolgen. Grundlage der Bewerbungsunterlagen ist die Selbsteinschätzung des Unternehmens. Insgesamt soll das Bewerbungsdokument 75 Seiten nicht überschreiten. Es beinhaltet ein Deckblatt, das Bewerbungsformular, ein Inhaltsverzeichnis, einen vierseitigen Überblick über das Unternehmen sowie das Begleitdokument als wichtigster Teil der Bewerbung. Die Bewerber müssen hier darstellen, wie sie die in einem Katalog vorgegebenen 9 Haupt- und weiteren Unterkriterien erfüllt haben. Dieser Teil kann aus der Selbstbewertung der Organisation abgeleitet sein.
2. Nach Eingang der Bewerbungsunterlagen bei der EFQM werden die Unterlagen von einem Prüferteam (4–8 Assessoren) beurteilt. Bei den Assessoren handelt es sich um erfahrene Manager und Hochschuldozenten, die zuvor von der EFQM geschult wurden. Jedes Teammitglied muss die Bewerbung unabhängig von den anderen bewerten.
3. Ausgehend von dieser Bewertung wählt eine aus sieben Personen gebildete Jury die Finalisten aus. Darauf folgt die Besichtigung des Unternehmens.
4. Im Rahmen der Vor-Ort-Begehung wird geprüft, inwieweit die Ausführungen in den Bewerbungsunterlagen den tatsächlichen Gegebenheiten im Unternehmen entsprechen. Außerdem können auf diesem Weg Unklarheiten beseitigt und ein Eindruck vom Betriebsklima gewonnen werden. Anschließend wird ein Endbericht abgefasst.
5. Auf der Basis des Ergebnisses der Begehung wählen die Jury-Mitglieder diejenigen Bewerber aus, die eine Auszeichnung erhalten sollen. Eine Auszeichnung können durchaus mehrere Organisationen erhalten.

Dem „Besten unter den Besten" wird der European Quality Award (EQA) verliehen. Der Award wird nur an eine Organisation verliehen, die in ihrer Kategorie die Beste ist.

6. Jeder Bewerber erhält im Anschluss an den Bewertungsprozess einen schriftlichen Feedback-Bericht. Der Abschlussbericht entspricht im Regelfall einer Checkliste mit Stärken und möglichen Verbesserungsbereichen. Für viele Bewerber ist der Feedback-Bericht der Hauptgrund für die Teilnahme an

Tab. 24.4 Gemeinsamkeiten und Unterschiede von EFQM und KTQ (Möller, 2001)

EFQM	Merkmale	KTQ
+	Struktur-, Prozess-, Ergebnisqualität	keine Betrachtung der Ergebnisqualität
branchenübergreifend, nicht explizit für das Gesundheitswesen	Entwicklung aus der Klinik heraus	+
+	umfassendes Management-Instrument	kein Management-Ansatz Bedürfnisse, Erwartung der Partner, Anteilseigner, Konkurrenten ohne Relevanz
EFQM Punktwerte beziehen sich auf einen Zeitpunkt die Gültigkeit ist unbefristet	zeitlich limitiertes Gütesiegel	+
+	kontinuierliche Verbesserung	Zertifikat besagt: Standards werden erfüllt es sagt nichts über Verbesserungen

der Preisbewerbung. Der Gesamteindruck zeigt sich in Punktwerten je Kriterium und in einer Gesamtbewertung. Der Gewinner des Europäischen Qualitätspreises darf sich frühestens nach 5 Jahren wieder für den Award bewerben.

24.4.3 Gemeinsamkeiten und Unterschiede von EFQM und KTQ

Tab. 24.4 zeigt die Gemeinsamkeiten und Unterschiede von EFQM und KTQ auf.

24.4.4 Weitere Zertifikate und Auszeichnungen

Neben dem Zertifikat der KTQ und EFQM gibt es weitere Zertifikate und Auszeichnungen der Qualitätssicherung. Die bekanntesten Zertifikate und Auszeichnungen zur Qualitätssicherung sind in Deutschland:
- JCAHO (Joint Commission on Accreditation of Healthcare Organizations),
- DIN ISO (Zertifikat),
- proCumCert – Zertifizierungsgesellschaft für Krankenhäuser und andere soziale Einrichtungen in konfessioneller Trägerschaft.

JCAHO (Joint Commission on Accreditation of Healthcare Organisations)

Das Verfahren der JCAHO ist ein in den USA bereits 1951 entwickeltes Zertifizierungsverfahren für Gesundheitseinrichtungen mit knapp 570 Standards. Seit 1999 wird dieses Verfahren international eingesetzt und zählt zu den am weit verbreitetsten und angewandten Zertifizierungssystemen (Akkreditierungsverfahren) für Gesundheitseinrichtungen. Der Ursprung dieses Zertifizierungsverfahrens geht auf den amerikanischen Chirurgen Codman zurück. Damals wie heute ging man davon aus, dass durch das Einhalten relevanter Normen und Standards sich die Behandlungsergebnisse verbessern lassen. Noch heute bilden sie die Basis für das Verfahren der JCAHO. Das Verfahren gibt in Form von Katalogen aus konkreten Standards vor, was gute Qualität ist. An diesen Standards müssen sich die beteiligten Kliniken messen. Gleichzeitig geben diese Standards Empfehlungen für die teilnehmenden Krankenhäuser zur Verbesserung ihrer Qualität. Mittlerweile sind nach diesem Verfahren die ersten Krankenhäuser in Deutschland akkreditiert.

DIN ISO (Zertifikat)

Erste Versuche einer externen Zertifizierung im deutschen Krankenhauswesen wurden nach der Normenreihe DIN-ISO 9000 ff durchgeführt.

Ihre Geschichte geht in die frühen 50er Jahre zurück. Die ersten Normen entstanden in den USA für den Bereich der militärischen Beschaffung. Ausgangspunkt war die Norm MIL Q 9858, die als Ursprung der ISO 9000er Reihe angesehen werden kann. Zwischenzeitlich ist diese Normenreihe von fast allen ISO-Mitgliedstaaten in ihr nationales Regelwerk aufgenommen worden:
- DIN = Deutsches Institut für Normung,

- ISO = International Organization for Standardization,
- EN = Europäische Norm.

Die Norm ISO 9001 beschreibt in 20 Kapiteln (Elemente) organisatorische Verfahren, die das Einhalten eines bestimmten Qualitätsniveaus in einer Organisation gewährleisten soll. Ein Unternehmen, das ein Qualitätsmanagementsystem nach der ISO-Norm unterhält, kann sich einer externen Zertifizierung unterziehen. In der Regel hat das ISO-Zertifikat drei Jahre Gültigkeit. In Jahresabständen werden Überwachungsaudits vorgenommen.

Das Modell wurde im Jahre 2000 vollständig überarbeitet und als „ISO 9001: 2000-Prozeßmodell" vorgestellt. Ein Grund für die Überarbeitung war die für Dienstleistungsunternehmen (z. B. Pflegeeinrichtungen) zu mechanische Denkweise, die eine Übertragung auf den Dienstleistungssektor erschwerte. Auch mit der Reform „2000-Prozeßmodell" ist die Akzeptanz in der Gesundheitsbranche eher unbedeutend.

proCumCert – Zertifizierungsgesellschaft für Krankenhäuser und andere soziale Einrichtungen in konfessioneller Trägerschaft

Das „proCumCert" ist ein 1998 entwickeltes Zertifikat für konfessionelle Krankenhäuser, aufbauend auf KTQ. Die Gesellschaft der proCumCert ist eine konfessionelle Zertifizierungsgesellschaft, die sich aus dem Katholischen Krankenhausverband Deutschland (KKVD), dem Deutschen Evangelischen Krankenhausverband (DEKV), der Ecclesia (Caritas, Diakonie), dem Deutschen Caritasverband sowie dem Diakonischen Werk der EKD e. V. zusammensetzt. Seit Oktober 2001 ist die Deutsche Gesellschaft zur Zertifizierung von Managementsystemen (DQS) ein weiterer Gesellschafter.

Gegenstand der Gesellschaft ist die Sicherung und Weiterentwicklung der Qualität in kirchlichen Krankenhäusern und sozialen Einrichtungen unter Beachtung der besonderen Struktur aufgrund der konfessionellen Trägerschaft.

Seit dem 1. April 2002 können kirchliche Krankenhäuser ihre Selbstbewertung bei proCumCert einreichen. Im Folgenden wird das Zertifizierungsverfahren kurz dargestellt:
- **Selbstbewertung**: Eigenbeurteilung nach dem proCumCert-Qualitätshandbuch mit allen Berufsgruppen für das gesamte Krankenhaus.
- **Fremdbewertung** und Visitation: Vor-Ort-Überprüfung auf Basis der Selbstbewertung durch ein Visitorenteam der Berufsgruppen: Ärzteschaft, Pflege, Verwaltung mit einem pCC-Visitationsbegleiter.

- **Zertifizierung**: Übergabe des Zertifikats für 3 Jahre inkl. KTQ durch pCC.
- **Qualitätsbericht**.

Fragen und Aufgaben

1. Geben Sie drei Gründe für das steigende Interesse am Thema „Qualität" im Gesundheitswesen an.
2. Qualität hängt von der Kompetenz, der Qualifikation und Weiterbildung der Mitarbeiter ab, aber auch vom Ablauf des Behandlungsprozesses und der Verbesserung des Krankheitszustandes.
   a. Welche Dimensionen von Qualität kennen Sie?
   b. Geben Sie Beispiele für die Qualitätsdimensionen.
   c. Welche Dimension wird im § 135 SGB V und § 136 SBG V angesprochen?
   d. Nennen Sie jeweils zwei Vor- bzw. Nachteile dieser Qualitätsdimensionen.
3. In welchen Rechtsquellen sind qualitätssichernde Maßnahmen verankert?
4. Was sind im Rahmen der Qualitätssicherung die für den Vertragsarzt wichtigen Paragrafen im SGB V und was regeln sie?
5. Aus welchen anderen Bereichen muss der Vertragsarzt Qualitätssicherungsmaßnahmen beachten?
6. Nach einer Definition des Total Quality Management heißt es: „TQM ist eine umfassende Unternehmensphilosophie, die im Kopf beginnt. Sie muss vom gesamten Führungsteam gefordert, gefördert und vorgelebt werden." Beschreiben Sie die Grundpfeiler des TQM-Konzepts.
7. Warum lassen sich immer mehr Einrichtungen im Gesundheitswesen zertifizieren? Begründen Sie Ihre Meinung.
8. Welche Zertifikate sind Ihnen bekannt? (3 Nennungen)
9. Das Grundschema des EFQM-Modells basiert auf den drei fundamentalen Säulen des Total Quality Managements (TQM). Skizzieren Sie das EFQM-Modell und heben Sie dabei die Anwendung des TQM-Ansatzes bei der Beschreibung des EFQM-Modells heraus.
10. Qualitätssicherung geschieht vielfach über Normenvergabe. Erläutern Sie in diesem Zusammenhang das EFQM-Modell.
11. Beschreiben Sie allgemein den Ablauf des Zertifizierungsverfahrens, um das KTQ-Zertifikat zu erhalten.

25 Benchmarking

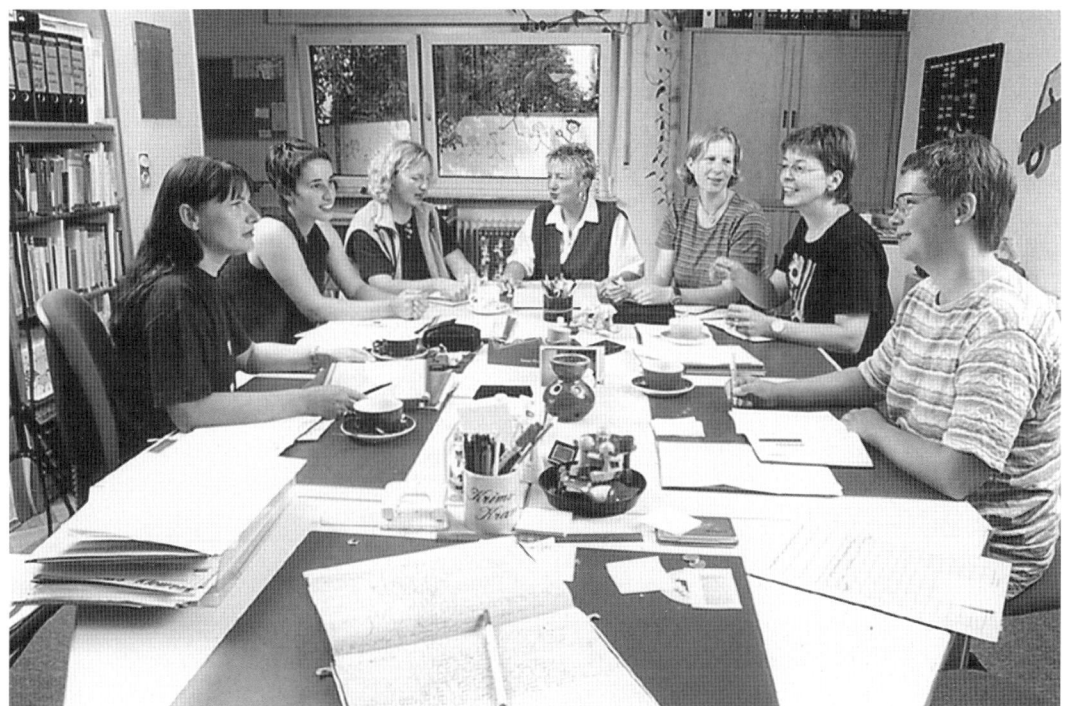

Überblick

- 25.1 Historische Entwicklung des Benchmarking • 213
- 25.2 Formen des Benchmarking • 214
- 25.3 Das Phasenmodell des Benchmarking-Prozesses • 216

25.1 Historische Entwicklung des Benchmarking

Unter den neuen gesetzlichen Rahmenbedingungen ist es für Krankenhäuser immer wichtiger, Parameter wie Qualität, Kosten und Zeit zu optimieren, um im wirtschaftlichen Wettbewerb bestehen zu können. Dabei kann die Managementmethode des Benchmarking einen erheblichen Beitrag zu Qualitäts- und Effizienzverbesserungen leisten.

Ganz neu ist der Ansatz des Benchmarks nicht:
- Die Einführung der ersten Fließbänder in der Automobilindustrie ist ein frühes Beispiel für die Anwendung von branchenfremdem Benchmarking. Nach einem Besuch einer Chicagoer Großschlachterei führte Henry Ford das Prinzip des Fließbandes für seine Automobilproduktion ein.
- Ebenso lässt sich der Aufstieg der japanischen Industrie in den 60er Jahren auf Benchmarking zurückführen. Neben dem Vergleich mit den Besten und dem Übertragen von westlichen Unternehmenspraktiken und Technologien erkannten die Japaner, dass nicht die Nachahmung zum Erfolg

führt, sondern die Weiterentwicklung von Methoden, Praktiken und Prozessen.
- Das Kanban-System ist ebenfalls durch die Übernahme eines Prinzips aus einer anderen Branche (Supermarktketten) entstanden.
- Seit den 70er Jahren wird Benchmarking für freiwillige Qualitätsvergleiche mit anderen Unternehmen eingesetzt.

Benchmarking ist ein Instrument, bei dem Produkte, Dienstleistungen und Prozesse mit dem stärksten Mitbewerber oder einem anerkannten Markführer verglichen werden. Aus dem Vergleich sollen die Unterschiede, deren Ursachen und die Möglichkeiten zur Verbesserung ermittelt werden. Der Vergleich kann inner- und/oder außerbetrieblich durchgeführt werden. Ziel ist es, die besten Praktiken („Best Practices") zu erkennen und in eine unternehmensspezifische Lösung umzusetzen.

25.2 Formen des Benchmarking

In der Praxis haben sich prinzipiell drei Formen des Benchmarking herausgebildet (**Abb. 25.1**):
- internes Benchmarking,
- betriebsübergreifendes, wettbewerbsorientiertes Benchmarking.
- branchenfremdes, funktionales Benchmarking.

lungen können von diesen Lösungskonzepten profitieren. Häufig wird ein internes Benchmarking genutzt, um mit der Methode vertraut zu werden. Zugleich wird die abteilungsübergreifende Zusammenarbeit angeregt. Hingegen ist das Innovationspotenzial innerhalb des Unternehmens i. d. R. eher begrenzt.

Internes Benchmarking

Internes Benchmarking stellt, wegen der problemlosen Informationsbeschaffung, die einfachste Form des Benchmarking dar. Das Management richtet seinen Blick nach innen. Organisationen versuchen von ihren eignen Strukturen zu lernen. Beispielsweise werden innerhalb eines Krankenhauses verschiedene Abteilungen miteinander verglichen. Hat eine Abteilung innovative Lösungen z. B. bei der Patientensteuerung, Personal- und Geräteeinsatzplanung entwickelt, übernimmt sie die „Vorbildfunktion". Andere Abtei-

Betriebsübergreifendes, wettbewerbsorientiertes Benchmarking

Wettbewerbsorientiertes Benchmarking ist ein externer Vergleich mit direkten Konkurrenten, die in der gleichen Branche die gleiche Leistung anbieten. Damit kann die eigene Stellung festgestellt und Anhaltspunkte über Verbesserungsmöglichkeiten gewonnen werden. Bei dieser Art des Benchmarking werden Methoden oder Prozesse, die von einem Unternehmen hervorragend ausgeführt werden („Best Practice") analysiert, auf die eigenen Gegebenheiten übertragen und

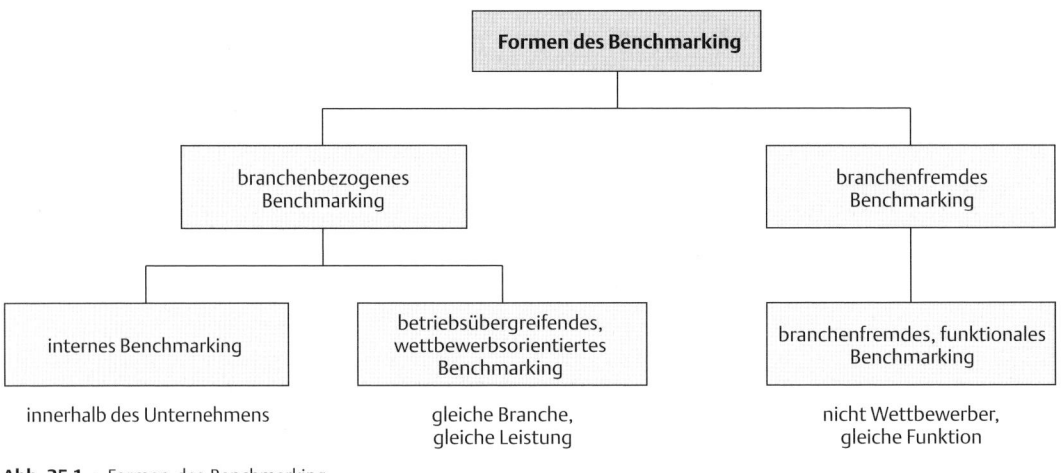

Abb. 25.1 • Formen des Benchmarking.

im Unternehmen weiterentwickelt. Beispielsweise kann ein Krankenhaus bestimmte Operationstechniken oder Rehabilitationsmaßnahmen übernehmen.

Der hohe Grad an Vergleichbarkeit macht diese Benchmarkingform sehr beliebt. Allerdings ist die Datensammlung oft sehr problematisch, da häufig die Kooperationsbereitschaft fehlt und Vorbehalte bei der Weitergabe von Firmendaten bestehen.

Zudem besteht das Risiko, branchenorientierte Verfahren bzw. Prozesse zu kopieren und somit nur mit dem Wettbewerber gleichzuziehen anstatt ihn zu überholen.

Branchenfremdes, funktionales Benchmarking

Natürlich ist es für Krankenhäuser wichtig, sich mit anderen Krankenhäusern zu messen. Allerdings können Benchmarking-Partner auch aus nicht medizinischen Bereichen stammen.

Funktionales Benchmarking bedeutet den Vergleich der eigenen Produkte, Prozesse und Praktiken mit branchenfremden Unternehmen. Über Branchen hinweg wird nach Spitzenleistungen gesucht. Es geht darum, die besten Praktiken zu finden und zu nutzen, um die vorhandenen Praktiken innerhalb der eigenen Organisation zu verbessern.

Im Krankenhaus lassen sich die Prozesse der Patientenaufnahme mit den Abläufen bei der Aufnahme eines Gastes in einem Hotel vergleichen. Ebenso können aus der Industrie Logistikkonzepte analysiert und eingesetzt werden (**Tab. 25.1**). Eine Ausnahme bildet der medizinische Kernbereich, der einen Vergleich nur innerhalb der Gesundheitsbranche sinnvoll erscheinen lässt.

Ein wesentlicher Vorteil sind die großen Innovationspotenziale durch die Vielfalt an Benchmarking-Partnern. Außerdem besteht kein unmittelbarer Wettbewerb, da auf anderen Märkten agiert wird.

Tab. 25.1 Mögliche Benchmarking-Partner eines Krankenhauses in verschiedenen Bereichen (Haeske-Seeberg, 2001)

Bereich	Branchen für Benchmarking-Partner
Einkauf/Beschaffung	• Großhändler aller Art • Apotheken-Großhandel • Kinderheime • Kantinen • Hotels
Beschwerdemanagement	• Kaufhäuser • Versandhäuser • Dienstleistungsunternehmen aller Art
Pflegeprozesse	• Altenheime • Einrichtungen für betreutes Wohnen • Hotels
Unterbringung	• Hotels • Heime • Tagungs-Zentren
Verpflegung	• Gaststätten • Kantinen • Hotels • Catering-Firmen
Wäscherei	• Hotels • Großwäschereien • Heime

Tab. 25.2 Vor- und Nachteile der Benchmarking-Formen (nach Informationszentrum Benchmarking am IPK-Berlin, 2002)

Art	Vorteile	Nachteile
Internes Benchmarking	• Datenerfassung relativ einfach • abteilungsübergreifende Zusammenarbeit wird gefördert • problemlose Informationsbeschaffung	• begrenzter Blickwinkel • abteilungsspezifische Rivalität
Betriebsübergreifendes, wettbewerbsorientiertes Benchmarking	• Marktposition ist festzustellen • liefert Verbesserungsmöglichkeiten • durch die Adaption und Weiterentwicklung sog. „Best Practices" zu einer nachhaltigen Verbesserung der eigenen Position im Vergleich zum Konkurrenten zu gelangen bzw. Schwachstellen zu beseitigen	• Datensammlung schwierig (Kooperationsbereitschaft und gegenseitiges Vertrauen muss vorhanden sein) • ohne Weiterentwicklung der Konzepte lediglich Gleichziehen in der Wettbewerbsposition, aber kein Überholen
Branchenfremdes, funktionales Benchmarking	• relativ hohes Potenzial zum Finden innovativer Lösungen • keine Wettbewerbssituation	• hohe Hemmschwelle und Bedenken gegen brachenfremde Lösungen • relativ schwierige Transformation von Methoden aus anderen Bereichen

Dadurch kann der Informationsaustausch offener sein. Hingegen gestaltet sich das Finden von Unternehmen, die mit dem Benchmarking-Objekt vergleichbar sind, schwieriger. Es verlangt die Fähigkeit, Methoden und ihre mögliche Anwendung aus anderen Bereichen zu erkennen und an die eigene Situation anzupassen.

In der **Tab. 25.2** (s. S. 215) sind die Vor- und Nachteile der Benchmarking-Formen zusammengefasst.

25.3 Das Phasenmodell des Benchmarking-Prozesses

Um den Benchmarkingprozess folgerichtig durchführen zu können, sind folgende drei Phasen zu durchlaufen:
- Vorbereitung,
- Analyse,
- Umsetzung.

1. Phase: Vorbereitung

Die Vorbereitungsphase beginnt mit der Identifikation des Benchmarkingobjekts. Für ein Krankenhaus ist z. B. die Wartezeit an der Patientenaufnahme zu nennen. Dazu werden unternehmensintern Daten gesammelt und Fakten zusammengestellt.

Als nächster Schritt sind Bereiche oder Einrichtungen zu suchen, die als Vergleichsobjekt zum eigenen Haus dienen können.

Problematisch kann die Suche eines Vergleichspartners sein, der im Hinblick auf das gewählte Benchmarkingobjekt eine „Best Practice"-Stellung aufweist. Zudem ergeben sich häufig Schwierigkeiten beim Auffinden eines Partners, der bereit ist, sich offen auszutauschen und in einen gegenseitigen Lernprozess einzusteigen.

Fallbeispiel

Ein Krankenhaus identifiziert die hauseigene Apotheke als Benchmarkingobjekt. Einerseits sind die Bestände sehr hoch und damit die Lagerkosten ebenso, andererseits kommt es bei bestimmten Medikamenten immer wieder zu Engpässen, die eine Nachbestellung erforderlich machen. Als internes Vergleichsobjekt könnten die Bereiche Labor oder Radiologie dienen, die ebenfalls eigenständige Beschaffungsvorgänge durchführen. Allerdings bestehen in einem Haus meist abteilungsübergreifend ähnliche Probleme, sodass ein internes Benchmarking häufig sinnlos ist. Interessanter wäre die Wahl eines Nachbarkrankenhaus, das seinen Beschaffungsablauf bereits optimiert hat (nach Gorschlüter, 1999).

2. Phase: Analyse

Die Analysephase beginnt mit der Darstellung der eigenen Wettbewerbsposition. Dazu ist eine eingehende Untersuchung der zu betrachtenden Prozesse im eigenen Unternehmen wie auch beim Vergleichspartner vorzunehmen. Hilfreich sind dabei Kennzahlensysteme, die eine Gegenüberstellung vereinfachen. Diese müssen allerdings bereinigt werden, da bei der Gegenüberstellung von Zahlen stets die interne Situation und die Umwelt der Benchmarkingpartner berücksichtigt werden müssen. Hieraus ergeben sich positive oder negative Leistungslücken. Bei negativen Leistungslücken stellt sich die Frage, warum das Vergleichsunternehmen in dem betrachteten Bereich effizienter arbeitet und welche Handlungsmöglichkeiten sich daraus ableiten lassen. Als Ergebnis der Analysephase ist ein Zielsystem zu definieren.

Fallbeispiel

Bezogen auf unser Fallbeispiel der Krankenhausapotheke kann die Analysephase ergeben haben, dass das Vergleichskrankenhaus eine wesentlich geringere Anzahl an Nachbestellungen hat und somit auch niedrigere Kosten. Gründe sprechen für eine umfassende Standardisierung der Abläufe und Bereinigung des Sortiments.

3. Phase: Umsetzung

Der abschließende Schritt des Benchmarking-Prozess ist die Umsetzung der „Best Practice". Die Erkenntnisse sollen nicht nur aufgegriffen, sondern auf das eigene Unternehmen übertragen werden. Ziel ist, die Geschäftsprozesse, Methoden oder Dienstleistungen entscheidend weiterzuentwickeln.

Die neuen Arbeitsweisen werden in der Regel vonseiten der Mitarbeiter skeptisch betrachtet. Entsprechend ist ein hohes Maß an Überzeugungsarbeit zu leisten, um Bedenken zu entkräften. Idealerweise sollten die Mitarbeiter an dem Benchmarkingprozess von Beginn an beteiligt sein, damit Zustimmungsprobleme vermieden werden.

Nach der Implementierung der Verbesserungsmaßnahmen ist zu überprüfen, in welchem Maße die anfänglich festgelegten Ziele erreicht wurden.

Grundsätzlich darf Benchmarking nicht als einmaliges Problemlösungsverfahren verstanden werden, vielmehr als ein systematischer und kontinuierlicher Prozess des Vergleichens. Durch die Veränderung des eigenen Unternehmens sowie der ständigen Entwicklung neuer Methoden ist das Suchen nach neuen „Best Practices" erforderlich, um selbst einmal zu den „Besten der Besten" zu zählen. Nicht umsonst gehört Benchmarking zu einem Instrument des strategischen Controllings.

Fragen und Aufgaben

1. Was versteht man unter „Internem Benchmarking"? Nennen Sie die Vor- und Nachteile dieses Ansatzes.
2. Was ist mit „Wettbewerbsorientiertem Benchmarking" gemeint? Wo liegen die Stärken und Schwächen des Konzeptes?
3. Was versteht man unter „Funktionalem Benchmarking"? Welche Vor- und Nachteile dieses Konzeptes sehen Sie?
4. Eine Möglichkeit zur Durchführung von Krankenhausbetriebsvergleichen, wie sie der Gesetzgeber in Deutschland fordert (§ 5 BPflV), ist das Benchmarking-Verfahren.
    a. Was versteht man grundsätzlich unter dem Begriff „Benchmarking"?
    b. Welche Formen des Benchmarking sind Ihnen bekannt? Erläutern Sie.
    c. Geben Sie stichpunktartig einen Benchmarking-Prozess wieder mithilfe eines selbst gewählten Beispiels.

26 Sozialgesetzbuch

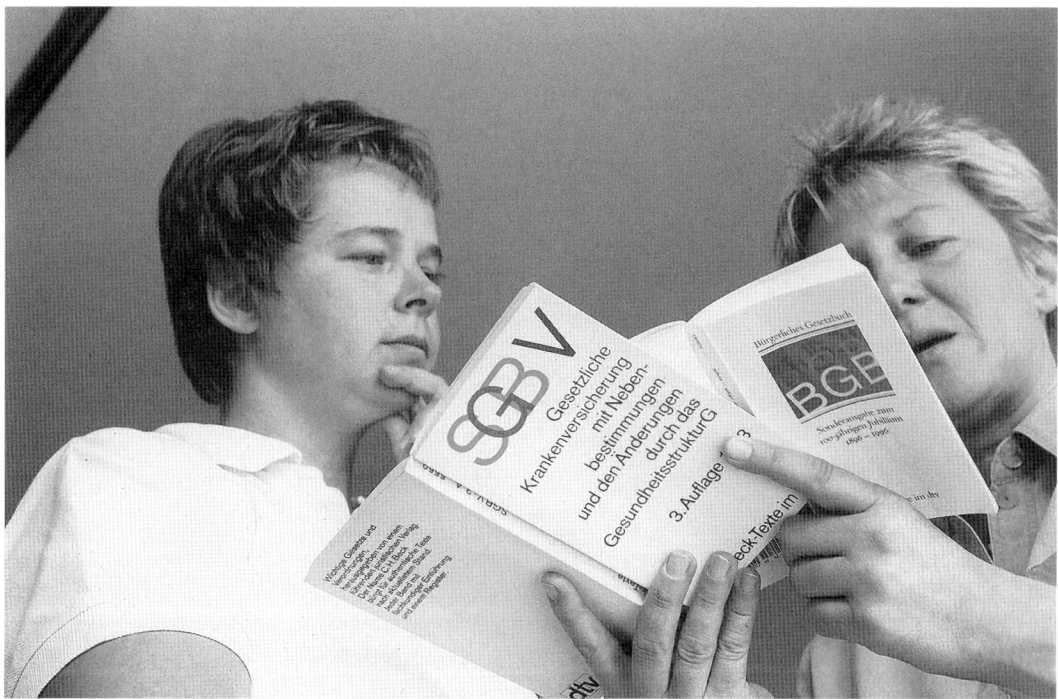

Überblick

26.1 SGB I – Allgemeiner Teil · 220

26.2 SGB II – Grundsicherung für Arbeitssuchende · 220

26.3 SGB III – Arbeitsförderung · 221

26.4 SGB IV – Gemeinsame Vorschriften für die Sozialversicherung · 221

26.5 SGB V – Gesetzliche Krankenversicherung · 221

26.6 SGB VI – Gesetzliche Rentenversicherung · 222

26.7 SGB VII – Gesetzliche Unfallversicherung · 222

26.8 SGB VIII – Kinder- und Jugendhilfe · 222

26.9 SGB IX – Rehabilitation und Teilhabe behinderter Menschen · 222

26.10 SGB X – Verwaltungsverfahren · 223

26.11 SGB XI – Soziale Pflegeversicherung · 223

26.12 SGB XII – Sozialhilfe · 223

Das früher in einer Vielzahl von Gesetzen geregelte Sozialrecht wird heute weitgehend in einem einheitlichen Gesetzesbuch zusammengefasst, dem Sozialgesetzbuch (SGB). Im § 1 SGB I werden die Aufgaben des Sozialgesetzbuches beschrieben.

(1) Das Recht des Sozialgesetzbuchs soll zur Verwirklichung sozialer Gerechtigkeit und sozialer Sicherheit Sozialleistungen einschließlich sozialer und erzieherischer Hilfen gestalten. Es soll dazu beitragen,
- *ein menschenwürdiges Dasein zu sichern,*
- *gleiche Voraussetzungen für die freie Entfaltung der Persönlichkeit, insbesondere auch für junge Menschen, zu schaffen,*
- *die Familie zu schützen und zu fördern,*
- *den Erwerb des Lebensunterhalts durch eine frei gewählte Tätigkeit zu ermöglichen und*
- *besondere Belastungen des Lebens, auch durch Hilfe zur Selbsthilfe, abzuwenden oder auszugleichen.*

(2) Das Recht des Sozialgesetzbuchs soll auch dazu beitragen, dass die zur Erfüllung der in Absatz 1 genannten Aufgaben erforderlichen sozialen Dienste und Einrichtungen rechtzeitig und ausreichend zur Verfügung stehen.

Nach Fertigstellung soll das SGB nach gegenwärtigem Stand 14 Bücher umfassen, allerdings ist die weitere Gestaltung noch offen.

Bisher sind in Kraft getreten:

26.1 SGB I – Allgemeiner Teil

Der allgemeine Teil des ersten Buchs (SGB I) enthält Regelungen, die auf das *gesamte Sozialrecht* Anwendung finden (§ 37 SBG I). In den anderen Büchern regelt das Sozialgesetzbuch die einzelnen Zweige des Sozialrechts genauer, z. B. die gesetzliche Unfallversicherung im SGB VII.

So zählt das SGB I sowohl die wichtigsten Sozialleistungen auf als auch die zuständigen Leistungsträger, begründet allerdings selbst keine finanziellen Leistungsansprüche (§§ 18 bis 29 SGB I).

26.2 SGB II – Grundsicherung für Arbeitssuchende

Am 1. Januar 2005 ist das SGB II in Kraft getreten. Das Gesetz definiert den rechtlichen Rahmen der „Grundsicherung für Arbeitssuchende". Leistungsberechtigt sind zum einen alle arbeitssuchenden Menschen zwischen 15 und 65 Jahren, die *erwerbsfähig* und *hilfebedürftig* sind, zum anderen hilfebedürftige Angehörige (z. B. Ehegatte, Eltern, Kinder usw.), die im gleichen Haushalt leben (§ 7 SGB II). Nach § 8 SGB II ist erwerbsfähig, wer mindestens drei Stunden täglich arbeiten kann. Hilfebedürftig ist, wer nicht genug Geld für sich und seine Familie hat, verdient oder verdienen kann (§ 9 SGB II).

Grundlage für die so genannten „Ein-Euro-Jobs" ist der § 16 Abs. 3 SGB II. Langzeitarbeitslose, die keine reguläre Arbeit finden, sollen künftig gemeinnützige Tätigkeiten annehmen und dafür pro Stunde ein bis zwei Euro an Aufwandsentschädigung erhalten.

Arbeitslosengeld II. Die Kernleistung des SGB II ist allerdings das so genannte „Arbeitslosengeld II" (§ 19 SGB II). Regelungen dazu finden sich in Kapitel drei. Somit entfallen die bisherige Hilfe zum Lebensunterhalt für erwerbsfähige Sozialhilfeempfänger/innen nach dem Bundessozialhilfegesetz und die Arbeitslosenhilfe. Wer länger als ein Jahr arbeitslos und erwerbsfähig ist, erhält 345 Euro (alte Bundesländer) und 331 Euro (neue Bundesländer). Für jedes Kind gibt es je nach Wohnort und Alter zwischen 199 und 276 Euro. Darüber hinaus werden die Kosten für die Miete einer angemessenen Wohnung und die Heizkosten übernommen. Angerechnet werden beim Arbeitslosengeld II eigenes Vermögen und Einkommen. Hier gelten allerdings Freibeträge. Wer Vermögen besitzt, dessen Wert über dem Freibetrag liegt, muss es zunächst aufbrauchen, bevor er staatliche Leistungen in Anspruch nehmen kann (§ 11 SGB II). Nicht erwerbsfähige Familienangehörige und Partner, die mit dem Betroffenen zusammenleben, erhalten so genanntes Sozialgeld (§ 28 SGB II).

Grundsätzlich sollten mit der Leistung aus der Grundsicherung erwerbsfähige Hilfebedürftige bei der Aufnahme oder Sicherung einer zumutbaren Erwerbstätigkeit unterstützt werden. Zumutbar ist dabei jede Arbeit, zu der der Hilfebedürftige geistig, seelisch und körperlich in der Lage ist. Auch unter Tarif oder unter dem ortsüblichen Entgelt bezahlte Arbeit gilt als zumutbar, solange die Entlohnung nicht als sittenwidrig gilt (Zumutbarkeit, § 10 SGB II). Wer eine zumutbare Arbeit ablehnt, dem wird das Arbeitslosengeld II vermindert. Dies gilt auch bei fehlender Eigeninitiative.

26.3 SGB III – Arbeitsförderung

Das dritte Buch (SGB III) regelt seit 1998 das Arbeitsförderungsrecht. § 1 SGB III beschreibt die Aufgaben der Arbeitsförderung, die dazu beitragen soll, *„dass ein hoher Beschäftigungsstand erreicht und die Beschäftigungsstruktur ständig verbessert wird."* In den §§ 12 ff SGB III wird der berechtigte Personenkreis aufgezählt, der Leistungen der Arbeitsförderung in Anspruch nehmen kann, z. B. Auszubildende, Ausbildungs- und Arbeitsuchende, Arbeitslose, Behinderte etc. Vor allem beinhaltet das SGB III zahlreiche Maßnahmen, die Arbeitslosigkeit verhindern sollen wie die Berufsberatung (§ 29 SGB III), aber auch Maßnahmen nach Eintritt der Arbeitslosigkeit wie Mobilitätshilfen (§§ 53 ff. SGB III), Entgeltersatzleistungen (§ 116 SGB III), insbesondere Arbeitslosengeld (§ 117 SGB III) und unterstützende Leistungen wie Bewerbungs- und Reisekosten (§ 45–47 SGB III). Allerdings können auch Arbeitgeber bzw. Träger von Maßnahmen der beruflichen Ausbildung Leistungen beanspruchen.

26.4 SGB IV – Gemeinsame Vorschriften für die Sozialversicherung

Das SGB IV enthält Bestimmungen, die primär für die gesetzliche Sozialversicherung (Kranken-, Unfall- und Rentenversicherung sowie soziale Pflegeversicherung) gelten; § 1 SGB IV. Bspw. beschäftigt sich der vierte Abschnitt mit der Selbstverwaltung der Träger. Daneben gelten die Vorschriften des Buches IV mit wenigen Ausnahmen auch für die Arbeitsförderung.

26.5 SGB V – Gesetzliche Krankenversicherung

Die Rechtsgrundlage für die gesetzliche Krankenversicherung ist das Sozialgesetzbuch V. Die Reichsversicherungsordnung (RVO) war Vorläufer des heutigen SGB V. Heute ist die RVO in weiten Teilen außer Kraft gesetzt und regelt nur noch Leistungen bei Schwangerschaft und Mutterschaft.

Aufgabe der Krankenversicherung, die Gesundheit der Versicherten zu erhalten, wiederherzustellen oder ihren Gesundheitszustand zu bessern, wird in § 1 SGB V festgeschrieben. Gleichzeitig wird an die Eigenverantwortung der Versicherten appelliert, die durch eine gesundheitsbewusste Lebensführung, frühzeitige Teilnahme an gesundheitlichen Vorsorgemaßnahmen, aktive Mitwirkung an Krankenbehandlung und Rehabilitation dazu beitragen sollen, den Eintritt von Krankheit und Behinderung zu vermeiden oder ihre Folgen zu überwinden.

In den folgenden Kapiteln regelt das fünfte Buch des Sozialgesetzbuches den versicherten Personenkreis (zweites Kapitel), die Leistungen der Krankenversicherung, wobei das Wirtschaftlichkeitsgebot besonders betont wird; § 12 SGB V (drittes Kapitel), die Beziehungen der Kassen zu den Leistungserbringern (viertes Kapitel), sieht einen Sachverständigenrat vor, der alle zwei Jahre für die Bundesregierung ein Gutachten zur Weiterentwicklung des Gesundheitswesens erstellt (fünftes Kapitel), die Organisation der Krankenkassen (sechstes Kapitel und siebtes Kapitel), die Finanzierung der gesetzlichen Krankenversicherung, insbesondere das Beitragsrecht (achtes Kapitel), Aufgaben und Organisation des Medizinischen Dienstes der Krankenversicherung (neuntes Kapitel) sowie die Erhebung von Versicherten- und Leistungsdaten und den damit verbundenen Schutz der personenbezogenen Daten (zehntes Kapitel). Kapitel elf beschäftigt sich mit Bußgeldvorschriften und das zwölfte Kapitel enthält „Überleitungsregelungen aus Anlass der Herstellung der Einheit Deutschlands".

26.6 SGB VI – Gesetzliche Rentenversicherung

Im SGB VI sind Regelungen der gesetzlichen Rentenversicherung enthalten. Die wesentlichen Aufgaben der Rentenversicherung werden im zweiten Kapitel beschrieben. Im Mittelpunkt dieses Kapitels stehen:
- die Leistungen zur Teilhabe §§ 9 ff. SBG VI,
- die Zahlung von Renten §§ 35 ff. SGB VI,
  - Altersrente § 35 SGB VI,
  - Rente wegen Erwerbsminderung § 43 SGB VI,
  - Waisenrente § 48 SGB VI,
- Wartezeiterfüllung sowie anrechenbare rentenrechtliche Zeiten wie etwa Kindererziehungszeiten § 56 SGB VI,
- die Höhe der Rente und Rentenanpassung §§ 63 ff. SGB VI,
- Zahlung von Beiträgen zur Kranken- und Pflegeversicherung der Rentner §§ 106 ff. SGB VI,
- die Aufklärung und Beratung der Versicherten und Rentner §§ 109 ff. SGB VI

Das dritte Kapitel ist der Organisation, dem Datenschutz sowie der Datensicherheit gewidmet. Ferner regelt das vierte Kapitel die Finanzierung.

26.7 SGB VII – Gesetzliche Unfallversicherung

Mit dem siebten Buch des SGB von 1997 wurde die gesetzliche Unfallversicherung eingegliedert. Die gesetzliche Unfallversicherung befasst sich mit der Verhütung von Arbeitsunfällen (§§ 14 ff. SGB VII) und den Leistungen nach Eintritt eines Arbeitsunfalls (einschließlich eines Wegeunfalls) oder einer Berufskrankheit (Versicherungsfälle, § 7 SGB VII). Gewährt werden u. a. Maßnahmen der Heilbehandlung § 27 SGB VII, Verletzungsgeld §§ 45 ff. SGB VII sowie Rentenleistungen bei geminderter Erwerbsfähigkeit infolge eines Versicherungsfalles §§ 56 ff. SGB VII.

Träger der gesetzlichen Unfallversicherung sind die Berufsgenossenschaften (BG'en). Das SGB VII nennt gewerbliche und landwirtschaftliche Berufsgenossenschaften, daneben die Unfallkassen des Bundes und der Länder, Gemeindeunfallversicherungsverbände und Feuerwehr-Unfallkassen § 114 SGB VII.

26.8 SGB VIII – Kinder- und Jugendhilfe

Das alte Jugendwohlfahrtsgesetz aus dem Jahr 1961 wurde durch das SGB VIII abgelöst. Die einzelnen Leistungen und Aufgaben der Jugendhilfe werden in § 2 SGB VIII aufgezählt. Dazu gehören Angebote der Jugendarbeit, der Jugendsozialarbeit, des erzieherischen Kinder- und Jugendschutzes (§ 11 bis 15 SGB VIII) sowie Förderung der Erziehung in der Familie (§ 16 bis 21 SGB VIII) und Hilfe zur Erziehung und Eingliederungshilfe für seelisch behinderte Kinder und Jugendliche (§ 27 bis 41 SGB VIII). Zu den Aufgaben der Jugendhilfe zählen des Weiteren Ansprüche auf Maßnahmen zum Schutz von Kindern und Jugendlichen, z. B. deren Inobhutnahme, gemeint ist die außerfamiliäre Unterbringung bei einer geeigneten Person oder Einrichtung (§ 42 SGB VIII) sowie Regelungen über Pflegschaft und Vormundschaft für Kinder und Jugendliche (§53 bis § 58 SGB VIII).

Leistungen werden nicht nur durch Träger der öffentlichen Jugendhilfe wie Jugendämter gewährt, sondern auch von freien Trägern (§ 3 SGB VIII).

26.9 SGB IX – Rehabilitation und Teilhabe behinderter Menschen

Das seit dem 01.07.2001 in Kraft getretene SGB IX besteht aus zwei Teilen. Teil 1 des SGB IX enthält „Regelungen für behinderte und von Behinderung bedrohte Menschen" (§ 1 bis 67 SGB IX).

In Teil 2 wurde das Schwerbehindertenrecht in das SGB IX einbezogen – und löst das frühere Schwerbehindertengesetz (SchwbG) ab. Es umfasst die „Besonderen Regelungen zur Teilhabe schwerbehinderter Menschen" (§ 68 bis 160 SBG IX).

26.10 SGB X – Verwaltungsverfahren

Gegenstand des SGB X sind vor allem genaue, für alle Sozialleistungsträger geltende Regelungen des Verwaltungsverfahrens. Ebenso wichtig für den Empfänger von Sozialleistungen ist auch der strenge Schutz der Sozialdaten, den das SGB X im zweiten Kapitel gewährleistet. §§ 67 ff. SGB X beschäftigt sich dabei eingehend mit der Datenerhebung, -verarbeitung und -nutzung, § 78 a SGB X regelt Maßnahmen der Datensicherung. Das dritte Kapitel beschäftigt sich mit der Zusammenarbeit der Leistungsträger und ihrer Beziehung zu Dritten; regelt Erstattungsansprüche der Leistungsträger untereinander und gegenüber Dritten.

26.11 SGB XI – Soziale Pflegeversicherung

Das SGB XI enthält als eigenständiger Zweig der Sozialversicherung die soziale Pflegeversicherung. Die Leistungen der Pflegeversicherung sollen dazu beitragen, dass Pflegebedürftige trotz Hilfebedarf ein möglichst selbstständiges Leben führen können (§ 2 SGB XI). Betont wird im ersten Kapitel der Vorrang der häuslichen Pflege vor der Pflege in stationären Einrichtungen (§ 3 SGB XI) sowie den Vorrang von Prävention und medizinischer Rehabilitation (§ 5 SGB XI). Im zweiten Kapitel wird der Begriff der Pflegebedürftigkeit konkretisiert (§ 14 SGB XI) und in § 15 SGB XI sind die Stufen der Pflegebedürftigkeit beschrieben. Das dritte Kapitel befasst sich mit dem versicherungspflichtigen Personenkreis. Im Anschluss daran werden zu Beginn des vierten Kapitels die Leistungen der Pflegeversicherung genannt (§28 SGB XI). Das fünfte Kapitel widmet sich der Organisation der Pflegekasse. Die Finanzierung der gesetzlichen Pflegeversicherung wird im sechsten Kapitel geregelt. Das Kapitel sieben stellt die Beziehung der Pflegekasse zu den Leistungserbringern dar. Nach Regelungen über den Datenschutz und Regelungen für die private Pflegeversicherung beschäftigt sich das elfte Kapitel mit der Qualitätssicherung.

26.12 SGB XII – Sozialhilfe

Ab dem 1. Januar 2005 wurde das Sozialhilferecht als zwölftes Buch in das Sozialgesetzbuch (SGB XII) eingegliedert. Diese Änderung ergibt sich aus dem „Gesetz zur Einordnung des Sozialhilferechts in das Sozialgesetzbuch vom 27. Dezember 2003 (BGBl. I, 3022)". Gleichzeitig traten das „Bundessozialhilfegesetz (BSHG)" und das „Gesetz über eine bedarfsorientierte Grundsicherung im Alter und bei Erwerbsminderung (GSiG)" außer Kraft.

Die Sozialhilfe hat die Aufgabe, *„den Leistungsberechtigten die Führung eines Lebens zu ermöglichen, das der Würde des Menschen entspricht"* (§ 1 Satz 1 SGB XII). Leistungen nach dem SGB XII erhalten nur noch Personen, die nicht erwerbsfähig sind, Kinder und Jugendliche, die nicht in Haushaltsgemeinschaften mit ihren Angehörigen leben sowie ältere Menschen. Die Sozialhilfe ist subsidiär, d. h. Sozialhilfe erhält nicht, wer sich selbst durch Erwerbsfähigkeit, seinem Vermögen helfen kann oder die erforderliche Hilfe von anderen, z. B. von Angehörigen oder von anderen Sozialleistungsträgern erhält (§ 2 SGB XII). Sie tritt nur als „Notbehelf" ein (ultima ratio). Träger der Sozialhilfe sind die kreisfreien Städte und Landkreise sowie die so genannten überörtlichen Träger (§ 3 SGB XII). In der neuen Form umfasst die Sozialhilfe die Bereiche:
1. Hilfe zum Lebensunterhalt (§§ 27 bis 40 SGB XII),
2. Grundsicherung im Alter und bei Erwerbsminderung (§§ 41 bis 46 SGB XII),
3. Hilfen zur Gesundheit (§§ 47 bis 52 SGB XII),
4. Eingliederungshilfe für behinderte Menschen (§§ 53 bis 60 SGB XII),
5. Hilfe zur Pflege (§§ 61 bis 66 SGB XII),

6. Hilfe zur Überwindung besonderer sozialer Schwierigkeiten (§§ 67 bis 69 SGB XII),
7. Hilfe in anderen Lebenslagen (§§ 70 bis 74 SGB XII) sowie die jeweils gebotene Beratung und Unterstützung (§ 8 SGB XII).

Fragen und Aufgaben

1. Welches Gesetzesbuch enthält Regelungen, die auf das gesamte Sozialrecht Anwendung finden?
2. Was bedeutet „hilfebedürftig" nach § 9 SGB II?
3. Worin besteht die Aufgabe der gesetzlichen Krankenversicherung nach § 1 SGB V?
4. Was besagt das für sämtliche Leistungen der gesetzlichen Krankenversicherung geltende Wirtschaftlichkeitsgebot (§ 12 SGB V)?
5. Welche Rentenarten unterscheidet die Rentenversicherung?
6. Nennen Sie die Rechtsgrundlage für die gesetzliche Unfallversicherung.
7. Welche Ereignisse lösen Leistungen der gesetzlichen Unfallversicherung aus (§ 7 und § 8 SGB VII)?

VIII Investitionen finanzieren

27 Krankenhausfinanzierung

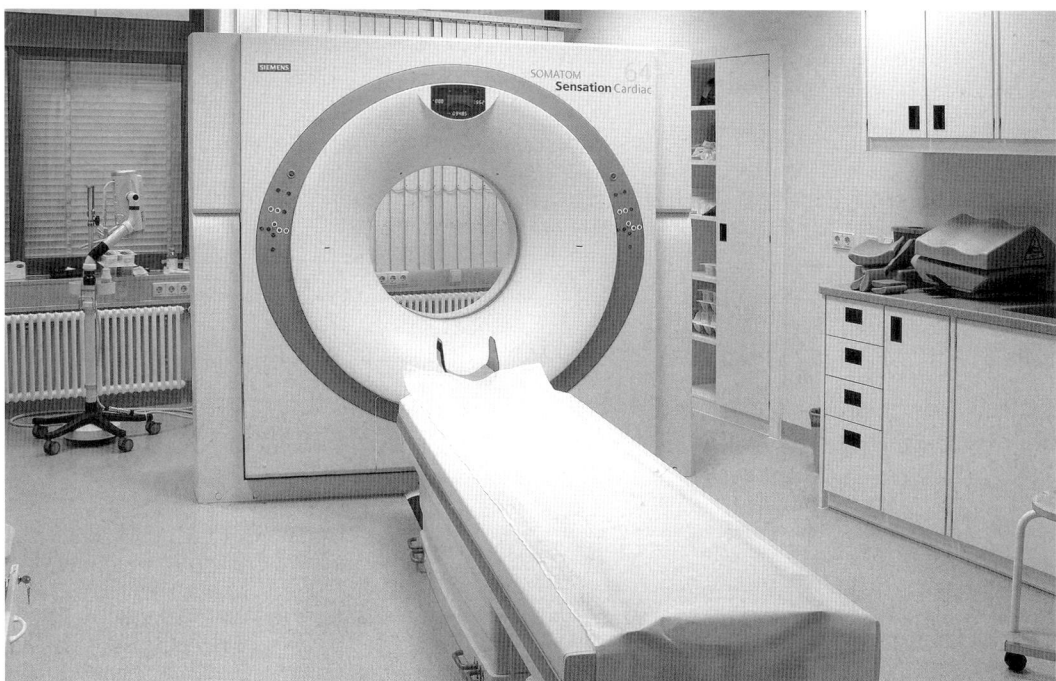

Überblick

27.1 Historische Entwicklung • 226

27.2 Gesetzliche Grundlagen • 227

27.3 Grundlage der dualen Finanzierung • 227

27.4 Abgrenzung der Wirtschaftsgüter • 228

27.5 Krankenhausplan • 229

27.6 Wie erfolgt die Förderung? • 231
27.6.1 Einzelförderung • 231
27.6.2 Pauschalförderung • 231

27.7 Finanzierung der Betriebskosten • 232

27.1 Historische Entwicklung

In der Bundesrepublik lässt sich die Entwicklung der Krankenhausfinanzierung in die Phase vor und nach dem Krankenhausfinanzierungsgesetz (KHG) von 1972 unterteilen.

In der Zeit zwischen 1936 und 1972 wurden die Krankenhäuser in Deutschland monistisch finanziert, d. h., die Finanzierung der Investitions- und Benutzerkosten kamen aus einer Hand (Krankenkassen). Da bei der Festlegung der Pflegesätze die Leistungsfähigkeit der beteiligten Sozialversicherungsträger zu berücksichtigen war, gelang es den Krankenhäusern immer weniger, ihre Selbstkosten zu decken. Die notwendigen Investitionen in der stationären Versorgung unterblieben und führten zunehmend zum Substanzverlust der Krankenhäuser. Die Lage der Krankenhäuser und ihrer Finanzierung gab Anlass zu Reformüberlegungen. Dabei setzte sich die Auffassung durch, dass die Bereitstellung von Krankenhäusern eine öffentliche Aufgabe sei, zu deren Erfüllung Bund und Länder nicht länger beiseite stehen durften. Mit dem Krankenhausfinanzierungsgesetz (KHG) wurde die Debatte um die Art der Krankenhausfinanzierung zunächst beendet.

27.2 Gesetzliche Grundlagen

Gesetzliche Grundlagen der Krankenhausfinanzierung sind:
- SGB V – Sozialgesetzbuch fünftes Buch,
- KHG – Krankenhausfinanzierungsgesetz mit Folgerecht,
  - BPflV – Bundespflegesatzverordnung,
  - AbgrV – Abgrenzungsverordnung,
  - KHBV – Krankenhausbuchführungsverordnung,
  - KHStatV – Krankenhausstatistik- Verordnung,
  - Psych-PV – Psychiatrie-Personalverordnung,
- KHEntgG – Krankenhausentgeltgesetz,
- FPV – die Verordnung zum Fallpauschalensystem für Krankenhäuser,
- LKHG – Landeskrankenhausgesetz mit Folgerecht,
  - Schiedsstellenverordnung,
  - Krankenhaus-Pauschalförderverordnung,
- HBFG – Hochschulbauförderungsgesetz.

27.3 Grundlage der dualen Finanzierung

Seit der Verabschiedung des Krankenhausfinanzierungsgesetzes (KHG) werden in der Bundesrepublik Deutschland die Krankenhäuser dualistisch finanziert. Das unmittelbare Ziel des KHG ist die wirtschaftliche Sicherung der Krankenhäuser, um eine bedarfsgerechte Versorgung der Bevölkerung mit leistungsfähigen Krankenhäusern zu gewährleisten und so zu sozial tragbaren Pflegesätzen beizutragen (§ 1 KHG).

> Rechtlich verankert ist die duale Finanzierung in § 4 KHG; dort heißt es:
> „Die Krankenhäuser werden dadurch wirtschaftlich gesichert, dass
> 1. ihre Investitionskosten im Wege öffentlicher Förderung übernommen werden und sie
> 2. leistungsgerechte Erlöse aus Pflegesätzen, die nach Maßgabe dieses Gesetzes auch Investitionskosten enthalten können, sowie Vergütungen für vor- und nachstationäre Behandlungen und für ambulantes Operieren erhalten."

Seit damals basiert die Finanzierung der Krankenhäuser somit auf zwei Säulen:

- dem Investitionskostenanteil (§ 2 Nr. 2 KHG) zur Neu- und Wiederbeschaffung langfristiger Wirtschaftsgüter sowie für Krankenhausneubauten und deren Erstausstattung und
- dem Betriebskostenanteil.

> **D** *Betriebskosten sind alle Kosten, die dem Krankenhaus durch die stationäre und teilstationäre Patientenversorgung direkt, aber auch indirekt durch die Aufrechterhaltung der Betriebsbereitschaft entstehen.*

Die Trennung in zwei Kostenarten findet ihren Niederschlag in zwei unterschiedlichen Finanzierungsträgern: Bundesländer und gesetzliche Krankenkassen. Die Investitionskosten werden durch öffentliche Fördermittel finanziert, teilweise als Einzelförderung für bestimmte Investitionsmaßnahmen oder als regelmäßige Pauschalförderung. Der Staat finanziert die Investitionen durch Steuermittel. Die Fördermittel sind so zu bemessen, dass sie die notwendigen Investitionskosten decken (§ 9 Abs. 5 KHG). Die laufenden Betriebskosten werden von den Krankenkassen getragen, die ihre Ausgaben durch Krankenkassenbeiträge ihrer Mitglieder decken. Den Zusammenhang der Krankenhausfinanzierung verdeutlicht **Abb. 27.1**.

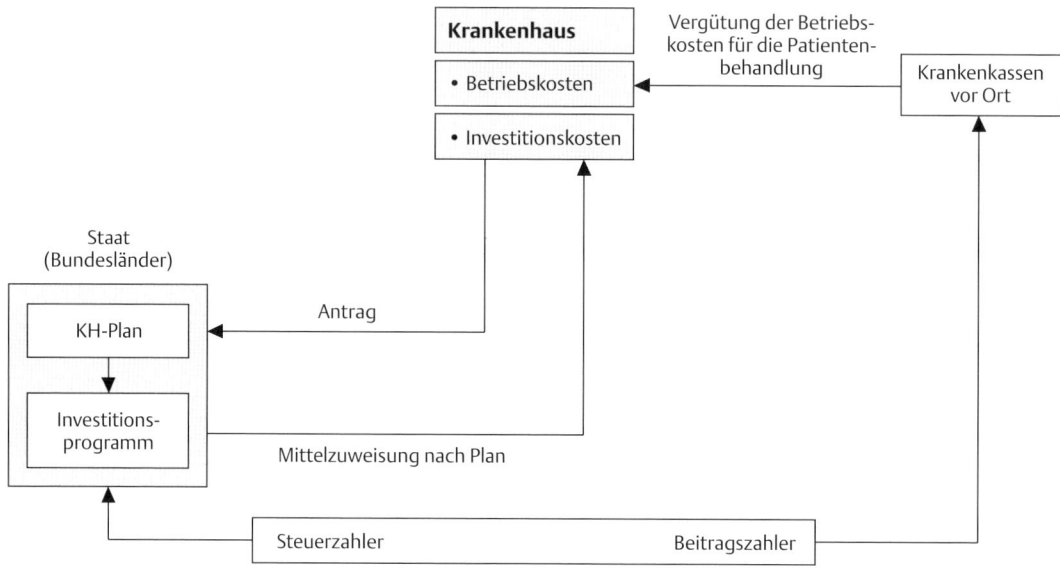

Abb. 27.1 ▪ Systematik der Krankenhausfinanzierung (nach Neubauer, 2004).

27.4 Abgrenzung der Wirtschaftsgüter

Durch die Trennung der Verantwortung für die Investitions- und Betriebskosten wurde eine Abgrenzung erforderlich, welche Kosten über die Fördermittel der Länder und welche Kosten über die Pflegesätze/DRG zu finanzieren sind.

Die Zuordnung von Kosten zu den genannten Finanzierungsquellen „Fördermittel oder Pflegesätze" wird im KHG und v. a. in der der Abgrenzungsverordnung (AbgrV) geregelt. Danach lassen sich Wirtschaftsgüter in Anlage-, Gebrauchs- und Verbrauchsgüter ordnen (**Abb. 27.2**).

Anlagegüter. Anlagegüter sind die Wirtschaftsgüter des zum Krankenhaus gehörenden Anlagevermögens. Das Anlagevermögen umfasst die Gegenstände, die dem Geschäftsbetrieb dauernd dienen. Zu den Anlagegütern eines Krankenhauses zählen u. a. Grundstücke und grundstücksgleiche Rechte mit Betriebsbauten, technische Anlagen sowie Einrichtungs- und Ausstattungsgegenstände wie Mobiliar oder Gehgestelle.

Gebrauchsgüter. Gebrauchsgüter sind Anlagegüter mit einer durchschnittlichen Nutzungsdauer bis zu drei Jahren. Somit sind auch Gebrauchsgüter in den Begriff der Anlagegüter einbezogen. Die Erstausstattung der Gebrauchsgüter wird vom Land getragen. Beispiele für Gebrauchsgüter sind Dienst- und Schutzkleider, Wäsche und Textilien aber auch sonstige Gebrauchsgüter des medizinischen Bedarfs wie Narkosemasken, Spezialkatheter und -kanülen oder Venendruckmesser.

Verbrauchsgüter. Verbrauchsgüter sind Wirtschaftsgüter, die durch ihre bestimmungsmäßige Anwendung aufgezehrt (z. B. Arzneimittel, Wasch-, Reinigungs- und Desinfektionsmittel) oder nicht wieder verwendbar (z. B. Verbandsmaterial, Einwegspritzen) sind oder die ausschließlich von einem Patienten genutzt werden und üblicherweise bei ihm verbleiben (z. B. Endoprothesen, Herzschrittmacher).

Gebrauchsgüter sind ebenso wie Verbrauchsgüter pflegesatzfähig. Pflegesatzfähige Kosten werden über die Entgelte den Kostenträgern in Rechnung gestellt. Hingegen werden Anlagegüter zur Errichtung und Erstausstattung des Krankenhauses und wiederbeschaffte Anlagegüter mit einer Nutzungsdauer von mehr als 3 Jahren über das Land per Pauschalförderung oder Einzelförderung finanziert oder müssen aus Eigenmitteln des Krankenhauses gedeckt werden.

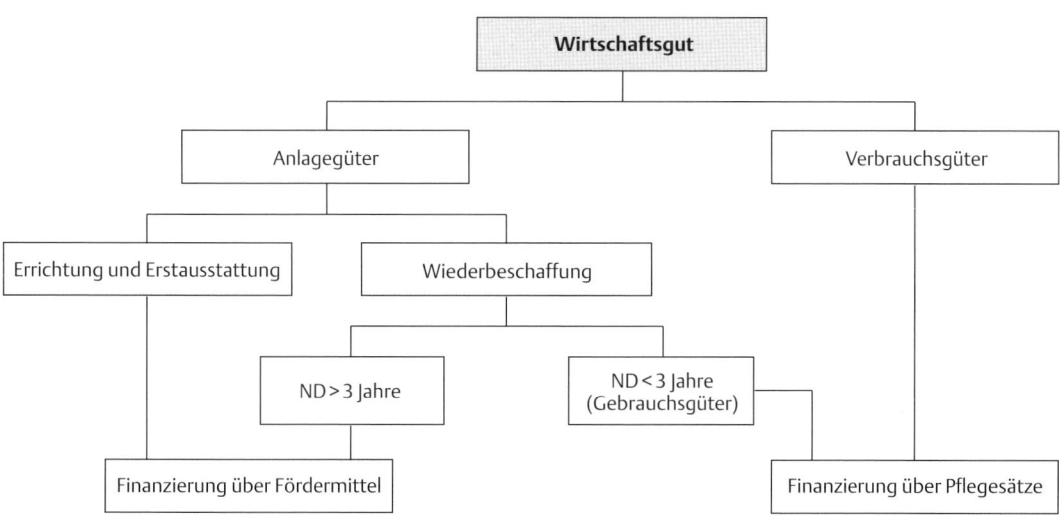

Abb. 27.2 • Wirtschaftsgüter (Tuschen, 2004).

27.5 Krankenhausplan

Zur Verwirklichung der wirtschaftlichen Sicherung der Krankenhäuser stellen die Bundesländer Krankenhauspläne und Investitionsprogramme auf (§ 6 Abs. 1 KHG). Die Aufnahme in den Krankenhausplan erfolgt durch Feststellungsbescheid des Landes. Alle Krankenhäuser, die im Krankenhausplan eines Bundeslandes aufgenommen sind, haben grundsätzlich Anrecht auf Förderung nach Maßgabe des KHG (**Abb. 27.3**). Zudem haben Krankenkassen die vom Krankenhaus erbrachte Krankenhausbehandlung zu erstatten.

Ein Anspruch auf Aufnahme in den Krankenhausplan und in das Investitionsprogramm besteht allerdings nicht (§ 8 Abs. 2 S. 1 KHG). Während der Krankenhausplan für jedes Haus festlegt,
- an welchem Standort ein Krankenhaus betrieben wird,
- welcher Art und Anzahl die Fachabteilungen je Krankenhaus aufgebaut sind,
- wie viel Betten je Fachabteilung vorhanden sind,

dienen die Investitionsprogramme der Förderung des Krankenhausbaus. In der Mehrzahl der Krankenhauspläne werden die Krankenhäuser nach Versorgungsstufen ausgewiesen (**Abb. 27.4**). Zudem enthält der Krankenhausplan Bemerkungen, die die Leistungen des Krankenhauses präzisieren („Perinatologisches Zentrum", „Geriatrischer Schwerpunkt").

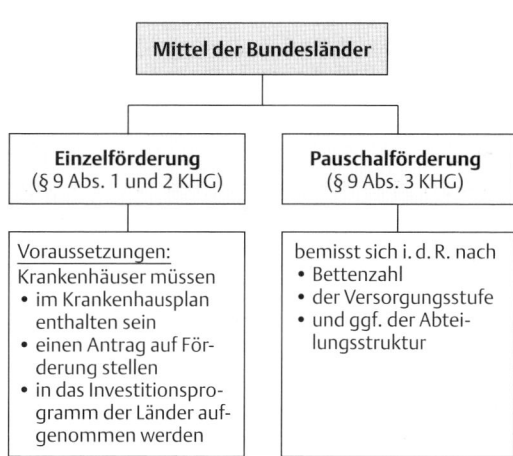

Abb. 27.3 • Voraussetzungen der Einzelförderung und Bemessungsgrundlage (Goedereis, 1999).

HELIOS Rosmann Klinik

Breisach

Zeppelinstraße 37, 79206 Breisach

KH-Nr. : 3150335 Trägerschaft: privat
Status : Plankrankenhaus (§ 108 Nr. 2 SGB V) mit KHG-Förderung
Leistungsstufe: Grundversorgung

Fachgebiet	planmäßige Betten/Plätze	
	IST am 31.12.1999	SOLL (fortgeschrieben)
VOLLSTATIONÄRE ALLGEMEINVERSORGUNG		
Augenheilkunde	0	0
Chirurgie	76	76
Frauenheilkunde u. Geburtshilfe	10	10
Hals-Nasen-Ohrenheilkunde	0	0
Haut- u. Geschlechtskrankheiten	0	0
Innere Medizin	45	45
Kinderheilkunde	0	0
Mund-Kiefer-Gesichtschirurgie	0	0
Neurochirurgie	0	0
Neurologie	0	0
Nuklearmedizin (Therapie)	0	0
Orthopädie	0	0
Psychotherapeutische Medizin	0	0
Strahlentherapie	0	0
Urologie	4	4
Sonstige/Allgemein	0	0
Zwischensumme 1	135	135
VOLLSTATIONÄRE PSYCHIATRISCHE VERSORGUNG		
Psychiatrie Erwachsene	0	0
davon: niederschwelliger Entzug	0	0
Psychiatrie Kinder/Jugend	0	0
Zwischensumme 2	0	0
TEILSTATIONÄRE VERSORGUNG		
Tagesklinik Augenheilkunde	0	0
Tagesklinik Chirurgie	0	0
Tagesklinik Haut- u. Geschlechtskrankheiten	0	0
Tagesklinik HNO	0	0
Tagesklinik Innere Medizin	0	0
Tagesklinik Neurochirurgie	0	0
Tagesklinik Pädiatrie	0	0
Tagesklinik Psychiatrie Erwachsene	0	0
Tagesklinik Psychiatrie Kinder/Jugend	0	0
Tagesklinik Strahlentherapie	0	0
Zwischensumme 3	0	0
DIALYSE	0	0
BETTEN/PLÄTZE INSGESAMT	135	135

Intensivbetten vorhanden

Abb. 27.4 ▪ Krankenhausplan Baden-Württemberg (Sozialministerium Baden-Württemberg, 2000).

27.6 Wie erfolgt die Förderung?

27.6.1 Einzelförderung

Das KHG unterscheidet förderrechtlich zwischen der Einzel- und Pauschalförderung (**Abb. 27.5**). Auf Antrag des Krankenhausträgers werden folgende Investitionskosten finanziert (§ 9 Abs. 1 und 2 KHG):
- Einzelmaßnahmen der Errichtung (Neubau, Umbau, Erweiterungsbau), einschließlich der Erstausstattung mit den jeweils notwendigen Anlagegütern,
- Wiederbeschaffung von Anlagegütern mit einer Nutzungsdauer über 3 Jahre,
- Anlauf- und Umstellungskosten bei innerbetrieblichen Änderungen,
- Erwerb, Erschließung, Miete, Pacht von Grundstücken,
- Ausgleich für die Abnutzung von Anlagegütern, soweit diese durch Eigenmittel der Krankenhäuser beschafft wurden,
- Umstellung von Krankenhäusern oder Krankenhausabteilungen auf andere Aufgaben außerhalb der akutstationären Versorgung (z. B. ihrer Umwidmung in Altenpflegeeinrichtungen oder geriatrische Rehabilitation).

Über die Bewilligung der Fördermittel wird im Rahmen eines Einzelantragsverfahrens durch die zuständigen Landesförderbehören entschieden. Die Fördermittel müssen dem Antrag entsprechend zweckgebunden genutzt werden.

27.6.2 Pauschalförderung

Neben der Einzelförderung erhalten die Plankrankenhäuser auf Antrag Fördermittel als pauschale Abgeltung (Pauschalbeträge). Sie stehen auch ohne notwendigen Investitionsbedarf jährlich neu zur Verfügung und können im Rahmen der Zweckbindung frei verwendet werden (§ 9 Abs. 3 KHG). Bei der Pauschalförderung handelt es sich um:
- Mittel zur Wiederbeschaffung, Ergänzung, Nutzung und Mitbenutzung von kurzfristigen Anlagegütern mit einer Nutzungsdauer von mehr als 3 und bis zu 15 Jahren. Sie dienen vorwiegend zur Erneuerung medizinischer Geräte oder der EDV-Ausstattung, aber auch zur Beschaffung infrastruktureller Einrichtungen, wie z. B. einer Krankenhausküche,
- für kleine bauliche Maßnahmen unterhalb einer festgelegten Wertgrenze.

Da sowohl die Einzelförderung als auch die pauschale Förderung in der Finanzierungsverantwortung der Bundesländer liegt, sind die Details den jeweiligen Landeskrankenhausgesetzen zu entnehmen.

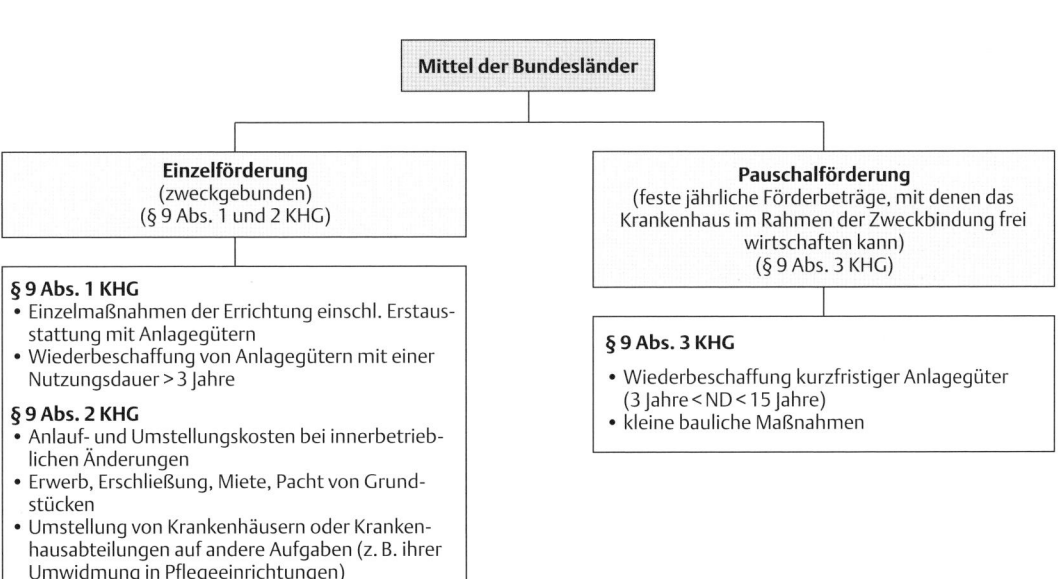

Abb. 27.5 ▪ Mittel der Bundesländer nach § 9 KHG (nach Goedereis, 1999).

27.7 Finanzierung der Betriebskosten

Zur Deckung seiner Betriebskosten vereinbart das einzelne Krankenhaus nach Möglichkeit prospektiv für ein Kalenderjahr mit den Krankenkassen ein Budget. Als Ergebnis erhält es Pflegesätze oder einen Basisfallwert (als Abrechnungseinheiten), die als Abschlagszahlung auf das zu finanzierende Budget gelten (Kap. 16, S. 126). Bei Über- oder Unterschreitung des vereinbarten Budgets gibt es Mehr- oder Mindererlösausgleiche.

Fragen und Aufgaben

1. Welches Gesetz enthält die rechtlichen Grundlagen für die Finanzierung der Krankenhäuser in Deutschland?
2. Welchen Zweck verfolgt das KHG?
3. Beschreiben Sie die beiden Säulen der dualen Finanzierung.
4. Worin unterscheidet sich die monistische von der dualen Finanzierung?
5. Was sind Investitionskosten?
6. Auf welchen Planungen basiert die öffentliche Förderung nach dem KHG?
7. Welche allgemeinen Voraussetzungen müssen erfüllt sein, um Anspruch auf Förderung nach Maßgabe des KHG zu haben?
8. Was ist unter Pauschalförderung zu verstehen?
9. Nehmen Sie Stellung zu folgender Aussage: „Die Art der Kosten bestimmt die Finanzierung der stationären Krankenhausversorgung".

Anhang

Abkürzungsverzeichnis

ACENDIO	Association for Common European Nursing Diagnoses, Interventions and Outcomes	EN	Europäische Norm
		EOQ	European Organization for Quality
		EQA	European Quality Award
AEV	Arbeiter-Ersatzkassen-Verband e. V.	EU	Europäische Union
AHB	Anschlussheilbehandlung	G-DRG	German Refined – Diagnosis Related Groups
AHV	Hinterbliebenenversicherung		
AIDS	Acquired Immunodeficiency Syndrome (englisch) (Immunschwäche)	G-BA	Gemeinsamer Bundesausschuss
		GEK	Gmünder Ersatzkasse
AOK	Allgemeine Ortskrankenkasse	GemBA	Gemeinsamer Bundesausschuss Systemzuschlag für den Gemeinsamen Bundesausschuss
AR-DRG	Austalian Refined-Diagnosis Relates Groups		
AV-Kanal	Atrio-ventrikuläre Septumdefekt	Ges.	Gesellschaft
BÄK	Bundesärztekammer	gGmbH	Gemeinnützige Gesellschaft mit beschränkter Haftung
Bfa	Bundesversicherungsanstalt für Angestellte		
		GKV	Gesetzliche Krankenversicherung
BG	Berufsgenossenschaft	GNR	Gebührennummer(n)
BGH	Bundesgerichtshof	H-Arzt	Heilbehandlungsarzt
BIP	Bruttoinlandsprodukt	HEK	Hanseatische Krankenkasse
BKK	Betriebskrankenkasse	HNO	Hals-Nasen-Ohren
BMG	Bundesministerium für Gesundheit	IGV	Integrierte Versorgung
BWKG	Badenwürttembergische Krankenhausgesellschaft	i. m.	intramuskulär
		i. v.	intravenös
CC	Complication or Comorbidity	ICD-O	Internationale Klassifikation der Krankheiten für die Onkologie
CCL	Complication or Comorbidity Level		
CM	Case-Mix	ICF	Internationale Klassifikation der Funktionsfähigkeit, Behinderungen und Gesundheit
CMI	Case-Mix Index		
COPD	Chronic obstructive pulmonary disease		
		ICN	International Council of Nurses
CW	Cost Weight	ICNP	International Classification for Nursing Practice
DAK	Deutsche Angestellten Krankenkasse		
D-Arzt	Durchgangsarzt	ICPM	International Classification of Procedures in Medicine
DBfK	Deutscher Berufsverband für Pflegeberufe		
		IDC-10	Internationale Statistische Klassifikation der Krankheiten und verwandter Gesundheitsprobleme,10 Revision
DEKV	Deutscher Evangelischer Krankenhausverband		
DFÜ	Datenfernübertragung	IGel	Individuelle Gesundheitsleistungen
DIMDI	Deutsches Institut für Medizinische Dokumentation und Information	IKK	Innungskrankenkasse
		IND	Internationale Nomenklatur der Krankheiten
DIN	Deutsches Institut für Normung		
DMP	Disease Management Programme	IQWiG	Institut für Qualität und Wirtschaftlichkeit
DQS	Deutsche Gesellschaft zur Zertifizierung von Managementsystemen		
		ISO	International Organization for Standardization
DRG	Diagnosis Related Groups		
DTA	Datenträgeraustausch	IV	Invalidenversicherung
EDV	Elektronische Datenverarbeitung	JCAHO	Joint Commission on Accreditation of Healthcare Organizations
EEG	Elektroenzephalogramm (Gehirnstrommessung)		
		KÄV	Kurärztliche Verwaltungsstelle
EFQM	European Foundation for Quality Management	KBV	Kassenärztliche Bundesvereinigung
		KH	Krankenhaus
EG	Europäische Gemeinschaft	KK	Krankenkasse(n)
EKG	Elektrokardiogramm (Herzstrommessung und -aufzeichnung)	KKVD	Katholischer Krankenhausverband Deutschland

KMU	Kleine und mittlere Unternehmen	PC	Personal Computer
KTQ	Kooperation für Transparenz und Qualität im Krankenhaus	pCC	proCumCert
		PCCL	Patient Clinical Complexity Level
KV	Kassenärztliche Vereinigung	PDCA-Zyklen	(Plan, Do, Check, Act)-Zyklus
KVD	Kassenärztliche Vereinigung Deutschland	PKA	Pharmazeutisch-kaufmännischer Angestellter
ZV	Kassenzahnärztliche Vereinigung	PKV	Private Krankenversicherung
LÄK	Landesärztekammer	PREUGO	Preußische Gebührenordnung für approbierte Ärzte und Zahnärzte
Lfg.	Lieferung		
LG	Landgericht	QM	Qualitätsmanagement
LKA	Leistungs- und Kalkulationsaufstellung	See-KK	Seekrankenkasse
LKK	Landwirtschaftliche Krankenkasse	TEA	Thrombendarteriektomie
MDC	Major Diagnostic Category	TK	Techniker-Krankenkasse
MDK	Medizinischer Dienst der Krankenkassen	TQM	Total Quality Management
		TV	Television
MS	Multiple Sklerose	UGVD	untere Grenzverweildauer
MTA	Medizinisch-technische(r) Assistent(in)	UStG	Umsatzsteuergesetz
		VD	mittlere Verweildauer
MwSt.	Mehrwertsteuer	VdAK	Verbände der Angestellten-Krankenkassen e. V.
NANDA	North American Nursing Diagnosis Association		
		Verl.	Verlag
ND	Nutzungsdauer	WHO	World Health Organisation
ÖGD	Öffentlicher Gesundheitsdienst	WKD	Wirtschaftskontrolldienst
OGVD	obere Grenzverweildauer	ZE	Zusatzentgelte
OP	Operation	ZS	Zertifizierungsstelle
OPS-301	Operationenschlüssel gem. § 301 SGB V		

Genannte und verwendete Gesetze, Richtlinien und Verordnungen

(Muster-)Berufsordnung für die deutschen Ärztinnen und Ärzte (MBO)
(Muster-)Weiterbildungsordnung – Inhaltsverzeichnis [(M)WBO]
Arzt-/Ersatzkassen-Vertrag (Bundesmantelvertrag – Ärzte/Ersatzkassen)
Bayerisches Krankenhausgesetz (BayKrG)
Berufsordnung der Landesärztekammer Baden-Württemberg
Bundesärzteordnung (BÄO)
Bundesdatenschutzgesetz (BDSG)
Bundesmantelvertrag – Ärzte (BMV-Ä)
Bundespflegesatzverordnung (BPflV)
Bundessozialhilfegesetz (BSHG)
Bürgerliches Gesetzbuch (BGB)
Deutsche Kodierrichtlinien – Allgemeine und Spezielle Kodierrichtlinien für die Verschlüsselung von Krankheiten und Prozeduren, Version 2006
DIN-Vorschriften
Einheitlicher Bewertungsmaßstab (EBM)
Gebührenordnung für Ärzte (GOÄ); (UV-GOÄ): Gebührenordnung für Ärzte, Vertrag Ärzte/Unfallversicherungsträger, Gebührenverzeichnis für ärztliche Leistungen, Stand: 01.04 2005, Deutscher Ärzte-Verlag, Köln 2005
Gebührenordnung für Zahnärzte (GOZ)
Gesetz über Betriebsärzte, Sicherheitsingenieure und andere Fachkräfte für Arbeitssicherheit (ASiG)
Gesetz über das Apothekenwesen (ApoG)
Gesetz über die Entgelte für voll- und teilstationäre Krankenhausleistungen (Krankenhausentgeltgesetz-KHEntgG)
Gesetz über eine bedarfsorientierte Grundsicherung im Alter und bei Erwerbsminderung (GSiG)
Gesetz zur wirtschaftlichen Sicherung der Krankenhäuser und zur Regelung der Krankenhauspflegesätze (Krankenhausfinanzierungsgesetz – KHG)
Gesundheitsstrukturgesetz (GSG)
GKV-Modernisierungsgesetz (GMG)
Kammergesetze
Hochschulbauförderungsgesetz (HBFG)
Infektionsschutzgesetz (IfSG)
Krankenhausbuchführungsverordnung (KHBV)
Krankenhausstatistik-Verordnung (KHStatV)

Kreislaufwirtschafts- und Abfallgesetz (KrW-/AbfG)
Landesabfallgesetz (LabfG)
Landesdatenschutzgesetz (LDSG)
Landeskrankenhausgesetz (LKHG)
Medizinproduktegesetz (MPG)
Krankenhaus-Pauschalförderverordnung
Personenstandsgesetz (PStG)
Psychiatrie-Personalverordnung (Psych-PV)
Rahmenvereinbarung über das Verfahren zur Abrechnung und Übermittlung von Daten zwischen Vorsorge- oder Rehabilitationseinrichtungen und der gesetzlichen Krankenversicherung (§ 301 Abs. 4 SGB V) sowie der gesetzlichen Rentenversicherung (Datenübermittlungs-Rahmenvereinbarung)
Rentenversicherungsordnung (RVO)
Richtlinie für Krankenhaushygiene und Infektionsprävention
Röntgenverordnung (RöV)
Saarländisches Krankenhausgesetz (SKHG)
Schiedsstellenverordnung
Sozialgesetzbuch (SGB)
Strafgesetzbuch (StGB)
Strafprozessordnung (StPO)

Unfallverhütungsvorschriften (UVV)
Vereinbarung gemäß § 301 Abs. 3 SGB V über das Verfahren zur Abrechnung und Übermittlung der Daten nach § 301 Abs. 1 SGB V (Datenübermittlungs-Vereinbarung)
Vereinbarung zum Fallpauschalensystem für Krankenhäuser für das Jahr 2005 (Fallpauschalenvereinbarung 2005 – FPV 2005).
Vereinbarung zum Fallpauschalensystem für Krankenhäuser für das Jahr 2006 (Fallpauschalenvereinbarung 2006 – FPV 2006).
Verordnung über die Abgrenzung der im Pflegesatz nicht zu berücksichtigenden Investitionskosten von den pflegesatzfähigen Kosten der Krankenhäuser (Abgrenzungsverordnung – AbgrV)
Verordnung zum Fallpauschalensystem für Krankenhäuser für das Jahr 2004 (Fallpauschalenverordnung 2004 – KFPV 2004).
Verordnungen zum Schutz von Patientendaten in kirchlichen Krankenhäusern (DSVO-KH)
Verpackungsverordnung (VerpackV)
Zulassungsverordnung für Vertragsärzte (Ärzte-ZV)

Literaturverzeichnis

Amt für Abfallwirtschaft: Medizinische Abfälle, Rezepte für den richtigen Umgang mit Abfällen aus dem Gesundheitswesen, München 2001

Andreas, M., Debong, B., Bruns, W.: Handbuch. Arztrecht in der Praxis, 2. Aufl., Nomos Verl.-Ges., Baden-Baden 2004

AOK-Bundesverband u. a.: Gemeinsames Rundschreiben, Sozialdatenschutz im SGB I und SGB V, Bonn 2001

Arnold, M., Litsch, M., Schellschmidt, H. (Hrsg.): Krankenhaus-Report 2000, Schwerpunkt: Vergütungsreform mit DRGs, Schattauer, Stuttgart 2001

Ärztekammer Nordrhein: Organe der Ärztekammer Nordrhein, ihre Zusammensetzung und ihre Aufgaben, Düsseldorf 2005, in: www.aekno.de/htmljava/a/organe2.htm

Aufgaben und Perspektiven des Gemeinsamen Bundesausschusses (Vortrag), in: www.g-ba.de/cms/upload/media/Folien-Vortrag-Juni04 r.pdf

Bäuerle, T.: Beschwerdemanagement, in: Schubert, H.-J. (Hrsg.): Management von Gesundheits- und Sozialeinrichtungen, Luchterhand, Neuwied 2003

Bäuerle, T.: Kundenorientierung, in: Schubert, H.-J. (Hrsg.): Management von Gesundheits- und Sozialeinrichtungen, Handlungsfelder, Methoden, Lösungen, Luchterhand, Neuwied 2003

Bayerisches Staatsministerium für Arbeit und Sozialordnung, Familie und Frauen: Sozial-Fibel, Kuren, Rechtsstand August 2005, in: www.stmas.bayern.de/fibel/sf_k140.htm

Bergen, P.: Basiswissen Krankenhaushygiene, Kunz, Hagen 1998

Bengel, J., Koch, U. (Hrsg.): Grundlagen der Rehabilitationswissenschaft, Themen, Strategien und Methoden der Rehabilitationsforschung, Springer, Berlin 2000

Bergmann, K.-O.: Die Arzthaftung. Ein Leitfaden für Ärzte und Juristen, 2. Aufl. Springer, Berlin 2004

Bergmann, K.-O.: Die Arzthaftung. Ein Leitfaden für Ärzte und Juristen, 1. Aufl. Springer Berlin 1999

Beske F. (Hrsg.): Lehrbuch für Krankenpflegeberufe, 2 Bde., 5. Aufl.ff. Thieme, Stuttgart 1990

Beske, F., Hallauer, J. F.: Das Gesundheitswesen in Deutschland, Struktur, Leistung, Weiterentwicklung, 3. Aufl. Deutscher Ärzte-Verlag, Köln 1999

Biermann, E., Ulsenheimer. K, Weißauer, W. : Liquidation wahlärztlicher Leistungen, Rechtliche Grundlagen, in: www.dgai.de/06 pdf/11_12.pdf

Braun, G. E. (Hrsg.): Handbuch Krankenhausmanagement, Bausteine für eine moderne Krankenhausführung, Schäffer-Poeschel, Stuttgart 1999

Brauße, B.: Rechtskunde kompakt, Ullstein Mosby, Berlin 1996

Breinlinger-O'Reilly, J.: Das Krankenhaus Handbuch, Wegweiser für die tägliche Praxis, Luchterhand, Neuwied 1997

Bronner, D.: Der G-BA als wichtigste Regelungsinstanz in der gemeinsamen Selbstverwaltung, in: das Krankenhaus 2 (2005) 91

Bruhn, M.: Qualitätsmanagement für Dienstleistungen, Grundlagen, Konzepte, Methoden, 6. Aufl. Springer, Berlin 2005

Bundesarbeitsgemeinschaft für Rehabilitation (Hrsg.): Rehabilitation und Teilhabe, Wegweiser für Ärzte und andere Fachkräfte der Rehabilitation, 3. Aufl. Deutscher Ärzte-Verlag, Köln 2005

Bundesärztekammer: Aufgaben der Gutachterkommissionen und Schlichtungsstellen, Berlin 2003, in: www.bundesaerztekammer.de/20/10Fehler/05Aufgaben.html

Bundesärztekammer (Hrsg.) unter Mitarbeit von F.-W. Kolkmann, I. Seyfarth-Metzger, F. Stobrawa: Leitfaden Qualitätsmanagement im deutschen Krankenhaus, Zuckschwerdt, München 1997

Bundesministerium für Arbeit und Sozialordnung: Materialband zum Sozialbudget 2001 (Internetfassung), Bonn, in: www.bmgs.bund.de/download/broschueren/A102.pdf

Bundesministerium für Gesundheit und Soziale Sicherung: Leitsätze zur Anwendung der Wiederaufnahmeregelung nach § 2 KPFV 2004, Bonn 2004

Bundesverband für Körper- und Mehrfachbehinderte e. V.: Gesundheitsreform, Stand: 9. 2. 2004, in: www.bvkm.de/recht/gesetze/gesundheitsreform.pdf

Bundesversicherungsanstalt für Angestellte (BfA): Rehabilitation im Überblick, 4. Aufl. BfA, Berlin 2004

Buschmann-Steinhage, R.: Einrichtungen der Rehabilitation und ihre Aufgaben, in: Delbrück, H., Haupt, E. (Hrsg.): Rehabilitationsmedizin: ambulant, teilstationär, stationär, 2. Aufl. Urban und Schwarzenberg, München 1998

BWKG Mitteilung Nr. 59: Wahlleistungen, Informationspapier der DKG zum Angebot medizinischer Wahlleistungen, Stuttgart 2005

BWKG Mitteilung Nr. 81: Fallpauschalen/Sonderentgelte, Gemeinsame Absprache V, Abrechnungsfragen, Stuttgart 2002

BWKG Mitteilung Nr. 121: Krankenversicherung/Rehabilitation, Zuzahlung zu Rehabilitationsleistungen, Stuttgart 2002

BWKG Mitteilung Nr. 279: Entgelte, sonstige, ambulant erbrachte Leistungen der physikalischen Therapie für Versicherte der gesetzlichen Krankenkassen, Stuttgart 2002

BWKG Mitteilung Nr. 330: Neues Entgeltsystem, Verabschiedung des DRG-Kataloges der Abrechnungsbestimmungen und der Deutschen Kodierrichtlinien für das Jahr 2005, Zertifizierungsverfahren für die Grouperversionen für 2005, Stuttgart 2004

BWKG Mitteilung Nr. 435: Wahlleistungen, Patienteninformation bei wahlärztlichen Leistungen, Stuttgart 2004

BWKG Mitteilung Nr. 441: Neues Entgeltsystem, Wichtige Informationen für die Abrechnung von Krankenhausleistungen ab dem 01. 1. 2005, Stuttgart 2004

BWKG Mitteilung Nr. 445: Neues Entgeltsystem, Wichtige Informationen für die Abrechnung von Krankenhausleistungen ab dem 01.01.2005, Stuttgart 2004

BWKG Mitteilung Nr. 453: FPV, Wichtige Informationen für die Abrechnung von Krankenhausleistungen ab dem 01.01.2006, Stuttgart 2005

Clausen, A.: Kooperation für Transparenz und Qualität im Krankenhaus, Vortrag im Rahmen des südbadischen Gesundheitstages, 24. Juli 2002

Dahlgaard, K. u. a.: Qualitätsentwicklung in der Pflege, Nomos, Baden-Baden 1996

Daschner, F., Scherrer, M.: Kostenexplosion im Gesundheitswesen, Profit mit Umweltschutz, Universitätsklinikum Freiburg, in: www.iuk-freiburg.de/allgemein/expose03.pdf

Deetjen, W., Hübner, M., von Mittelstaedt, G. (Hrsg): Leitfaden: DRG – Vergütungssysteme für Klinikleistungen, Aventis Pharma 2001

Der Bundesbeauftragte für den Datenschutz: Der Bürger und seine Daten (BfD-INFO 2), 5 Soziale Sicherung, Sicherung im Krankheitsfall, Krankenkassen-Träger der gesetzlichen Krankenversicherung, Bonn 2005, in: www.bfd.bund.de/information/info2/info2032.htm

Der Landesbeauftragte für den Datenschutz Mecklenburg-Vorpommern: Datenschutz im Krankenhaus, Schwerin 2003, in: www.lfd.m-v.de/informat/dsimkh/dsimkh.pdf

Deutsch, E., Spickhoff, A. : Medizinrecht, Arztrecht, Arzneimittelrecht, Medizinprodukterecht und Transfusionsrecht, 5. Aufl. Springer, Berlin 2003

Deutsches Institut für medizinische Dokumentation (DIMDI): Internationale Statistische Klassifikation der Krankheiten und verwandter Gesundheitsprobleme, 10. Revision, German Modification, Version 2006,

2006 a in: www.dimdi.de/static/de/klassi/diagnosen/icd10/htmlgm2006/fr-icd.htm

2006 b in: www.dimdi.de/static/de/klassi/diagnosen/icd10/htmlgm2006/fr-icd.htm

2006 c in: www.dimdi.de/static/de/klassi/prozeduren/ops301/opshtml2006/fr-ops.htm

Deutsche Krankenhausgesellschaft e. V. (DKG): Empfehlungen zur Aufklärung der Krankenhauspatienten über vorgesehene ärztliche Maßnahmen, 4. Aufl. Deutsche Krankenhaus Verlagsgesellschaft mbH, Düsseldorf 2003 a

Deutsche Krankenhausgesellschaft e. V. (DKG) (Hrsg): Positionen zur Weiterentwicklung des Gesundheitswesens, Berlin 2003 b, in: dkg.digramm.com/pdf/207.pdf

Deutsche Krankenhausgesellschaft e. V. (DKG): Gesetz zur Modernisierung der gesetzlichen Krankenversicherung – GKV-Modernisierungsgesetz – GMG, Informationen für Krankenhäuser zur integrierten Versorgung §§ 140 a bis d SGB V, Deutsche Krankenhausgesellschaft 2004 a, in: www.dkgev.de/pdf/291.pdf?title=DKG-Informationen+f%FCr+Krankenh%E4user+zur+Integrationsversorgung

Deutsche Krankenhausgesellschaft e. V. (DKG): GKV-Modernisierungsgesetz: Neue Versorgungsformen im Krankenhaus, Orientierungshilfe, Deutsche Krankenhaus Verlagsgesellschaft mbH, Berlin 2004 b, in: www.dkgev.de/pdf/489.pdf

Deutsche Krankenhausgesellschaft e. V. (DKG): Hinweise zur Dokumentation der Krankenhausbehandlung, 2. Aufl. Dt. Krankenhaus-Verl.-Ges., Düsseldorf 1990

Deutsche Krankenhausgesellschaft e. V. (DKG): Krankenhausplanung und Investitionsfinanzierung in den Bundesländern, 2003 c, in: www.dkgev.de/pdf/125.pdf?title=Bestandsaufnahme+zur+Krankenhausplanung+und+Investitionsfinanzierung

Deutsche Krebshilfe e. V. (Hrsg.): Wegweiser zu Sozialleistungen, die blauen Ratgeber 40, Bonn 2005, in: www.krebshilfe.de/neu/infoangebot/broschueren/sozial/ratgeber_40.pdf

Deutscher Heilbäderverband e. V. (Hrsg.): Die Kur in Deutschland – Vorsorge und Rehabilitation in Heilbäder und Kurorten, 10. Aufl. Flöttmann Verlag, Bonn 2005

Deutsches Krankenhausinstitut: KU-Stichwort, Historische Entwicklung des Krankenhausfinanzierungsrechts, in: ku, Baumann Fachverlag, Kulmbach 4 (1990) 277

Diller, H. (Hrsg.): Vahlens großes Marketing-Lexikon, 2. Aufl. Beck, München 2001

Dittrich, S.: Kundenbindung als Kernaufgabe im Marketing, Diss., St. Gallen 2000

Effer, E., Esser, K.-H., Löbbecke, H.-W.: Abrechnungswesen im System der vertragsärztlichen Versorgung, 10. Aufl. PlusPunkt Verlag, Wuppertal 2005

Eichhorn, S. (Hrsg): Krankenhausmanagement, Zukünftige Struktur und Organisation der Krankenhausleitung, Schattauer, Stuttgart 2001

Enders, C.: Rehabilitation kompakt, Ullstein Mosby, Berlin 1997

Ernst, S.: Arzthaftung bei Überschreitung der gesetzlichen Arbeitszeit, Diss, Erfurt 2004, in: www.db-thueringen.de/servlets/DerivateServlet/Derivate-3530/Text.pdf

Etienne, M.: Total Quality Management im Spital erfolgreich gestalten, Diss., Haupt, Bern 2000

European Foundation for Quality Management (EFQM): Informationsbroschüre der Deutschen Gesellschaft für Qualitätsmanagement: EFQM, Excellence einführen, Brüssel 1999–2003

Fehn, K.: Die rechtliche Bedeutung des ärztlichen Behandlungsfehlers, Teil 1, Medizin im Dialog, Köln 2000, in: www.medizinimdialog.com/mid4_01/DieRectliche.htm

Frahm, W., Nixdorf, W.: Arzthaftungsrecht, Leitfaden für die Praxis, 3. Aufl. Verl. Versicherungswirtschaft, Karlsruhe 2005

Friesacher, H.: Bedeutung und Möglichkeit von Diagnostik und Klassifikation in einer praktischen Wissenschaft, in: Kollak, I., Georg, M. (Hrsg.): Pflegediagnosen: Was leisten sie – was leisten sie nicht, 2. Aufl. Mabuse-Verlag, Frankfurt am Main 2001

Fromm, H.: Benchmarking, in: Masing, W. (Hrsg.): Handbuch Qualitätsmanagement, 4. Aufl. Hanser, München 1999

Gaus, W.: Dokumentations- und Ordnungslehre, 5. Aufl. Springer, Berlin 2005

Geschäftsordnung des Gemeinsamen Bundesausschusses vom 13.01.2004, in: www.g-ba.de/cms/upload/pdf/richtlinien/GO-2004–06-16.pdf

Goedereis, K.: Finanzierung, Planung und Steuerung des Krankenhaussektors, Diss., Eul Verlag, Köln 1999.

Gorschlüter, P.: Das Krankenhaus der Zukunft, Kohlhammer, Stuttgart 1999

Habermann, B.: Von der Sozialhilfe zur Pflegeversicherung, Umsetzungserfordernisse insbesondere im ambulanten und teilstationären Bereich, Dokumentation einer Fachtagung des Deutschen Vereins, zsgest. von Bärbel Habermann und Ralf Mulot, Eigenverl. des Dt. Vereins für Öffentliche und Private Fürsorge, Frankfurt/M. 1995

Haeske-Seeberg, H.: Handbuch Qualitätsmanagement im Krankenhaus, Kohlhammer, Stuttgart 2001

Halber, M.: Beschwerdemanagement im Krankenhaus, in: Lauterbach, K., Schrappe, M.: Gesundheitsökonomie, Qualitätsmanagement und Evidence-based Medicine, Eine systematische Einführung, 2. Aufl. Schattauer, Stuttgart 2004, auch in: www.halber.de/download/Halber2004.pdf

Haubrock M., Schär, W. (Hrsg.): Betriebswirtschaft und Management im Krankenhaus, 3. Aufl. Huber, Bern 2002

Haubrock, M. (Hrsg.): Betriebswirtschaft und Management im Krankenhaus, 2. Aufl. Ullstein Mosby, Berlin 1997

Heck, A., Schiedt, V., Schwarzbraun, H. D.: Wirtschafts- und Betriebskunde für Arzthelferinnen und Zahnmedizinische Fachangestellte, 4. Aufl. Bildungsverlag EINS, Troisdorf 2002

Heimerl-Wagner, P. (Hrsg.): Management in Gesundheitsorganisationen, Strategien, Qualität, Wandel, Ueberreuter, Wien 1996

Hell, W.: Alles Wissenswerte über Staat, Bürger, Recht, 4. Aufl. Thieme, Stuttgart 2003

Herles, D.: Die gesetzliche Krankenversicherung, Kassenärztliche Bundesvereinigung, Fortbildungsheft, Berlin 2004, in: daris.kbv.de/daris.asp

Hermanns, P.M, Filler, G., Roscher, B.: Gebührenordnung für Ärzte – GOÄ, Erfolgreiche Honorarabrechnung: GOÄ, 1. Erg. Lfg. Stand 1.10 2003, in: www.medical-text.de/abrechnunggoae/goae_pdf_loseblatt/mt_goae/MT_GOAE_011–073G.PDF

Hesse-Schiller, W.: Zulassungsvoraussetzungen und Versorgungsvertrag, in: Deutscher Verein für öffentliche und private Fürsorge (Hrsg.): Von der Sozialhilfe zur Pflegeversicherung, Kohlhammer, Stuttgart 1995

Hinweis zur Erläuterung der Regelung nach § 3 Abs. 3 Sätze 2 bis 4 FPV 2006 „Kombinierte Fallzusammenführungen", in: www.g-drg.de/service/download/veroeff_2006/Hinweise_FPV2006_kombinierte_Fallzusammenfuehrung_050913.pdf

Hofmann, D. u. a.: Praxisverwaltung für Arzthelferinnen, zahnmedizinische Fachangestellte und Tierarzthelferinnen, 4 Aufl., Bildungsverlag EINS, Troisdorf 2002 a

Hofmann, D., Verhuven, J.: Betriebswirtschaftlehre für Arzthelferinnen, 6. Aufl. Bildungsverlag EINS, Troisdorf 2002 b

Höhmann, U. (Hrsg.): Pflegediagnosen: Irrweg oder effektives Instrument professioneller Pflegepraxis?, DBfK, Eschborn 1995

Homburg, C.: Kundenbindungsmanagement, Eine Einführung in die theoretischen und praktischen Problemstellungen, in: Bruhn, M., Homburg, C. (Hrsg.): Handbuch Kundenbindungsmanagement, Strategien und Instrumente für ein erfolgreiches CRM, 5. Aufl. Gabler, Wiesbaden 2005

Institut Pasteur: hygiene-educ.com, Lernprogramm des Institut Pasteur zum Thema Hygiene, Hygiene im Laufe der Zeitgeschichte, in: www.hygiene-educ.com/

imug Beratungsgesellschaft mbH: imug kundenorientierung, news, Hannover 2001, in: www.imug.de/enews/pdfs/imug_kundenorientierung_news_01_11.pdf

InEK: Definitionshandbuch 2004/2006 Definitionshandbuch des G-DRG-Fallpauschalen-Kataloges, Version 2004/2006, Siegburg 2003

Informationszentrum Benchmarking am IPK-Berlin (IBZ am IPK): Grundlagen des Benchmarking, Berlin 2002

Jaster, H.-J., Daumann, Frank (Hrsg.): Qualitätssicherung im Gesundheitswesen, Thieme, Stuttgart 1997

Kalchschmid, G.: Schadensersatzrecht für Gesundheitsberufe, 2003, in: gin.uibk.ac.at/thema/rechtsinformation/schadensersatzrecht/

Kallenberg, S.: Vertragsarztrecht: Der einheitliche Bewertungsmaßstab (EBM) in der Fassung vom 1. 4. 2005, in: GesundheitsRecht (GesR) 4. Jg 3 (2005) 97

Kämpf, R., Albrecht, F.: Das E.F.Q.M. – Modell für Excellence, EBZ Beratungszentrum GmbH, Stuttgart 2001, in: www.ebz-beratungszentrum.de/organisation/efqm.html

Kamps, H., Kiesecker, R.: Merkblatt – Auskunftspflicht des Arztes gegenüber Leistungsträgern des Sozialgesetzbuches, Landesärztekammer Baden-Württemberg mit den Bezirksärztekammern 2003, in: www.aerztekammer-bw.de/20/merkblaetter/auskunftspflicht.pdf

Kamps. H.: Merkblatt zur ärztlichen Schweigepflicht, Landesärztekammer Baden-Württemberg mit den Bezirksärztekammern 2003, in: www.aerztekammer-bw.de/20/merkblaetter/schweigepflicht.pdf

Kassenärztliche Bundesvereinigung (Hrsg.): Einheitlicher Bewertungsmaßstab (EBM), Bd. 1 und 2, Deutscher Ärzte-Verlag, Köln 2005

Kassenärztliche Vereinigung Berlin: Gremien der gemeinsamen Selbstverwaltung (unabhängig), in: www.kvberlin.de/STFrameset165/index.html?/Homepage/organ/gremien.html

Kassenärztliche Vereinigung Saarland: Die Kassenärztliche Vereinigung Saarland, Saarbrücken 2001, in: www.kvsaar.de/pub/start.htm?page=799.htm

Kassenärztliche Vereinigung Südbaden: EBM 2000 plus, Seminarunterlagen, Freiburg 2005

Kassenärztliche Vereinigung Westfalen-Lippe (Hrsg.): EBM 2000 plus Lexikon, Dortmund 2005, in: www.kvwl.de/arzt/abrechnung/ebm_2000_plus/ebm-lexikon.pdf

Kassenärztliche Vereinigung Westfalen-Lippe: Ambulante Kuren, in: www.kvwl.de/patient/kuren/allg/kurformen.htm

Keun, F.: Einführung in die Krankenhauskostenrechnung, 5. Aufl. Gabler Verlag, Wiesbaden 2004

Kirstein, H.: Die Grundlagen des EFQM-Modells, 2000, in: www.olev.de/e/efqm-modellgrund.htm

Klakow-Franck, R.: Abdingung, in: Deutsches Ärzteblatt 101, 23 (04.06 2004), A-1693, auch in: www.bundesaerztekammer.de/30/Gebuehrenordnung/10Aktuelles/20040604.html

Klakow-Franck, R.: IGeL = Verlangensleistungen, in: Deutsches Ärzteblatt 101, 14 (02.04 2004) A-956, auch in: www.bundesaerztekammer.de/30/Gebuehrenordnung/10Aktuelles/200404021.html

Kleinken, B.: Analoge Bewertungen in der GOÄ, in: Deutsches Ärzteblatt 94, 28–29 (14.07 1997) A-1960, auch in: www.aerztekammer-bw.de/20/goae/01allgemein/analbew.html

Klie, T.: Rechtskunde, das Recht der Pflege alter Menschen, Lehrbuch Altenpflege, 7. Aufl. Vincentz Verlag, Hannover 2001

Klöcker, I., Meister, J.: Datenschutz im Krankenhaus, 2. Aufl. Deutsche Krankenhaus Verlagsgesellschaft, Düsseldorf 2001

Koerdt, S.: Referentenentwurf der KPFV 2004: Erste Bewertung der Abrechnungsbestimmungen, in: das krankenhaus 10 (2003) 772

Kolb, G. u. a.:Wirtschaftslehre – Arzthelferin, zahnmedizinische Fachangestellte und Tierarzthelferin, 3. Aufl. Bildungsverlag EINS, Troisdorf 2002

König, P.: Entstehung, Entwicklung und Aufbau von Pflegediagnosen, in: Kollak, I: Georg, M. (Hrsg.): Pflegediagnosen, Was leisten sie – was leisten sie nicht, 2. Aufl. Mabuse-Verl., Frankfurt am Main 2001

Kriedel, T.: Qualitätssicherung in der vertragsärztlichen Versorgung, Kassenärztliche Vereinigung Westfalen-Lippe, Dortmund 1999, in: www.q-ma.de/7 sonstigeinfos/literaturverzeichnis/pdf/KBV_QS.pdf

Kruse, M.: Instrumente des strategischen Krankenhaus-Controllings, in: Hentze, J.: Krankenhaus-Controlling, Konzepte, Methoden und Erfahrungen aus der Krankenhauspraxis, 3. Aufl. Kohlhammer, Stuttgart 2005

Lachwitz, K., Schnellhorn, W., Welti, F.: SGB IX – Rehabilitation, Textausgabe des Sozialgesetzbuches, Neuntes Buch (SGB IX), Rehabilitation und Teilhabe behinderter Menschen mit einer systematischen Einführung, 2. Aufl. Luchterhand, München 2005

Landesbeauftragter für den Datenschutz Niedersachsen (Hrsg.): Datenschutz in der Arztpraxis, Hannover, in: cdl.niedersachsen.de/blob/images/C3596872_L20.pdf

Laufs, A, Uhlenbruck, W:. Handbuch des Arztrechts, 2. Aufl. Beck, München 1999

Laufs, A, Uhlenbruck, W:. Handbuch des Arztrechts, hrsg von Genzel, U. u.a., 3. Aufl. Beck, München 2002

Leiner, F., Gaus, W., Haux, R.: Medizinische Dokumentation, 5. Aufl. Schattauer, Stuttgart 2006 geplant

Locher-Weiß, S.: Neun 'Standard-Irrtümer' zur Schweigepflicht, Deutsche Gesellschaft für Verhaltenstherapie, in: www.dgvt.de/Neun_Standard-Irrtuemer_zur.306.0.html

Löschau, M., Marschner, A.: Das neue Rehabilitations- und Schwerbehindertenrecht, Praxishandbuch zum neu eingeführten Neunten Buch Sozialgesetzbuch (SGB IX), Luchterhand, Neuwied 2001

Lüngen, M., Lauterbach, K. W.: DRG in deutschen Krankenhäusern, Umsetzung und Auswirkungen, Schattauer, Stuttgart 2003

Luxenburger, B.: Praxisgemeinschaft, Sinnvolle Kooperationsform, Gestaltungsmissbrauch und Folgen, in: www.heimes-mueller.de/drl/pg.pdf.

Meffert, H., Bruhn, M.: Dienstleistungsmarketing, Grundlagen, Konzepte, Methoden, mit Fallstudien, 4. Aufl. Gabler, Wiesbaden 2003

Meffert, H.: Kundenbindung als Element moderner Wettbewerbsstrategien, in: Bruhn, M., Homburg, C. (Hrsg.): Handbuch Kundenbindungsmanagement, Strategien und Instrumente für ein erfolgreiches CRM, 5. Aufl. Gabler, Wiesbaden 2005

Memento Verlag AG: Personalrecht für die Praxis 2005, 7. Aufl. Memento Verlag, Freiburg 2005

Meyer, A., Oevermann, D.: Kundenbindung, in: Tietz, B. (Hrsg.): Handwörterbuch des Marketing, 2. Aufl. Schäffer-Poeschel, Stuttgart 1995

Mohr, F.-W., Kröger, J.: Wegweiser zur Abrechnung von Fallpauschalen und Sonderentgelten, Baumann, Kulmbach 1995

Mohr, F.-W., Kröger, J., Globig, K. F.: Praktiker-Handbuch zur BPflV '95 und zur LKA, 2. Aufl. Baumann, Kulmbach 1995

Möller, J.: Nicht entweder – oder, sondern sowohl als auch, in: ku-Sonderheft: Qualitätsmanagement 6 (2001) 21

Mühlum, A., Gödecker-Geenen, N.: Soziale Arbeit in der Rehabilitation, Ernst Reinhardt Verlag, München 2003

Müller, T.: DRG und die Konsequenzen für die Pflege, in: www.thorsten-karin-mueller.de/Lektuere/DRG.htm

Neubauer, G.: Sinn und Unsinn der Krankenhausplanung, Vortrag beim Internationalen Kongress der OÖ. Ordensspitäler „Krankenhaus von Morgen – Gesundheitsversorgung im 21. Jahrhundert", Linz 2004, in: www.ooe-ordensspitaeler.at/aktuell/symp/neubauer2.pdf

Neubauer, G., Mayer, R.: Fallbezogene Vergütung der Rehabilitationsleistungen, S. 133, in: Bengel, J., Jäckel W.H. (Hrsg.): Zielorientierung in der Rehabilitation, S. Roderer Verlag, Regensburg 2000

Paschen, U.: Was ist „Umfassendes Qualitätsmanagement"? Klärung des Qualitätsbegriffs für die Klinik; in: Haake, D., Kugler, J., Lippert, H. (Hrsg.): Der leitende Arzt in der Krankenhausorganisation, Spitta Verlag, Balingen 1998

Peter, S.: Kundenbindung als Marketingziel, Identifikation und Analyse zentraler Determinanten, 2. Aufl. Gabler, Wiesbaden 2001

Pflegefreund 7/2 (2004) 8

Pies, S.: Haftung in der Pflege, in: info-krankenpflege.de/haftung_iner_pflege.htm

Pollmann, B.: Dienstleistungsqualität sichern durch Beschwerdemanagement, in: Verbandsdienst der Lebenshilfe 2 (2001) 73

Pollmann, B.: Professionelles Beschwerdemanagement hat nicht nur den Kunden im Blick – Potenziale unternehmensintern besser nutzen, in: e¦m¦w 5 (2003) 46

Poser, M.: Kunden-Orientierung und Beschwerde-Management in der ambulanten und stationären Altenpflege, Verlag Neuer Merkur GmbH, München 2001

Quaas, M.: Abschluss und Kündigung von Versorgungsverträgen mit Krankenhäusern und Rehabilitationseinrichtungen, Dt. Krankenhaus-Verl.-Ges., Düsseldorf 1991

Quasdorf, I.: Aufgaben und Organisation ärztlicher Körperschaften und Verbände, Kassenärztliche Bundesvereinigung, Fortbildungsheft 1 (2004), in: daris.kbv.de/daris.asp

Rahmenvereinbarung über das Verfahren zur Abrechnung und Übermittlung von Daten zwischen Vorsorge- oder Rehabilitationseinrichtungen und der gesetzlichen Krankenversicherung (§ 301 Abs. 4 SGB V) sowie der gesetzlichen Rentenversicherung, Stand 5.6. 1997, in: lva-oldenburg-bremen.de/internet/vdr/verf.nsf/ d4bd9cbb976d726cc1256 abc0048d73f/de6500440dce8b7ac1256a530046 abc5/$FILE/VB-02_w97.pdf

Rehwinkel, I.: Diagnosis Related Groups, (K)ein Thema für die Pflege (Teil 1), Hintergründe der Einführung von DRGs in der Bundesrepublik, in: Pflege Aktuell, 9 (2000) 484

Rehwinkel, I.: Diagnosis Related Groups, (K)ein Thema für die Pflege (Teil 2), in: Pflege Aktuell, 10 (2000) 555

Richter, D.: GKV, PKV, Bürgerversicherung und Gesundheitsprämie, Krankenversicherungssysteme heute und morgen (Vortrag), Greifswald 09. Februar 2005, in: www.medizin.uni-greifswald.de/unfallch/lehre/pdf/Krankenversicherungssysteme_09.02 2005.pdf

Riedel, R., Schmidt, J., Hefner, H. (Hrsg.): Leitfaden zur Integrierten Versorgung aus der Praxis, Rheinische Fachhochschule, Köln 2004, in: www.bkk-nrw.de/projekte/leitfaden_integrierte_versorgung/download/leitfaden_integrierte_versorgung.pdf

Rieger, H.-J. (Hrsg.): Lexikon des Arztrechts, 2. Aufl. Losebl.-Ausg. C.F. Müller, Heidelberg 2001

Rieger, H.-J. (Hrsg.): Lexikon des Arztrechts, de Gruyter, Berlin 1984

Ries, H.-P.: Arztrecht, Praxishandbuch für Mediziner, Springer, Berlin 2004

Rochell, B.: Neues zu den DRGs, Aktueller Stand der Einführung, in: Arbeitsgemeinschaft Leitender Krankenpflegepersonen Baden-Württemberg e. V. – Krankenhausvergütung 2002 und die Auswirkungen auf die Pflege, Tagung vom 19. Februar 2002 a

Rochell, B.: Privatliquidation unter DRGs, Was ändert sich, Privatärztliche VerrechnungsStellen, 2002 b

Rochell, B., Roeder, N.: Starthilfe DRGs, Die notwendige Vorbereitung im Krankenhaus, in: das Krankenhaus, Sonderausgabe zur MEDICA 2000, Medica Sonderheft, 1 (2000)

Roeder, N. u. a.: Zusatzentgelte im DRG-System 2005., f&w 2005, in: www.dgu-online.de/pdf/drg/roeder_zusatzentgelterg_2005.pdf

Rothe, S.: Der neue EBM, in: praxisnah 12 (2004) 6

Rudolf, M.-F.: Prozessleitfaden Beschwerdemanagement im Altenheim, Diakonisches Werk der Ev. Kirche von Westfalen, Münster 2002

Rychlik, R.: Gesundheitsökonomie und Krankenhausmanagement, Grundlagen und Praxis, Kohlhammer, Stuttgart 1999

Sachs, I.: Handlungsspielräume im Krankenhausmanagement, Bestandsaufnahme und Perspektiven, Dt. Univ.-Verl., Wiesbaden 1994

Salfeld, R., Wettke, J.: Die Zukunft des deutschen Gesundheitswesens, Perspektiven und Konzepte, Springer, Berlin 2001

Schäffler, A. (Hrsg.): Lehrbuch und Atlas „Pflege heute", Gustav Fischer Verlag, Stuttgart 1998

Schell, W.: Das deutsche Gesundheitswesen von A-Z, Thieme, Stuttgart 1995

Schell, W.: Die Krankenhaushygiene stellt hohe Anforderungen an das Personal, 1999, in: www.werner-schell.de/Rechtsalmanach/Infektionsschutzrecht/hygiene%20im%20 krankenhaus.htm

Schell, W.: Staatsbürger- und Gesetzeskunde für die Krankenpflegeberufe in Frage und Antwort, 12. Aufl. Thieme, Stuttgart 2005

Scherrer, M., Daschner, F., Strehl, E. (Hrsg.): Umweltschutz in Krankenhaus-Apotheken, Universitätsklinikum Freiburg 2001, in: www.iuk-freiburg.de/infomaterial/iuk_schriften/apofibaktuell.pdf

Schlottmann, N., Raskop, A. M.: Deutsche Kodierrichtlinien für Krankenhäuser, in: das Krankenhaus 10 (2001) 849

Schmidt, A.: Der Arzthaftungsprozess (Teil 2), in: Hessisches Ärzteblatt, 5 (2004) 285

Schneider, A., Bierling, G.: Hygiene und Recht, Entscheidungssammlung-Richtlinien, mhp-Verlag, Wiesbaden 2004

Schneider, A.: Rechts- und Berufskunde für die Fachberufe im Gesundheitswesen, 5. Aufl. Springer, Berlin 1998

Schwarz, K.: Rechtsprechung, Aufklärung des Patienten vor ärztlichen Eingriffen, in: das Krankenhaus 8 (2003) 635

Schwiedernoch, A.: Integrierte Versorgung, Ein Managed Care Ansatz in Deutschland, in: www.henrikbecker.de/iv/Integrierte_Versorgung_Schwiedernoch_Oezyurt.pdf

Schwind, H.-D., Hassenpflug, H., Nawratil, H.: BGB – leicht gemacht, 27. Aufl. Kleist-Verlag, Berlin 2002

Siebig, J., Geiser, M., Einwag, M.: Einführung in die Krankenhausfinanzierung (Seminar), Württembergische Verwaltungs- und Wirtschafts-Akademie (VWA), Stuttgart 22. Oktober 2003

Siekerkötter, R., Fehn, T.: Wirtschafts- und Sozialkunde für Kaufleute im Gesundheitswesen, Merkur Verlag, Rinteln 2002

Social Invest Consult (SIC) – Gesellschaft für Forschung, Beratung, Organisationsentwicklung und Sozialmanagement mbH: Integrierte Versorgung. Augsburg 2005, in: www.social-invest-consult.de/Themen/IV/body_iv.html

Sozialgesetzbuch, Textausgabe mit ausführlichem Sachregister und einer Einführung von Professor Dr. Schulin, 32. Aufl. DTV-Beck, München 2005

Sozialministerium Baden-Württemberg (Hrsg.): Krankenhausplan 2000 Baden-Württemberg-Rahmenplanung, Teil 2 Planrelevante Krankenhäuser, Stuttgart 2000, in: sozialministerium.baden-wuerttemberg.de/sixcms/media.php/1002/KHP2000%20Teil%202%20b%20Einzelblaetter.pdf

Spitzenverbände der Krankenkassen: Leitfaden der Spitzenverbände der Krankenkassen und des Verbandes der privaten Krankenversicherung zu Abrechnungsfragen 2006 nach dem KHEntgG und der FPV 2006, Bonn 2005 a

Spitzenverbände der Krankenkassen: Leitfaden der Spitzenverbände der Krankenkassen und des Verbandes der privaten Krankenversicherung zu Abrechnungsfragen 2005 nach dem KHEntgG und der FPV, Bonn 2005 b

Statistisches Bundesamt: Bevölkerung Deutschland bis 2005, Wiesbaden
2003 a in: www.destatis.de/presse/deutsch/pk/2003/Bevoelkerung_2050.pdf,
2003 b in: www.destatis.de/basis/d/bevoe/bevoegra2.htm

Statistisches Bundesamt: Grunddaten der Krankenhäuser und Vorsorge- oder Rehabilitationseinrichtungen, Fachserie 12 Reihe 6.1 – 2003, Wiesbaden 2005, in: www-ec.destatis.de/csp/shop/sfg/bpm.html.cms.cBroker.cls?cmspath=struktur,vollanzeige.csp&ID=1016118

Stefan, H., Allmer, F., Eberl, J.: Praxis der Pflegediagnosen, 3. Aufl. Springer, Wien 2003

Steiner, P., Bussmann, J., Koerdt, S.: Abrechnung nach der FPV 2005, in: das Krankenhaus 12 (2004) 1012

Stengl, E.: Kriminalität im Gesundheitswesen (20. 3. 2003) in: www.sportsnet.de/?a=show&n=11996&sid=3405850523422

Stickel, E., Groffmann, H.-D., Rau, K.-H.: Gabler Wirtschaftsinformatik-Lexikon, Gabler, Wiesbaden 1998

Straub, S.: Controlling für das wirkungsorientierte Krankenhausmanagement – ein Value-Chain basierter Ansatz, Diss., P.C.O.-Verlag, Bayreuth, 1997

Strauss, B.: Beschwerdemanagement, in: Tietz, B. (Hrsg.): Handwörterbuch des Marketing, 2. Aufl. Schäffer-Poeschel, Stuttgart 1995

Strauss, B., Seidel, W.: Beschwerdemanagement, Kundenbeziehungen erfolgreich managen durch Customer Care, 3. Aufl. Hanser, München 2002

Strauss, B., Seidel, W.: Beschwerdemanagement: Fehler vermeiden, Leistungen verbessern, Kunden binden, 2. Aufl. Hanser, München 1998

Tiedt, G.: Rechtliche Grundlagen der Rehabilitation, in: Delbrück, H., Haupt, E. (Hrsg.): Rehabilitationsmedizin: ambulant, teilstationär, stationär, 2. Aufl. Urban und Schwarzenberg, München 1998

Tiemann, S.: Das Arztrecht in der Praxis, Quintessenz-Verl., Berlin 1984

Tinnefeld, G. (Hrsg.): Beschwerdemanagement: Qualitätssicherung ohne Umwege, Arbeitsgemeinschaft zur Beratung von Einrichtungen und Diensten der Altenhilfe, Köln 2001

Trambale-Faltus, A.: Pflegediagnosen, Sinnvolle Ergänzung des Pflegeprozesses oder Etikettierung des Patienten, in: www.hausarbeiten.de/faecher/hausarbeit/pfl/14012.html

Trefz, U.: Rechtliche Möglichkeiten und Grenzen der gesonderten Berechnung von medizinischen Wahlleistungen, in: das Krankenhaus 8 (2003) 628

Trill, R.: Krankenhaus Management, Aktionsfelder und Erfolgspotentiale, 2. Aufl. Luchterhand, Neuwied 2000

Tuschen, K.-H., Quaas, M.: Bundespflegesatzverordnung, 5. Aufl. Kohlhammer, Stuttgart 2001

Tuschen, K.-H, Trefz, U.: Krankenhausentgeltgesetz, Kohlhammer, Stuttgart 2004

Uleer, C., Miebach, J., Patt, J.: Abrechnung von Arzt und Krankenhausleistungen, 2. Aufl. Beck, München 2000

UKL Impuls. Zeitung für die Beschäftigten und Freunde des Universitätsklinikums Lübeck 1 (2002), in: www.ukl-online.de/impuls/01-02/drg.htm

Unabhängiges Landeszentrum für Datenschutz Schleswig-Holstein (Hrsg.): Datenschutz in meiner

Arztpraxis, Kiel 2001, in: www.datenschutzzentrum.de/download/arztpr_r.pdf

Verband Rheumatologischer Akutkliniken e. V. (VRA), DRG-Research-Group, Universitätsklinikum Münster (Hrsg.): Kodierleitfaden Rheumatologie 2004, Ein Leitfaden für die klinische Praxis, Version 2004, Hagen, in: www.agkjr.de/Uploads/agkjrcontent/m1/k1/doc/klf_rheuma_2004.pdf

Vereinbarung gemäß § 301 Abs. 3 SGB V über das Verfahren zur Abrechnung und Übermittlung der Daten nach § 301 Abs. 1 SGB V, Stand 1.12 1994, in: www.meb.uni-bonn.de/standards/gsg/verein12.html

Vertrag über die kurärztliche Behandlung (Kurarztvertrag), Stand 7. Februar 2005

Wallner, M.: Die Implementierung der Pflegediagnosen in die Pflegepraxis. Last oder Beitrag zur Professionalität in der Pflege?, Dipl., Eisenstadt 2002

Walter-Jung, B.: Dokumentation und EDV für Krankenpflegeberufe, Thieme, Stuttgart 1989

Weiler, T., Kämmerer, W., Bach, A.: Qualitätsmanagement im Krankenhaus, Teil 2: Qualitätsmanagementsysteme, in: www.medizinimdialog.com/mid1_03/qualitaet.html

Wezel, H., Liebold, R.: Der Kommentar zu EBM und GOÄ, Bd. 1 und 2, Asgard-Verlag, Sankt Augustin 2005

Zaiß, A. (Hrsg.): DRG-Verschlüsseln leicht gemacht, 3. Aufl. Deutscher Ärzte-Verlag, Köln 2005

Zegelin, A., Herrmann, M.: Sprache und Pflege, Ullstein Mosby, Berlin 1997

Zentrum Gesundheit, Rehabilitation, Pflege, Diakonisches Werk der EKD: Handreichung zum Gesetz zur Modernisierung der Gesetzlichen Krankenversicherung (GKV-Modernisierungsgesetz – GMG), 1. Ausgabe, 2003, in: www.pflegeboersen.de/boerse/download/EKD.doc

Ziegelmayer, U.: § 301 SGB V, sektorale oder sektorenübergreifende Transparenz im Gesundheitswesen?, Diss., Trier 2002, in: ub-dok.uni-trier.de/diss/diss50/20021122/20021122.pdf

Ziegenbein, R.: Klinisches Prozessmanagement, Bertelsmann, Gütersloh 2001

Zollondz, H.-D. (Hrsg.): Lexikon Qualitätsmanagement, München 2001

Zwierlein, E.: Klinikmanagement, Erfolgsstrategien für die Zukunft, Urban und Schwarzenberg, München 1997

Internetadressen

www.aok-bv.de/lexikon/index.html (AOK Bundesverband, Web-Lexikon)
www.bfd.bund.de/information/tb19/node174.html
www.deutsche-efqm.de
www.dimdi.de
www.gemeinsamerbundesausschuss.de
www.hygiene-educ.com
infobub.arbeitsagentur.de/berufe/index.jsp (Bundesagentur für Arbeit)
www.integrationsaemter.de/webcom/show_lexikon.php?wc_c=558
www.knappschaft.de
www.krankenhaus-aok.de
www.ktq.de
lexikon.freenet.de/Diagnosis_Related_Groups
www.lexikon.qmb.info/dgssearch/search.php?q=ISO+9000&r=10

www.patientenschutz.de/info/datenschutz/in-der-arztpraxis/0-gliederung.htm
www.pwg-seminare.de/pdf/hausarbeit_schweigepflicht_frank_heller_web.pdf
www.quality.de/lexikon/din_iso_9000.htm
www.schweigepflicht-online.de/einleitung.htm
www.versicherungsnetz.de/Onlinelexikon/a.html
www.wernerschnell.de
www.wikipedia.de
www.zahnforum.de
www.zahnwissen.de/frameset_lexi.htm?lexikon_ga-gm.htm (de Cassan, K.: Zahnwissen-Lexikon)

Alle Angaben zu Internetadressen beziehen sich auf den Stand Oktober 2005

Sachverzeichnis

A

Abfallbeseitigung 28
Abfallentsorgung 27 ff
– Rechtsgrundlagen 28 f
Abfallgruppe 29 f
Abfallvermeidung 28
Abfallverwertung 28
Abklärung 147
Abkürzungsverzeichnis 234
Abrechnung 133
– privatärztliche 141, 149 ff
– in der Rehabilitation 165 ff
– vertragsärztliche 141 ff
Abrechnungsbetrug 59
Abrechnungsschein 90
Abrechnungsstelle 34 f
Abrechnungssystem 122 ff
Abrechnungsunterlage 118
Abschlag 126 ff
Abteilungspflegesatz 124
Abzug 135
Adipositas 198
Allgemeine Ortskrankenkasse 179 f
Altenheim 10
Altenhilfe 10
Altenpflege
– ambulante 9 f
– stationäre 10
– teilstationäre 9 f
Altenpflegeheim 10
Altenwohnheim 10
Alternativleistung 36
Altersstruktur 193 ff
Amtsarzt 19
Analogabrechnung 154
Analogbewertung 156
Anklageschrift 56 ff
Anlagevermögen 228
Anschlussrehabilitation 172 f
Anschubfinanzierung 135
Anstiftung 56
Antisepsis 23
Apotheke 12 f
Apotheker 20
Apparategemeinschaft 12
Arbeitgeber 178, 181
Arbeitsförderung 221
Arbeitshygiene 23
Arbeitslosengeld II 220
Arbeitslosenhilfe 220
Arbeitsschutz 19
Arbeitssuchende, Grundsicherung 220
Arbeitsunfähigkeitsbescheinigung 89 f
Arbeitsunfall 18, 222
Arzneimittel
– apothekenpflichtiges 12
– freiverkäufliches 12
– verschreibungspflichtiges 12

Arzneimittel-Versandhandel 12 f
Arzt
– Ausbildungsaufbau 17 f
– Berufsausübung 17
– Berufsordnung 189
– Haftung, vertragliche 64 f
– Kostenerstattung 34 f
– liquidationsberechtigter 34, 65
– niedergelassener 64 f
– Pflicht 77, 188
– Pflichtverletzung 182
– Pflichtmitgliedschaft 182, 188
– Schwerpunktbezeichnung 18
– Tätigkeitsfeld 18 f
– zugelassener 182 f
– Zulassung 40, 185
– Zusatzbezeichnung 18
Ärztekammer 187 ff
Arzt-Ersatzkassen-Vertrag 187
Arzthelferin 20
Ärztlicher
– Dienst 8
– Direktor 7 f
Arzt-Patienten-Kontakt 146 f
Arztregister 18, 40
Arztvertrag 64, 75 ff
Arztzusatzvertrag 64 f
Assistentin, medizinisch-technische 20
Assistenzarzt 8
Atemwegsinfektion 23
Aufklärung 69 f
– Form 70
– Umfang 70
– Zeitpunkt 70
Aufklärungsadressat 69 f
Aufklärungspflicht, Reduzierung 71
Aufklärungspflichtige 69
Aufklärungsversäumnis 69 ff
Aufklärungsverzicht 70
Aufnahmesatz 115 f
Aufnahmetag 126

B

Bademeisterin, medizinische 20
Basis-DRG 99 f
Basisfallwert 101, 128
Basispflegesatz 125
Bedarfsplanung 40
Behandlung 3 f
– nachstationäre 4, 129 f
– Preis, pauschaler 100
– teilstationäre 4
– vollstationäre 4
– vorstationäre 3 f, 129 f
Behandlungsfall 145
– Preis 126 ff, 129
Behandlungsfehler 67
Behandlungsleitlinie 190

Behandlungsprogramm 190
Behandlungsvertrag 75 ff, 186
Behinderung 9, 222
Belegarzt 19, 65
Benchmarking 213 ff
– funktionales, branchenfremdes 215 f
– internes 214
– Phasenmodell 216 f
– wettbewerbsorientiertes, betriebsübergreifendes 214
Benchmarkingobjekt 216
Beratung 147
Beruf, sozialer 17
Berufsausbildung 15 ff
Berufsgenossenschaft 222
Berufskrankheit 18, 117
Beschwerdeannahme 43 f
Beschwerdeausschuss 185
Beschwerdeauswertung 43, 45
Beschwerdebearbeitung 43 ff
Beschwerdebegriff 42
Beschwerdeführer 42, 44
Beschwerdegespräch 44
Beschwerdelösung 44 f
Beschwerdemanagement 41 ff
Beschwerdemanagement-Controlling 45
Beschwerdemanagementprozess
– direkter 42 f
– indirekter 42 f
Beschwerdereaktion 43 ff
Beschwerdestimulierung 42 f
Beschwerdezufriedenheit 42, 44
Best Practice 214, 216
Besuch 147 f
Betäubungsmittel 12
Betriebsarzt 19
Betriebskosten 227 f
– Finanzierung 232
Betriebskrankenkasse (BKK) 179 f
Betriebsverwaltung 8
Betriebswirtschaft 8
Bevölkerungspyramide 193, 195
Bewegungsmangel 198
Beweislast 67 f, 83
Beweislastumkehr 54, 67 f, 83
Beweissicherung 82
Bewertungsausschuss 142
Bewertungsmaßstab 141 ff
Bewertungsrelation 126 f
Bonuslösung 52
Bruttoinlandsprodukt 200
Bundesärztekammer 188 f
Bundesärzteordnung (BÄO) 142, 149
Bundesärzteregister 186
Bundesausschuss, gemeinsamer 190 f
Bundesknappschaft 179 f
Bundesmantelvertrag 183, 186 f
Bundesministerium für Gesundheit und Soziale Sicherung 190

Bundespflegesatzverordnung 115, 123 ff
– für Nicht-DRG-Krankenhäuser 125 f
Bundesverband der Krankenkasse 181
Bürgerliches Gesetzbuch 54, 75

C

Case-Mix-Index 101
CCL (Complication or Comorbidity Level) 99 f
Chefarzt 8, 34, 66
CMI (Case Mix Index) 99 ff
CW (Cost Weight) 99 ff

D

Daten
– Löschung 107 f
– objektive 81
– personenbezogene
– – Übermittlung 111, 113 ff
– – Verfügbarkeitskontrolle 108
– – Weitergabekontrolle 108
– – Zugriffsberechtigung 108
– subjektive 81
Datenerhebung 223
– Informationsrecht 107 f
Datenschutz 105 ff
– Aufgabe 107
Datenschutzbeauftragte 108 f
Datenschutzgesetz 106 f
Datenschutzrecht 85
Datenschutzvorschrift 106
Datensicherheit 105 ff
– Definition 107
Datensicherung 108, 223
Datentransfer 113 ff, 117 f
– Fristen 116
Datenübermittlungsvereinbarung 115
Datenverarbeitung 106
Datenverarbeitungssystem 108
Deutsche
– Kodierrichtlinie 95 ff
– Krankenhausgesellschaft 190
Deutscher Ärztetag 189
Diagnose 90
Diagnosenverschlüsselung 88 ff, 95 f
Diagnosesicherheit 90
Diagnosis Related Groups s. DRGs
Diätassistentin 20
Dienstleistung 21 ff
– abrechnen 121 ff
– anbieten 31 ff
– Vergleich 214
Dienstleistungsvertrag 73 ff
Dienstvertrag 74 f
DIN ISO 210 f
DIN-Vorschrift 24
Direktor, ärztlicher 7 f
Dokumentation 80 ff
– administrative 82
– ärztliche 83

– Definition 82
– Funktion 82
– klinische 82
– pflegerische 83
– Rechtsgrundlage 83
– Umfang 83
– Zeitpunkt 84
Dokumentationsmangel, Beweislastumkehr 67
Dokumentationspflicht 83
– Auswirkung 84
Doppeluntersuchung 85
DRG-Fallpauschalenkatalog 126 f
DRGs (Diagnosis Related Groups) 97 ff
– Kostengewichte 99 ff
– Kritik 102
– Privatliquidation 35
DRG-Systemzuschlag 133
DRG-Vergütungssystem 125 ff
– Beispielaufgabe 137 f
Durchgangsarzt 18

E

EBM (Einheitlicher Bewertungsmaßstab) 141 ff
– Bestimmung, allgemeine 145
– Systematik 144 ff
EBM-Nummer 146 ff
Effizienzverbesserung 213
EFQM (European Foundation for Quality Management) 207 ff, 210
Eigenbeteiligung 133
Eigenverantwortlichkeit 197 f
Einbettzimmer 34
Ein-Euro-Job 220
Einrichtung 5 ff
– ambulante 6, 11 ff
– freigemeinnützige 7
– öffentliche 7
– private 7
– stationäre/teilstationäre 6 ff
Einwilligung 58
– mutmaßliche 70, 76, 111
– rechtfertigende 55
– rechtswirksame 69
Einzelleistungsabrechnung 173
Entbindungspfleger 20
Entgelt 115 f
Entgeltkatalog 123 f
Entlassung, frühzeitige 102
Entlassungsanzeige 115 f
Entlassungstag 125
Entschädigung 149, 154 f
Entsorgungsvorschrift 27 ff
Epidemiologie 6
Erfüllungsgehilfe 61, 63 ff
Ergebnisqualität 203 f
Ermittlungsverfahren 56 f
Ernährung 198
Erörterung 147
Ersatz von Auslagen 149, 155

Ersatzkasse 178 ff
– Verbände 182
Erwerbstätigkeit, zumutbare 220
Ethikkommission 188
European
– Foundation for Quality Management (EFQM) 207 ff
– Quality Award 208 ff
Exit-Voice-Theorie 43

F

Facharzt 11, 18
Fachkrankenhaus 7
Fahrlässigkeit 56, 58
Fallbeispiel 137 ff
Fallpauschale 123 f
Fallpauschalenkatalog 101, 126 f
Fallpauschalensystem 102
Fallzusammenführung 130 ff, 138 f
– kombinierte 132
Familienangehörige 110
Finanzierungsquelle 228
Fortbildung, ärztliche 188
Fremdkassenausgleich 186
Führungsqualität 205

G

Gebrauchsgut 228
Gebührennummer 142 ff
Gebührenordnung
– amtliche 149
– für Ärzte s. GOÄ
– Versorgung, ambulante 141 ff
Gebührenrahmen 149, 151
Gebührensatz 150 f
– einfacher 150 f
Gebührenverzeichnis 149 f
Gefäßeingriff 137
Gefäßkrankheit, periphere 127, 138
Geheimnis, Offenbarung 110 f
Gemeinsamer Bundesausschuss 190 f
Gemeinschaftspraxis 12
– Haftung 65
General-Check 37
Geriatrie 4
Gesamtvertrag 187
Geschäftsherr 63
Gesundheitsamt 19, 26
Gesundheitsberichterstattung 6
Gesundheitsdienst, öffentlicher 6
Gesundheitsdienstberuf 17
Gesundheitseinrichtung, Zertifizierung 210
Gesundheitserziehung 23
Gesundheitsfachberuf 17
Gesundheitsförderung 3, 6, 198
Gesundheitsfürsorge 23
Gesundheitshandwerker 17
Gesundheitsleistung
– individuelle 36 f
– Sicherstellungsauftrag 39 f

Gesundheitspersonal 6, 17
Gesundheitsreformgesetz 40
Gesundheitsschutz 6
Gesundheitsstrukturgesetz 123
Gesundheitsvorsorge 6, 23
Gesundheitswesen
– Berufe 16 ff, 20
– Sektor 2 ff
GOÄ (Gebührenordnung für Ärzte) 34, 37, 141, 149 ff
– Begründungsschwelle 151 f
– Behandlung, stationäre 153 f
– Bewertung, analoge 154
– Mindest-/Höchstsatz 151
– Vereinbarung, abweichende 152 f
GOZ (Gebührenordnung für Zahnärzte) 141
Grenzverweildauer 124
– obere 126 f
– untere 127 f
Grundleistung 33
Grundversorgung 7
Gutachterkommission 188

H

Haftung
– deliktische 61, 66
– Entlastungsmöglichkeit 66
– Exkulpationsmöglichkeit 63
– für Gehilfen 63 f
– strafrechtliche 54 ff
– vertragliche 61, 66
– – Adressat 64 f
– zivilrechtliche 54, 61 f
Haftungsinhalt 62, 66
Haftungsrecht 54 f
Handeln
– fahrlässiges 56
– vorsätzliches 55 f
Handelsrechtliche Bestimmung 53 ff
Handlung, unerlaubte 61
Harnwegsinfektion 23
Hauptdiagnose 96, 98 f
Hauptverfahren 56 ff
Hausarzt 11
Hebamme 20
Heilbehandlung, berufsgenossenschaftliche 18
Heilbehandlungsarzt 18 f
Heilmittelkosten, kurortsspezifische 169
Heilverfahren, alternatives 37
Herzkrankheit, ischämische 89
Herzoperation 123 f
Hilfe, technische 161 f
Hilfebedürftige 220
Hilfeleistung, unterlassene 56, 58 f
Hippokratischer Eid 109
Hochschulklinik 7, 13
Honorarvereinbarung, abweichende 152 f

Hygiene 22 ff
– Aufsicht 26
Hygienebeauftragte 26
Hygienefachschwester/-pfleger 26
Hygienekommission 25
Hygieneplan 25
Hygienerelevante Vorschrift 24
Hygienevorschrift 22 ff

I

ICD-10 88 ff, 123 f
– Anwendung 89 ff
– Bewertung 93
ICD-O 94
ICF (Internationale Klassifikation der Funktionsfähigkeit, Behinderungen und Gesundheit) 94
ICNP (Internationale Klassifikation für die pflegerische Praxis) 94
ICPM 93
IGel-Leistung 36 f
Impfstoff 23
Inanspruchnahme, besondere 147
IND (International Nomenclature of Diseases) 94
Individualhygiene 23
Infektion 22
– nosokomiale 23, 25 f
Infektionsprävention 24
Infektionsschutzgesetz 24, 29 f, 111, 204
Innovationspotenzial 214 f
Innungskrankenkasse (IKK) 179 f
Institut für Qualität und Wirtschaftlichkeit (IQWiG) 190 f
Intervall-Check 37
Investition 225 ff
Investitionskosten 227 f
Investitionsprogramm 229
ISO (International Organization for Standardization) 210 f

J

JCAHO (Joint Commission on Accreditation of Healthcare Organisations) 210
Jugendarbeitsschutzgesetz 149
Jugendgesundheitspflege 6
Jugendhilfe 222

K

Kammerversammlung 188 f
Kammervorstand 188
Kassenärztliche
– Bundesvereinigung 183, 185 f, 180
– Vereinigung 39, 114, 182 ff
– – Aufgabe 184 ff
– – Ausschussbesetzung 185
– – Interessenvertretung 184
– – Prüfungsausschuss 185

– – Vertragshoheit 184
– – Vertreterversammlung 183
– – Vorstand 183
Kassenpatient 142
Kassenwahlrecht 179
Kauffrau/-mann im Gesundheitswesen 20
Kaufvertrag 74
Kinderhilfe 222
Klassifikation, gesundheitsrelevante 94
Klassifizierungssystem 87 ff
Knappschaftsversicherung 178 ff
Kodierrichtlinie 95 ff
Konfliktmanagement 41 ff
Konsultationskomplex 147
Kooperation für Transparenz und Qualität im Krankenhaus (KTQ) 206 f
Koronarangioplastie, perkutane 138
Koronare Herzkrankheit 123
Körperpflege 160
Körperverletzung 58, 61
Kosten, pflegesatzfähige 228
Kostenpauschale 146
Kostenübernahmesatz 116
Krankenblatt 83
Krankengymnastik 9
Krankenhaus 6 ff
– Anlagegut 228
– Art 7
– Ausstattung 7
– Datenübermittlung 114 ff
– Definition 6
– Einzelförderung 229, 231
– Fremdbewertung 207, 211
– Gebrauchsgut 228
– konfessionelles 211
– der Maximalversorgung 7
– Obhutspflicht 66
– Organisationsmodell, triales 7 ff
– Pauschalförderung 229, 231
– Selbstbewertung 206 f, 211
– Trägerschaft 7
– Verbrauchsgut 228
– Versorgungsstufe 7, 229 f
– mit Versorgungsvertrag 7
– Zuordnung 6 f
Krankenhausabrechnung 133
Krankenhausarzt, liquidationsberechtigter 34, 65
Krankenhausaufenthalt, Dauer 203
Krankenhausaufnahmevertrag, totaler 33
Krankenhausbehandlung 3 f
– Verlängerung 115
Krankenhausdirektorium 7 f
Krankenhausentgeltgesetz 115
Krankenhausfinanzierung 226 ff
– duale 227 f
– Quelle 228
Krankenhausfinanzierungsgesetz 226 f

Krankenhausgerät, Wartung 66
Krankenhaushygiene 23 f
– Organisation 25 f
– Richtlinie 24
Krankenhaushygieniker 25 f
Krankenhausinfektion 23, 25 f
Krankenhausleistung
– allgemeine 33
– Wahlleistung 33 ff
Krankenhausplan 229 f
Krankenhausträger 7, 63
– Organisationspflicht 66
– Organisationsverschulden 66
Krankenhausvergütung 125
Krankenhaus-Versorgungsvertrag 13
Krankenhausvertrag
– aufgespaltener 64 f
– totaler 64 f
– – mit Arztzusatzvertrag 64 f
Krankenkasse
– Datentransfer 114 ff
– gesetzliche 47
– – Organisation 179 ff
– – Verbände 181 f
– Rechtsbeziehung 186
– Vertragspartner 135
Krankenpflegehelferin 9
Krankenpflegekraft 9
– leitende 7
Krankenpflegerin 20
Krankenunterlage
– Einsichtsrecht 84 f
– Herausgabe 84 f
Krankenversicherung
– Aufgabe 221
– gesetzliche 3
– – Rechtsgrundlage 221
– – Rehabilitationsleistung 173 f
– – Träger 178 ff
– knappschaftliche 180 f
– Selbstverwaltung 178 ff
Krankheit
– chronische 194
– Meldepflicht 24
Krankheitsfall 145
Krankheitsfrüherkennung 2 f, 23
Krankheitsverhütung 2 f
Krankheitsverschlechterung 2 f
Kreislaufwirtschaft 28
Kreislaufwirtschafts- und Abfallgesetz 27 f
KTQ (Kooperation für Transparenz und Qualität im Krankenhaus) 206 f, 210
Kummerkasten 43
Kundenbegriff 48
Kundenbindung
– freiwillige 50
– Kooperationsstrategie 50
– Maßnahme
– – distributionspolitische 52
– – kommunikationspolitische 52
– – leistungsprogrammbezogene 52

– – preispolitische 52
– Ursache 50
– Wirkungskette 48 f
Kundenbindungsinstrument 50
Kundenbindungsmanagement 47 ff
– Definition 48
– Grund 48
– Instrument 51 f
Kundenbindungsstrategie 49 ff
Kundenloyalität 49
Kundenzufriedenheit 49
Kündigungsrecht 76
Kurantrag 168
Kurärztliche Verwaltungsstelle (KÄV) 169
Kurarztschein 169 f
Kurzzeitpflege 161 f

L

Laboratoriumsmedizin 144
Landesärztekammer 189
Landesausschuss der Ärzte und Krankenkassen 185
Landesgesundheitsamt 26
Landesschiedsamt 185
Landesverband der Krankenkassen 13, 181, 187
Landwirtschaftliche Krankenkasse (LKK) 179 f
Lebenserwartung 193
Lebensführung 197
Leihvertrag 74 f
Leistung
– abrechnungsfähige 144
– allgemeine 146
– – arztgruppenübergreifende 144 ff
– – diagnostische und therapeutische 146
– arztgruppenspezifische 144, 146
– ärztliche
– – Bewertung, analoge 154
– – Überwachung 184
– – Vergütung 187
– – labordiagnostische 37
– spezielle, arztgruppenübergreifende 144, 146
– auf Verlangen 37, 149, 156
Leistungsangebot 32 ff
Leistungserbringung 135
Leistungsinhalt
– fakultativer 145
– obligater 145
Ludwig-Erhard-Preis 208

M

Major Diagnostic Category (MDC) 98 f
Managementmodell 208
Masseurin 20
MDK (Medizinischer Dienst der Krankenkassen) 160, 163
– Datenübermittlung 117 f

Medizincontroller 102
Meinungskarte 43
Mietvertrag 74 f
Mitarbeiterhaftung 63 ff
Mitralklappenkrankheit, rheumatische 89
Multimorbidität 194

N

Nachtpflege 9 f, 161 f
NANDA (North American Nursing Diagnosis Association) 94
Nebendiagnose 99 f
Nicht-DRG-Krankenhäuser 125 f
Notaufnahme, Wartezeit 203
Notfalldienst, ärztlicher 40, 148
Notstand, rechtfertigender 55
Notwehr 55

O

Oberarzt 8
Offenbarungsbefugnis 111
Offenbarungspflicht 111
Operation, kosmetische 35, 37
Operationenschlüssel 91 ff, 98
OPS (Operationen- und Prozedurenschlüssel) 91 ff, 98
OPS-301 123 f
Ordinationskomplex 146 f
Organisationsmangel 68
Organisationsmodell, triales 7 ff

P

Patient 75 f
– bewusstloser 69
– einwilligungsunfähiger 69 f
– fremdsprachiger 70
– minderjähriger 69
– Pflicht 77
Patienteneigentum, Sicherung 66
Patientenorientierung 206
Patientenverwaltung 8 f
Patientenzufriedenheit 203
PCCL (Patient Clinical Complexity Level) 99 f
Personalausstattung 203
Personalqualifikation 203
Personenstandsgesetz 111
Persönlichkeitsrecht 106
Pflege 4
– ambulante 9 f
– häusliche 159, 161 f
– stationäre 9 f
– teilstationäre 9 f, 161 f
– vollstationäre 161 f
Pflegebedürftigkeit 159
– Definition 4, 160
– erhebliche 160, 163
– Feststellung 160
– Vorbeugen 9

Pflegediagnose 94 f
Pflegedienst 8 f
Pflegedienstleitung 8
Pflegedokumentation 118
Pflegeeinrichtung, Versorgungsvertrag 13
Pflegegeld 161 f
Pflegehilfsmittel 118, 161 f
Pflegeperson, Vertretung 162
Pflegesachleistung 161 f
Pflegesatz 123 f
– vollpauschalierter 172
Pflegestufe 159 ff
Pflegeversicherung 13, 223
– Datentransfer 118
– Dreiländer-Vergleich 163 f
– Leistung 161 ff
– private 163
– Sicherstellungsauftrag 40
Plankrankenhaus 7, 13
Postbeamtenkrankenkasse 149
Prävention 2 f
Praxis, ärztliche
– – Datenübermittlung 114
– – Kooperationsform 11 f
Praxisgemeinschaft 11
– Haftung 64
Praxisklinik 12
Primärprävention 2 f
Privatliquidation 35
Privatpatient 142
proCumCert 211
Prozedur, Kodierrichtlinie 96 f
Prozedurenschlüssel 91 ff, 98, 123 f
Prozessqualität 203
Prüfungsausschuss 185
Psychiatrie 4, 125
Psychohygiene 23
Psychosomatik 125
Psychotherapeutische Medizin 125
Punktwert 124, 142 ff, 151 f
Punktzahl 124, 149 f, 152

Q

Qualität 202
– Definition 203
Qualitätsmanagement 202 ff
Qualitätspreis, europäischer 208 ff
Qualitätssicherung
– Regelung 204
– Zertifikat 210
Qualitätssicherungszuschlag 133

R

RADAR-Logik 208
Rechnungstellung 155 f
Rechtswidrigkeit 55
Regelversorgungskrankenhaus 7
Rehabilitation 3 f
– Abschlussrechnung 174 f
– ambulante 9

– berufliche 9, 167
– Definition 4, 166
– medizinische 167
– Pflegesatz 172 f
– vor Rente 167
– schulische 167
– soziale 167
– stationäre 9
– und Teilhabe behinderter Menschen 222 f
Rehabilitationseinrichtung 9
– Datenübermittlung 116 f
– stationäre 171 f
– Versorgungsvertrag 13
Rehabilitationsfähigkeit 172
Rehabilitationsleistung 166
– ambulante 169
– stationäre 169, 172
– – Zuzahlung 173 f
Rehabilitationsträger 166 f
Reha-Klinik 171
Reichsversicherungsordnung (RVO) 221
Reiseentschädigung 154 f
Rentenversicherung 173 f
– Datentransfer 118
– Rechtsgrundlage 222
Rettungsdienst 6
Röntgenbild 85
Röntgenverordnung 204
Rückverlegung 132 f

S

Satzungsrecht 182
Schadensersatz 54, 61 f
Schadensersatzanspruch, Verjährung 84
Schmerzensgeld 54, 62
Schuldausschließungsgrund 56
Schuldbegriff 55 f
Schuldfähigkeit 55 f
Schuldform 55 f
Schuldunfähigkeit 56
Schweigepflicht 85, 109 ff
– Entbindung, rechtswirksame 110
– Verletzung 59, 112
Schwellenwert 151 f
Schwerpflegebedürftigkeit 160, 163
Schwerpunktversorgung 7
Schwerstpflegebedürftigkeit 4, 160, 163
Seekrankenkasse 179 f
Sekundärprävention 2 f
Selbstbestimmungsrecht 76 f, 85
Selbstverwaltung
– ärztliche 182
– gemeinsame 190 f
Selbstverwaltungsorgan 177 ff
Selbstzahler 33
Seuchenhygiene 6
Sicherheit, soziale 220
Sicherstellungsauftrag 39 f, 184

Sonderentgelt 123 f
Sorgfaltspflichtverletzung 58
Sozialausgabe 199
Sozialbudget 199 f
Sozialgeld 220
Sozialgesetzbuch 113, 142, 219 ff
– I 220
– II 220 f
– III 221
– IV 178, 221
– V 179, 221 f
– VI 222
– VII 222
– VIII 222
– IX 222 f
– X 223
– XI 223
– XII 223 f
– Qualitätssicherung 204
Sozialhilfe 162, 223 f
Sozialhilfeempfänger, erwerbsfähiger 220
Sozialhygiene 23
Sozialleistungsquote 200
Sozialmedizinischer Dienst 6
Sozialrecht 197 f, 220
Sozialstation 9
Sozialversicherung 221
– Selbstverwaltung 178
Sozialversicherungsträger 199
Sozialwahl 178, 181
Spitzenverband der gesetzlichen Krankenversicherung 182, 186, 190
Standardtarif 152
Stationsarzt 8
Stationsleitung 9
Stationsversorgung 8
Steigerungssatz 150 ff
Strafgesetzbuch 54, 58
Strafrecht 54 f
Strafrechtsvorschrift 58 f
Straftat
– Merkmal 55 f
– Rechtsfolgen 59 f
– Verjährung 59 f
Strafverfahren
– Ablauf 56 ff
– Beweislastregel 68
Strafverfolgungsverjährung 59 f
Strafvollstreckungsverjährung 60
Strukturqualität 203

T

Tagesklinik 4
Tagespflege 9 f, 161 f
Tagespflegeeinrichtung 10
Tagespflegesatz 172 f
Tatbestandsmäßigkeit 55
Täter, mittelbarer 56
Täterschaft 56
Tertiärprävention 2 f
Todesursachenverzeichnis 88

Total Quality Management (TQM) 205
Tötung, fahrlässige 58 f
Toxikologie 6
Trägerhaftung 63 ff

U

Überweisungsschein 90
Umwelthygiene 23
Unfallverhütung 19
Unfallverhütungsvorschrift 24
Unfallversicherung
– Datentransfer 117 f
– landwirtschaftliche 178
– Rechtsgrundlage 222
Universitätsklinik 7
Unrechtsbewusstsein 56
Unterlage, Aufbewahrungsfrist 84

V

Verband der Ersatzkassen 190
Verbrauchsgut 228
Vergütungsabrechnung 114
Verhalten
– gesundheitsschädliches 198
– schlüssiges 111
Verjährung 62, 66
Verjährungsfrist 84
– Hemmung 62
– Neubeginn 62
Verlegung 129 f
Verlegungstag 125
Verrichtungsgehilfe 63, 65
Versicherte, Eigenverantwortung 197 f
Versicherungsträger 178
Versorgung
– ambulante, Gebührenordnung 141 ff
– integrierte 134 ff
– vertragsärztliche
– – Qualitätsprüfung 184
– – Regelung 187
– – Sicherstellungsauftrag 39 f
– – Wirtschaftlichkeitsprüfung 185
Versorgungsbereich
– fachärztlicher 144
– hausärztlicher 144
– spezieller 144
Versorgungsvertrag 13
Vertragsart 73 ff
Vertragsarzt 18, 182 ff
Vertragsarztrecht 186 ff
Vertragshaftung 61, 64 ff
Vertragspartner 61
Vertragspflicht-Verletzung 61
Vertragsverhältnis, Beendigung 76 f
Vertreterversammlung
– der kassenärztlichen Vereinigung 183
– der Krankenkassen 178, 181
Verwaltung 6
Verwaltungsdienst 9
Verwaltungsdirektor 7 f
Verwaltungskomplex 147
Verwaltungsrat der Krankenkasse 180 f
Verwaltungsverfahren 223
Volkskrankheit 194
Vollstreckungsverfahren 58
Vorleistungsindustrie 6
Vorsorgeeinrichtung 9
– Datenübermittlung 116 f
– Versorgungsvertrag 13
Vorsorgeleistung
– ambulante 169 ff
– stationäre 169
Vorsorgemaßnahme, gesundheitliche 198
Vorsorgeuntersuchung 36

W

Wahlleistung 33 ff, 52, 65
– ärztliche 34 f
– medizinische 35 f
– nichtärztliche 34
Wahlleistungsvereinbarung 33
Wegegeld 154 f
Weiterbildung, ärztliche 18, 188
Werklieferungsvertrag 74 f
Werkvertrag 74 f
Wiederaufnahme 130 ff, 139, 204
Wille, mutmaßlicher 70, 76, 111
Win-Win-Situation 136
Wirtschaftsdienst 9
Wirtschaftsgut 228 f
Wirtschaftskontrolldienst 26
Wundinfektion 23, 204

Z

Zahlungssatz 116
Zahnarzt 11
Zentralkrankenhaus 7
Zertifizierung 206 ff
Zertifizierungsgesellschaft für Krankenhäuser 211
Zivilrecht 54, 61
– Beweislastregel 67 f
Zulassungsausschuss
Zulassungsverordnung für Vertragsärzte 40
Zurechnungsfähigkeit 55
Zusatzentgelt 132 f
Zuschlag 128, 133
– GemBA 191
Zuweisungsverhalten 43
Zuzahlung 133
Zweibettzimmer 33 f
Zytostatika 30